■ 医学影像联盟经典丛书

腹部影像征象解析

（下册）

FUBU YINGXIANG
ZHENGXIANG JIEXI
（XIACE）

陈　敏　王宇军 ◎ 主　审

贾云生　施　彪　李广明
杨朝湘　张文坦　田兆荣 ◎ 主　编

科学技术文献出版社
SCIENTIFIC AND TECHNICAL DOCUMENTATION PRESS

·北京·

图书在版编目（CIP）数据

腹部影像征象解析.下册/贾云生等主编.—北京：科学技术文献出版社，2024.5
ISBN 978-7-5235-1355-2

Ⅰ.①腹… Ⅱ.①贾… Ⅲ.①腹腔疾病—影像诊断 Ⅳ.① R572.04

中国国家版本馆 CIP 数据核字（2024）第 093723 号

腹部影像征象解析（下册）

策划编辑：张 蓉 责任编辑：崔凌蕊 郑 鹏 责任校对：张永霞 责任出版：张志平

出 版 者	科学技术文献出版社
地 址	北京市复兴路15号 邮编 100038
编 务 部	(010) 58882938, 58882087（传真）
发 行 部	(010) 58882868, 58882870（传真）
邮 购 部	(010) 58882873
官 方 网 址	www.stdp.com.cn
发 行 者	科学技术文献出版社发行 全国各地新华书店经销
印 刷 者	北京地大彩印有限公司
版 次	2024 年 5 月第 1 版 2024 年 5 月第 1 次印刷
开 本	889×1194 1/16
字 数	898千
印 张	33.75 彩插18面
书 号	ISBN 978-7-5235-1355-2
定 价	303.00元

主审简介

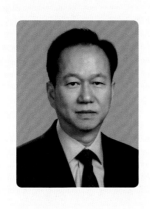

陈　敏

主任医师，教授，博士研究生及博士后导师，北京医院放射科首席专家。

【社会任职】

第十三届、第十四届全国政协委员，中华医学会放射学分会候任主任委员，中国医学影像技术研究会会长，中国医师协会放射医师分会常务委员，北京医学会放射学分会主任委员，北京医院党委委员；Chinese Medical Journal副总编辑，《中华放射学杂志》副总编辑，《中国医学影像学杂志》主编。

【获奖情况】

2018年获第十一届"中国医师奖"。

主审简介

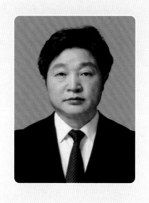

王宇军

主任医师，浙江中医药大学附属第一医院医学影像科。

【社会任职】

中国医学影像联盟总盟主，神经群总群主，神经、头颈影像医疗组长；中国老年医学会放射学分会副主任委员；浙江省中西医结合学会影像专业委员会常务委员；浙江省医学会放射学分会秘书、头颈学组副组长及神经学组秘书；杭州医学院兼职教授。

【专业特长】

掌握全身各系统疾病的影像诊断，尤其擅长神经、头颈部病变的影像诊断。多年来一直潜心研究中枢神经系统肿瘤和头颈部肿瘤的影像表现，对大部分肿瘤诊断能接近病理学结果。对脑血管病、先天遗传性疾病、代谢中毒性疾病、感染性病变和炎性脱髓鞘性病变诊断有深厚的功底。

【获奖情况】

多次参加影像读片大赛，并获得多项荣誉：2018年获广东省神经影像技能大赛第一名，2019年获广东省神经影像技能大赛第二名，2019年获浙江省神经影像技能大赛第一名，2019年获中华放射学神经影像技能大赛第二名，2023年获中华放射学神经影像技能大赛第二名。

【学术成果】

主编《神经影像征象解析（肿瘤篇）》和《神经影像征象解析（非肿瘤篇）》，作为副主编编写《卒中少见病因》等著作，共参编出版影像诊断学相关专著12部。

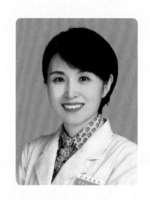

贾云生

主任医师，沧县医院磁共振室。

【社会任职】

中国医学装备协会磁共振应用专业委员会腹部学组委员，中国医学影像联盟腹部1群群主、联盟核心成员，沧州市抗癌协会理事，沧州市中西医结合学会医学影像专业委员会常务委员。

【获奖情况】

2015年获沧州市医德标兵，2018年获首届沧县道德模范称号，2020年获沧县第一批精英人才；2021年获浙江省腹部影像读片辩论赛一等奖、最佳人气奖，2023年获中华医学会放射学分会第二十届全国磁共振学术大会疑难病例读片优秀奖。

【学术成果】

发表核心论文3篇，参与编写著作1部，参与完成省级科研项目1项。

主编简介

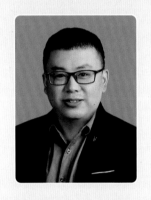

施 彪

副主任医师，蚌埠市第一人民医院医学影像科副主任。

【社会任职】

安徽省全科医学会放射学分会委员，蚌埠市医学会放射学分会委员，中国医学影像联盟腹部10群群主。

【专业特长】

擅长腹部及心脑血管疾病的影像诊断。

【工作经历】

从事影像诊断工作13年，2018年获蚌埠医学院临床医学专业认证"先进个人"称号，荣获2021年度浙江省医学会放射学分会腹部影像读片辩论赛一等奖，2023年获第五届中大放射联盟读片比赛二等奖。

【学术成果】

发表核心期刊论文4篇。

主编简介

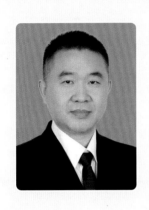

李广明

主任医师，湖北文理学院附属医院（襄阳市中心医院）
放射影像科副主任。

【社会任职】

中国医学影像联盟腹部盟主、北方四省医学影像联盟顾问，湖北中西部医学影像联盟理事，中国医学装备协会磁共振应用专业委员会腹部学组委员、CT工程技术专业委员会委员，中国非公立医疗机构协会放射专业委员会委员，中国中医药信息学会中西医结合介入分会委员，中国老年医学学会放射学分会委员，襄阳市放射诊断专业委员会委员。

【专业特长】

从事影像诊断工作30余年，精通各种影像诊断，对腹部疾病有一定认识，对疑难病、少见病的诊断及鉴别诊断有自己独到的见解。

【工作经历】

曾在全国读片大赛中，多次获得一等奖、二等奖，近年来热衷于公益活动，致力于培养基层影像人员。

【学术成果】

主持完成新业务、新技术10余项，参与完成省级科研项目1项，发表科研论文20余篇，其中SCI收录论文5篇，参与编写多部专业著作。

主编简介

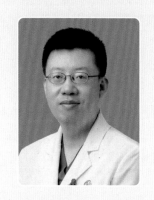

杨朝湘

主任医师，广东省妇幼保健院放射医学部，科副主任。

【社会任职】

现任中国妇幼保健协会母胎影像医学专业委员会常务委员，中国医学装备协会磁共振成像装备与技术专业委员会儿科学组委员，广东省健康管理协会放射医学专业委员会常务委员。

【专业特长】

从事医学影像诊断工作28年，擅长产前及妇儿影像诊断，在胎儿MRI诊断方面具有丰富的临床经验。

【工作经历】

2019—2021年主持中国医学影像联盟妇儿群每周轮值读片，2023年广东省星辰杯住培读片大赛带队进入决赛。

【学术成果】

主持完成广东省卫生健康委员会科研课题1项，现主持胎儿人工智能脑分割相关科研课题2项，发表中文核心期刊及SCI收录论文30余篇，主编《胎儿中枢神经系统MRI诊断手册》，参编专著4部。

主编简介

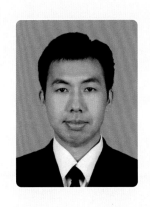

张文坦

主治医师，惠安县医院影像科。

【社会任职】

中国医学影像联盟腹部8群群主，联盟核心成员。

【专业特长】

擅长腹盆部的影像诊断。

【工作经历】

从事影像诊断工作13年，2010—2013年在福建省立医院参加规范化培训，2023年在福建省立医院进修学习，多次在国家级、省级会议疑难病例读片赛及全国网络读片赛中获奖。

主编简介

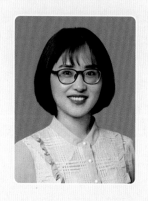

田兆荣

副主任医师，宁夏医科大学总医院放射科。

【社会任职】

现任宁夏影像专科联盟秘书，中国医学影像联盟腹部11群群主。

【专业特长】

擅长腹部及骨骼肌肉系统疾病的影像诊断及鉴别诊断。

【工作经历】

从事影像诊断工作15年。2020年获得西北五省"实例最强"影像读片大赛青宁赛区一等奖，总决赛二等奖；2021年获得浙江省医学会放射学分会腹部读片会三等奖；2022年获得"决胜黑白"医学影像病例比赛西北赛区二等奖。

【学术成果】

主持完成新业务、新技术5项，主持省级重点研发项目1项，主持省级自然科学基金项目1项，参与国家自然科学基金项目2项，发表核心期刊论文7篇。

编委会

张文坦　惠安县医院

陈　蓉　惠安县医院

陈　雷　厦门大学附属第一医院同安院区（厦门市第三医院）

陈川梅　玉溪市人民医院

陈美林　佛山市第一人民医院

邵亚军　宝鸡市中心医院

林　霖　福建医科大学附属协和医院

林钱森　福建医科大学附属泉州第一医院

欧鸿儒　暨南大学附属顺德医院

罗晓东　河南天佑中西医结合肿瘤医院

周小力　浙江省立同德医院

周阳阳　内蒙古自治区人民医院

庞泠然　沧县医院

郑　晖　福建医科大学附属协和医院

孟　巍　哈尔滨医科大学附属肿瘤医院

赵　欢　公主岭市中心医院

赵国千　丹阳市中医院

赵育财　福建医科大学附属泉州第一医院

赵德利　哈尔滨医科大学附属第六医院

郝金钢　昆明医科大学第二附属医院

胡亚彬　北京大学人民医院青岛医院（青岛大学附属妇女儿童医院）

胡俊华　江西省景德镇市第五人民医院

胡翼江　张家港市第一人民医院

相世峰　邯郸市中心医院

施　彪　蚌埠市第一人民医院

贺秀莉　滕州市中医医院

骆逸凡　浙江省立同德医院

秦　雷　蚌埠医科大学第一附属医院

袁文文　温州医科大学附属象山医院

莫家彬　暨南大学附属顺德医院

贾　迪　张家港市第一人民医院

贾云生　沧县医院

夏　军　深圳市第二人民医院（深圳大学第一附属医院）

顾基伟　杭州师范大学附属医院

徐　雯　湖北文理学院附属医院（襄阳市中心医院）

高中辉　温州医科大学附属象山医院

席晶晶　郑州大学第三附属医院豫东医院（睢县妇幼保健院）

黄　聪　中国人民解放军联勤保障部队第926医院

黄日升　福建医科大学附属泉州第一医院

黄玮虹　惠安县医院

曹铁欣　福建医科大学附属协和医院

崔建民　天津医科大学总医院

董　浩　杭州市萧山区第一人民医院

潘灿玉　福建医科大学附属泉州第一医院

薛秀昌　福建医科大学附属泉州第一医院

魏忠荣　玉溪市人民医院

序言 1

当谈及腹部影像学，不得不提到由中国医学影像联盟腹部群专家主编的《腹部影像征象解析（上、下册）》一书。这本书的问世，为我们深入理解腹部影像学提供了难得的机会和极具价值的研学文本。作为主审之一，我深感荣幸、倍感振奋。

腹部影像学是医学影像学领域中的重要分支，涵盖了丰富而复杂的解剖结构和疾病变化。本书的问世，为医学从业者提供了一部全面而精准的参考书籍，并帮助其深入探索和解读腹部影像学的精髓。

本书的编写团队由中国医学影像联盟腹部群的顶尖专家组成，他们凭借多年的临床经验和专业知识，精心梳理了大量的腹部影像学资料和案例，通过详细的图像解析和文字说明，向读者展示了各类常见和罕见的腹部影像征象，帮助我们更好地认识和诊断腹部疾病。

在这个信息爆炸的时代，准确解读腹部影像学是一项艰巨而重要的任务。本书的问世为我们提供了一本权威可靠的参考书籍。无论是从事医学影像学研究的专业人士，还是临床医师和影像科技师，都能从中获得丰富的知识和实用的技能，相信本书会受到广大医学从业者的青睐和赞誉。

本书的出版为中国医学影像联盟腹部群在腹部影像学领域做出了重要贡献，对推动腹部影像学的发展、提高临床诊断水平、促进学术交流和合作具有积极的意义。

最后，衷心祝愿《腹部影像征象解析（上、下册）》的出版能取得巨大的成功，期望其为医学影像学的发展做出更大的贡献。希望本书能够成为腹部影像学领域的良师益友，激发医师对腹部影像学的热爱和探索精神。让我们共同期待这宝贵的学术著作能够为广大医学从业者带来实实在在的帮助，并且在腹部影像学的道路上取得更加卓越的成就！

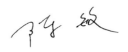

序言 2

在医学影像领域中，腹部影像一直是一个重要且复杂的领域。《腹部影像征象解析（上、下册）》是我们联盟腹部群集结全体专家的心血之作。十分荣幸能为本书的问世献上诚挚的祝贺。

本书的编写过程可谓一波三折，但在专家团队的共同努力下，攻克了一个又一个难关。编者们花费了大量的时间和精力，不断审阅和修改，力求将最优质、最权威的内容呈现给读者。在这个过程中，我们不断吸取经验教训，不断改进和提高，力求让本书成为医学影像领域的一部重要参考书，为医学影像科学的发展和进步贡献我们的智慧和心血。

在这个特殊的时刻，我要向以贾云生老师为代表的所有参与编撰和支持本书的每一位同人表示最诚挚的感谢和敬意！正是因为你们的无私奉献和专业精神，才能使本书得以顺利完成。

本书是我们联盟腹部群集体努力的成果，它代表着我们联盟医学影像领域的最新研究成果和实践经验。我相信，本书将为医学影像领域的学习者和从业者提供宝贵的学习资源和临床实践经验，为推动医学影像事业不断发展、造福人民健康做出更大的贡献！

在未来的日子里，中国医学影像联盟将继续团结一心，不断探索和创新，继续在医学影像领域取得更多的成就和突破。让我们共同努力，共同追求卓越，为医学影像科学的繁荣和发展贡献我们的力量！

祝愿《腹部影像征象解析（上、下册）》的出版取得巨大成功，感谢大家！

前　言

　　不能为良相，志当为良医，一直是医者的追求和向往。笔者愚钝，从事影像专业多年，苦无建树。今日之编撰，倘若能抛砖引玉，也算是最大的收获了。

　　《腹部影像征象解析》一书分上、下册，是集体智慧和经验的集大成之作。历经数年的素材甄选和数十位编者的辛勤付出，终成正果！成书过程曲折艰难，数度搁浅又数度重拾，王宇军老师功不可没。本书的主编李广明、张文坦以及编撰团队的每一位成员都是业内的专家。本书有幸承蒙北京医院陈敏教授的审阅，更是对编撰团队的鼓励和鞭策。

　　书成堪庆贺，业内奉经典。纷繁复杂的工作磨炼着每一位编者的意志，他们聚沙成塔，汇小流成江海。他们在编撰和探索中拼搏，在夜以继日中默默付出，同时也精进了业务，增长了真知，陶冶了情操。这种坚韧和执着成就了经典，铸就了丰碑，可喜可贺！本著作的意义在于编者把多年临床经验的精髓和专业知识与实际病例高度结合，分门别类编撰成书，并将这些病例的解析奉献给业内人士。本书或为范例，或能指导，或可参考，或共推敲，或任由批评，都是后来者精进的阶梯。同时感谢中国医学影像联盟广大群友的大力支持，他们提供了很多精彩的病例；在平凡中孕育伟大，于无声处听惊雷，这种甘当"铺路石""垫脚石"的精神值得所有人敬重，在此一并感谢。

解苍生之痛，还患者健康。心系苍生者都有着无比高尚的灵魂。苍生大医的追求一定会化作春风抚慰患者的病痛。他们能见微知著，妙手回春让病痛从此不再有！这种追求是不竭的原动力，激励着医者不断进步，成为更强者，医道的传承一定会因之而不朽！患者康复的笑颜也一定是世界上最圣洁的花，那是对医者仁心的致敬。每一种奉献都是高尚的，每一种帮助都是值得敬畏的，每一步阶梯都是通向成功的必经之路，都为后来者指引了通往捷径的方向。我们无须用华丽的语言来赞美编者，只需要一颗崇敬的心来真诚学习、借鉴编者的成果。这种传承也必然会把医师所从事的事业推向崭新的高度。愿人间没有病痛，愿世上只有幸福康宁！

寥寥数语，难表敬贺之心；本著作中存在的疏漏、不足之处，恳请各位老师、专家批评指正。

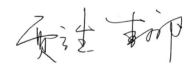

目 录

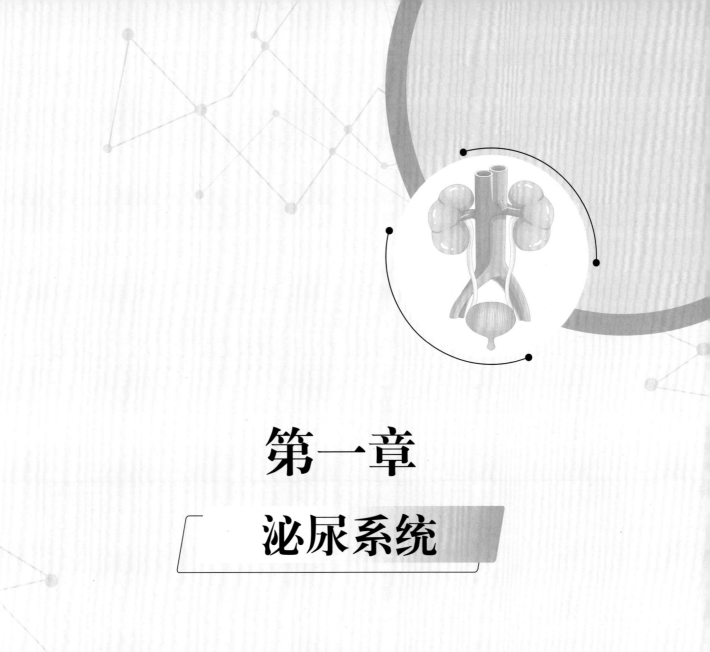

第一章

泌尿系统

病例1　肾囊肿

【临床资料】

● 患者男性，57岁，左侧腰疼8天，无肉眼血尿，无尿频、尿急、尿痛。

● 实验室检查：（－）。

【影像学检查】

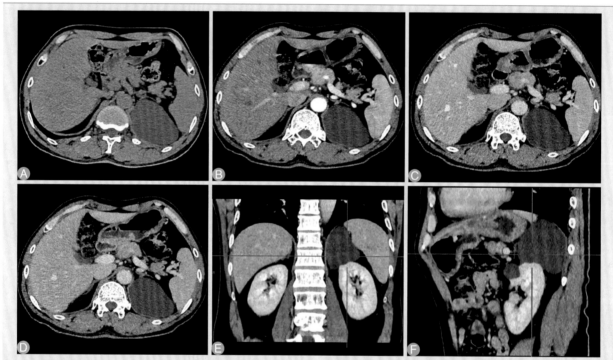

A. 横断位 CT 平扫；B ~ D. 横断位 CT 增强动脉期、静脉期、延迟期；E.CT 增强冠状位 MRP；F.CT 增强矢状位 MRP。

图1-1-1　上腹部CT平扫+增强

【分析思路】

左肾上方均匀低密度占位，未见强化，常规考虑肾囊肿、节细胞神经瘤、淋巴管瘤。

■ **肾囊肿**

本例支持点：囊肿为均匀水样密度，边缘光滑，增强扫描无强化，与肾上极关系密切，左肾另见一相似病灶。

不支持点：病变张力稍低。

■ **节细胞神经瘤**

本例支持点：病灶形态呈梭形，张力低，有塑形生长的特征。

不支持点：本例病变呈囊性，不强化，节细胞神经瘤多为轻中度强化。

■ **囊性淋巴管瘤**

本例支持点：病灶塑形生长，水样密度，无强化。

不支持点：单囊，未见分隔。

【病理诊断】

大体所见：囊壁样组织一块，面积5 cm×2 cm，厚0.1 cm，双面光滑。

病理诊断：符合肾单纯性囊肿。

【讨论】

■ 临床概述

肾囊肿（renal cyst）是发生于肾脏的散发囊肿，是最常见的肾脏病变。囊肿可见于单侧或双侧肾脏，部位不定，以下极多见。囊肿可突出于肾脏表面，也可嵌于肾内，大小不一，单发或多发，呈椭圆形或类圆形，内含清亮囊液，也可合并感染、出血，甚至恶变。

■ 病理特征

肾脏囊肿起源于肾单位的某一节段，组织来源可能是由肾小管憩室，囊壁由扁平上皮细胞构成。肾囊肿大多数没有临床症状，当囊肿体积较大时，可能会压迫邻近血管从而引起血管闭塞，或者压迫输尿管，导致尿路梗阻时可出现相应临床症状，如腹部、腰背部胀痛不适。

■ 影像学表现

1.单纯性肾囊肿：CT显示囊肿壁光滑，呈均匀的圆或椭圆形，边缘光滑锐利，囊肿CT值接近于零，其范围在-10～+20 HU，增强后肾囊肿无强化。小的肾内囊肿因部分容积效应可出现CT值增高。

2.复杂性肾囊肿：当囊肿伴出血或感染时，呈不均质性CT值增加。高密度肾囊肿易被误诊为实质性肾癌，密度增高的程度主要取决于囊液蛋白、褐色含铁物及钙盐含量。

3.MRI：单纯性肾囊肿信号均匀，T_1WI呈低信号，T_2WI呈高信号，边界光滑、锐利，增强后无强化；复杂性囊肿因合并出血、富含蛋白等可表现为类似于实性占位，增强后不强化。

【拓展病例一】

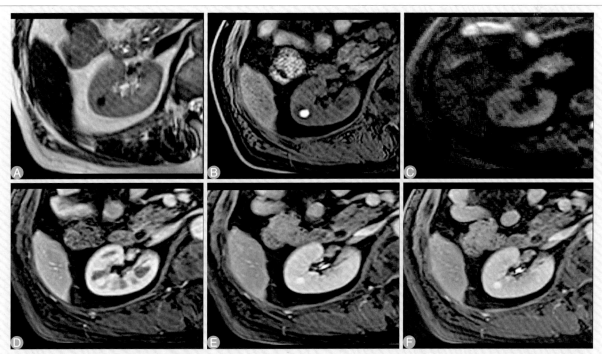

A.横断位T_2WI见小圆形低信号；B.横断位T_1WI病灶呈高信号；C.横断位DWI示病灶呈低信号；D～F.横断位T_1WI增强，增强扫描病变未见强化。

图1-1-2　患者女性，64岁，乳腺肿瘤术后复查，右肾囊肿伴出血

【拓展病例二】

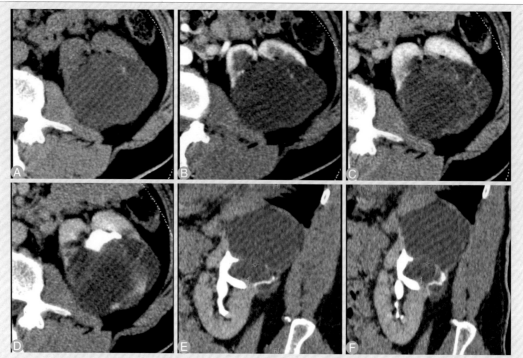

A. 横断位 CT 平扫左肾囊性占位，囊内密度增高，分隔上有斑点钙化；B ~ D. 横断位 CT 增强示病灶囊性部分未见强化，分隔有轻度强化，未见明显壁结节；E、F. CT 增强矢状位 MRP 示左侧肾盂、肾盏受压。

图1-1-3　患者男性，33岁，多房性肾囊肿

【诊断要点】

1. 密度/信号均匀或者不均匀，边缘光滑锐利。

2. 增强后无强化。

<h1 align="center">—— 参考文献 ——</h1>

[1] HEDEGAARD S F, TOLOUEE S A, AZAWI N H. Multi-disciplinary team conference clarifies bosniak classification of complex renal cysts[J]. Scandinavian Journal of Urology, 2021, 55（1）: 78-82.

[2] 张伟. 囊性小肾癌、复杂性肾囊肿 MSCT 动态增强影像学表现及其诊断价值 [J]. 中国 CT 和 MRI 杂志，2022，（2）: 111-113.DOI:10.3969/j.issn.1672-5131.2022.02.037.

（刘志健　欧鸿儒）

病例2　肾透明细胞癌

【临床资料】

● 患者女性，49岁。超声检查发现左肾占位，较1年前增大。

● 肾动态显像：双肾血流灌注、肾小球滤过功能未见明显异常，肾小球滤过率为114.42 mL/min；双肾排泄滞留。

【影像学检查】

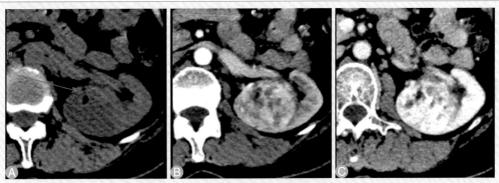

A. 横断位 CT 平扫；B、C. 横断位 CT 增强。

图1-2-1　肾脏CT平扫+增强

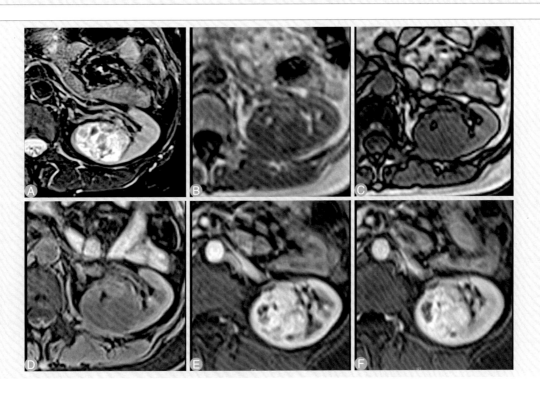

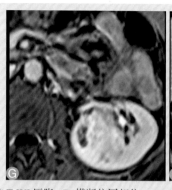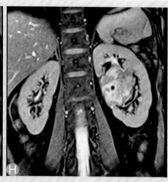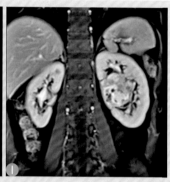

A. 横断位 T$_2$WI 压脂；B. 横断位同相位 T$_1$WI；C. 横断位反相位 T$_1$WI；D. 横断位 T$_1$WI 平扫；E ~ G. 横断位 T$_1$WI 增强；H. 冠状位 T$_2$WI 压脂；I. 冠状位 T$_1$WI 增强。

图1-2-2　肾脏MRI平扫+增强

【分析思路】

中年女性，左肾占位（箭头），突向肾窦，平扫密度低，局部可见脂肪密度影，T$_1$WI呈稍低信号，局部见斑片状高信号，反相位T$_1$WI局部信号有衰减并可见勾边效应，提示含成熟脂肪，压脂T$_2$WI大部分呈高信号，T$_1$WI高信号区呈低信号，增强扫描动脉期明显不均匀强化，静脉期及延迟期强化程度稍减低，呈"快进快出"强化方式，常规考虑上皮样血管平滑肌脂肪瘤、肾嗜酸细胞瘤、透明细胞癌。

■ 上皮样血管平滑肌脂肪瘤

本例支持点：含少量成熟脂肪，实性成分多伴囊变坏死，"快进慢出"强化方式。

不支持点：膨胀性生长，本例T$_2$WI信号较高，上皮样血管平滑肌脂肪瘤实性成分在T$_2$WI或者压脂T$_2$WI上呈低信号，未见"劈裂征""皮质掀起征"，病灶内未见增粗血管影。

■ 肾嗜酸细胞瘤

本例支持点：含脂，富血供。

不支持点：少部分较大的肾嗜酸细胞瘤可以出现脂肪变性，本例为成熟脂肪，未见中央瘢痕，未见"节段性反转强化""轮辐状强化"。

■ 肾透明细胞癌

本例支持点：T$_2$WI信号较高，信号不均匀，囊变、坏死，富血供。

不支持点：病灶内见少量"成熟脂肪"。

【病理诊断】

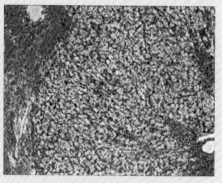

文后彩图 1-2-3。

图1-2-3　病理检查（HE染色，×10）

大体：左肾240 g，大小为12 cm×6 cm×5 cm，上附肾周脂肪，易剥离，沿肾门对侧切开，肾中极见4 cm×3 cm×2.5 cm彩色状肿块，边界不清，部分区域见出血坏死，肿块对应的肾周脂肪易剥离，肉眼未见明显肾盂累及。

免疫组化：CD10（+），vimentin（+），CK7（-），P504s（-），CD117（-），E-cad（弱+），TFE3（-），CA-IX（+），Ki-67（Li：5%），CK20（-），SDHB（+），FH（+）。

【讨论】

■ 临床概述

肾透明细胞癌（clear cell renal cell carcinoma，CCRCC）是最常见的肾恶性肿瘤，占肾恶性肿瘤的75%~80%，CCRCC是起源于肾近曲小管上皮细胞的肾癌，高发年龄段为50~70岁，早期基本无明显临床症状，晚期可见无痛血尿、腰痛、腹部包块三联征。少部分肾透明细胞癌为多灶性或双侧性，发病年龄较小时，需要怀疑遗传性肿瘤综合征，如希佩尔-林道病。

■ 病理特征

肿瘤好发于肾表面，向外膨隆，常有假包膜，肿瘤细胞为腺泡状或者实体巢状结构，间质中有丰富的薄壁血管，还可排列成囊性、小管状及乳头状，不同类别的组织结构肿瘤内含有大量的毛细血管网，由于瘤细胞内含有丰富的脂质、糖原而淡染，观察胞浆为空泡状或者透明状，肿瘤细胞的胞核较圆及小、居中、深染，能够观察到大小不一致的核仁。

■ 影像学表现

1.位置、形态、数量：多位于肾皮质，突出于肾轮廓；多呈圆形，部分为不规则形、分叶状；单发多见，多发时需要怀疑遗传性肿瘤综合征。

2.CT平扫：低密度为主肿块，较大时常伴有出血、坏死、囊变及钙化，密度多混杂，较小肿瘤密度均匀。

3.MRI信号：实性成分T_1WI呈低信号，T_2WI呈高信号，含脂时反相位较同相位T_1WI局部信号衰减，囊变坏死区T_1WI呈低信号，T_2WI呈高信号，合并出血时T_1WI、T_2WI呈高低混杂信号，假包膜T_1WI、T_2WI呈低信号。肿瘤DWI呈不均匀稍高或高信号，文献报道肿瘤ADC值与恶性程度的关系为病理分级越高，扩散受限越明显，ADC值越低。

4.增强扫描：于皮质期实性成分明显强化，程度接近或高于肾皮质，实质期强化程度低于肾脏，于肾盂期强化程度迅速减低，呈"快进快出"强化方式，囊变坏死区未见强化，可见假包膜。部分透明细胞癌以囊性形式存在，多以厚壁囊肿存在，常可见壁结节，动态增强壁结节呈"快进快出"型强化。

【拓展病例一】

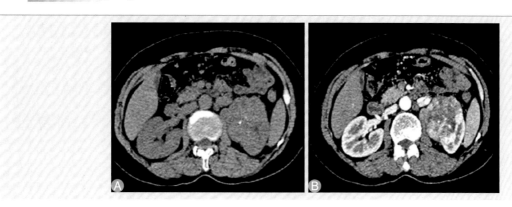

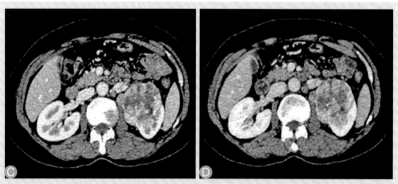

A ~ D.分别为横断位 CT 平扫、动脉期、静脉期和延迟期，平扫示左肾肿块，大部分呈等密度，局部见斑点状钙化及低密度坏死区，增强后动脉期明显不均匀强化，呈富血供改变，静脉期及延迟期强化程度略减低，局部坏死区不强化。

图1-2-4　患者男性，46岁，左肾透明细胞癌

【拓展病例二】

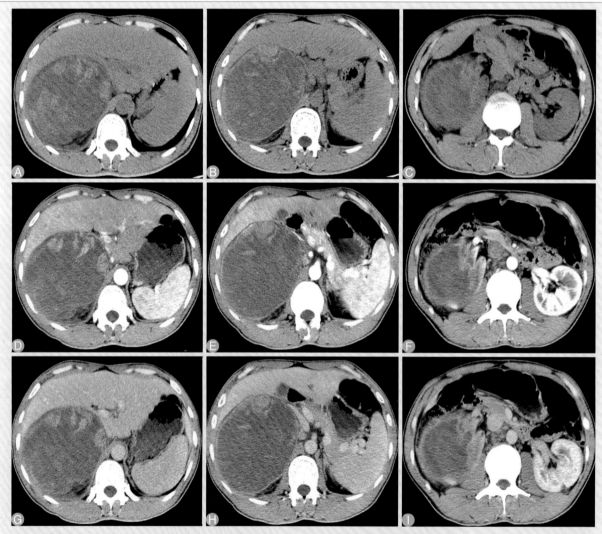

A ~ C.横断位 CT 平扫示右肾囊实性肿块，突出于肾轮廓，平扫密度欠均匀；D ~ I.横断位 CT 增强示病灶实性成分轻度强化，囊变坏死区未见强化，右肾静脉可见瘤栓形成。

图1-2-5　患者男性，38岁，右肾透明细胞癌

【诊断要点】

1.信号/密度不均匀，易囊变、坏死、出血。

2.可含细胞内脂质，反相位信号减低。

3.富血供，呈"快进快出"强化方式。

—— 参考文献 ——

[1] MA Y，MA W，XU X，et al. A convention-radiomics CT nomogram for differentiating fat-poor angiomyolipoma from clear cell renal cell carcinoma[J]. Scientific Reports，2021，11（1）：4644.

[2] HAN D，YU Y，YU N，et al. Prediction models for clear cell renal cell carcinoma ISUP/WHO grade：comparison between CT radiomics and conventional contrast-enhanced CT[J]. The British journal of radiology，2020，93（1114）：20200131.

[3] ZHOU Z，QIAN X，HU J，et al. CT-based peritumoral radiomics signatures for malignancy grading of clear cell renal cell carcinoma[J]. Abdominal Radiology（NY），2021.46（6）：2690-2698.

（刘志健　欧鸿儒）

病例3　低度恶性潜能的多房囊性肾肿瘤

【临床资料】

● 患者男性，61岁，体检发现左肾占位4天。

● 实验室检查：急诊血常规、CRP正常。

【影像学检查】

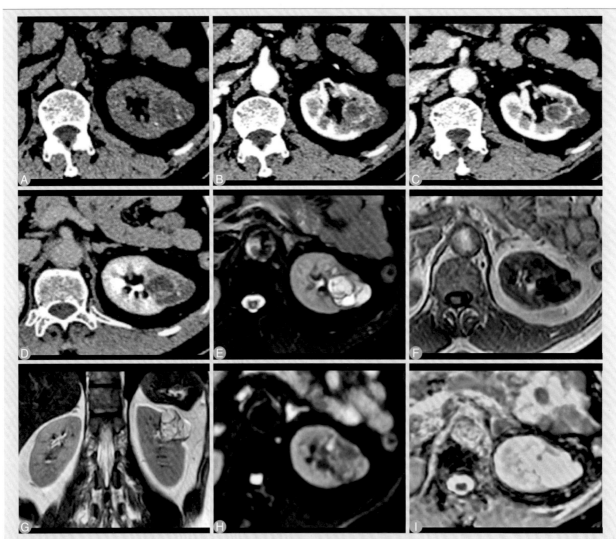

A. 横断位 CT 平扫；B ～ D. 横断位 CT 增强；E. 横断位 T$_2$WI 压脂；F. 横断位 T$_1$WI；G. 冠状位 T$_2$WI；H. 横断位 DWI；I. 横断位 ADC 图。

图1-3-1　肾脏CT平扫+增强、肾脏MRI平扫

【分析思路】

左肾多房囊性病变，分隔见点状钙化灶，增强扫描分隔早期明显强化，局部可见一壁结节，延迟期强化程度减低，病灶囊性成分T$_1$WI呈低信号，T$_2$WI呈高信号，分隔T$_1$WI呈等信号，T$_2$WI呈稍低信号，

DWI病灶大部分呈等、稍低信号，ADC图呈高信号，壁结节DWI呈高信号，ADC图呈稍低信号，常规考虑混合性上皮和间质肾肿瘤、多房性肾囊肿、低度恶性潜能的多房囊性肾肿瘤、广泛囊性变的透明细胞癌。

■ **混合性上皮和间质肾肿瘤**

本例支持点：病灶呈多房囊性改变，增强扫描囊内无明显强化，扩散无明显受限。

不支持点：混合性上皮和间质肾肿瘤主要发生于绝经期妇女，此例为男性；增强扫描病灶分隔早期明显强化，与混合性上皮和间质肾肿瘤多轻度渐进性强化不符，故不支持。

■ **多房性肾囊肿**

本例支持点：肾多房囊性病变。

不支持点：增强扫描囊壁明显强化并可见一壁结节，多房性肾囊肿增强扫描多无强化，当囊肿合并感染时可强化，临床病史不符合，故不支持。

■ **低度恶性潜能的多房囊性肾肿瘤**

本例支持点：左肾多发囊性病变，分隔见点状钙化灶，增强扫描分隔早期明显强化并可见一壁结节，延迟期强化程度减低；左肾囊内DWI呈低信号，ADC图呈高信号，提示病灶弥散不受限；病灶边缘见点状弥散受限信号。

不支持点：强化程度多为轻中度强化。

■ **广泛囊性变的透明细胞癌**

本例支持点：多发囊性病变伴壁结节，增强分隔及壁结节明显强化，壁结节扩散受限。

不支持点：本例分隔纤细、壁结节较小，透明细胞癌囊壁及分隔厚且不规则，壁结节多较大。

【**病理诊断**】

免疫组化：肿瘤细胞呈CA-1X、vimentin、EMA、RCC、CK7和PAX-8阳性，CD10部分阳性，P504s阴性。

病理结果：左肾低度恶性潜能的多房囊性肾肿瘤。

【**讨论**】

■ **临床概述**

低度恶性潜能的多房囊性肾肿瘤（multilocular cystic renal neoplasm of low malignant potential，MCRNLMP）是一种罕见的肾肿瘤，以往诊断名称使用多房囊性肾细胞癌（multilocular cystic renal cell carcinoma，MCRCC），WHO泌尿系统肿瘤分类（2016年）将其重新命名为MCRNLMP。MCRNLMP发病率占所有肾脏肿瘤的1%，约占肾癌的2%，与3p染色体杂合性缺失及希佩尔-林道综合征（VHL综合征）抑癌基因突变有关。

■ **病理特征**

在光学显微镜下MCRNLMP由多个大小不一的囊腔组成，囊腔之间为纤维间隔，囊壁内衬为单层、细胞质透明的低分级肿瘤细胞（WHO/ISUP分级为1级或2级），间隔内可见呈灶状或簇状分布、无膨胀性生长的细胞质透明的肿瘤细胞簇。免疫组织化学法检测显示，MCRNLMP病灶内间质细胞的细胞质中CD10高表达，上皮和间质细胞的细胞膜及细胞质RCC标志物高表达，上皮和间质细胞的细胞质中vimentin高表达，但ER、PR均无表达。

■ 影像学表现

1.位置、形态、境界：多位于肾皮质，突出于肾轮廓外；类圆形或分叶状；边缘光整，境界清楚。

2.CT平扫：多为液性密度影，稍高于水，部分因出血呈高密度影，囊壁及分隔部分伴钙化。

3.MRI信号：囊性成分T_1WI呈低信号，T_2WI呈高信号，附壁结节及分隔T_1WI呈稍低信号，T_2WI呈稍高信号，囊壁多较纤细，附壁结节多较小（<5 mm），扩散受限不明显。

4.增强扫描：囊壁、分隔不同程度强化，多为轻中度强化。

【拓展病例一】

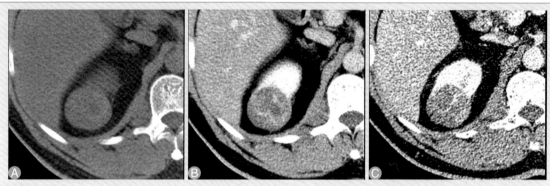

A. 横断位 CT 平扫示右肾等稍低密度影；B、C. 横断位 CT 增强左肾多房囊性占位，增强扫描分隔中度强化，分隔较纤细，囊性成分呈无明显强化改变。

图1-3-2 右肾低度恶性潜能的多房囊性肾肿瘤

【拓展病例二】

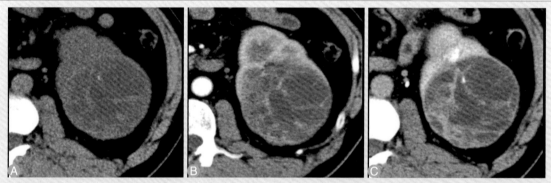

A. 横断位 CT 平扫示左肾多房囊性肿块，突出肾轮廓，其内见多发分隔，部分伴斑点状钙化灶；B、C. 横断位 CT 增强病灶囊变及分隔轻中度渐进性强化，囊性成分未见强化。

图1-3-3 患者男性，42岁，左肾低度恶性潜能的多房囊性肾肿瘤

【诊断要点】

1.肾脏多房囊性肿块，分隔较纤细。

2.增强扫描囊壁及分隔轻度到明显强化，囊性成分无明显强化。

3.部分囊壁及分隔上可见附壁结节（<5 mm）。

—— 参考文献 ——

[1] 邓承，郝金钢，赵新湘，等．少见肾细胞癌亚型 MRI 表现 [J]．实用放射学杂志，2020，36（1）：82-86．

[2] 张弛，黄海建，陈煜義，等．35 例低度恶性潜能多房囊性肾脏肿瘤的临床报道 [J]．华中科技大学学报（医学版），2019，48（3）：324-328．

[3] 王禹，董潇，孔垂泽，等．不同病理类型肾肿瘤的影像学特点和病理学特点分析 [J]．中华泌尿外科杂志，2019，40（5）：374-379．

（宋 晓 欧鸿儒）

病例4　乳头状肾细胞癌

【临床资料】

● 患者男性，59岁，体检发现右肾占位7年，无腰背部疼痛不适，无尿频、尿急、尿痛，无肉眼血尿。

● 实验室检查：（–）。

【影像学检查】

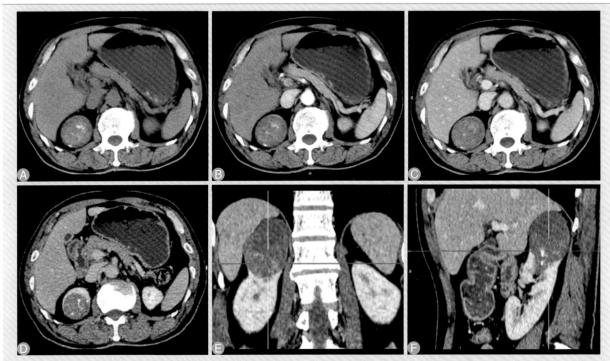

A.横断位CT平扫；B～D.横断位CT增强；E.CT增强冠状位MRP；F.CT增强矢状位MPR。

图1-4-1　上腹部CT平扫+增强

【分析思路】

中老年男性，病史较长，右肾外生性肿块，呈类圆形，膨胀性生长，边界清楚，平扫呈稍高密度影，其内小斑片状钙化灶，增强扫描呈轻度不均匀渐进性强化。疾病谱有乳头状肾细胞癌、肾嫌色细胞癌、后肾腺瘤。

■ 乳头状肾细胞癌

本例支持点：皮质来源，平扫呈等密度，突出于肾轮廓外，伴斑片状钙化，轻度不均匀强化，边界较清。

不支持点：肿块较大，囊变坏死区不明显。

■ 肾嫌色细胞癌

本例支持点：乏血供，强化程度轻。

不支持点：本例肿瘤实质成分密度不均匀，且肿瘤整体位于肾轮廓之外，而嫌色细胞癌多密度均匀，肿瘤整体多位于肾轮廓之内，强化程度较乳头状细胞癌高，强化峰值多在实质期。

■ 后肾腺瘤

本例支持点：肾皮质来源，外生性生长，钙化，平扫密度较肾实质高，渐进性不均匀强化。

不支持点：中年女性好发，本例为男性。

【病理诊断】

病理诊断：（右肾肿瘤）乳头状细胞癌，WHO/ISUP Ⅱ级。未见明确脉管内癌栓及神经侵犯。

免疫组化：CK广（＋）、CD10（＋）、Vimentin（＋）、RCC（＋）、P504S（＋）、CK7（大部分+）、TFE-3（－）、Ki-67指数（2%）。

【讨论】

■ 临床概述

乳头状肾细胞癌（papillary renal cell carcinoma，PRCC）是一种原发于肾小管上皮细胞的恶性肿瘤，常由肿瘤细胞构成多少不等的小管和乳头状结构，可见由乳头状结构生成的囊腔，易出血和坏死。好发年龄为50~70岁，男性稍多于女性。临床表现主要是肉眼血尿、腰痛，一部分患者无症状，很少出现晚期肾癌的血尿、腰痛和腹部肿块三联征。

■ 病理特征

以往根据核级别、细胞排列层次将乳头状肾细胞癌分为1型、2型，但越来越多的证据表明，2型乳头状肾细胞癌形态学异质性较大、分子遗传学特征复杂，可能包含不止1种类型，第五版WHO肾脏肿瘤分类中取消了1型、2型乳头状肾细胞癌的亚分类。以前的1型乳头状肾细胞癌现在被视为乳头状肾细胞癌的经典形态，而一些具有乳头状结构特征的"新兴实体"，如双相鳞样腺泡状肾细胞癌、Warthin瘤样乳头状肾细胞癌、具有核极性反转的乳头状肾肿瘤，与乳头状肾细胞癌存在一定程度的形态和分子上的重叠，因此暂被视为乳头状肾细胞癌的特殊形态学表现，有待收集更多的研究数据加以明确。

组织学特点是乳头表面覆盖胞浆稀疏的单层小细胞，胞质较少，有巨噬细胞和砂粒体。

乳头状肾细胞癌的分子改变具有异质性，通常有7号染色体和17号染色体的获得，Y染色体缺失。*MET*基因改变在低级别肿瘤中更为常见，高级别乳头状肾细胞癌常与CD-KN2A、MYC通路和NRF2/ARE通路基因改变有关。

■ 影像学表现

1.位置、形态、数量：多数突出肾轮廓之外；呈类圆形、境界清楚，呈不规则形、境界模糊；最常见的是多灶性或双侧肾肿瘤；尽管肾透明细胞癌的发病率最高，但近40%的多灶性肾细胞癌会伴乳头状肾细胞癌。

2.生长方式：①膨胀性生长，多呈圆形，假包膜常见；②"乳头状"或"多结节状"生长，形态不规则，呈梭形、多结节状聚集或"葡萄串样"，部分边缘可见"乳头状"结构；③囊实性，囊内见"乳头状"结构。

3.CT平扫：除囊变、坏死、出血、钙化，实性成分多呈等或稍高密度。

4.MRI信号：实性成分T_1WI呈等信号，T_2WI呈低信号，DWI呈高或明显高信号，ADC值信号明显减低，囊变、坏死T_1WI呈低信号，T_2WI呈高信号，合并出血时T_1WI、T_2WI呈高低混杂信号，假包膜T_1WI、T_2WI呈低信号。

5.增强扫描：呈轻中度不均匀渐进性强化，分化差的乳头状肾细胞癌可呈明显强化，强化程度低于肾透明细胞癌。

【拓展病例一】

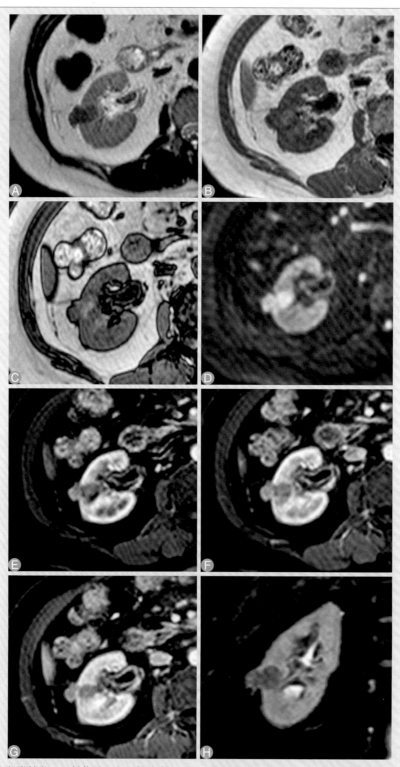

A.横断位 T_2WI 示右肾类结节，呈低信号，突出肾轮廓；B、C.横断位同反相位 T_1WI，反相位 T_1WI 信号较同相位有增高，提示出血；D.横断位 DWI 病灶呈高信号；E～G.横断位 T_1WI 增强病灶呈轻中度渐进性强化；H.冠状位 T_2WI 压脂。

图1-4-2　患者女性，66岁，右肾乳头状细胞癌

【拓展病例二】

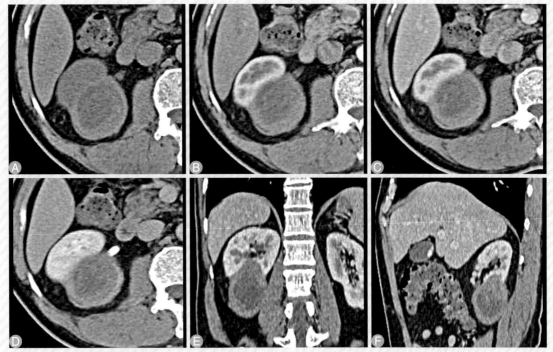

A. 横断位 CT 平扫示右肾下极肿块，突出肾轮廓，平扫实性成分呈稍高密度，其内大片状囊变坏死区；B～D. 横断位 CT 增强示病灶实性成分轻度强化，囊变坏死区未见强化；E、F.CT 增强冠状位、矢状位 MPR。

图1-4-3　患者男性，55岁，右肾乳头状细胞癌

【诊断要点】

1.多数突出肾轮廓之外。

2.CT平扫呈等或稍高密度，均匀或不均匀。

3.实性成分T_1WI呈等信号，T_2WI呈低信号，DWI呈高或明显高信号。

4.容易合并囊变、坏死、出血，钙化较其他类型肾癌高。

5.乏血供、多为轻中度渐进性强化，乳头状结构有提示作用。

—— 参考文献 ——

[1] LI C X，LU Q，HUANG B J，et al. Routine or enhanced imaging to differentiate between type 1 and type 2 papillary renal cell carcinoma[J]. Clinical Radiology，2021，76（2）：135-142.

[2] 王君广，周赵霞，张夏，黄丽 . 不同亚型乳头状肾细胞癌 CT 影像鉴别与病理对照研究 [J]. 实用放射学杂志，2019，35（3）：418-421.DOI:10.3969/j.issn.1002-1671.2019.03.020.

[3] 薛龙梅，赵学武，潘历波等 . 乳头状肾细胞癌、嫌色细胞肾癌 MSCT 影像表现及鉴别诊断价值探讨 [J]. 中国 CT 和 MRI 杂志，2022，20（08）：112-114.

（刘志健　欧鸿儒）

病例5　肾脏嗜酸细胞瘤

【临床资料】

- 患者女性，54岁，发现右肾肿物1年，1年前行乳腺癌根治术。
- 实验室检查：（−）。

【影像学检查】

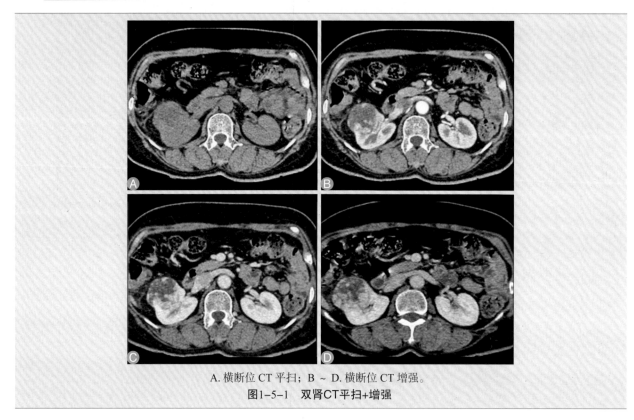

A. 横断位 CT 平扫；B ~ D. 横断位 CT 增强。

图1-5-1　双肾CT平扫+增强

【分析思路】

中年女性，右肾外生性肿块，平扫呈等、稍低密度影，增强扫描动脉期明显不均匀强化，强化程度不超过肾皮质，病灶中央可见大片状低密度区，静脉期及延迟期强化程度稍减低，中央低密度区有延迟强化，提示为纤维瘢痕，病灶周围有假包膜。肾脏富血供占位，有瘢痕，需考虑嗜酸细胞瘤、透明细胞癌、嫌色细胞癌、血管平滑肌脂肪瘤。

■ 嗜酸细胞瘤

本例支持点：突出肾轮廓生长，富血供，"快进慢出"强化方式，有假包膜，中央瘢痕。

■ 透明细胞癌

本例支持点：富血供，明显不均匀强化，假包膜。

不支持点：平扫多为低密度，中央低密度区有延迟强化，提示为纤维瘢痕，肿块较大未见明显囊变坏死。

■ 嫌色细胞癌

本例支持点：有中央瘢痕，假包膜。

不支持点：嫌色细胞癌多位于髓质，本例突出肾轮廓生长，嫌色细胞癌强化多为轻中度，本例强化程度较高。

■ 血管平滑肌脂肪瘤

本例支持点：中年女性，富血供，"快进慢出"强化方式。

不支持点：多无假包膜，质地柔软，本例呈膨胀性生长，未见明确脂肪，病灶内未见粗大畸形血管。

【病理诊断】

病理诊断：右肾嗜酸细胞瘤。

【讨论】

■ 临床概述

肾脏嗜酸细胞瘤（renal oncocytoma，RO）是一种少见的良性肾脏上皮细胞肿瘤，2022年第五版WHO肾脏肿瘤分类中将嗜酸性和嫌色性肾肿瘤分为3类：肾嗜酸细胞瘤、嫌色细胞癌及其他嗜酸性肾肿瘤。肾脏嗜酸性细胞瘤发病年龄多见于50岁左右；男性患病率比女性高，一般没有明显临床症状，大部分为体检或其他疾病检查时发现；少数患者可以出现腰背部不适、肉眼血尿、高血压及肾功能损害。

■ 病理特征

大多呈圆形、类圆形，切面为棕黄色，部分呈棕褐色或淡黄色，质地较均匀；部分肿瘤内可见中央型或偏心型致密纤维瘢痕，并呈轮辐状或星芒状向周围伸展；肿瘤内一般没有明显出血坏死、一般无异常供血血管。

光镜下，典型肾脏嗜酸细胞瘤胞质内充满大量的线粒体和嗜酸性颗粒，HE染色时胞质表现出很强的嗜酸性；细胞中央可见圆形、边界清晰光滑的细胞核，细胞核无明显异型性。

免疫组化标志物：CD117（＋），CK71（或单个细胞+）。

■ 影像学表现

1.位置、形态：多数位于肾皮质、突出肾轮廓之外，类圆形或圆形。

2.CT平扫：平扫多呈等或稍高密度影，中央区或偏中心区多见星芒状低密度瘢痕，坏死、囊变、钙化少见。

3.MRI信号：信号多数较均匀，囊变、出血、坏死较少见，实性成分T_1WI呈等或稍低信号，T_2WI呈等或稍高信号，DWI呈稍高信号，中央瘢痕T_1WI呈低信号，T_2WI呈低信号，合并黏液变则T_2WI呈高信号。病灶少部分含脂质，反相位T_1WI较同相位局部信号有衰减。假包膜T_1WI、T_2WI呈低信号。

4.增强扫描：病灶皮质期中度到明显强化，髓质期及排泄期强化程度减低，呈"快进快出""快进慢出"强化方式，强化程度多不超过肾皮质，中央瘢痕延迟强化。"轮辐状强化"指血管穿行于纤维分隔内，再生血管聚集，呈轮辐状改变。"节段性反转强化"指一部分病灶早期强化显著，后期降低，另外一部分早期强化低，后期强化高。

【拓展病例一】

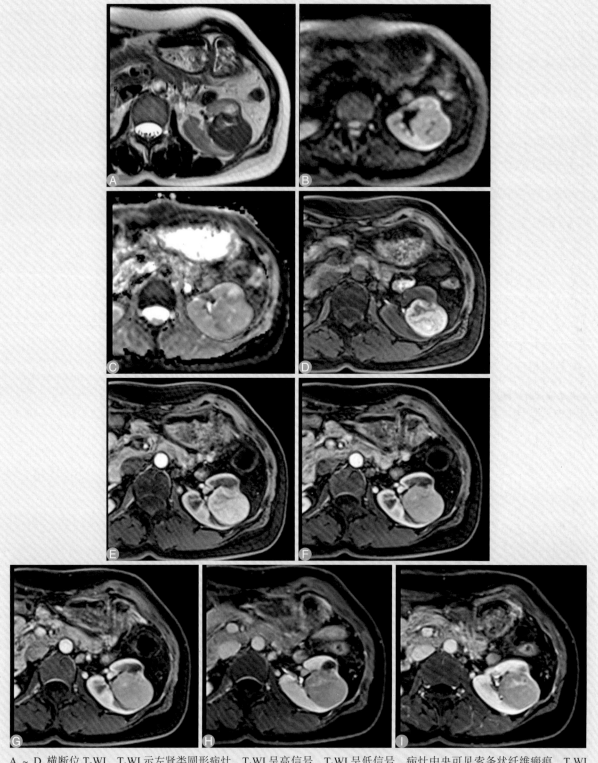

A ～ D. 横断位 T_2WI、T_1WI 示左肾类圆形病灶，T_1WI 呈高信号，T_2WI 呈低信号，病灶中央可见索条状纤维瘢痕，T_1WI 呈低信号，T_2WI 呈高信号，考虑病变出血并含有瘢痕结构，DWI 呈高信号，ADC 图呈高信号，提示病灶扩散不受限；E ～ I. 横断位 T_1WI 增强，显示病变主体因出血遮掩强化，内部瘢痕结构早期强化不明显，延迟期明显强化。

图1-5-2　患者女性，44岁，左肾嗜酸细胞瘤

【拓展病例二】

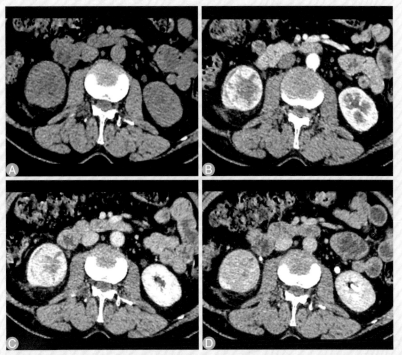

A.横断位CT平扫示右肾上极肿块，呈等密度影，膨胀性生长，部分突出肾轮廓；B～D.增强扫描动脉期不均匀明显强化，强化程度接近肾皮质，中央可见星芒状相对低密度纤维瘢痕，静脉期及延迟期强化程度减低，呈"快进慢出"强化方式，中央瘢痕延迟强化，呈相对等密度影。

图1-5-3 患者男性，60岁，右肾嗜酸细胞瘤

【诊断要点】

1.多数位于肾皮质、突出肾轮廓之外，圆形或类圆形。

2.密度或信号多数均匀，较大者可有囊变、出血、脂肪变性。

3.中度到明显强化，中央瘢痕延迟强化。

4."轮辐状强化""节段性反转强化"。

——参考文献——

[1] 李昇霖，邓娟，薛彩强，等.能谱CT鉴别肾脏嗜酸性细胞腺瘤和嫌色细胞癌[J].中国医学影像技术，2020，36（11）：1679-1684.

[2] RAZIK A，GOYAL A，SHARMA R，et al. MR texture analysis in differentiating renal cell carcinoma from lipid-poor angiomyolipoma and oncocytoma[J]. The British journal of radiology，2020，93（1114）：20200569.

（刘志健 欧鸿儒）

病例6　肾嫌色细胞癌

【临床资料】

- 患者女性，40岁，下腹部坠胀不适半年余，发现右肾肿物1天。
- 泌尿系彩色多普勒超声检查提示右肾肿物。

【影像学检查】

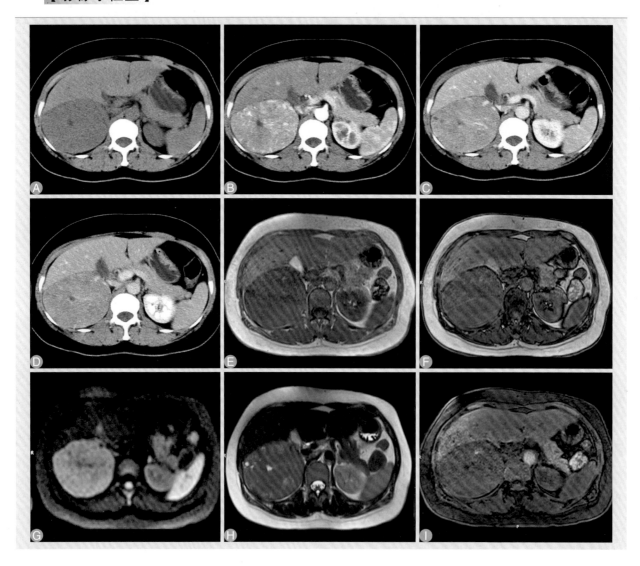

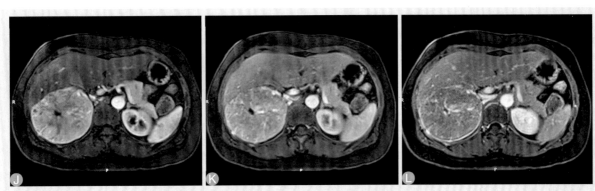

A. 横断位 CT 平扫；B ~ D. 横断位 CT 增强；E. 横断位同相位 T_1WI；F. 横断位反相位 T_1WI；G. 横断位 DWI；H. 横断位 T_2WI；I. 横断位 T_1WI 平扫；J ~ L. 横断位 T_1WI 增强。

图1-6-1 上腹部CT平扫+增强、上腹部MRI平扫+增强

【分析思路】

中年女性，右肾巨大肿块，CT平扫大部分密度均匀，呈等密度，中央见小片状低密度影，增强扫描中度强化，动脉期较多血管影，沿着纤维分隔分布，呈轮辐状改变。病灶T_1WI呈等信号，反相位T_1WI未见明显衰减，T_2WI呈稍低信号，内见小斑片状高信号，DWI呈高信号，增强扫描中度强化，病灶中央可见星芒状延迟强化，考虑纤维瘢痕，病灶边缘可见假包膜。需考虑嗜酸细胞瘤、乳头状细胞癌、肾嫌色细胞癌。

■ 肾嗜酸细胞瘤

本例支持点：病灶突出肾轮廓之外，中央可见瘢痕，轮辐样强化，假包膜。

不支持点：肾嗜酸细胞瘤富血供，动脉期强化明显，本例强化程度较嗜酸细胞腺瘤稍弱，影像鉴别有困难。

■ 乳头状细胞癌

本例支持点：病灶突出肾轮廓之外，DWI呈高信号，相对乏血供，假包膜。

不支持点：乳头状细胞癌肿块较大，囊变坏死多较明显，本例除瘢痕外，大部分比较均质；增强呈轻中度渐进性强化，本例呈"快进慢出"强化方式。

■ 肾嫌色细胞癌

本例支持点：肿瘤密度/信号均匀，中心可见瘢痕，相对乏血供，轮辐状强化。

不支持点：病灶突出肾轮廓之外，肾嫌色细胞癌多位于髓质，本例可能与肿块较大有关。

【病理诊断】

病理诊断：（右肾）结合免疫组化，符合嫌色细胞性肾细胞癌，体积10 cm×8 cm×8 cm，未累及肾盂及肾被膜，未见明确脉管内癌栓及神经侵犯，输尿管及血管断端净。

免疫组化：CK广（＋）、CD10（＋）、CD117（＋）、E-cadherin（＋）、CK7（部分+）、RCC（－）、CK20（－）、Vimentin（－）、Ki-67指数（2%）。

【讨论】

■ 临床概述

肾嫌色细胞癌（chromophobe cell renal carcinoma，CCRC）是肾细胞癌中的一种少见亚型，2022年第五版WHO肾脏肿瘤分类中将嗜酸性和嫌色性肾肿瘤分为3类：肾嗜酸细胞瘤、嫌色细胞癌及其他嗜酸性

肾肿瘤。肾嫌色细胞癌平均发病年龄为60岁，男女发病无明显差异，肿瘤恶性程度较低，生长缓慢，很少发生转移及侵犯肾静脉或下腔静脉，是各类肾细胞癌中少见但预后最好的亚型之一，属于低度恶性肿瘤。发病年龄为27～86岁，平均60岁，男性多于女性，肾嫌色细胞癌早期多无明显临床症状，多因肿块增大产生局部压迫症状或累及肾脏集合系统而就诊，表现为腰部不适、血尿、腹部肿块或消瘦等症状。

■ 病理特征

肾嫌色细胞癌瘤体常位于肾髓质或皮髓质交界处，呈圆形、椭圆形软组织密度肿块，向周围膨胀性生长，多突出于肾边缘，邻近结构受压。瘤细胞呈巢状、腺泡状排列，境界清楚，体积大，圆形或多边形，核中等大小，胞核不规则，可见双核，见核周空晕；部分癌细胞间有丰富的血管纤维间隔。根据胞浆HE染色特点，将其分为两型：①嗜酸细胞型，胞浆内嗜酸颗粒被伊红染色；②经典型，胞浆弥散，不被HE染色。

免疫组化：CD117（＋），CK7（＋）（经常弥漫，偶尔成簇）。

■ 影像学表现

1.位置、数量、形态：多位于肾髓质或皮髓质交界处；多为单发，当出现多灶性、双侧肾肿瘤，则需要排查伯特-霍格-杜布综合征（BHD综合征）；大部分呈膨胀性生长，表现为类圆形肿块。

2.CT平扫：密度多较均匀，与肾皮质相比，多数呈等密度或稍高密度，19%～34%可见中央瘢痕，呈低密度影，少数较大肿瘤由于中央血供较少，出现缺血坏死，肿瘤可出现低密度坏死区，少部分肿瘤可见斑点状、斑片状钙化灶，钙化的出现常提示肿瘤恶性程度低。

3.MRI信号：T_1WI多呈略低信号，T_2WI呈等或稍高信号，部分肿瘤由于出血坏死，信号混杂，DWI呈高信号，ADC图呈低信号。中央瘢痕T_1WI、T_2WI呈低信号，如合并黏液变性，则T_2WI呈高信号。

4.增强扫描：中度强化，实质期达峰值，各期肿瘤强化均低于肾皮质，可能与肿瘤为乏血供有关，中央瘢痕可有延迟强化，部分病灶出现"轮辐状强化"。少部分肿瘤可出现明显强化，可能因为肿瘤恶性程度增高，再生血管增多，新生血管基底膜不完整。

【拓展病例一】

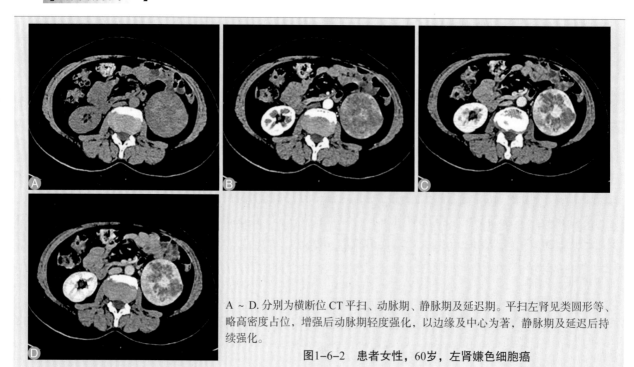

A～D.分别为横断位CT平扫、动脉期、静脉期及延迟期。平扫左肾见类圆形等、略高密度占位，增强后动脉期轻度强化，以边缘及中心为著，静脉期及延迟后持续强化。

图1-6-2　患者女性，60岁，左肾嫌色细胞癌

【拓展病例二】

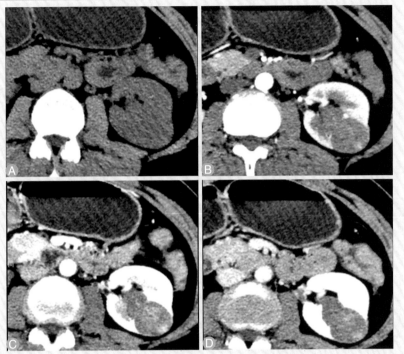

A. 横断位 CT 平扫梭形肿块，平扫略呈等密度；B ~ D. 横断位 CT 增强扫描病灶内见小片状中度强化，以实质期明显，余轻度强化，未见明显囊变坏死区。

图1-6-3 患者女性，49岁，左肾嫌色细胞癌

【诊断要点】

1.平扫密度/信号大部分均匀，中央可见瘢痕。

2.肿瘤相对乏血供，各期强化均低于肾皮质，强化峰值在实质期。

3.可见"轮辐状"强化，中央瘢痕延迟强化。

—— 参考文献 ——

[1] GARJE R，ELHAG D，YASIN H A，et al. Comprehensive review of chromophobe renal cell carcinoma[J]. Critical Reviews in Oncology / Hematology，2021，160：103287.

[2] 苏衍峰，苏国强，彭湘涛，等 . 肾嫌色细胞癌的动态增强 CT 表现 [J]. 医学影像学杂志，2018，28（11）：1876-1878.

[3] 刘运练，童明敏，蔡红法，陈颖，沈玉英 . 肾嫌色细胞癌 CT 多期强化特征表现及病理分析 [J]. 中国 CT 和 MRI 杂志，2023，21（8）：111-113.DOI:10.3969/j.issn.1672-5131.2023.08.036.

（刘志健 欧鸿儒）

病例7 肾集合管癌

【临床资料】

● 患者女性，49岁，右侧腰痛2月余。患者无明显诱因出现右侧腰痛，偶伴肉眼血尿，不伴发热、腹痛、尿频、尿急、尿痛等，腰痛反复发作未好转。

● 超声检查：右肾占位。

【影像学检查】

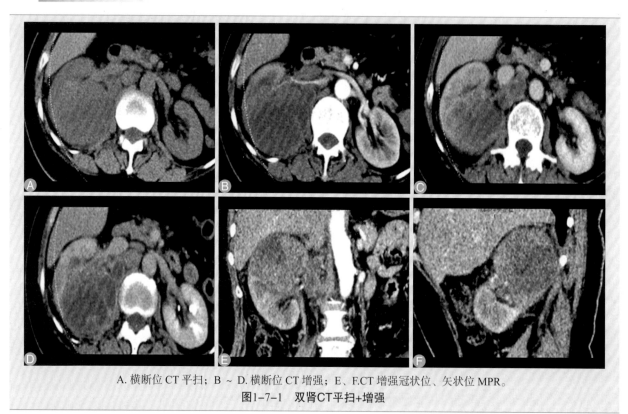

A. 横断位 CT 平扫；B ~ D. 横断位 CT 增强；E、F.CT 增强冠状位、矢状位 MPR。

图1-7-1 双肾CT平扫+增强

【分析思路】

右肾上极浸润性肿块，平扫呈等密度，增强扫描轻度不均匀强化，境界模糊，右肾静脉可见瘤栓，右侧肾门及右侧腹膜后多发肿大淋巴结，疾病谱有乳头状细胞癌、嫌色细胞癌、淋巴瘤、肾盂癌、肾脏感染性病变、集合管癌。

■ 乳头状细胞癌

本例支持点：有囊变坏死，轻度强化，肾静脉瘤栓形成，淋巴结转移。

不支持点：多位于肾皮质或皮髓质交界区，多有假包膜，边界清楚，本例在肾轮廓内，浸润性生长。

■ 嫌色细胞癌

本例支持点：肿瘤主体位于肾髓质，轻中度强化。

不支持点：嫌色细胞癌多呈膨胀性生长，边界清晰，密度大部分均匀，部分病例可有特征性的轮辐

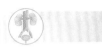

状强化或星状瘢痕，与本例表现不符合。

■ 淋巴瘤

本例支持点：弥漫浸润性生长，轻度强化。

不支持点：淋巴瘤多为双侧发病，可为多结节融合，腹膜后淋巴结转移更常见，坏死少见，多均匀强化，本例坏死囊变明显，静脉瘤栓淋巴瘤也较为少见。

■ 肾盂癌

本例支持点：累及肾盂，有血尿，轻度强化。

不支持点：肾盂癌多位于肾盂内，少累及肾皮质、髓质，强化程度较肾集合管癌低，多有肾盂、肾盏扩张积水。部分病例鉴别困难，需依靠病理。

■ 肾脏感染性病变

本例支持点：边界模糊，延迟强化，部分环形强化。

不支持点：往往与尿路梗阻或感染有关，多有发热，肾周炎性反应较重，增强扫描肾内可见脓腔和炎性肿块同时存在。

■ 集合管癌

本例支持点：浸润性生长，同时累及肾皮质、髓质及肾盂，轻度强化，可见延迟强化，中心可见坏死区，肾门及腹膜后淋巴结肿大。

【病理诊断】

肾细胞癌，结合免疫组化，考虑肾集合管癌。

【讨论】

■ 临床概述

肾集合管癌（collecting duct carcinoma，CDC）又称为Bellini导管癌，是一种临床上非常少见的肾肿瘤，起源于肾髓质Bellini集合管远端的主细胞。肾集合管癌多见于中老年男性。肾集合管癌的临床表现无明显特异性，常见的临床表现为血尿、腰痛及腰腹部肿块，因其恶性程度较高，呈浸润性生长，常侵犯肾周、腹膜后，易累及肾静脉、下腔静脉而造成静脉内栓子形成，较早出现转移。

■ 病理特征

病理上肾集合管癌起源于肾髓质集合管上皮，肿瘤较小时位于肾髓质，以肾间质为支架而沿集合管扩散，边界不清，由此造成肿瘤广泛不规则浸润肾实质是其特点，与其他肾脏肿瘤具备相对具体的边界不同。

电镜下，肾集合管癌以不规则腺管状或腺管乳头状结构为主，有鞋钉样细胞被覆于腺管内表面，肿瘤间质较致密，可见炎性纤维增生及胶原分泌。根据肿瘤浸润所达肾脏部位不同，可分为3型：单纯髓质型、皮质-髓质型、皮质-髓质-肾盂型；单纯髓质型极少，这与肿瘤发展迅速、发现时肿块已较大有关。

■ 影像学表现

1.部位、生长方式：肿瘤起源于肾髓质，呈浸润性生长，多为单发，根据肿瘤累及范围，可分为单纯髓质型、皮质-髓质型、皮质-髓质-肾盂型，本例属于皮质-髓质-肾盂型。

2.形态、境界：形态多不规则，与肾组织境界模糊不清，缺乏假包膜。

3.CT平扫：瘤体较小时局限于肾髓质，较大时常侵犯肾皮质和肾盂，表现为以肾轮廓或某一肾段为基础形态的弥漫性肿大，但肾轮廓基本存在，少数可突破肾皮质呈外生性生长。肾集合管癌的实质性部分呈等密度或略高密度，少数呈稍低密度，肿块较大时密度明显不均匀，有片状、大片状低密度。

4.MRI信号：因该肿瘤具有浸润性生长、乏血供、间质内存在明显增生的纤维结缔组织等特征性病理学表现，在MRI通常表现为边界不清的T$_1$WI和T$_2$WI不均匀信号，T$_1$WI一般为低信号但存在较多变异，T$_2$WI通常呈稍低信号。病灶实性成分DWI呈高信号，ADC图呈低信号。

5.增强扫描：肾集合管癌为少血供肿瘤，增强后实质成分为轻中度不均匀强化。部分肿瘤内部可见无强化的形态不规则的液性区域，可能与肿瘤浸润、肾集合管分泌引起的液体积聚和阻塞有关。

6.由于恶性程度较高，肾集合管癌早期即发生局部浸润，肾周、腹膜后淋巴结转移，肾静脉瘤栓及远处转移。

【拓展病例一】

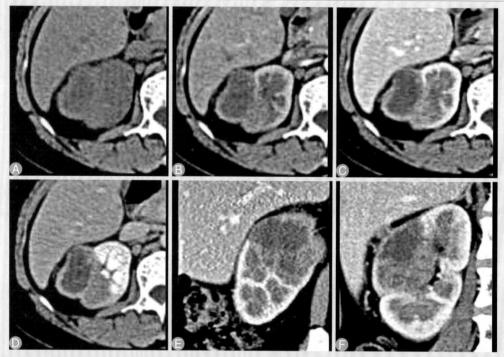

A. 横断位 CT 平扫示右肾浸润性病灶，呈等、低密度影；B ~ D. 横断位 CT 增强示病灶不均匀强化，局部可见片状低密度影呈楔形分布，考虑集合管分泌液体积聚；E、F.CT 增强冠状位、矢状位 MPR 示肾轮廓存在，病灶局部突破肾包膜累及肾周。

图1-7-2　患者女性，46岁，右肾集合管癌

（病例由丽水市中心医院杨伟斌老师提供）

【拓展病例二】

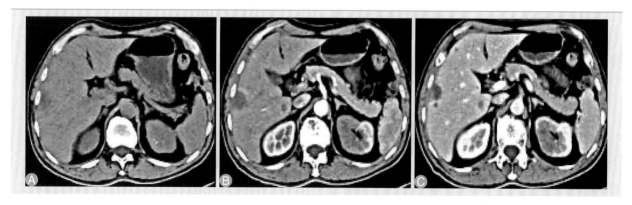

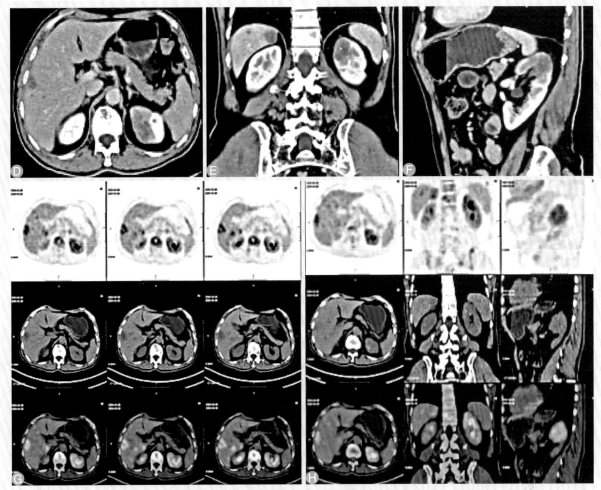

A ~ F. 横断位、冠状位、矢状位 CT 平扫 + 增强扫描示左肾上极浸润性肿块，肾轮廓存在，平扫呈低密度影，边缘伴钙化，增强扫描呈轻度不均匀强化；肝内见多发轻度环形强化转移灶。G、H. 横断位、冠状位、矢状位 PET-CT 示左肾病灶、肝内多发病灶、全身多处骨呈高浓聚，文后彩图 1-7-3G、1-7-3H。

图1-7-3　患者男性，69岁，左肾集合管癌并肝脏、全身多发骨转移

（病例由丽水市中心医院杨伟斌老师提供）

【诊断要点】

1.肿瘤主要位于肾髓质，向肾皮质和肾盂浸润性生长，肾轮廓基本存在。

2.增强后渐进性轻中度强化，"慢进慢出"强化方式。

3.较早出现转移。

—— 参考文献 ——

[1] QIAN X，WANG Z，ZHANG J，et al.Clinical Features and Prognostic Outcome of Renal Collecting Duct Carcinoma：12 Cases from a Single Institution[J].Cancer Manag Res，2020，12：3589-3595.

[2] 邵兵，张永高，高剑波 . 肾集合管癌的 CT 和 MRI 诊断 [J]. 放射学实践，2016，31（10）：943-946.

（刘志健　欧鸿儒）

病例8　肾黏液小管梭形细胞肾细胞癌

【临床资料】

● 患者女性，61岁，体检发现左侧肾脏占位3天。

● 实验室检查：（-）。

【影像学检查】

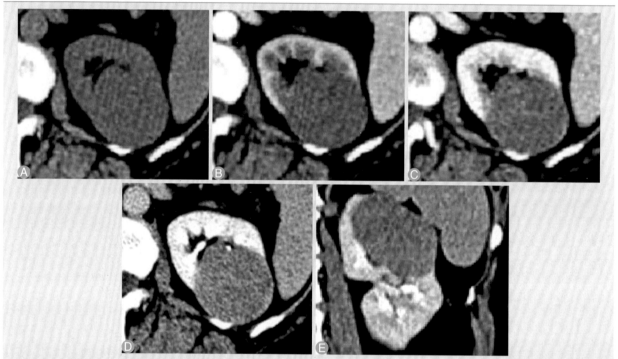

A.横断位 CT 平扫；B.横断位 CT 增强动脉期；C.横断位 CT 增强静脉期；D.横断位 CT 增强延迟期；E.CT 增强冠状位 MPR。

图1-8-1　肾脏CT平扫+增强

【分析思路】

左肾类圆形肿块，膨胀性生长，部分突出肾轮廓，境界清楚，平扫呈稍低密度影，密度均匀，增强扫描轻中度渐进性强化，未见明显囊变坏死，有假包膜。常规考虑乳头状肾细胞癌、肾黏液小管梭形细胞癌、后肾腺瘤。

■ **乳头状肾细胞癌**

本例支持点：肿块部分突出肾轮廓，轻中度强化，有假包膜。

不支持点：平扫密度多稍高于肾实质，容易囊变坏死，与本例不相符。

■ **肾黏液小管梭形细胞癌**

本例支持点：女性患者，病灶起源于肾实质，平扫密度稍低，增强轻中度渐进性强化，有假包膜。

■ **后肾腺瘤**

本例支持点：女性患者，肿块部分突出肾轮廓，轻中度强化，有假包膜。

不支持点：多有囊变坏死，本例较为均质。

【病理诊断】

镜下：镜下见较多的黏液、梭形细胞成分及不典型的腺管状结构，组织学亚型难定，黏液小管梭形细胞肾细胞癌可能性大，缝线处未见癌侵犯。

免疫组化：CK7（－），CK20（－），CD10（局部+），EMA（－），vimentin（＋），Ki-67（5%~10%+），MART-1（－），CKpan（局部+），CD68（＋），MSA（－），S-100（－），HMB45（－），desmin（－）。

病理结果：黏液小管梭形细胞肾细胞癌。

【讨论】

■ 临床概述

肾黏液小管梭形细胞癌（mucus tubular spindle cell cancer，MTSCC）发病年龄为17~82岁（平均53岁），男女发病率之比为1:4，临床上症状多不明显，常为偶然发现，少数患者可有血尿、腰痛和腹部肿块等症状。目前，肾黏液小管梭形细胞癌的组织起源尚未完全阐明，大多数文献支持其来源于远端肾单位或Henle襻。

■ 病理表现

镜下见小管状、梭形细胞和黏液样或脊索样细胞形态，为紧密排列的狭长小管及编织状的梭形细胞伴黏液样间质，瘤内血管极少，微血管密度低，肿瘤细胞体积较小，偶见坏死，核分裂象少见。

■ 影像学表现

1.部位：多位于肾实质内，膨胀性生长，突出肾轮廓之外。

2.大小：1~18 cm（多数2~4 cm），边界清晰。

3.密度：肿瘤多为实性，可见假包膜，坏死及囊变不明显。平扫密度低于相邻正常肾实质密度。可以有细沙样钙化。

4.MRI信号：T$_1$WI呈等信号或低信号，T$_2$WI信号与肿瘤的成分比例有关，黏蛋白越多，信号强度越高。DWI信号与肿瘤成分比例有关，当梭形细胞含量较多时，扩散受限。

5.增强扫描：其为乏血供肿瘤，增强轻度强化，较均质，可见假包膜。

【拓展病例一】

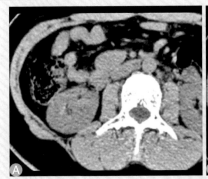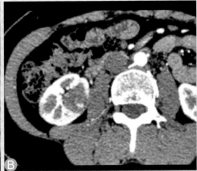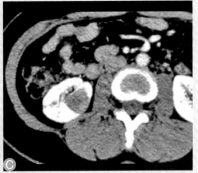

A.CT横断位示右肾等密度占位；B.横断位CT增强皮质期主体病灶强化均低于邻近肾实质，病灶内见点状明显强化灶；C.横断位CT增强髓质期病灶低密度区进一步强化，病灶中心点状明显强化减退。

图1-8-2　患者女性，47岁，右肾肾黏液小管梭形细胞癌

【拓展病例二】

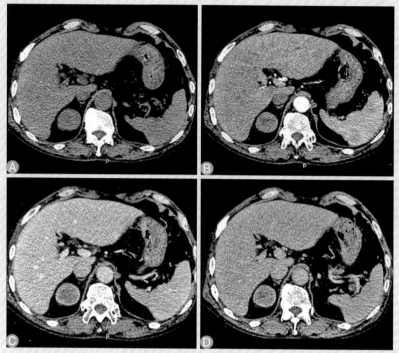

A.横断位CT平扫示右肾等稍低密度肿块，类圆形；B ~ D.横断位CT增强扫描示轻度渐进性强化，各期均低于邻近肾实质，可见假包膜。

图1-8-3　患者男性，67岁，右肾肾黏液小管梭形细胞癌

【诊断要点】

1.类圆形，膨胀性生长，部分突出肾轮廓外。

2.比较均质，增强轻度渐进性强化。

3.女性多见。

── 参考文献 ──

[1] 齐银萍，余晶晶，孙科达，等.肾乳头状细胞癌与肾黏液样小管状和梭形细胞癌的MSCT诊断及鉴别诊断[J].临床放射学杂志，2020，39（1）：107-111.

[2] CORNELIS F，AMBROSETTI D，ROCHER L，et al. CT and MR imaging features of mucinous tubular and spindle cell carcinoma of the kidneys. A multi-institutional review[J]. European Radiology,2017,27（3）: 1087-1095.

[3] 杨千朋，刘尼军，李朋，等.少见类型肾细胞癌的MRI表现及鉴别诊断[J].中国医学影像技术，2017，33（S1）：66-69.

（宋　晓　欧鸿儒）

病例9　TFE3重排肾细胞癌

【临床资料】

● 患者女性，30岁，发现左侧腹部包块9天，疼痛1天余。

● 实验室检查：血细胞分析（五分类）：红细胞3.00×10^{12}/L，血红蛋白76 g/L，红细胞比容25.1%，平均血红蛋白含量25.4 pg，平均血红蛋白浓度304 g/L，红细胞分布宽度CV值15.7%。尿液分析（含尿沉渣定量）：红细胞3973.00/μL，白细胞44.30/μL，上皮细胞40.80/μL，尿隐血（+++），尿蛋白（++），尿酮体（+++），尿比重1.050。

【影像学检查】

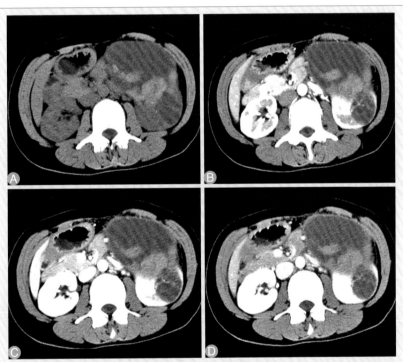

A. 横断位 CT 平扫；B ~ D. 横断位 CT 增强。

图1-9-1　肾脏CT平扫+增强

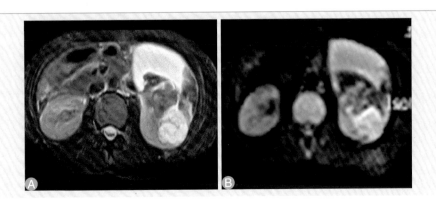

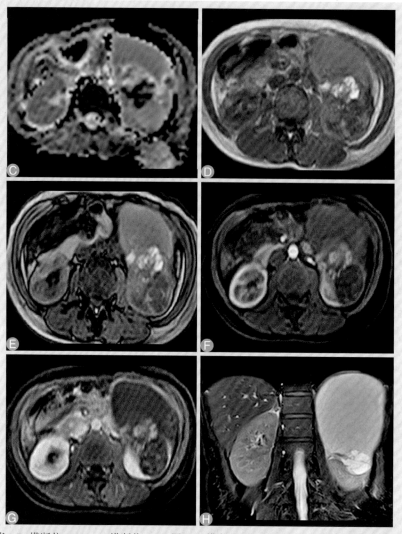

A. 横断位 T_2WI 压脂；B. 横断位 DWI；C. 横断位 ADC 图；D. 横断位同相位 T_1WI；E. 横断位反相位 T_1WI；F、G. 横断位 T_1WI 增强扫描；H. 冠状位 T_2WI 压脂。

图1-9-2　肾脏MRI平扫+增强

【分析思路】

青壮年女性，左侧肾脏巨大囊性病变，有出血，下部囊性病灶内见分隔，增强扫描分隔及囊壁见轻中度强化，疾病谱有TFE3重排肾细胞癌、低度恶性潜能的多房囊性肾肿瘤、混合性上皮和间质肾肿瘤。

■ TFE3重排肾细胞癌

本例支持点：青壮年女性，囊性病灶，囊内出血，病灶分隔及囊壁见轻中度强化，程度各期均低于肾皮质。

不支持点：未见明显钙化，发病率低。

■ 低度恶性潜能的多房囊性肾肿瘤

本例支持点：左肾巨大囊性病灶，囊内出血，下部囊性病灶内见分隔、分房，囊壁及分隔见强化。

不支持点：由于出血明显，局部观察受限，影像鉴别较困难。

■ 混合性上皮和间质肾肿瘤

本例支持点：女性患者，囊性病灶，多房，下部病灶内见分隔，增强扫描分隔及囊壁见强化。

不支持点：成人发病年龄多大于40岁，出血较少见。

【病理诊断】

大体：左肾重205 g，体积10 cm×6 cm×5 cm，肾上极切开见9 cm×6 cm×2 cm囊腔，内见凝血，其中见4 cm×4 cm×2 cm灰黄实性区，输尿管4.5 cm×0.3 cm。

免疫组化：RCC（部分+），CD10（+/-），vimentin（+），CK7（-），P504s（+），CD117（-），E-cad（+），TFE3（+），Ki-67（Li：5%），EMA（-），CD68（-）。

病理结果：左肾肾细胞癌，结合免疫组化考虑为Xp11.2易位/TFE3基因融合相关性肾癌，伴出血、坏死、囊性变。

【讨论】

■ 临床概述

Xp11.2易位/TFE3基因融合相关性肾癌在2004年被WHO作为一种肾细胞癌亚型增加到肾癌病理组织学分类中。2016年分类将t（6；11）肾癌和Xp11.2易位/TFE3基因融合相关性肾癌一起归入MiT家族易位性肾细胞癌。2022年第五版WHO肾脏肿瘤分类中新增加了分子定义的肾细胞癌，包括TFE3重排肾细胞癌（原Xp11.2易位/TFE3基因融合相关性肾癌）、TFEB重排肾细胞癌〔原t（6；11）染色体异位的肾细胞癌〕、ELOC突变肾细胞癌、FH缺陷型肾细胞癌、琥珀酸脱氢酶缺陷型肾细胞癌、ALK重排肾细胞癌、SMARCB1缺陷型肾髓质癌（也叫髓质癌）。分子定义的肾肿瘤在形态学方面可能具有较强的异质性。

TFE3重排肾细胞癌是一种罕见的肾恶性肿瘤，好发于儿童及青少年，成人中以青中年女性多见。临床症状与常见肾癌相似，临床患者多以腰腹部疼痛或肉眼血尿为首发症状就诊。

■ 病理特征

TFE3重排肾细胞癌组织病理学多为由透明细胞组成的乳头状结构，常伴有由嗜酸颗粒细胞胞质的瘤细胞组成的巢状结构，间质内偶见砂粒体。

肿瘤细胞恒定表达TFE3，故可作为该肿瘤的特异性标志物。

■ 影像学表现

1.部位、形态：位于肾髓质，多数境界清楚；可呈实性或囊实性，囊壁可见乳头状结构。

2.CT平扫：实性成分呈等或稍高密度影，可见囊变、坏死、出血及钙化，钙化的发生率较高，可能与砂粒体结构的存在密切相关。

3.MRI：信号多样，其内可见不同范围稍短/短T_1、稍短/短T_2信号，尤以稍短/短T_2信号为特征表现，而且肿瘤血供与肿瘤内部T_1、T_2信号相关，具体表现为以下3种类型：①以短T_1短T_2信号为主，表现为少血供。病灶大部分信号欠均匀，T_2WI见低信号背景中结节样稍高信号呈"瘤中结"样改变，皮质期结节中度至明显强化，部分病灶见线条样高低信号相间伴行呈"条纹征"改变。②以稍长T_1稍长T_2信号为主，表现为相对多血供，类似透明细胞癌，但可病灶平扫均可见片状或结节状稍短/短T_1、稍短/短T_2信号，强化幅度低于透明细胞癌，呈"快进慢出"强化方式。③以等T_1等T_2信号为主，表现为相对少血供。

【拓展病例一】

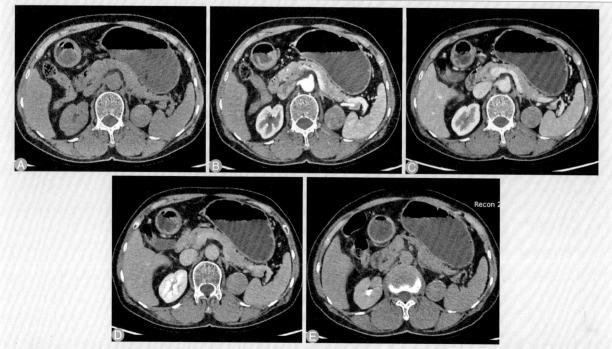

A. 横断位 CT 平扫示左肾类圆形等密度占位，病灶边缘及内部见沙粒状钙化灶；B ～ E. 增强扫描示病灶轻度较均匀强化，各期强化程度均低于肾皮质。

图1-9-3　患者女性，62岁，左肾TFE3重排肾细胞癌

【拓展病例二】

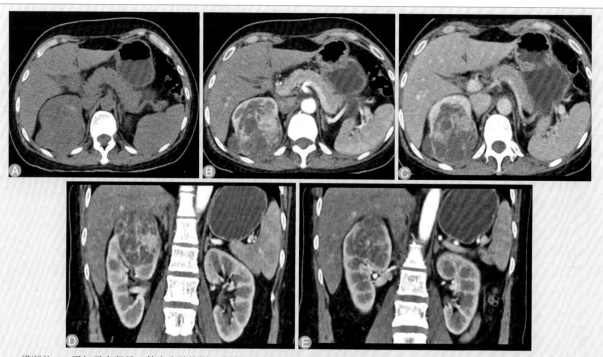

A. 横断位 CT 平扫示右肾见一等密度肿块影，膨胀性生长，边缘及内部见斑点状及弧形钙化；B、C. 横断位 CT 增强病灶呈囊实性改变，实性成分中度强化，呈"快进慢出"强化方式；D、E.CT 增强冠状位 MRP 示病灶内可见乳头状结构，边缘有假包膜。

图1-9-4　患者女性，47岁，右肾TFE3重排肾细胞癌

（病例由杭州师范大学附属医院顾基伟老师提供）

【拓展病例三】

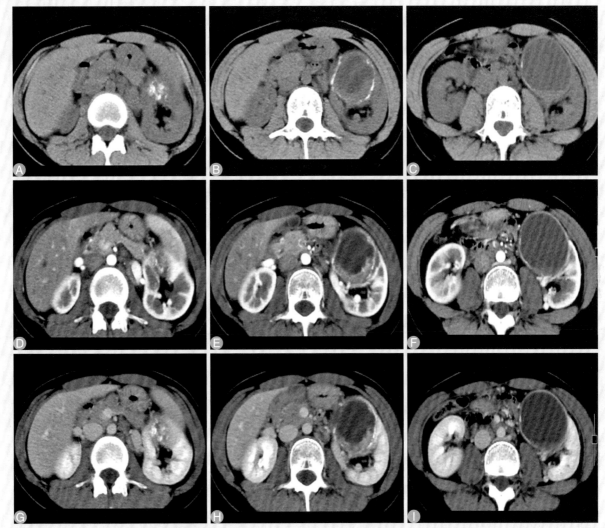

A ~ C.横断位CT平扫示左肾囊实性肿块，突出肾轮廓，囊壁见多发斑点状及弧形钙化，其内可见液平，提示有出血；D ~ I.横断位CT增强示病灶实性成分中度强化。

图1-9-5　患者女性，22岁，左肾TFE3重排肾细胞癌

（病例由首都医科大学附属北京友谊医院钱洛丹老师提供）

【诊断要点】

1.好发于儿童及青少年，成人以青中年女性多见。

2.肾脏实性或囊实性占位，合并囊变、出血、砂粒状钙化、假包膜。

3.强化程度存在明显差异，强化程度低于肾皮质。

—— 参考文献 ——

[1] 陈随，陈子健，李建瑞，等 . XP11. 2 易位 TFE 基因融合相关性肾癌的 CT 表现特征及鉴别诊断 [J]. 医学研究生学报，2019，32（5）：532-535.

[2] 马义，黎琪，李丹燕 . Xp11. 2 易位 /TFE3 基因融合相关性肾癌的影像学表现及病理对照分析 [J]. 医学影像学杂志，2023，33（2）：266-269.

[3] 李小龙，史立新，杜其聪，等 . Xp11. 2 易位 /TFE3 基因融合相关性肾癌的影像学征象分析 [J]. 医学影像学杂志，2021，31（6）：1022-1025.

（宋　晓　黄玮虹　欧鸿儒）

病例10 后肾腺瘤

【临床资料】

● 患者女性，43岁，右侧腰腹部间歇性疼痛不适2个月。

● 肿瘤指标全套阴性。

【影像学检查】

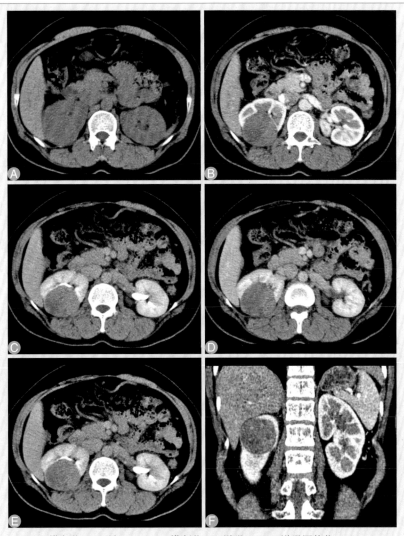

A. 横断位 CT 平扫；B ~ E. 横断位 CT 增强；F.CT 增强冠状位 MPR。

图1-10-1 中腹部CT平扫+增强

【分析思路】

中年女性，右肾实质内可见一软组织等密度影，局部突出肾轮廓，密度尚均匀，边界尚清，肾皮质不连续，肾盏受压改变，增强扫描可见轻度渐进性强化，强化程度略低于正常肾实质，边界与正常肾实质分界清，其内低密度区未见明显强化；肾脏乏血供肿瘤包括乳头状肾细胞癌、不典型血管平滑肌脂肪瘤、嫌色细胞癌、后肾腺瘤。

■ 乳头状肾细胞癌

本例支持点：类圆形，边界清楚，突出肾轮廓，轻度强化。

不支持点：多位于肾皮质，易合并出血、坏死、囊变。

■ 不典型血管平滑肌脂肪瘤

本例支持点：突出肾轮廓，不均匀渐进性强化。

不支持点：肾血管平滑肌脂肪瘤形态多呈"劈裂征""杯口征"，强化程度较显著，可以动静脉早显影。

■ 嫌色细胞癌

本例支持点：肿瘤横跨皮髓质，肾盏受压，类圆形，内见低密度灶，强化程度较低。

不支持点：本例呈轻度渐进性强化，而嫌色细胞癌呈中度强化，强化峰值多在实质期，可有"中央星芒状瘢痕"和"轮辐状"强化。

■ 后肾腺瘤

本例支持点：中年女性，CT平扫呈等密度，轻度渐进性强化，有囊变坏死，突出肾轮廓。

【病理诊断】

后肾腺瘤。

【讨论】

■ 临床概述

后肾腺瘤（metanephric adenoma，MA）是来源于生后肾组织的良性肿瘤，在组织起源上通常认为系肾胚胎发育过程中残留组织发生的肿瘤。发病率极低，发病率占成人肾脏上皮肿瘤的0.2%。50～60岁多发，女性多见，男女之比约1∶2.5；临床症状及体征均不明显，多因其他疾病就诊偶然发现。有报道约12%的后肾腺瘤患者有红细胞增多症，认为与肿瘤细胞产生并分泌促红细胞生成素及其他多种因子有关。

■ 病理特征

组织学上，后肾腺瘤的瘤细胞较小且大小较一致，胞质少，细胞核无异型性，无或极少核分裂象；组织结构以密集小腺泡或小管状结构最常见，细胞呈卵圆形，周围间质无细胞，含液体或透明基质；肾小体更易钙化，砂粒体形成。

免疫组化：vimentin（＋），CD57（＋），WT-1（＋），CK7（－）和EMA（－），CDH（17）在绝大多数后肾腺瘤中阳性表达，文献报道后肾腺瘤发生可能与 BRAF 基因V600E突变有关。

■ 影像学表现

1.多见于皮质区，边界清晰，较大病灶易出血、坏死、囊变。

2.CT平扫呈等或稍高密度，可伴钙化，增强早期轻度强化，延迟期轻中度渐进性强化，无明显肿瘤供血动脉，无周边侵犯及转移表现。

3.MRI平扫T_1WI、T_2WI较肾实质呈等或低信号，囊变、坏死T_1WI呈低信号，T_2WI呈高信号，合并出血时信号混杂。由于细胞小且排列紧密，DWI呈高信号，ADC图呈低信号。

【拓展病例一】

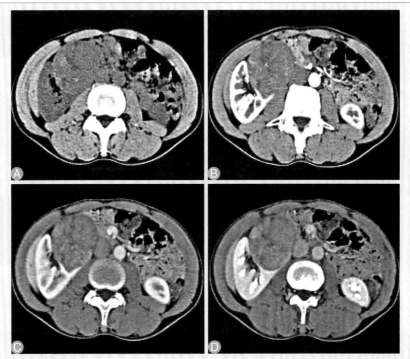

A. 横断位 CT 平扫示右肾肿块，膨胀性生长，突出肾轮廓，平扫密度不均匀，实性成分呈稍高密度影，其内见点状钙化灶；
B ~ D. 横断位 CT 增强示病灶呈中度渐进性强化，强化程度不超过肾皮质，其内见无强化囊变坏死区。

图1-10-2　患者男性，48岁，右肾后肾腺瘤
（病例由佛山市第一人民医院赵海老师提供）

【拓展病例二】

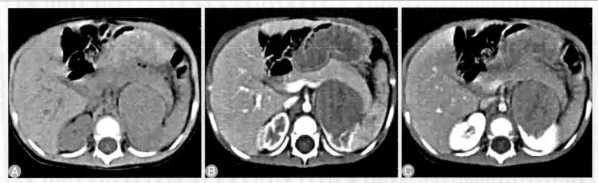

A. 横断位 CT 平扫示左肾实性肿块，呈稍高密度影，类圆形，突出肾轮廓；B、C. 横断位 CT 增强病灶呈轻中度渐进性强化，其内见无强化囊变坏死区。

图1-10-3　患者男性，1岁5个月，左肾后肾腺瘤
（病例由泉州市儿童医院裴江山老师提供）

【诊断要点】

1.多发于中老年女性，单发肿块，少部分伴有红细胞增多症。

2.位于肾实质，突出肾轮廓，边界清晰。

3.CT平扫呈等或稍高密度，可以出现囊变、出血、钙化。

4.增强呈渐进性不均匀强化。

5.T_1WI、T_2WI呈等或低信号，信号不均匀，扩散受限。

—— 参考文献 ——

[1] CHANG C B，NG K F，WONG Y C，et al. Metanephric adenoma with low apparent diffusion coefficient value mimicking renal cell carcinoma[J]. Medicine（Baltimore），2018，97（49）：e13539.

[2] PARK B K. Renal Angiomvolipoma Based on New Classification：How to Differentiate It From Renal Cell Carcinoma[J]. American Journal of Roentgenology，2019，212（3）：582-588.

[3] 石家源，许伟，袁静，等 . 后肾腺瘤临床特点及 MR 影像学表现 [J]. 磁共振成像，2021，12（7）：64-68.

（莫家彬　崔建民　欧鸿儒）

病例11 混合性上皮和间质肾肿瘤

【临床资料】

● 患者男性，56岁，左侧腰腹痛2个月。

● 超声检查提示左肾结石、右肾占位。

【影像学检查】

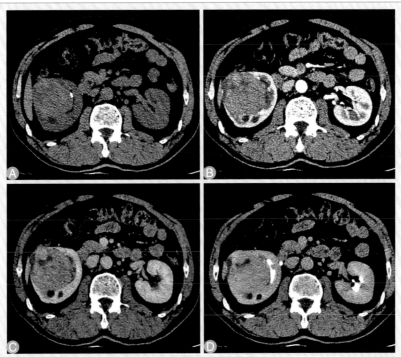

A. 横断位 CT 平扫；B ~ D. 横断位 CT 增强。

图1-11-1 双肾CT平扫+增强

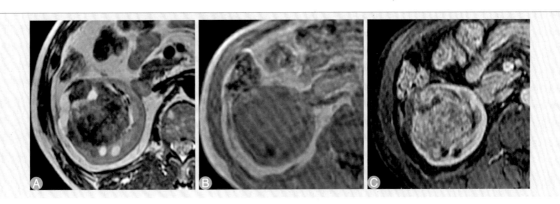

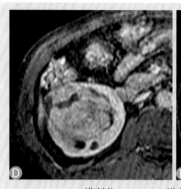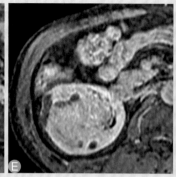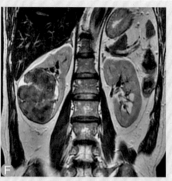

A. 横断位 T_2WI；B. 横断位 T_1WI；C ~ E. 横断位 T_1WI 增强；F. 冠状位 T_2WI。

图1-11-2 上腹部MR平扫+增强

（病例由东莞市厚街医院区俊兴老师提供）

【分析思路】

中老年男性，右肾肿块，膨胀性生长，CT平扫密度大部分呈稍高信号，病灶靠近边缘见小囊变，增强实性成分呈中度渐进性强化，MRI示病灶实性成分T_1WI呈等信号，T_2WI呈低信号，边缘小囊变T_1WI呈低信号，T_2WI呈高信号，常规考虑乳头状肾细胞癌、嫌色细胞癌、血管平滑肌脂肪瘤、后肾腺瘤、混合性上皮和间质肾肿瘤。

■ 乳头状肾细胞癌

本例支持点：肿块实性成分CT平扫呈稍高密度，T_2WI呈低信号，伴有囊变。

不支持点：多位于肾皮质，突出肾轮廓，本例肿块较大，位于肾髓质；多轻度强化，本例动脉期即见中度强化，另乳头状肾细胞癌囊变坏死多位于中央，本例位于病灶边缘，故不符合。

■ 嫌色细胞癌

本例支持点：位于髓质，肿块实性成分CT平扫呈稍高密度，T_2WI呈低信号。

不支持点：强化峰值多在实质期，本例为渐进性强化。

■ 血管平滑肌脂肪瘤

本例支持点：平滑肌成分较多时，T_2WI呈低信号。

不支持点：女性多见，本例为男性患者；未见明显脂肪成分，未见明显畸形粗大血管。

■ 后肾腺瘤

本例支持点：T_1WI、T_2WI较肾实质呈等或低信号，T_2WI低信号区提示合并出血，增强轻中度渐进性强化。

不支持点：多位于皮质区，本例位于髓质；多见于中年女性，本例老年男性。

■ 混合性上皮和间质肾肿瘤

本例支持点：T_2WI呈低信号，囊性灶围绕在实性周缘，实性成分中度渐进性强化。

不支持点：好发于女性，本例为男性患者，多为囊实性肿块，本例以实性为主。

【病理诊断】

免疫组化：上皮细胞CK（+），PAX-8（+）；梭形间质细胞SMA（弥漫+），vimentin（−），desmin（＋），PR（散在弱＋），Ki-67（＜5%＋）；上皮及间质ER（－），HMB45（－），Melan-A（－），S-100（－）。

病理结果：右肾混合性上皮和间质肿瘤。

【讨论】

■ 临床概述

混合性上皮和间质肾肿瘤（mixed epithelial and stromal tumor of kidney，MESTK）是一种具有上皮和间质双向分化的罕见的良性肾肿瘤。2014版WHO肾脏肿瘤病理分类将混合性上皮和间质肾肿瘤作为独立的肿瘤类型正式命名，2016版WHO肾脏肿瘤病理分类将混合性上皮和间质肾肿瘤和成人囊性肾瘤归为混合性上皮和间质肿瘤家族，因两者有相似的年龄和性别分布及相似的组织学特征、免疫组化表达、遗传学特征，2016版分类将儿童囊性肾瘤归类为肾母细胞瘤的特殊类型，2022版WHO又将儿童囊性肾瘤归为混合性上皮和间质肿瘤家族，儿童型囊性肾瘤和成人型大体及镜下都特别相似，本质的区别在于儿童型囊性肾瘤有DICER1的改变。混合性上皮和间质肾肿瘤好发于围绝经期妇女，男女比例约为1∶7，发病年龄为24~75岁，平均52岁，发病可能与激素失衡或其他激素因素有关。患者多数无明显临床症状，多为偶然发现，少数病例以腰痛、不适、血尿或肾区肿块等局部症状就诊。成人囊性肾瘤和混合性上皮和间质肾肿瘤在临床、形态学、免疫表型和分子水平上都有重叠和交叉，表明两者是同一病变的两种不同表现。

■ 病理特征

大体：多为单发，累及皮质和髓质，通常无包膜，境界清楚，肿块由多个不规则的囊腔和实性区域组成。

镜下：肿瘤由梭形细胞与上皮两种成分混合而成，形成腺体或囊腔。上皮成分和肾小管上皮一致，上皮可呈子宫内膜样、输尿管上皮、透明细胞和鳞状细胞。可呈扁平状、立方状、柱状及复层移行上皮状等，胞质透明淡染或嗜酸性。上皮可呈乳头状增生。间质以梭形细胞为主，纤维细胞、平滑肌细胞均可出现，有时呈卵巢样间质，表达激素受体。有时混有黏液、脂肪等。无核异型性及核分裂象。

免疫组化：CK、vimentin、SMA阳性，CD10、ER和PR也可阳性，卵巢型间质可表达Inhibin、calretinin。

■ 影像学表现

1.数量、形态、部位：单发；圆形、椭圆形；境界清楚，多位于肾实质，可突入肾盂，也可突出肾轮廓。

2.CT平扫：囊实性多见，囊性、实性成分比例不同，囊性呈低密度影，实性呈等、稍高密度影，囊性区围绕在实性成分的周围或散在分布于肿块内，少部分合并出血。

3.MRI信号：囊性成分T_1WI呈低信号，T_2WI呈高信号；实性成分在T_1WI上表现为稍高信号，T_2WI呈稍低或者低信号，与肿瘤实性成分富含纤维间质有关。

4.增强扫描：肿瘤实性成分和间隔呈轻中度持续性强化，间质内富含血管时可明显强化。瘤内实性成分形态具有多样性，可呈结节状、团块状及厚壁和（或）厚间隔。

【拓展病例一】

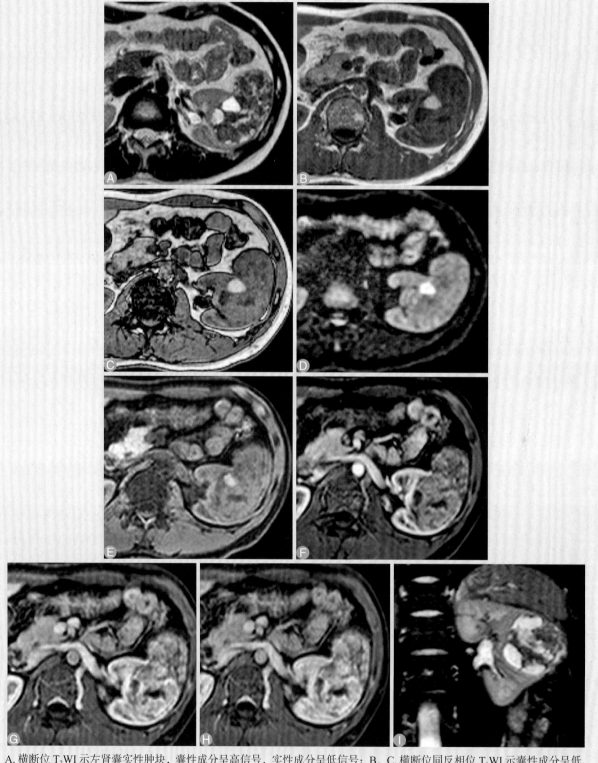

A.横断位 T_2WI 示左肾囊实性肿块，囊性成分呈高信号，实性成分呈低信号；B、C.横断位同反相位 T_1WI 示囊性成分呈低、高信号，实性成分呈等信号，反相位 T_1WI 局部未见衰减；D.横断位 T_2WI 压脂囊性部分呈高信号，实性部分呈等信号；E～H.横断位 T_1WI 平扫及增强病灶实性成分呈中度渐进性强化，囊性区未见强化；I.冠状位 T_2WI 压脂呈囊实性，囊性多数分布于实性周围。

图1-11-3 患者男性，24岁，左肾混合性上皮和间质肾肿瘤

【拓展病例二】

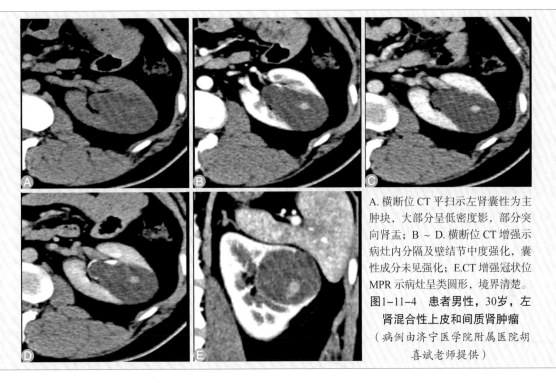

A. 横断位 CT 平扫示左肾囊性为主肿块，大部分呈低密度影，部分突向肾盂；B ~ D. 横断位 CT 增强示病灶内分隔及壁结节中度强化，囊性成分未见强化；E.CT 增强冠状位 MPR 示病灶呈类圆形，境界清楚。

图1-11-4　患者男性，30岁，左肾混合性上皮和间质肾肿瘤
（病例由济宁医学院附属医院胡喜斌老师提供）

【拓展病例三】

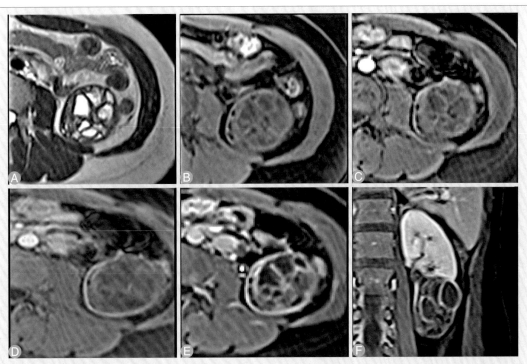

A. 横断位 T$_2$WI 左肾见多房囊性肿块，囊性成分呈高信号，实性成分呈稍低信号；B. 横断位 T$_1$WI 平扫囊性成分呈低信号，实性成分呈等信号；C ~ E. 横断位 T$_1$WI 增强病灶分隔及囊壁中度渐进性强化；F. 冠状位 T$_1$WI 增强病灶突出肾轮廓，境界清楚。

图1-11-5　患者女性，37岁，成人囊性肾瘤

【诊断要点】

1.多房囊性、囊实性。

2.囊变位于外周。

3.实性成分呈轻中度持续性强化，囊性成分无强化。

—— 参考文献 ——

[1] 黄波涛，区俊兴，韩淑珍，等.肾脏混合性上皮间质肿瘤二例 [J].临床放射学杂志，2021，40（8）：1572-1573.

[2] 潘红利，侯唯姝，李小虎，等.肾脏混合性上皮间质肿瘤的 CT、MRI 表现与临床病理分析 [J].临床放射学杂志，2019，38（11）：2133-2137.

[3] 胡道付，吴瑶瑶，刘云夫，等.肾混合性上皮间质肿瘤的 CT 影像特点和外科治疗方法 [J].中华泌尿外科杂志，2021，42（10）：735-739.

（莫家彬　欧鸿儒）

病例12 肾上皮样血管平滑肌脂肪瘤

【临床资料】

- 患者男性，47岁，体检发现左肾占位1个月。
- 腹部CT提示左肾下方占位，考虑为腹膜后来源可能。

【影像学检查】

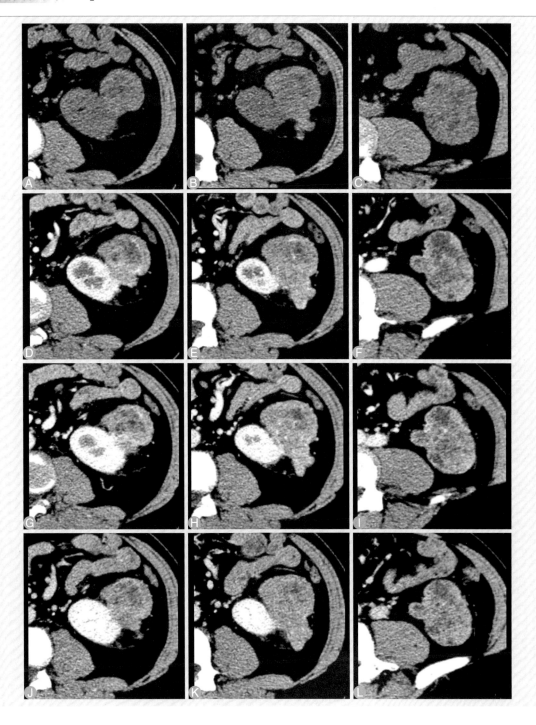

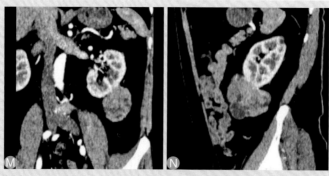

A ~ C.横断位 CT 平扫；D ~ L.横断位 CT 增强；M、N.CT 增强冠状位、矢状位 MPR。

图1-12-1　肾脏CT平扫+增强

【分析思路】

中年男性，左侧肾周间隙一形态不规则肿块，平扫呈稍高密度，有囊变坏死，增强静脉期达峰值，病灶内可见增粗血管影，局部肾脏皮质可见一缺口，常见疾病包括肾透明细胞癌、孤立性纤维瘤、肾淋巴瘤、肾周脂肪肉瘤、上皮样血管平滑肌脂肪瘤。

■ 肾透明细胞癌

本例支持点：较多囊变坏死。

不支持点：动脉期强化明显，多超过肾皮质，本例强化始终不超过肾皮质，多无楔形征。

■ 孤立性纤维瘤

本例支持点：好发于肾周，病灶内增粗血管影。

不支持点：肾脏皮质一般没有掀起征或楔形征。

■ 肾淋巴瘤

本例支持点：可起源于肾周及肾脏。

不支持点：肾周淋巴瘤一般包绕肾脏生长，病灶内多无增粗血管影。

■ 肾周脂肪肉瘤

本例支持点：病灶主体位于肾周脂肪囊。

不支持点：脂肪肉瘤一般压迫肾脏皮质，无杯口征，血供动脉来源于肾门，不经过肾实质。

■ 上皮样血管平滑肌脂肪瘤

本例支持点：影像学表现基本符合。

不支持点：好发于女性，本例为男性患者。

【病理诊断】

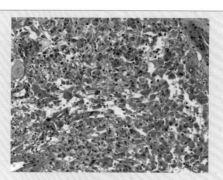

文后彩图 1-12-2。

图1-12-2　病理检查（HE染色，×10）

免疫组化：HMB-45（＋），Melan-A（＋），S-100（－），SMA（＋），Desmin（局灶+/–），TFE3（局灶+/–），Caldesmon（＋），Ki-67（Li：7%）。

病理结果：左肾上皮样血管平滑肌脂肪瘤。

【讨论】

■ 临床概述

上皮样血管平滑肌脂肪瘤（epithelioid angiomyolipoma，EAML）是血管平滑肌脂肪瘤（angiomyolipoma，AML）中的一种特殊亚型，肿瘤内脂肪含量少，临床少见，约占肾AML的4.6%。EAML最初由Mai等在1996年报道，2004年WHO肾脏肿瘤分型中正式将其确立为肾AML的一种亚型，分型中并未对其上皮样细胞含量进行明确定义。组织学相关文献报道中对于EAMI的诊断标准仍存在分歧，但其不同于经典型AML，有局部复发及远处转移倾向的特性已成为广泛共识。肾脏血管平滑肌脂肪瘤由多种成分构成，生物学行为不定，现已归类为血管周上皮样细胞肿瘤（perivascular epithelioid cell tumor，PEComa），PEComa是一种在组织学和免疫表型上具有血管周上皮样细胞特征的间叶性肿瘤。PEComa家族包括肾血管平滑肌脂肪瘤、肺透明细胞糖瘤、淋巴管肌瘤病和非特指性PEComa。EAML是在经典型AML的基础上以上皮细胞增生为主，呈浸润破坏性生长，具有恶性潜能（多数文献报道为乏脂肿瘤）。女性发病率明显高于男性，男女发病比例为1∶4～1∶3，发病年龄范围在20～62岁，平均发病年龄约为41岁。EAML可于全身多个部位发病，最常见的是肾脏，其次是肝脏，少见部位包括腹膜后、淋巴结、胰腺和脾脏等。肾脏EAML早期多无明显临床症状，多偶然发现，约80%患者在病变>4 cm时可出现不同程度的临床症状，如腹部包块、腹部不适、腹痛、腰痛、无痛性肉眼血尿、乏力、消瘦等。常见并发症为肿瘤破裂出血。部分EAML患者合并结节性硬化综合征。

■ 病理特征

大体病理多为体积较大的实性肿块，无明显包膜，浸润性生长。肿瘤表面灰黄，切面呈黄色或灰白相间。病灶内部常见出血、坏死。组织学上由血管组织、上皮样平滑肌细胞、脂肪组织按不同比例构成，以增生的上皮样细胞为主，上皮样肿瘤细胞围绕血管排列，常呈袖套状或巢索状。肿瘤细胞呈多角或大圆形，细胞核较大，呈囊泡状，核仁异型性明显，胞浆存在丰富的嗜酸性颗粒，可见多核巨细胞核神经节样细胞。

免疫组化特征性的表现为共同表达上皮细胞标记（CK、EMA）阴性，黑色素细胞标记（HMB-45、Melan.A、Miff等）和平滑肌细胞标记（SMA、MSA）的免疫表型阳性。

■ 影像学表现

1.形态、大小：球形或椭圆形，多膨胀性生长；病灶直径多大于3 cm，小于1 cm的病灶极少。

2.与肾交界面：病灶大部分凸出于肾轮廓之外；与肾交界面平直，可形成"劈裂征"；"皮质掀起征"。

3.CT平扫：密度不均匀，大部分病灶密度略高于正常肾实质，病灶内部分低密度区考虑为脂肪密度，液性密度区考虑为较大的肿物内坏死液化，肾盂内病灶增大时可致肾积水。

4.CT增强：呈明显的不均匀强化，病灶实质部分可表现为"快进快出""快进慢出"的强化方式，病灶内可见增粗血管，血管常发育不成熟，结构欠完整，常合并动静脉畸形，因此常造成肿瘤内出血。EAML的强化特点与肿瘤的组织构成尤其是肿瘤内厚壁血管数量有关。

5.MRI：T_1WI和T_2WI上病灶以低信号为主，与肌肉信号相仿，无明显高信号，信号不均匀，病灶内可见极低信号，与病灶内含铁血黄素沉积和呈流空信号的血管有关。而低信号可能与病灶内上皮样细胞排列密集、水分较少，或与病灶内平滑肌成分有关，此征象对诊断有一定的提示性。

【拓展病例一】

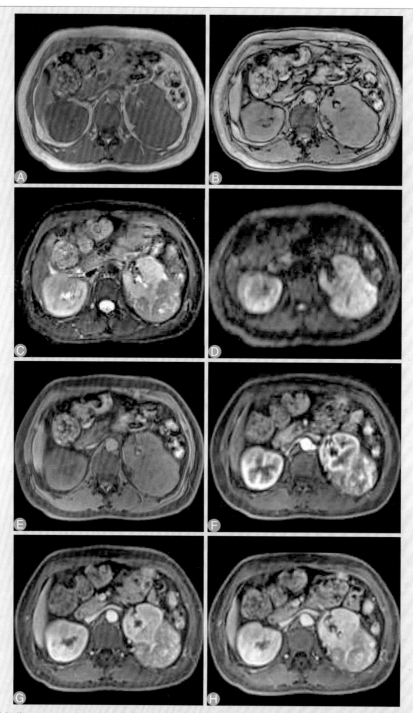

A、B.横断位同反相位 T_1WI，左肾肿块呈等信号，反相位 T_1WI 示病灶局部见小斑片状信号衰减，提示含脂；C.横断位 T_2WI 压脂示病灶大部分呈低信号，内见条片状高信号；D.横断位 DWI 示病灶呈高信号；E.横断位 T_1WI；F～H.横断位 T_1WI 增强扫描病灶呈"快进慢出"强化方式，可见"皮质掀起征"。

图1-12-3　患者女性，51岁，左肾EAML

（病例由杭州市第一人民医院张乐星老师提供）

【拓展病例二】

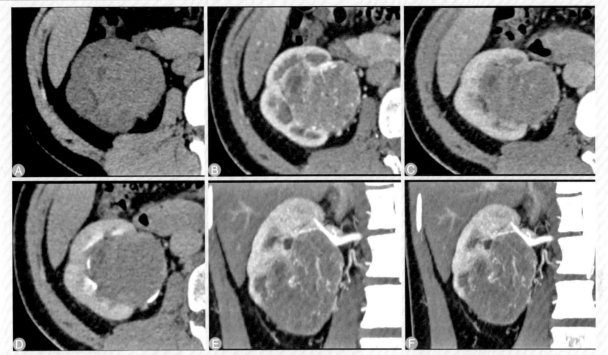

A. 横断位 CT 平扫右肾肿块，平扫呈稍高密度影，可见小片状囊变坏死区；B ~ D. 横断位 CT 增强病灶呈中度强化，囊变坏死区未见强化；E、F. 冠状位动脉期 MIP 示病灶内多发粗大血管影。

图1-12-4 患者男性，22岁，右肾EAML

（病例由东莞市厚街医院区俊兴老师提供）

【诊断要点】

1.特征性表现为"楔征"（又称为"劈裂征"）。

2."皮质掀起征"为另一特征性表现，其形成原因可能是良性肿瘤缓慢向外生长推挤肾皮质，而肾癌这种恶性肿瘤常呈侵蚀性生长，直接破坏肾实质，从而与EAML相鉴别。

3.EAML的CT强化方式可表现为"快进快出"或"快进慢出"，病灶内可见增粗血管影，可见坏死，钙化少见。

4.EAML实性成分在T_2WI或T_2WI压脂图像上呈低信号，具有一定特征性。

—— 参考文献 ——

[1] RAJEBI H，KATABATHINA V S. Renal Angiomyolipoma：What the Radiologist Needs to Know[J]. Contemporary Diagnostic Radiology，2020，43（14）：1-5.

[2] 郭聿彭. 肾上皮样血管平滑肌脂肪瘤的 MSCT 误诊原因分析 [J]. 影像研究与医学应用，2021，5（16）：209-210.DOI:10.3969/j.issn.2096-3807.2021.16.099.

（刘志健 欧鸿儒）

病例13 肾球旁细胞瘤

【临床资料】

● 患者女性，26岁，发现高血压2年。

● 超声提示左肾占位。

● 血压150/92 mmHg。高血压四项：血管紧张素Ⅰ（37 ℃）23.07 ng/mL（1.1～8.8 ng/mL），血管紧张素Ⅰ（4 ℃）2.46 ng/mL（0.2～2.6 ng/mL），肾素活性15.26 ng/（mL·hr）[1.31～3.59 ng/（mL·hr）]；醛固酮828.30 pg/mL（40～310 pg/mL）。血钾3.78 mmol/L。

【影像学检查】

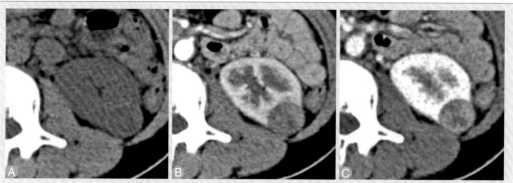

A. 横断位 CT 平扫；B. 横断位 CT 动脉期；C. 横断位 CT 静脉期。

图1-13-1 肾脏CT平扫+增强

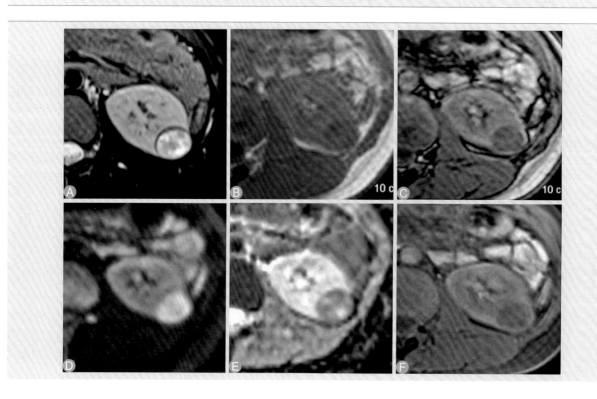

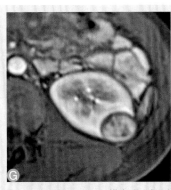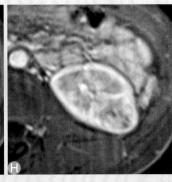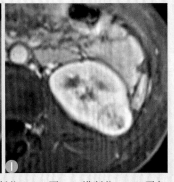

A.横断位 T₂WI 压脂；B、C.横断位同反相位 T₁WI；D.横断位 DWI；E.横断位 ADC 图；F.横断位 T₁WI 平扫；G～I.横断位 T₁WI 增强。

图1-13-2 上腹部CT平扫+增强
（病例由张家港市中医医院许冰弦老师提供）

【分析思路】

年轻女性，有高血压病史，左肾结节，境界清楚，T_1WI呈低信号，实性成分T_2WI呈稍低信号，其内囊变坏死区呈高信号，病灶边缘有假包膜，T_1WI呈低信号，T_2WI呈低信号，扩散受限，增强扫描中度不均匀渐进性强化。疾病谱有乳头状肾细胞癌、嫌色细胞癌、嗜酸细胞腺瘤、透明细胞癌、肾球旁细胞瘤。

■ **乳头状肾细胞癌**

本例支持点：位于肾皮质、突出肾轮廓，实性成分T_2WI呈稍低信号，有囊变坏死、有假包膜。

不支持点：好发于中老年男性，本例为年轻女性，乳头状肾细胞癌多轻中度强化，本例强化较明显，不符合。

■ **嫌色细胞癌**

本例支持点：假包膜，中度强化。

不支持点：好发于老年男性，本例为年轻女性，较小时多在髓质，大部分比较均质，增强强化峰值在实质期，与本例不符合。

■ **嗜酸细胞腺瘤**

本例支持点：位于肾皮质、突出肾轮廓，中度强化，假包膜。

不支持点：发病年龄不符合，多早期强化明显，本例晚期强化明显，未见中央瘢痕，未见"节段性反转强化"。

■ **透明细胞癌**

本例支持点：假包膜，囊变坏死。

不支持点：多呈"快进快出"强化方式，本例为渐进性强化。

■ **肾球旁细胞瘤**

本例支持点：影像学表现、临床及实验室检查均支持诊断。

【病理诊断】

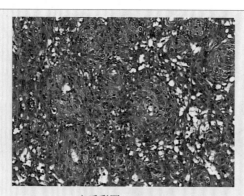

文后彩图1-13-3。

图1-13-3 病理检查（HE染色，×10）

肉眼所见：组织一块，大小约3 cm×3 cm×2 cm，切面见直径约2 cm的肿块一枚，境界清楚，灰白暗红色。

镜下：肿瘤细胞呈巢状、旋涡状或血管外皮瘤样排列；细胞大小一致，胞核圆形或椭圆形，染色质细腻，核仁不明显，可见核周空晕；胞质淡染或嗜伊红。间质内见肥大细胞、淋巴细胞、嗜酸性粒细胞等。

病理结果：左肾球旁细胞瘤。

术后血钾：4.22 mmol/L。

术后高血压四项：血管紧张素Ⅰ（37 ℃）2.42 ng/mL（1.1～8.8 ng/mL），血管紧张素Ⅰ（4 ℃）0.66 ng/mL（0.2～2.6 ng/mL），肾素活性1.31 ng/（ml·hr）[1.31～3.59 ng/（mL·hr）]；醛固酮37.16 pg/mL（40～310 pg/mL）。

【讨论】

■ 临床概述

肾球旁细胞瘤（juxtaglomerular cell tumor，JGCT）是一种极其罕见的分泌肾素的肾脏良性肿瘤，也被称为肾素瘤，该肿瘤被认为是来自肾小球旁器复合体的具有肌样分化的球旁细胞。肾球旁细胞瘤常发生于青年人，以20～40岁多见，51～70岁者罕见，女性发病率是男性的2倍。临床表现为"三高一低"：顽固性高血压、高肾素血症、高醛固酮血症和低血钾，患者大多数有不同程度的高血压，常规降压药难以控制，可伴有头痛、头晕、视力模糊等，但也有个别为无功能性，血压不高；是儿童继发性高血压的主要原因之一。低钾血症主要表现为下肢乏力，其他症状主要有烦渴、疲劳、多尿或夜尿症。患者术后症状都可消失。Dong等根据血压和血钾水平，将其划分为3类：同时具备高血压、低钾血症者称为典型肾球旁细胞瘤，最常见；只具有二者之一者称为非典型肾球旁细胞瘤；二者均不具备但病理证实，称为无功能或静止型肾球旁细胞瘤。

■ 病理特征

常为单侧肾脏皮质内单发结节，多有完整包膜，边界清楚，切面黄色、灰白色或灰褐色，实性，常伴出血，可有小囊腔。肿瘤直径多在2～3 cm。

镜下肿瘤细胞呈片状、巢团状生长，或围血管分布，可见血管外皮瘤样构象、血窦样结构、乳头状结构，灶区见成簇的玻璃样变性厚壁血管。肿瘤细胞形态呈圆形、多边形，胞质淡染，嗜伊红，部分细胞可见核周空晕。可有轻至中度异型，核分裂象罕见或缺如。

免疫组化：肿瘤细胞弥漫表达肾素、波形蛋白和CD34；可不同程度表达SMA、CD117、血小板衍生生长因子受体-β、结蛋白。电镜下肿瘤细胞可见特征性高电子密度菱形晶体。

■ 影像学表现

1.多为单发，通常位于肾皮质区，呈类圆形，大多数直径小于3 cm。

2.CT平扫病灶呈等密度或者略低密度，由于肿瘤比较小，平扫时病灶通常显示不清。

3.T$_1$WI呈等、低信号，T$_2$WI呈等、稍低信号，DWI表现为均匀或晕环、结节样高信号。

4.可合并囊变、出血，部分伴点状、斑片样钙化。

5.病理上肾球旁细胞瘤多有明确包膜存在，但是CT显示包膜的阳性率很低，除非是包膜出现钙化，但MRI对包膜的检出优于CT。

6.动态增强早期无明显强化、静脉期及延迟期呈渐进性强化。病理上肾球旁细胞瘤富含薄壁血管，为富血管肿瘤，但CT或MRI增强扫描肿瘤均强化不显著可能与肾素引起的血管收缩及肿瘤小动脉、微动脉血管内膜和中层增殖使血管腔变窄等因素导致肿瘤血流量减少。

【拓展病例一】

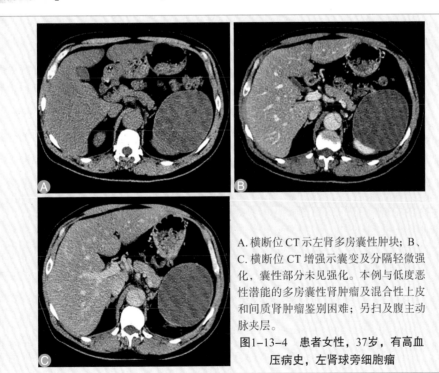

A.横断位 CT 示左肾多房囊性肿块；B、C.横断位 CT 增强示囊变及分隔轻微强化，囊性部分未见强化。本例与低度恶性潜能的多房囊性肾肿瘤及混合性上皮和间质肾肿瘤鉴别困难；另扫及腹主动脉夹层。

图1-13-4　患者女性，37岁，有高血压病史，左肾球旁细胞瘤

【拓展病例二】

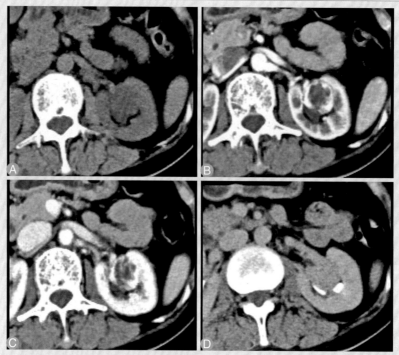

A. 横断位 CT 平扫示左肾类圆形病灶，突向肾盂，呈稍低密度影；B～D. 横断位 CT 增强动脉期及静脉期明显不均匀强化，延迟期强化程度减低。本例患者为体检发现，增强扫描强化明显，可能是无功能型左肾球旁细胞瘤，缺乏肾素对血管的收缩作用。

图1-13-5　患者女性，61岁，左肾球旁细胞瘤
（病例由杭州市富阳区第一人民医院张伽铭老师提供）

【诊断要点】

1. 年轻女性多见。

2. 临床多表现为"三高一低"，即高血压、高肾素血症、高醛固酮血症和低血钾。

3. CT呈等或稍高密度影，DWI高信号，多有假包膜。

4. 增强扫描呈轻度渐进性强化。

—— 参考文献 ——

[1] 岳振营，张波，郭晓红，等. 肾脏球旁细胞瘤6例临床病理特征分析 [J]. 临床与实验病理学杂志，2020，36（8）：928-931.

[2] JIANG S, YANG Y, WU R, et al. Characterization and Management of Juxtaglomerular Cell Tumor: Analysis of 9 Cases and Literature Review[J]. Balkan medical journal，2020，37（5）：287-290.

[3] 余振球，王锦纹，马琳琳. 肾球旁细胞瘤110例诊断资料汇总分析和典型病例介绍[J]. 中华高血压杂志，2018，26（7）：693-697.

（莫家彬　欧鸿儒）

病例14　肾脏尤文肉瘤

【临床资料】

● 患者女性，15岁，右腰部疼痛，无放射痛，伴有全程肉眼血尿。

【影像学检查】

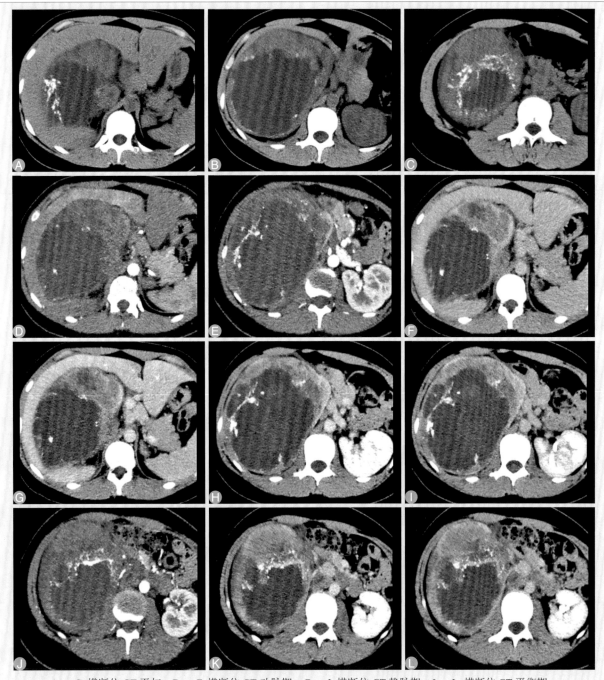

A ~ C. 横断位 CT 平扫；D ~ F. 横断位 CT 动脉期；G ~ I. 横断位 CT 静脉期；J ~ L. 横断位 CT 平衡期。

图1-14-1　肾脏CT平扫+增强

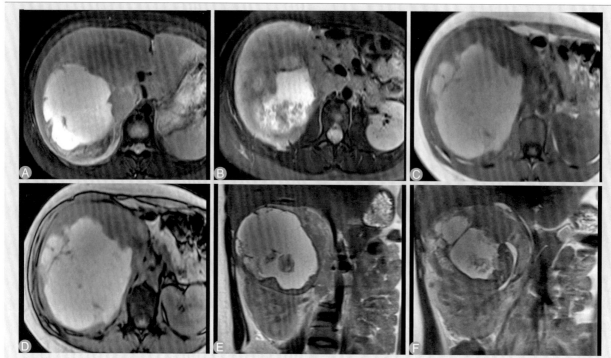

A、B. 横断位 T_2WI；C. 横断位同相位 T_1WI；D. 横断位反相位 T_1WI；E、F. 冠状位 T_2WI。

图1-14-2　肾脏MRI平扫

【分析思路】

女性儿童，右肾巨大占位，未跨越中线，有囊变、出血及钙化，增强渐进强化，病灶与周围肾实质分界不清，腹膜后多发淋巴结增大，可考虑透明细胞肾癌、TFE3重排肾细胞癌、肾母细胞瘤、肉瘤。

■ **透明细胞肾癌**

本例支持点：有坏死、囊变、出血及钙化。

不支持点：强化方式不支持，一般边界清（有包膜），本例边界不清。

■ **TFE3重排肾细胞癌**

本例支持点：年龄、性别、坏死、囊变、出血及钙化。

不支持点：一般可有不完整的假包膜，本例侵袭性强，周围侵犯明显，有腹膜后淋巴结转移。

■ **肾母细胞瘤**

本例支持点：坏死、囊变、出血及钙化。

不支持点：发病年龄一般5岁以内，边界清，可见新月征，本例未见新月征，年龄也偏大。

■ **肉瘤**

本例支持点：年龄、性别、坏死、囊变、出血，周围肾实质侵犯。

【病理诊断】

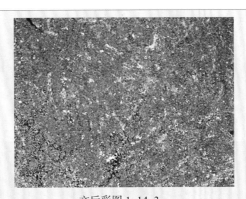

文后彩图 1-14-3。

图1-14-3　病理检查（H&E染色，×100）

大体：切开肾脏大部分被肿块占据，肿块灰白鱼肉状，部分囊性变，腔静脉周围淋巴结可见肿瘤转移。

免疫组化：CK7（-），CK18（-），CD20（-），CD3（-），WT-1（-），Villin（-），S-100（-），NSE（-），HCK（-），desmin（-），Syn（-），Ki-67（90%+），CgA（-），CD56（-），EMA（-），vimentin（部分+），CD99（+），D117（部分+），PCK（-），PLAP（-），TdT（-），LCA（-）。

病理结果：右肾原始神经外胚层肿瘤/Ewing肉瘤，可见脉管内瘤栓形成。

【讨论】

■ 临床概述

肾尤文肉瘤/原始神经外胚层肿瘤（Ewing's sarcoma/primitive neuroectodermal tumor，ES/PNET）是一组起源于神经外胚层的小圆形细胞低分化恶性肿瘤。尤文肉瘤/原始神经外胚层肿瘤常见于10～39岁的年轻人，男性居多；病变常为单侧，肿瘤直径在3.3～18 cm，中位直径13 cm，多数肾尤文肉瘤/原始神经外胚层肿瘤患者因腰腹痛、血尿及肾区包块等症状就诊。少数患者有发热、腹胀、疲劳、排尿困难、睾丸疼痛或精索静脉曲张等临床表现。如果肿瘤累及下腔静脉并延伸至心房，可能会出现头晕和呼吸困难。

■ 病理特征

大体可见肿瘤的边界不清，呈灰白色实性切面，伴有出血、坏死和囊变。镜下染色常呈弥漫性小圆形细胞，大小较均匀，胞质小，细胞核呈圆形，核染色质细腻，可见较多核分裂。特征表现：圆形细胞以Homer-Wright玫瑰花结形式排列，免疫组化染色中，CD99、FLI-1和Syn阳性具有高度特异性。85%～90%RES病例具有特定的易位基因t（11：22）（q24；q12）和融合基因EWS-FLI-1，可通过荧光原位杂交和逆转录-聚合酶链反应检测。

■ 影像学表现

1.肾脏孤立、体积巨大（通常＞10 cm）、形态不规则软组织肿块，呈弥漫、浸润性生长，推压、侵犯邻近脏器，边界不清。

2.CT常因囊变、出血而密度不均，钙化罕见。

3.MRI在T_1WI多呈等或稍低信号，T_2WI呈稍高或等信号，合并出血时信号多变，实性部分及转移灶DWI呈高信号。

4.增强后呈轻至中度不均匀强化，以分隔样强化为主。

5.常见静脉瘤栓，周围组织浸润、淋巴结转移。

【拓展病例】

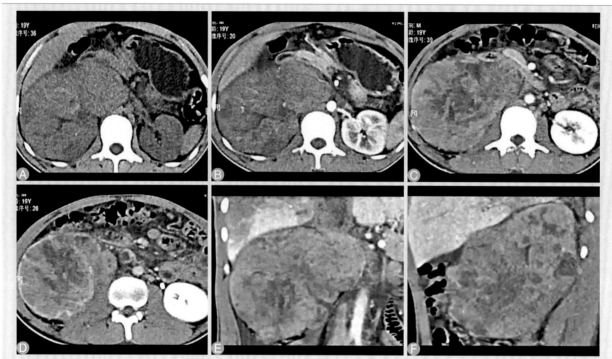

A.横断位CT平扫示右肾巨大软组织肿块，境界不清；B～D.横断位CT增强扫描示病灶不均匀强化，可见周围肾实质侵犯，下腔静脉内瘤栓形成；E、F.CT增强冠状位、矢状位MPR。

图1-14-4　患者男性，19岁，右肾尤文肉瘤

【诊断要点】

1.肾尤文肉瘤多见于青壮年和青少年。

2.肿块较大，囊变、出血常见。

3.病灶边界不清，周围侵犯明显。

4.易早期血管及淋巴管扩散。

—— 参考文献 ——

[1] 孙盼，王泽国，张振，等.肾脏原发性原始神经外胚层肿瘤的MSCT诊断（附4例报告）[J].医学影像学杂志，2020，30（7）：1238-1241.

[2] 刘显旺，李颖，郝艳，等.肾脏尤文肉瘤/原始神经外胚层肿瘤CT表现与病理分析[J].临床放射学杂志，2021，40（10）：1974-1977.

[3] 魏晋艳，刘静妮，张学凌，等.肾脏尤文肉瘤/原始神经外胚层肿乳头状肾细胞癌的CT征象比较[J].中国医学影像学杂志，2021，29（9）：935-939.

（莫家彬　欧鸿儒）

病例15 肾母细胞瘤

【临床资料】

● 患者女性，3岁，发现右上腹包块9天，无血尿，无发热。

【影像学检查】

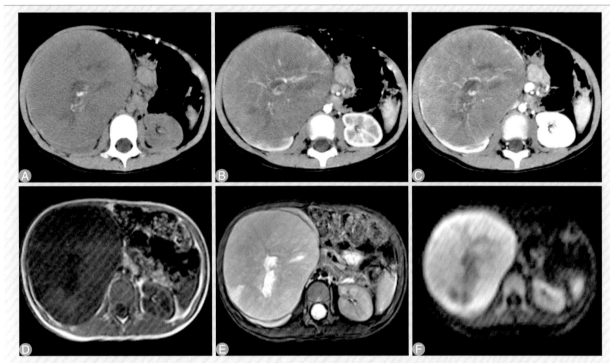

A. 横断位 CT 平扫；B、C. 横断位 CT 增强；D. 横断位 T_1WI；E. 横断位 T_2WI 压脂；F.DWI。

图1-15-1　上腹部CT平扫+增强、上腹部MRI平扫

【分析思路】

幼儿，肾脏巨大不均质肿块，境界清楚，含钙化及坏死囊变，增强轻中度强化，常规考虑神经母细胞瘤、肾透明细胞肉瘤、肾横纹肌样瘤、肾母细胞瘤。

■ 神经母细胞瘤

本例支持点：幼儿，瘤内有囊变、坏死及钙化。

不支持点：多位于肾上腺，没有包膜，易跨越中线侵犯对侧结构，并包埋大血管，腹膜后淋巴结广泛肿大，与本例不符合。

■ 肾透明细胞肉瘤

本例支持点：幼儿，瘤内有囊变坏死及钙化，动脉期常见多发扭曲的细小血管影。

不支持点：易浸润肾外组织并包绕相邻血管，易发生骨转移，未见"虎斑样"改变，与本例不符合。

■ **肾横纹肌样瘤**

本例支持点：婴幼儿多见，钙化。

不支持点：常呈分叶状，肿块无包膜，囊变常见，肾包膜增厚、包膜下新月形积液或出血为其特点。

■ **肾母细胞瘤**

本例支持点：幼儿，有完整包膜，肿块可跨中线，腹膜后大血管受压移位，但不被包绕，增强后残存的肾呈"新月形强化"为其典型表现。

【病理诊断】

病理结果：右肾结合免疫组化符合肾母细胞瘤（上皮型）。

侵及肾盂肌层，可见血管侵犯，肾被膜、输尿管切缘及肾周脂肪未见肿瘤侵及。

【讨论】

■ **临床概述**

肾母细胞瘤又称肾胚胎瘤或Wilms瘤，是来源于肾脏胚基细胞的一种胚胎性恶性肿瘤。占小儿肾脏肿瘤的95%。75%的肾母细胞瘤发生在5岁以前的幼儿时期，发病高峰1~3岁。肾母细胞瘤一般单侧发病，也可双侧，称为双侧肾母细胞瘤，可同时或先后发病。肾母细胞瘤一般生长迅速、恶性程度高、发生转移早。

肾母细胞瘤常缺乏特异性临床表现，多为偶然发现腹部包块。其他表现有腹部疼痛、血尿、食欲不振、恶心、呕吐、发热、体重下降等，体格检查可触及腹部包块。若侵犯肾动脉或影响肾素-血管紧张素-醛固酮系统（RAAS系统）会出现高血压症状。

■ **病理特征**

起源于后肾胚基细胞，再现肾脏的发生和发育过程，常显示不停分化特点。大体病理：呈类圆形，表面可呈分叶状，体积较大，切面呈鱼肉样，内可见出血、坏死和囊变。镜下组织：未分化胚芽组织、间叶、上皮（三相性）。预后与构成成分相关，儿童肿瘤学小组组织学分类系统根据间变程度将其分为两大类：良好组织型（无间变）、不良组织型（局灶性和弥漫性间变），前者发生率高，预后较好，后者细胞核大、分裂，染色深，发生率较低，预后差。

■ **影像学表现**

1.位置：早期位于肾包膜内，在肾脏表面形成局限隆起，破坏病变处肾实质。

2.大小：巨大肿块，生长迅速。

3.形态：边界清晰，可有假包膜或存留完整的肾包膜，肿瘤继续生长可突破肾包膜，肾周脂肪组织受侵而模糊不清，残存肾实质被肿瘤推压变形。

4.密度：平扫示腹膜后较大的软组织密度肿块，呈膨胀性生长，密度低于正常肾实质且不均匀，其内常见坏死、囊变、出血，钙化少见。

5.血供：乏血供，轻度强化。

【拓展病例】

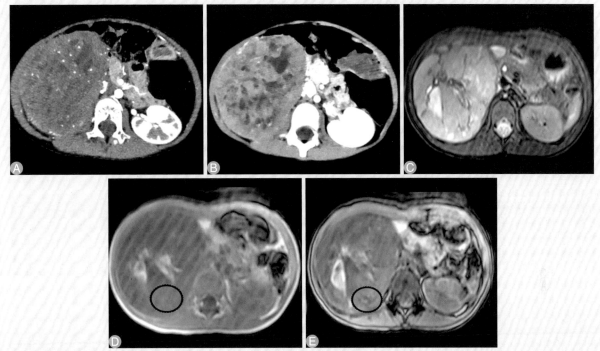

A、B.横断位 CT 增强可见右肾上极肿块，内有囊变、坏死，散在颗粒状钙化，增强呈轻中度不均匀强化；C.横断位 T_2WI 示肿块以稍高信号为主，内见片状高信号影及条片状低信号区；D、E.横断位同反相位示反相位存在片状信号减低区（圆圈），提示肿块内含有脂肪变性。

图1-15-2　患者女性，5岁，肾母细胞瘤

【诊断要点】

1.实性或囊实性，肿块巨大可超越中线或达盆腔，肿块包膜不光整或肾周脂肪层模糊、狭窄常提示肿瘤外侵。

2.出血、坏死、囊变，少数可有钙化。

3.轻度强化，正常残余肾高密度强化呈新月形，称"边缘征"。

4.瘤体破裂扩散可发生腹膜后及腹腔种植。

—— 参考文献 ——

[1] 唐文，任刚，蔡嵘，等.肾母细胞瘤的 CT 诊断分析 [J].放射学实践，2019，34（5）：555-559.

[2] SPREAFICO F，FERNANDEZ C V，BROK J，et al. Wilms tumour[J]. Nat Rev Dis Primers，2021，7（1）：75.

（邱永刚　贾云生）

病例16　肾透明细胞肉瘤

【临床资料】

● 患者男性，1岁，发现腹部巨大肿物2天。

● 既往史：患儿既往有缺铁性贫血，曾口服铁剂治疗。

● 超声检查：右肾上极巨大实性占位，边界清，回声不均匀，见丰富血流信号。

【影像学检查】

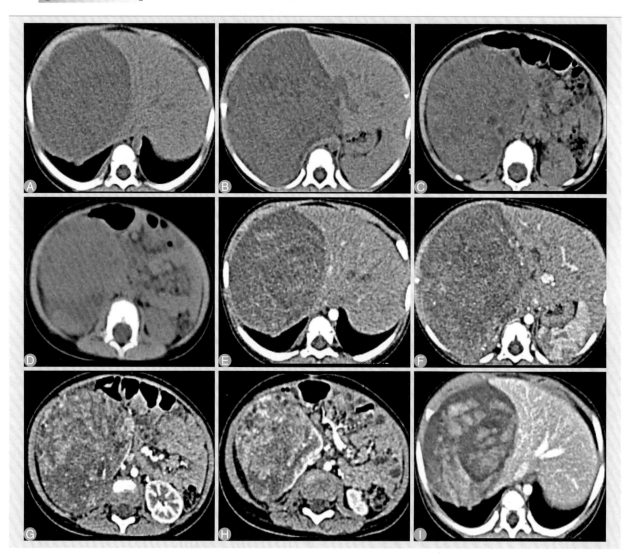

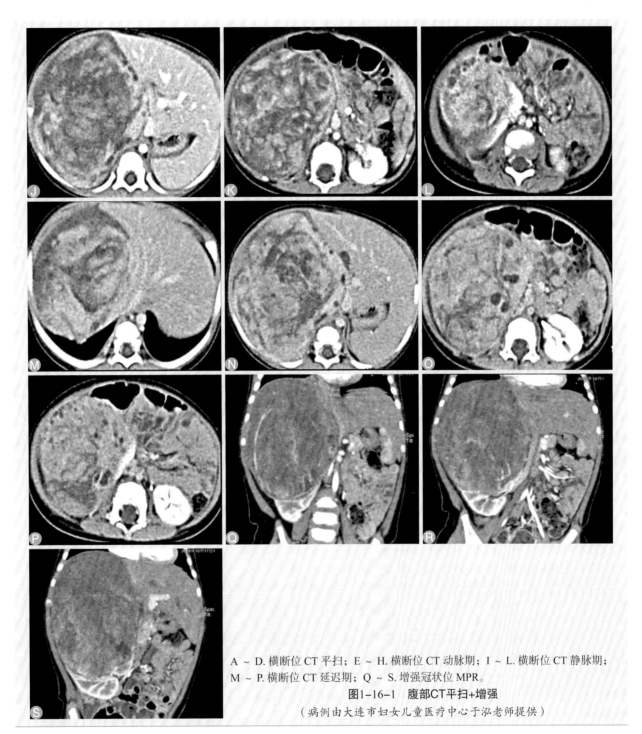

A ～ D. 横断位 CT 平扫；E ～ H. 横断位 CT 动脉期；I ～ L. 横断位 CT 静脉期；
M ～ P. 横断位 CT 延迟期；Q ～ S. 增强冠状位 MPR。

图1-16-1 腹部CT平扫+增强

（病例由大连市妇女儿童医疗中心于泓老师提供）

【分析思路】

婴幼儿，右肾巨大肿块，密度不均匀，增强扫描中度不均匀渐进性强化，动脉期可见多发扭曲、细小血管影，实性部分呈"虎斑样"强化，疾病谱有肾母细胞瘤、肾横纹肌样瘤、先天性中胚叶肾瘤、肾透明细胞肉瘤。

■ 肾母细胞瘤

本例支持点：婴幼儿，肾巨大肿块，有囊变坏死。

不支持点：多轻度强化，本例血供较丰富，实性部分呈"虎斑样"强化，故不支持。

■ **肾恶性横纹肌样瘤**

本例支持点：婴幼儿，肾巨大肿块，有囊变坏死。

不支持点：肾横纹肌样瘤钙化多见，多轻度强化，肾包膜下积液，与本例不符。

■ **先天性中胚叶肾瘤**

本例支持点：婴幼儿，肾巨大肿块，有囊变坏死。

不支持点：高峰年龄在1~3个月，病灶内呈环形强化多有提示意义。

■ **肾透明细胞肉瘤**

本例支持点：婴幼儿，肾巨大肿块，有囊变坏死，血供丰富，实性部分呈"虎斑样"强化。

【**病理诊断**】

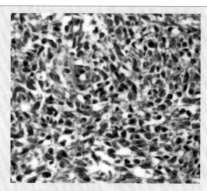

文后彩图1-16-2。

图1-16-2　病理检查（H&E染色，×200）

病理结果：右肾透明细胞肉瘤，累及被膜及肾盂。

【**讨论**】

■ **临床概述**

肾透明细胞肉瘤（clear cell sarcoma of the kidney，CCSK）是一种罕见的肾脏恶性肿瘤，其在儿童肾肿瘤中的发病率仅次于肾母细胞瘤，居第二位，发病年龄多小于3岁，男女比例约为2：1，小于6个月的儿童及成人少见，多认为肾透明细胞肉瘤起源于肾原始间质细胞。临床多以腹部包块为主要症状就诊，伴有或不伴血尿，肾透明细胞肉瘤恶性度极高，具有侵袭性和广泛转移的特点，复发率及死亡率均较高，发病年龄越大，预后越差，易出现肾外转移，常为淋巴结、骨及脑转移。

■ **病理特征**

大体病理：边界清楚，单发，巨大软组织肿块，位于肾髓质中央，与肾皮质分界清楚，无包膜，棕褐色，质软，富含黏液成分，常伴囊状坏死。

镜下：肿瘤细胞呈圆形或卵圆形，胞质透明或淡染，呈巢状或条状排列，间隔纤维血管间质，宽度较为一致。肿瘤具有多种组织类型：黏液型，以透明质酸聚集形成的无细胞区为主；硬化型，以骨样的透明变性的胶原为主；细胞型，与儿童其他类型的小圆细胞肿瘤类似；上皮样型，与肾母细胞瘤类似；栅栏状、纺锤状和席纹状排列者与其他肉瘤类似。

■ **影像学表现**

1.多数为单侧，圆形或类圆形、体积较大，膨胀性生长，可跨越中线。

2.密度不均匀，多有囊变、坏死，部分可见钙化，出血少见。

3.实性成分T₁WI呈低信号，T₂WI呈稍高信号，囊变坏死T₁WI呈低信号、T₂WI呈高信号，合并出血时信号多变。DWI呈不均匀高信号。

4.增强扫描血供丰富，可见多发扭曲的细小血管影，实性成分呈"虎斑样"、条纹状渐进性强化，强化较明显。

5.常见肾外转移，最常见为淋巴结，其次为骨、脑，然后肺、肝。

【拓展病例一】

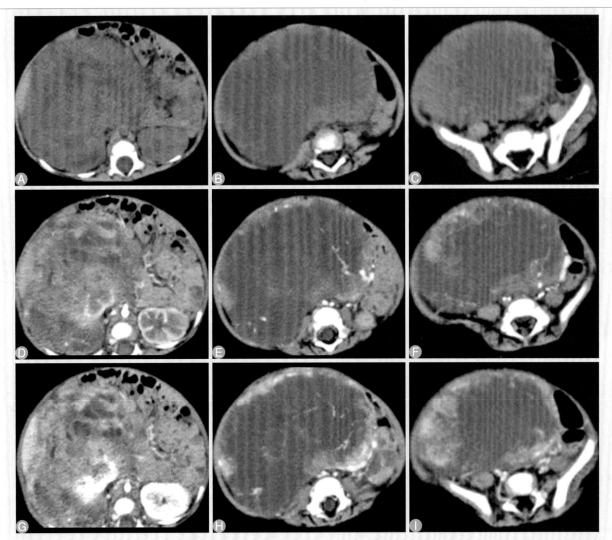

A～C.横断位CT平扫示右肾巨大肿块，可见大片状囊变坏死区，局部境界不清；D～I.横断位CT增强病灶呈中度不均匀渐进性强化，可见多发扭曲细小血管影，局部呈"虎斑样"强化。

图1-16-3　患者男性，12个月，右肾透明细胞肉瘤

（病例由温岭市第一人民医院许永明老师提供）

【拓展病例二】

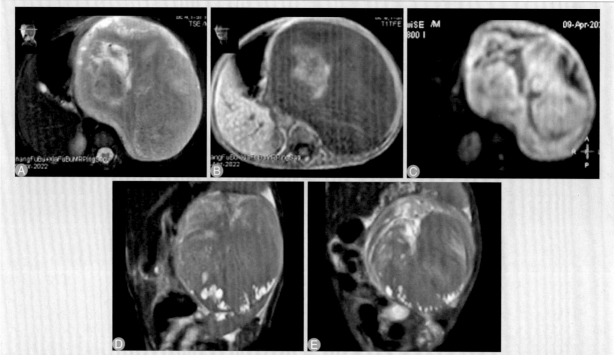

A. 横断位 T_2WI 压脂示左肾巨大肿块，实性成分呈稍高信号，囊变坏死区呈高信号；B. 横断位 T_1WI 病灶呈低信号，其内见片状高信号，提示出血；C. 横断位 DWI 示病灶呈不均匀高信号；D、E. 冠状位 T_2WI 压脂示左肾向下移位，病灶内较多囊变坏死区。

图1-16-4 患者男性，1岁3个月，左肾透明细胞肉瘤

（病例由廉江市妇幼保健院陈理强老师提供）

【诊断要点】

1.动脉期多发扭曲细小血管影。

2."虎斑样"、条纹状渐进性强化。

3.常见肾外转移，最常见为淋巴结，其次为骨、脑。

—— 参考文献 ——

[1] 杨玉姣，梁盼，刘硕，等.肾透明细胞肉瘤CT及病理表现[J].中国医学影像技术，2018，34（3）：464-466.

[2] 张鸽，时胜利，宋鹏鹏.儿童肾透明细胞肉瘤超声及CT表现[J].实用医学影像杂志，2022，23（6）：604-606.

[3] 胡慧勇，许云峰，黄轶晨，李莉红，段修华，柯淑君.儿童肾透明细胞肉瘤的影像学表现[J].医学影像学杂志，2023，33（6）：1053-1056.

[4] 张晏境，丁建平，陈淑娟，张莉.儿童肾透明细胞肉瘤的CT增强影像表现特征[J].实用放射学杂志，2023，39（5）：802-804.DOI:10.3969/j.issn.1002-1671.2023.05.027.

（安永玉 张文坦）

病例17　肾横纹肌样瘤

【临床资料】

- 患者女性，8个月，尿红4天。
- 肿瘤标志物：AFP 21.13 ng/mL，CEA、CA19-9、CA72-4正常。

【影像学检查】

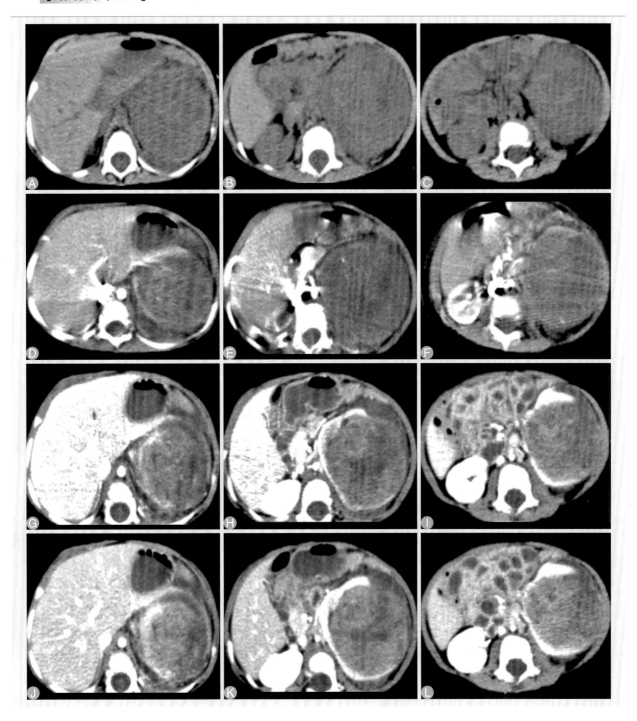

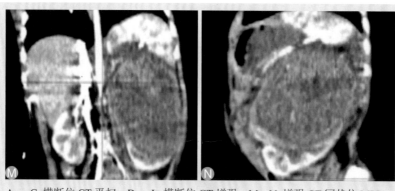

A～C.横断位CT平扫；D～L.横断位CT增强；M、N.增强CT冠状位MPR。

图1-17-1 腹部CT平扫+增强

（病例由温岭市第一人民医院许永明老师提供）

【分析思路】

婴儿，左肾巨大肿块，增强扫描轻至中度不均匀强化，可见囊变坏死，肾包膜下新月形高密度液体。疾病谱有肾母细胞瘤、肾透明细胞肉瘤、肾恶性横纹肌样瘤、先天性中胚叶肾瘤。

■ 肾母细胞瘤

本例支持点：肾巨大肿块，轻中度强化，有囊变坏死。

不支持点：年龄多在1～3岁，新生儿及小婴儿少见。

■ 肾透明细胞肉瘤

本例支持点：婴儿，肾巨大肿块，有囊变坏死，渐进性强化。

不支持点：特征性表现瘤内有较多扭曲的细小血管影，实性成分呈"虎斑样"、条纹状强化，与本例不符合。

■ 肾恶性横纹肌样瘤

本例支持点：婴幼儿，肾巨大肿块，轻中度渐进性强化，有囊变坏死，肾包膜下积血。

■ 先天性中胚叶肾瘤

本例支持点：婴儿，肾巨大肿块，有囊变坏死。

不支持点：高峰年龄在1～3个月，病灶内呈环形强化多有提示意义。

【病理诊断】

外院病理结果：左肾横纹肌样瘤。

【讨论】

■ 临床概述

肾横纹肌样瘤（rhabdoid tumor of the kidney，RTK）是一种罕见、高度恶性肿瘤，该肿瘤因组织学表现类似于横纹肌肉瘤而命名，但其并非是肌源性。肾横纹肌样瘤患儿部分有家族病史，主要发生于婴幼儿及低龄儿童，少数为先天性，80%在2岁前发生，男女比例约1.5：1。临床主要表现为腹部包块、血尿，少数并发高钙血症。肾横纹肌样瘤在儿童肾脏肿瘤中预后最差，极易转移及复发，诊断后生存时间仅6～19个月。

■ 病理特征

大体标本：肿瘤无包膜，呈浸润性生长，与周围肾实质无明确分界，其内见多发的出血、囊变坏死。

镜下：肿瘤细胞为横纹肌样细胞，呈多边形，胞核清楚，有丰富嗜酸性胞质但无横纹。胞质内嗜酸性包涵体是其特征。

■ 影像学表现

1.肿块较大，无包膜，边缘可呈分叶状改变。

2.多位于肾髓质近肾门区。

3.有多发的囊变坏死及出血区，多位于肿瘤外围。

4.钙化较多见，典型的为线状钙化，往往勾勒出肿瘤小叶。

5."融冰征"即肿瘤囊性部分与实性部分边界模糊，呈渐变样改变。

6.瘤周包膜下新月形积液或出血，部分肾包膜增厚，呈小结节样改变。

7.增强呈不均匀渐进性强化，强化程度低于正常肾实质，囊变坏死区未见强化。

8.10%～21%患者同时或异时发生后颅窝中线处原发性肿瘤，影像及病理均与髓母细胞瘤相似。

【拓展病例】

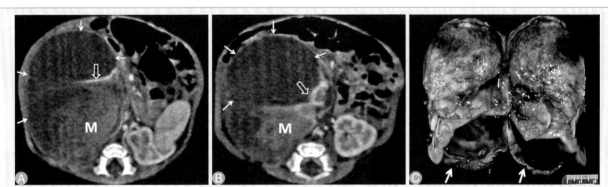

A、B.横断位CT增强示右肾巨大浸润性肿块（M），周围有大量包膜下积液（箭头），残余增强肾实质（空心箭头）；C.切成两半的肿瘤大体标本，显示了肿瘤实体成分和代表出血性坏死区域的包膜下积液（箭头），文后彩图1-17-2C。

图1-17-2　患者女性，2个月，右肾横纹肌样瘤

[病例来源：J COMPUT ASSIST TOMO. 2015-01-01;39（1）：44-6.]

【诊断要点】

1.多发生于2岁内。

2.多位于肾门区，肿块巨大，多发囊变坏死、出血。

3.线状钙化。

4.特征性表现为肾包膜下积液或出血，肾包膜增厚。

5.可伴有后颅凹中线处的原发性肿瘤，如术前高度怀疑，需行头颅CT/MRI检查。

—— 参考文献 ——

[1] 康乐乐，陈志平，时胜利，等 . 儿童肾横纹肌样瘤的影像表现及误诊分析 [J]. 中国 CT 和 MRI 杂志，2022，20（10）：100-101，104.

[2] 肖伟强，刘振清，吴倩倩，等 . 儿童横纹肌样瘤的影像诊断 [J]. 实用放射学杂志，2022，38（10）：1685-1688.

[3] 吕星星，韩素芳，朱美娇，等 . 儿童肾脏横纹肌样瘤的 CT 诊断价值 [J]. 实用放射学杂志，2021，37（12）：2043-2046.DOI:10.3969/j.issn.1002-1671.2021.12.028.

[4] 郑兰，刘鸿圣，田金生，等 . 儿童肾恶性横纹肌样瘤 CT 表现 [J]. 中国介入影像与治疗学，2021，18（12）：735-738.DOI:10.13929/j.issn.1672-8475.2021.12.008.

（孙 理 张文坦）

病例18　肾淋巴瘤

【临床资料】

● 患者男性，69岁，体检超声发现右侧肝肾间隙实性肿物。

【影像学检查】

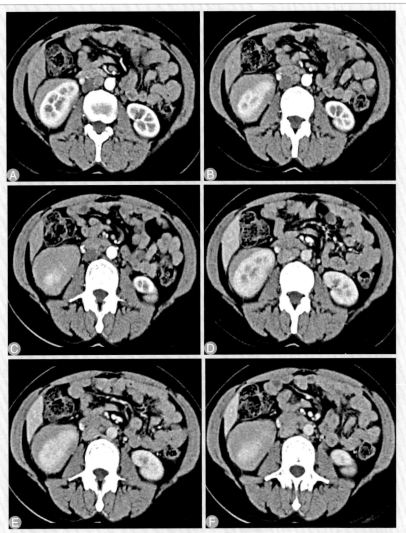

A ~ C. 横断位 CT 增强动脉期；D、E. 横断位 CT 增强静脉期；F 横断位 CT 增强延迟期。

图1-18-1　肾脏CT平扫+增强

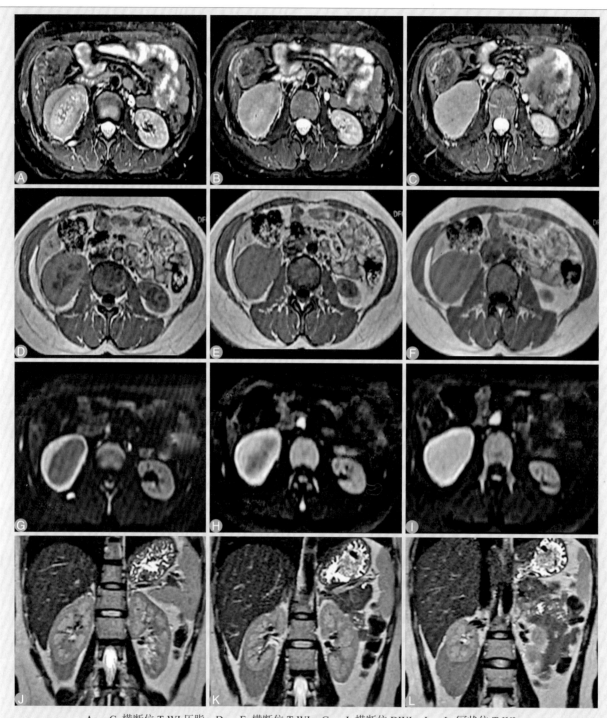

A ~ C.横断位 T₂WI压脂；D ~ E.横断位 T₁WI；G ~ I.横断位 DWI；J ~ L.冠状位 T₂WI。

图1-18-2　肾脏MRI平扫

（病例由西安市长安区医院刘帅老师提供）

【分析思路】

老年男性，右肾周肿块，T₁WI呈等信号，T₂WI呈稍低信号，DWI呈明显高信号，包绕肾下极生长，CT增强扫描轻度强化，比较均质，未见囊变坏死，腹膜后见肿大淋巴结。疾病谱有肾上皮样血管平滑肌脂肪瘤、孤立性纤维瘤、肾周脂肪肉瘤、肾周淋巴瘤。

■ 肾上皮样血管平滑肌脂肪瘤

支持点：包绕肾周生长。

不支持点：好发于中年女性，本例为老年男性，未见皮质掀起，未见增粗血管影。

■ 孤立性纤维瘤

支持点：好发于肾周。

不支持点：未见瘤内及瘤周增粗血管影。

■ 肾周脂肪肉瘤

支持点：包绕肾周生长。

不支持点：未见明确脂肪成分。

■ 肾周淋巴瘤

支持点：包绕肾周生长，信号均匀，DWI呈明显高信号，轻度强化，腹膜后肿大淋巴结。

【病理诊断】

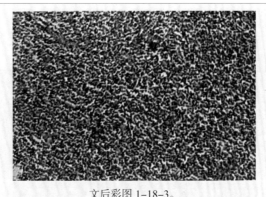

文后彩图1-18-3。

图1-18-3　病理检查（H&E染色，×40）

肉眼所见：送检灰黄、灰褐色不规则组织一堆，体积8 cm×7 cm×3 cm。

免疫组化：LCA（+），CD20（+），CD19（+），CD3（−），CD5（−），Bcl-2（+），Cyclin D1（−），LEF-1（小灶+），CD23（FDC+），CD21（FDC+），CD10（−），Bcl-6（−），Mum-（+），C-myc（−），CD30（−），CD56（−），Kappa（+），Lambda（−），Ki-67（20%+）。EBER原位杂交（−）。

病理诊断："右肾区"淋巴组织高度增生，结合免疫组化结果及IGH克隆性重排阳性，提示黏膜相关淋巴组织结外边缘区B细胞淋巴瘤。

【讨论】

■ 临床概述

原发性肾淋巴瘤（primary renal lymphoma，PRL）是罕见的原发于肾脏的结外淋巴瘤。只有以下情况才应该诊断为原发性肾淋巴瘤：肿瘤主要位于肾脏内，患者全身浅表及深部淋巴结不肿大；发现肾脏淋巴瘤至少3个月内其他部位无淋巴瘤发生；在无其他肾损害诱因的情况下出现肾功能衰减，淋巴瘤治疗后肾功能迅速改善；活检确诊。多发生于老年男性，主要表现为腰部不适、发热、急性肾损伤及体重减轻等。原发性肾淋巴瘤恶性程度高，化疗为主要治疗方式。

■ 病理特征

肉眼呈质硬，黄色、棕褐色或灰色，1～20 cm大小的肿瘤。

主要为B淋巴细胞来源，弥漫大B细胞是最常见的组织学类型。

■ **影像学表现**

1.CT呈等/稍高密度；T_1WI呈等/稍低信号，T_2WI呈等或稍低信号，DWI明显高信号，ADC图呈明显低信号，信号均匀，囊变坏死、钙化少见。

2.增强扫描呈轻度渐进性强化，包绕推移肾血管，可见"血管漂浮征"，肾积水程度多较轻。

3.分为6个类型：①多发结节或肿块型，最常见（50%～60%），多发大小不一的实性肿块，直径1～4.5 cm，双侧常见，常伴腹膜后肿大淋巴结（≥50%）；②腹膜后浸润型（25%～30%），腹膜后巨大肿块，侵犯肾脏、输尿管，包绕血管，肾积水程度轻；③孤立结节型（10%～15%），常呈膨胀性生长，可突出肾轮廓，境界欠清，位于肾包膜下者，可沿着包膜下爬行生长，形成"假包膜征"；④肾弥漫浸润型（20%），多见于Burkitt淋巴瘤，几乎均为双侧，全肾肿大，增强皮髓质正常强化消失，肾窦脂肪间隙浸润；⑤肾周型（<10%），肿瘤沿肾周筋膜生长，可以完全包埋肾脏，肾脏被肿瘤"封入"；⑥肾窦型，少见，浸润肾脏集合管和肾髓质，常同时浸润肾实质和肾盂，包埋血管。

【**拓展病例**】

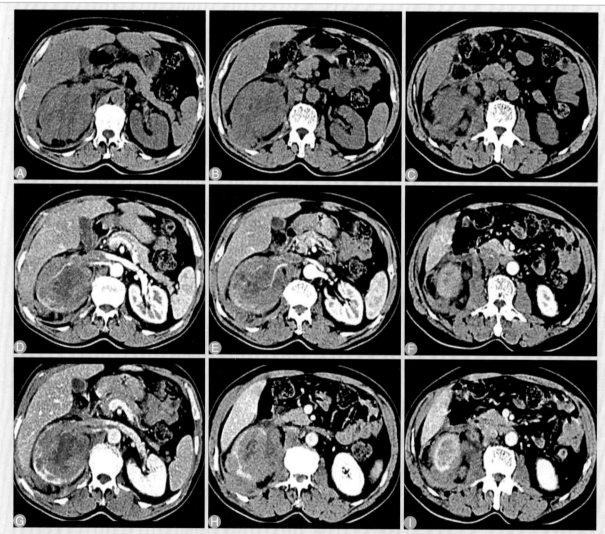

A～C.横断位CT平扫示右肾增大，右肾密度稍增高，右肾门区软组织密度影，右侧肾周筋膜及右侧膈肌多发结节；D～I.横断位CT增强示右肾皮髓质境界模糊，可见软组织密度影，增强呈轻度强化，右肾轻度积水。

图1-18-4　患者男性，56岁，右肾淋巴瘤

（病例由黄石爱康医院邹涌老师提供）

【诊断要点】

1.肿瘤与肾脏交界面模糊，瘤肾互相穿插分布。

2.沿着肾筋膜爬行生长。

3.软组织密度，境界模糊。

4.肿块巨大，坏死囊变少见或者范围较小。

5.肿瘤密实，扩散明显受限，但占位效应轻，可见"血管漂浮"，肾积水程度轻。

——参考文献——

[1] 竺梦霞，孙庆洋，闫旭，等.原发性肾淋巴瘤的特征性影像表现及病理分析[J].影像诊断与介入放射学，2022，31（6）：452-458.

[2] 李蒙蒙，胡培珠，赵武干，等.原发性肾淋巴瘤的临床病理分析[J].中国肿瘤临床，2017，44（10）：483-487.

[3] 夏俊哲，朱熹，郝钢跃.泌尿男生殖系统淋巴瘤的临床特征及预后分析.[J].中华泌尿外科杂志，2020，41（4）：292-296.DOI:10.3760/cma.j.cn112330-20200310-00178.

（刘　帅　张文坦）

病例19　肾脂肪肉瘤

【临床资料】

● 患者女性，55岁，血尿3天。

【影像学检查】

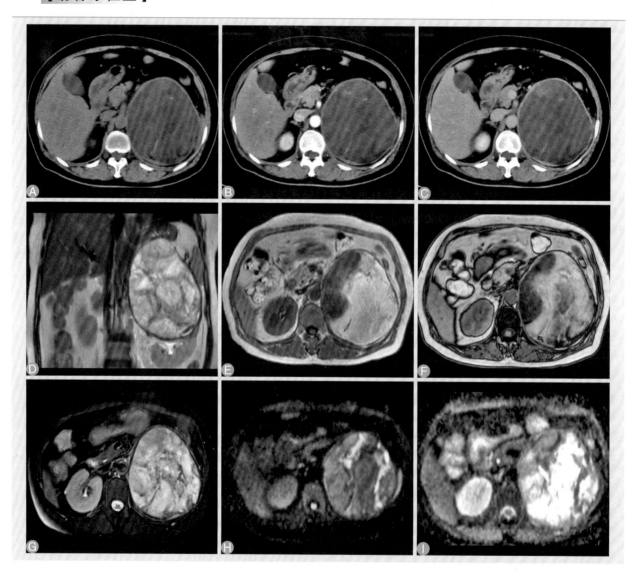

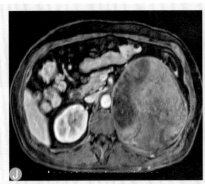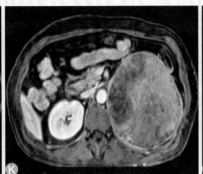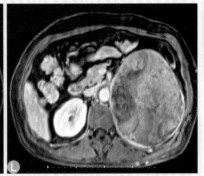

A. 横断位 CT 平扫；B、C. 横断位 CT 增强；D. 冠状位 T$_2$WI；E. 横断位 T$_1$WI 同相位；F. 横断位 T$_1$WI 反相位；G. 横断位 T$_2$WI；H. 横断位 DWI；I. 横断位 ADC 图；J～L. 横断位 T$_1$WI 增强。

图1-19-1 上腹部CT平扫+增强、上腹部MRI平扫+增强

【分析思路】

中老年女性，有血尿，左肾巨大肿块，有脂肪密度，有出血，增强实性轻度强化，边缘可见假包膜，常规考虑肾血管平滑肌脂肪瘤、肾透明细胞癌、脂肪肉瘤、畸胎瘤。

■ 肾血管平滑肌脂肪瘤

本例支持点：中年女性，存在脂肪成分，出血。

不支持点：脂肪成分少，病变内可见血管影，增强应明显强化，本病例呈轻度强化；肾血管平滑肌脂肪瘤被认为是肾血管畸形，瘤体可与肾实质共享血管系统，而肾脂肪肉瘤来自周围脂肪组织而非肾脏本身，其血液供应通常与肾实质关系不密切。

■ 肾透明细胞癌

本例支持点：有假包膜，含脂。

不支持点：本例为成熟脂肪，透明细胞癌多为脂质，增强呈"快进快出"强化方式，本例为轻度强化。

■ 畸胎瘤

本例支持点：存在脂肪组织。

不支持点：大多位于肾周，除脂肪外还可含有骨质、腺体、毛发、钙化，不易出血，增强扫描有实性强化成分，不符合。

■ 脂肪肉瘤

本例支持点：有包膜，存在脂肪成分，出血，可延迟强化。

不支持点：原发罕见，多为肾周脂肪肉瘤累及肾脏。

【病理诊断】

病理结果：左肾结合免疫组化符合去分化脂肪肉瘤。

【讨论】

■ 临床概述

脂肪肉瘤是恶性软组织肉瘤中较常见的一种，以50岁左右多见，男性多于女性，好发于四肢。12%～43%发生于腹膜后；直径多为3～10 cm，肿瘤常为结节状或分叶状，质软或稍硬。

肾脂肪肉瘤常缺乏特异性临床表现，随瘤体增大可出现压迫肾脏及邻近器官所致的临床症状，最常见的有腰背或腹部疼痛、食欲不振等，体格检查可触及腹部包块。若肿瘤侵犯腰丛、骶神经根可引起腰背部和下肢痛。

■ 病理特征

病理特征分4种亚型：高分化型脂肪肉瘤；黏液样脂肪肉瘤/圆形脂肪肉瘤；多形型脂肪肉瘤；去分化型脂肪肉瘤。

■ 影像学表现

1.高分化型脂肪肉瘤：表现为肿瘤呈脂肪信号，并间有不规则增厚的间隔，或表现为以脂肪信号为主的不均匀肿块。

2.黏液样脂肪肉瘤：表现为囊性软组织肿块，呈渐进性网格状或片状延迟强化。

3.多形型脂肪肉瘤：分化差，瘤体内少有成熟的脂肪成分，易发生坏死。

4.去分化型脂肪肉瘤：其为高分化的肿瘤组织与分化差的肿瘤组织并存于同一瘤体内，增强扫描随其不同的组织学成分可呈不均匀强化。

【拓展病例一】

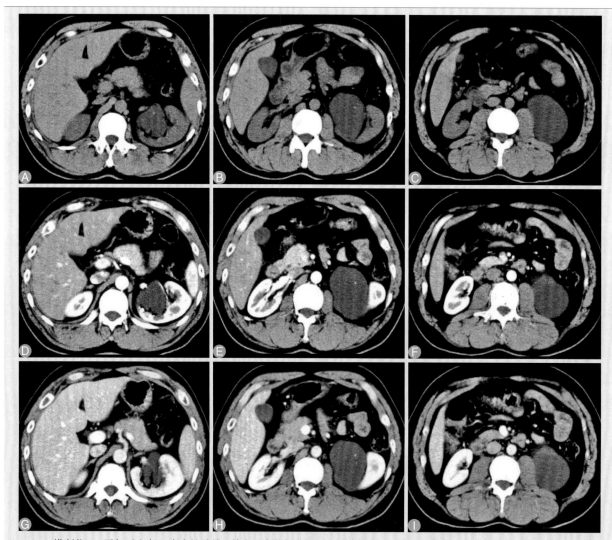

A～C.横断位CT平扫示左肾盂囊实性肿块，其内见点状钙化；D～I.横断位CT增强病灶囊性成分未见强化，实性成分轻度强化。

图1-19-2 患者男性，38岁，左肾及左肾盂旁低度恶性黏液样脂肪肉瘤

【诊断要点】

1.以脂肪信号为主的不均匀肿块。

2.肿块内可见液化、坏死、囊变、钙化等改变。

3.来自周围脂肪组织而非肾脏本身。

4.有侵蚀性，边缘模糊。

—— 参考文献 ——

[1] 骆雨，刘锋，严春晖.肾脂肪肉瘤1例报告及文献复习[J].泌尿外科杂志（电子版），2016年，8（1）：61-63.

[2] 马志芳，蔡文，黄吉炜，等.肾及肾周脂肪肉瘤9例临床分析[J].临床泌尿外科杂志，2020，35（2）：149-152.

[3] 刘诗良，刘畅，冯春祥.腹膜后脂肪肉瘤的诊疗进展[J].泌尿外科杂志，2017，20（1）：51-54.

（汪鑫斌　贾云生）

病例20　肾Castleman病

【临床资料】

● 患者女性，67岁，右上腹闷痛1周余，入院肾脏彩色多普勒超声显示右肾占位。

● 实验室检查：尿糖（+++），尿酮（+），尿比密1.043，隐血（+），红细胞66个/μL。

【影像学检查】

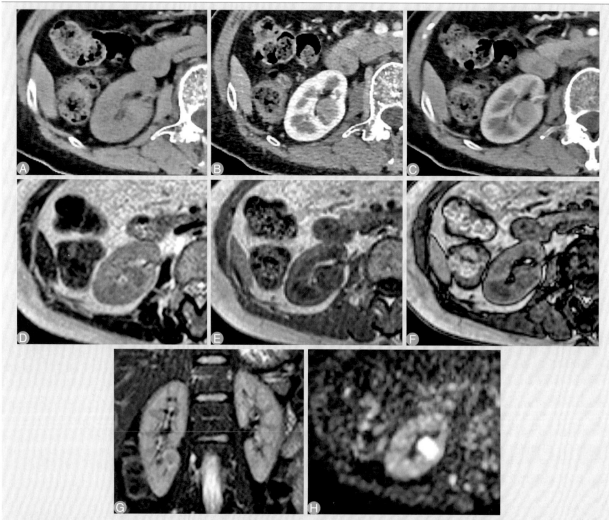

A. 横断位CT平扫；B、C. 横断位CT增强；D. 横断位T₂WI；E、F. 横断位同反相位T₁WI；G. 冠状位T₂WI压脂；H. 横断位DWI。

图1-20-1　上腹部CT平扫+增强、上腹部MRI平扫

【分析思路】

肾脏富血供病变，实质均匀，中度强化，呈"快进慢出"强化方式，常规考虑肾透明细胞癌、淋巴瘤、血管平滑肌脂肪瘤、肾嗜酸细胞瘤、肾Castleman病。

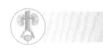

■ 肾透明细胞癌

本例支持点：富血供，延迟期低于正常肾实质。

不支持点：CT平扫多呈低密度影，本例呈稍高密度；多容易囊变坏死，本例密度及信号均匀；T_2WI多呈高信号，本例呈稍低信号，增强呈"快进快出"强化方式，与本例不符。

■ 淋巴瘤

本例支持点：T_1WI呈稍低信号，T_2WI呈等或稍低信号，DWI明显高信号。

不支持点：淋巴瘤多轻度渐进性强化，本例呈"快进慢出"强化方式，且强化较明显，故不支持。

■ 血管平滑肌脂肪瘤

本例支持点：T_2WI呈低信号，"快进慢出"强化方式。

不支持点：DWI呈明显高信号，未见明确脂肪信号，增强未见粗大血管影。

■ 肾嗜酸细胞瘤

本例支持点：富血供，"快进慢出"强化方式，较均质。

不支持点：多位于肾皮质，突出肾轮廓，本例位于髓质，且中心无低信号瘢痕，增强后无反转强化。

■ 肾Castleman病

本例支持点：CT平扫呈稍高密度影，T_2WI呈稍低密度，DWI明显高信号，增强呈富血供，"快进慢出"强化方式。

不支持点：发生在肾脏比较罕见。

【病理诊断】

镜下：见肿物境界清楚，淋巴细胞增生，见散在淋巴滤泡，滤泡中心见血管，管壁呈葱皮样，淋巴细胞呈靶环状排列，滤泡间毛细血管增生。

免疫组化：CD20（＋），CD79α（＋），CD3（＋），Bcl-2淋巴滤泡（－），CD10（－），Cyclin D1（－），CD5（＋），CD21（FDC+），CD23（FDC+），CKpan（－），Ki-67（＜10%＋）。

病理结果：右肾Castleman病。

【讨论】

■ 临床概述

Castleman病又称为巨大淋巴结增生症或血管滤泡性淋巴结增生，是一种慢性淋巴组织增生性病变，病因不明。病理组织学上分为透明血管型、浆细胞型和混合型，按病变累及的范围分为局限型和多中心型。透明血管型大概占90%，一般局限于单个淋巴结，无症状，临床表现呈良性进展。浆细胞型通常为多中心型，常伴有全身症状，如发热、体重下降、溶血性贫血、皮疹、高丙球蛋白血症。混合型为多中心型或普遍型，临床表现与浆细胞型相似，但它更易发展为淋巴瘤或Kaposi肉瘤。局限型Castleman病的好发部位为纵隔和颈部，发生于腹腔及腹膜后者相对少见，而发生于肾脏的Castleman病更罕见。

■ 病理特征

局限型Castleman病大体标本多呈圆形、实性、质中、边界清楚，不累及周围组织，主要为透明血管型，组织组织学特点是套区扩大和生发中心萎缩、淋巴细胞减少，小淋巴细胞排列于生发中心周围形成"洋葱皮"样同心圆结构，可见透明样变的血管增生并穿入淋巴滤泡。

■ 影像学表现

1.通常Castleman病病灶内极少伴出血及坏死，但可出现低密度区及钙化，尤其中心纤维瘢痕状低密度及粗大的向外周放射状生长的树枝样钙化较具特征性。

2.钙化为病灶内增生的小血管主干及分支血管玻璃样变或退变致钙质沉着结果。3.病灶内低密度区与淋巴滤泡透明样变、纤维瘢痕或胶样囊变有关。

4.CT增强扫描强化特点与病理分型相关，透明血管型者血供极其丰富，动脉期明显强化，峰值时间与主动脉强化峰值时间一致，对比剂廓清缓慢，延迟至平衡期，时间-密度曲线为快进慢出型。

【拓展病例】

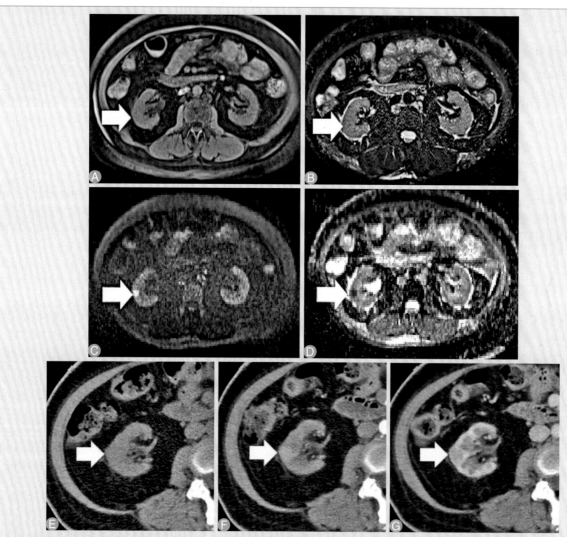

A. 横断位 T$_1$WI 压脂示右肾结节（箭头），呈等信号；B. 横断位 T$_2$WI 压脂，病灶（箭头）呈稍高信号；C、D. 横断位 DWI、ADC 图提示病灶（箭头）扩散明显受限；E ～ G.横断位 CT 平扫＋增强示病灶呈"快进快出"强化方式。

图1-20-2　患者女性，56岁，右肾Castleman病

［病例来源：Diagnostics（Basel）．2022-11-21；12（11）．］

【诊断要点】

1.孤立型呈单发软组织肿块，密度均匀，极少坏死、液化或出血，扩散明显受限。

2.病灶显著强化，并且动静脉双期持续性强化。

3.中心纤维瘢痕状低密度及粗大的向外周放射状生长的树枝样钙化。

—— 参考文献 ——

[1] WANG Y，DONG A，YANG B，et al. Castleman，s Disease of the Kidney Mimicking Renal Cell Carcinoma on FDG PET/CT[J]. Clinical Nuclear Medicine，2018，43（5）：e160-e163.

[2] LI Y，ZHAO H，SU B，et al. Primary hyaline vascular Castleman disease of the kidney：case report and literature review[J]. Diagn Pathol，2019，14（1）：94.

[3] 邓丽珠，王明亮，曾蒙苏，等.腹部巨淋巴结增生症的MRI特征[J].临床放射学杂志，2021，40（4）：727-731.

（莫家彬　欧鸿儒）

病例21　IgG4相关性肾病

【临床资料】

● 患者男性，64岁，偶然发现右肾肿物1天。

● 实验室检查：血常规、尿常规未见异常，CRP正常，肾功能正常。

【影像学检查】

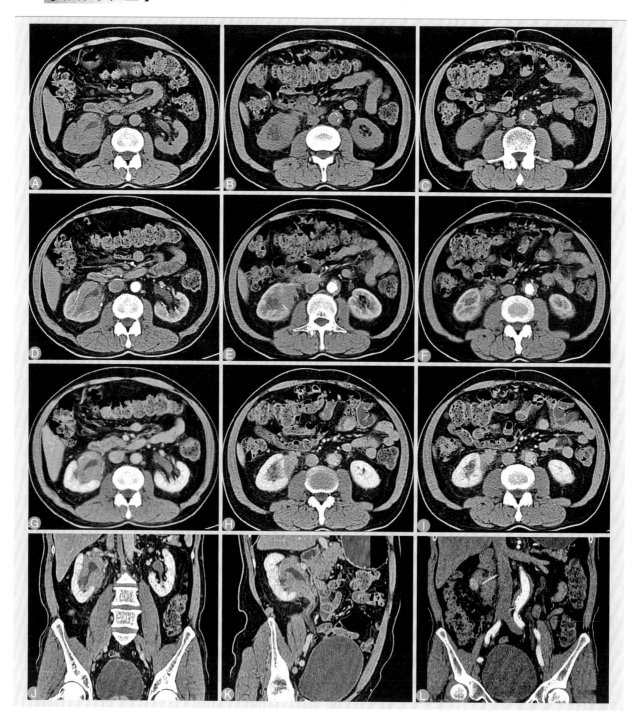

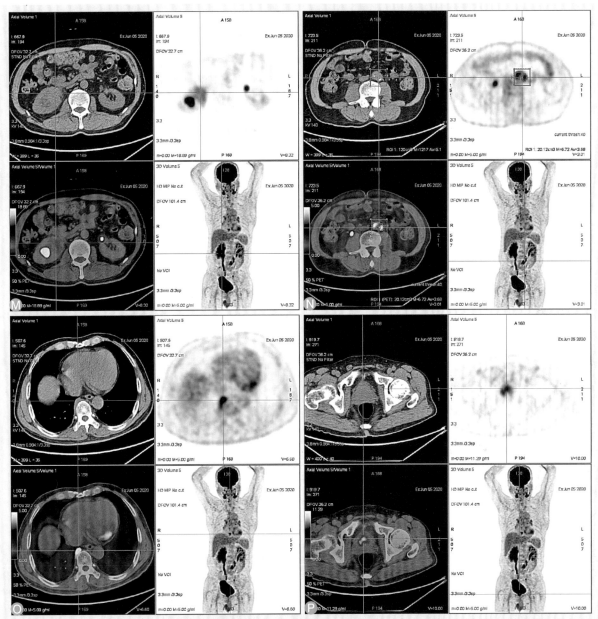

A～C.横断位CT平扫；D～I.横断位CT增强；J～L.CT增强冠矢状位重建；M～P.PET-CT，SUV值依次为8.32、6.72、10、6.6，文后彩图1-21-1M～文后彩图1-21-1P。

图1-21-1　腹部CT增强、PET-CT
（病例由抚顺市中心医院姜超老师提供）

【分析思路】

老年男性，实验室检查未见异常，右侧肾盂、腹主动脉、胸椎右旁、前列腺病变，右侧肾盂病灶包绕肾盂壁、输尿管上段，黏膜光滑，提示位于黏膜下，增强轻度渐进性强化，右肾灌注较左肾减弱，提示右肾血管累及；胸椎右旁软组织增厚，增强轻度强化，腹主动脉弥漫性非环形增厚，管腔未见变窄，前列腺肿大；PET-CT提示病灶轻度摄取。疾病谱有淋巴瘤、肾盂癌多发转移、感染性病变、组织细胞增生性疾病、结缔组织病、IgG4相关性疾病。

■ 淋巴瘤

本例支持点：多系统、多部位病变，病灶均质，增强轻度强化。

不支持点：未见肿大淋巴结，未发生于常见实质脏器，弥漫性的淋巴瘤多有贫血等明显临床症状，本例血常规正常，PET-CT多明显高摄取，本例为轻度摄取，故不符合。

■ 肾盂癌多发转移

本例支持点：中老年男性，肾盂壁增厚，多部位病灶。

不支持点：肾盂癌多为移行上皮癌，起源于黏膜，浸润性生长，早期就会有血尿及梗阻积水症状，本例为偶然发现，未见明显临床症状，故不支持。

■ 感染性病变

本例支持点：多系统、多部位病变，肾盂病灶周围脂肪间隙模糊。

不支持点：肾盂黏膜未见明显强化，临床及实验室检查均不支持。

■ 组织细胞增生性疾病

本例支持点：多系统、多部位病变。

不支持点：罗萨伊–多尔夫曼病未见明显肿大淋巴结，结外型多累及颅骨脑膜、垂体柄等；朗格汉斯细胞组织细胞增生症多数累及骨骼，其次为皮肤、肝、肺等；埃德海姆–切斯特病绝大多数累及骨骼，骨质硬化明显，临床出现骨痛。故不支持。

■ 结缔组织病

本例支持点：多系统、多部位病变。

不支持点：临床未提供皮肤、外分泌腺、骨关节等病变，故不支持。

■ IgG4相关性疾病

本例支持点：中老年男性，多系统、多部位病变，软组织较均匀增厚，未见囊变坏死，增强轻度强化，PET-CT轻度摄取提示非炎性活动期，故临床无急性炎症性症状。

【病理诊断】

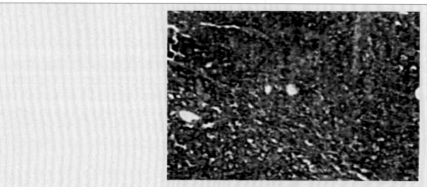

文后彩图1-21-2。
图1-21-2　病理检查（H&E染色，×100）

镜下：肾实质见大量淋巴组织，滤泡形成，纤维组织增生变性，可见肉芽肿形成。

病理诊断：肾淋巴组织增生，不除外IgG4相关硬化症，请结合临床。

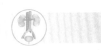

【讨论】

■ 临床概述

IgG4相关性疾病（IgG4-related disease，IgG4-RD）是一类以血清IgG4水平升高，多器官受累伴IgG4阳性浆细胞浸润为特征的疾病。IgG4-RD几乎可累及全身各器官，最常见于胰腺，肾脏受累统称为IgG4相关性肾病（IgG4-related kidney disease，IgG4-RKD）。好发于中老年男性，临床表现缺乏特异性且差异巨大，与肾脏受累形式相关，患者主要以夜尿增多、水肿、尿中泡沫增多，或单纯尿检、血肌酐，或影像学检查就诊，部分患者就诊时已进展至肾功能不全甚至需透析支持。多数患者肾脏并非疾病的首发表现，就诊时往往已出现多个脏器受累。

■ 病理特征

典型组织学特征为大量淋巴浆细胞浸润、席纹状纤维化、闭塞性静脉炎及 IgG4+浆细胞增多。

■ 影像学表现

1.单侧或者双侧，可累及肾实质、肾盂及肾周，以肾实质最常见。

2.形态：累及肾实质时呈圆形、楔形、较大肿块、弥漫性斑片状；累及肾盂则表现为肾盂壁弥漫性增厚或者包绕肾盂软组织肿块，肾盂壁黏膜面及浆膜面光滑；累及肾周则表现为环肾周软组织病变。

3.CT平扫：软组织密度，呈等、稍低或者稍高密度影，密度较均匀。

4.MRI：T_1WI呈等或稍低信号，T_2WI呈稍低信号，DWI呈高信号。

5.增强扫描：增强后呈轻中度持续性渐进性强化，峰值多在实质期，未见明显囊变坏死。

【拓展病例】

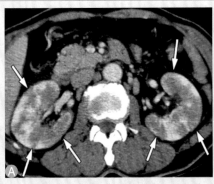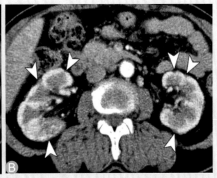

A. 横断位 CT 增强示双肾多发斑片状相对低密度影（箭头），部分病灶融合，腹膜后见轻度肿大淋巴结；B.类固醇治疗后横断位 CT 增强示双肾病灶有所改善，仍然可见多灶性的微小皮质瘢痕（三角箭头），腹膜后淋巴结较前有缩小。

图1-21-3　患者男性，64岁，IgG4相关性肾病

[病例来源：RADIOGRAPHICS. 2020-01-01；40（5）：1265-1283.]

【诊断要点】

1.中老年男性多见，大多数血清IgG4水平升高。

2.单侧或者双侧，可累及肾实质、肾盂及肾周。

3.累及肾实质时呈圆形、楔形、较大肿块、弥漫性斑片状；累及肾盂则表现为肾盂壁弥漫性增厚或者包绕肾盂软组织肿块，累及肾周则表现为环肾周软组织病变。

4.密度或者信号均匀。

5.增强轻中度持续性渐进性强化。

—— 参考文献 ——

[1] 姜超，吴哲，孙露露，等.IgG4相关性肾病累及肾盂的CT影像表现[J].放射学实践，2021，36（11）：1414-1418.

[2] 苏文敬，常宁，贺慧颖.腹膜后及泌尿男性生殖系统IgG4相关性疾病11例临床病理分析[J].中华病理学杂志，2022，51（10）：970-975.

[3] 钟宇，田芳，邹明宇，杨本强，等.IgG4相关性疾病的影像学特征分析[J].中国医科大学学报，2019，48（10）：939-943.DOI:10.12007/j.issn.0258-4646.2019.10.017.

（孙海峰　张文坦）

病例22 肾盂肾炎

【临床资料】

● 患者男性，35岁，发现无痛性血尿5月余，再发加重5天。

● 尿常规：白细胞31.7/uL，白细胞（高倍视野）5.71/HPF，红细胞30 822.30/uL，红细胞（高倍视野）5548.01/HPF。甲状腺七项：促甲状腺激素9.68 mIU/L，抗甲状腺过氧物酶抗体210.90 IU/mL。

● 既往史：曾行鼻窦炎手术病史；有甲状腺功能低下病史，目前口服左甲状腺素片25 μg，每天1次。

【影像学检查】

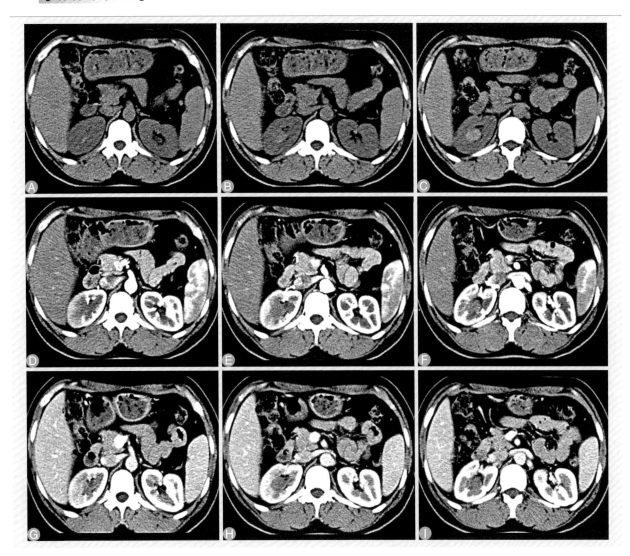

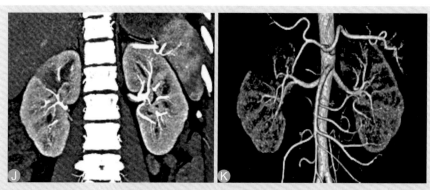

A～C.横断位 CT 平扫；D～I.横断位 CT 增强；J.CT 增强冠状位 MIP；K.肾动脉 VR，文后彩图 1-22-1K。

图1-22-1　肾脏CT平扫+增强

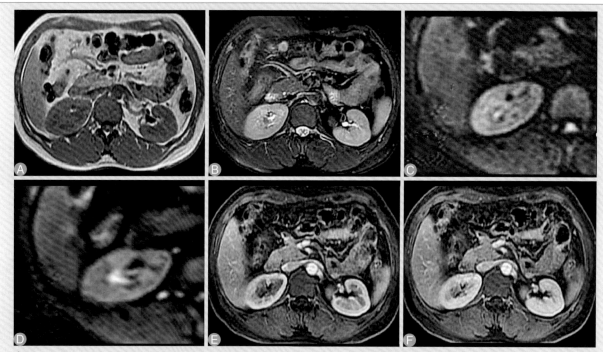

A.横断位 T$_1$WI；B.横断位 T$_2$WI 压脂；C、D.横断位 DWI；E、F.横断位 T$_1$WI 增强。

图1-22-2　肾脏MRI平扫+增强

（病例由德宏州人民医院万云青老师提供）

【分析思路】

青壮年男性，有无痛性血尿，右肾楔形稍低密度影，基底位于周边，尖端指向肾窦，境界模糊，增强轻度强化，右肾盂壁轻度增厚，增强线状强化，肾盂内见高密度影，提示出血，MIP及VR图像肾动脉显示良好。疾病谱有肾盂癌、集合管癌、肾梗死、淋巴瘤、肾盂肾炎。

■ 肾盂癌

本例支持点：右肾稍低密度影，右肾盂壁增厚，右肾盂内出血，临床无痛性血尿。

不支持点：发病年龄多在40岁以上，本例年龄偏轻；肾盂癌浸润肾实质，肾盂肿块多较大，管壁不规则增厚，本例肾盂壁轻度增厚，管壁规则，故不支持。

■ 集合管癌

本例支持点：肿块中心位于肾实质中央，肾轮廓存在，轻度渐进性强化，境界模糊，临床有血尿。

不支持点：多发生于中老年人，本例年龄偏轻；病灶密度多不均匀；肾盂壁增厚，但未见明显肿块；由于恶性程度较高，早期即发生局部浸润，肾周、腹膜后淋巴结转移，肾静脉瘤栓及远处转移，故不支持。

■ **肾梗死**

本例支持点：右肾楔形病变，血尿。

不支持点：青壮年男性，无心血管基础疾病，右肾动脉显影尚可，右肾盂壁增厚。

■ **淋巴瘤**

本例支持点：右肾稍低密度影，密度、信号均匀，增强轻度强化。

不支持点：本例DWI呈稍高信号，淋巴瘤扩散明显受限，未见肿大淋巴结。

■ **肾盂肾炎**

本例支持点：右肾楔形病变，境界模糊，肾盂壁轻度增厚，管壁规则，临床无痛性血尿。

【病理诊断】

病理结果：右侧慢性肾盂肾炎，伴出血、血肿形成。

【讨论】

■ **临床概述**

肾盂肾炎（pyelonephritis）主要见于女性，为下尿路感染逆行累及肾脏所致，依病程和病理变化不同而分为急性和慢性肾盂肾炎。前者起病急，表现为寒战、高热、尿频、尿急、尿痛、尿中有大量白细胞和白细胞管型；慢性肾盂肾炎为尿路长期反复感染所致，临床表现复杂，从隐匿性、间断发热和尿急、尿频、血尿，直至严重感染表现，尿中有白细胞管型，菌落计数10万以上，肾功能检查提示受损。

■ **病理特征**

急性肾盂肾炎主要病理改变为间质水肿、炎性细胞浸润和微小脓肿形成；慢性肾盂肾炎表现为肾脏体积变小并有不规则瘢痕形成而于表面出现多发深浅不同的凹陷，严重者双肾萎缩。

■ **影像学表现**

1.大多数急性肾盂肾炎表现正常，少数可见肾脏增大。

2.增强扫描早期由于肾血管分支痉挛，造成肾实质节段性缺血，表现为多个楔形低密度区，基底位于周边，尖端指向肾窦，与表现正常的肾实质分界清楚，随着时间的延迟而分界不明显。

3.慢性肾盂肾炎可见肾实质萎缩、变薄，肾表面多发深浅不等切迹。

【拓展病例一】

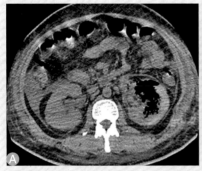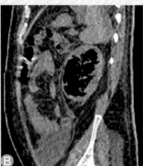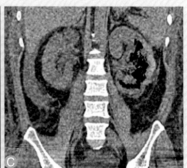

A.CT 平扫横断位示左肾体积增大，左肾内多发气体密度影，左肾实质局部密度稍增高，左肾盏受压，左肾周筋膜增厚；B.CT 平扫矢状位 MPT；C.CT 平扫冠状位 MPR。

图1-22-3　患者男性，37岁，左肾气肿性肾盂肾炎

【拓展病例二】

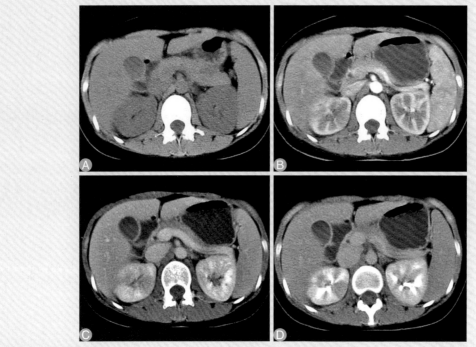

A.横断位 CT 平扫病灶呈等密度，显示欠清；B ~ D.横断位 CT 增强示右肾多发楔形稍低密度，增强轻度强化，境界模糊。

图1-22-4　患者女性，37岁，急性肾盂肾炎

【诊断要点】

1.临床有感染病病史；增强扫描双肾楔形低强化区，基底位于周边，尖端指向肾门；多提示急性肾盂肾炎可能，需要结合相关实验室检查综合分析。

2.双肾萎缩可提示慢性肾盂肾炎可能。

—— 参考文献 ——

[1] 刘晓霞，翟曜耀，卢再鸣.黄色肉芽肿性肾盂肾炎的 CT 影像诊断及病理分析 [J].临床放射学杂志，2021，40（5）：941-944.

[2] 潘红利，侯唯姝，李小虎，等.气肿性肾盂肾炎的影像学诊断及临床特点分析 [J].临床放射学杂志，2020，39（8）：1572-1576.

[3] 冯德超，杨玉帛，白云金，等.气肿性肾盂肾炎的研究进展 [J].临床泌尿外科杂志，2020，35（4）：317-320.

（宋　晓　欧鸿儒）

病例23　肾脓肿

【临床资料】

● 患者男性，47岁，发热1周。

● 实验室检查：急诊查血常规白细胞升高、CRP升高。

【影像学检查】

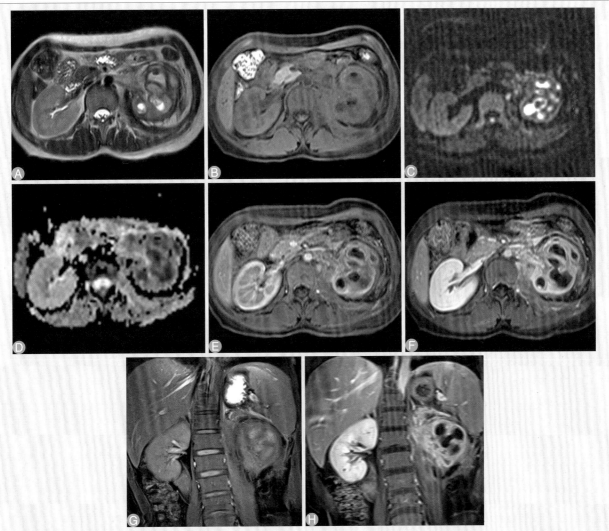

A. 横断位 T_2WI；B. 横断位 T_1WI；C. 横断位 DWI；D. 横断位 ADC 图；E、F. 横断位 T_1WI 增强；G. 冠状位 T_2WI 压脂；H. 冠状位 T_1WI 增强。

图1-23-1　上腹部MRI平扫+增强

【分析思路】

左肾多房囊性病变，囊内DWI高信号，ADC图低信号，囊壁以等信号为主，增强扫描囊内无强化，囊壁明显延迟强化，左肾周边渗出改变，左侧腰大肌肿胀，常规考虑肾脓肿、低度恶性潜能的多房囊性肾瘤、混合性上皮和间质肾肿瘤。

■ 肾脓肿

本例支持点：发热1周；实验室检查白细胞升高、CRP升高；左肾多房囊性病变，囊内DWI呈高信号，ADC图呈低信号，增强扫描无强化，提示为脓液；囊壁明显延迟强化，与肾实质呈等信号；左肾周边渗出改变，左侧腰大肌肿胀。

■ 低度恶性潜能的多房囊性肾瘤

本例支持点：左肾多房囊性病变。

不支持点：发热1周及实验室检查白细胞升高、CRP升高，囊内DWI呈高信号，ADC图呈低信号，增强扫描无强化，提示为脓液。

■ 混合性上皮和间质肾肿瘤

本例支持点：左肾多房囊性病变。

不支持点：此例为男性患者，混合性上皮和间质肾肿瘤多发生于绝经期妇女；左肾多房囊内DWI呈高信号，ADC图呈低信号，增强扫描无强化，提示为脓液。

【最后诊断】

肾脓肿。

【讨论】

■ 临床概述

肾脓肿（kidney abscess）多由血源性感染所致，也可为尿路逆行性感染引起。临床表现为突然起病、发热、肾区叩痛和局部肌紧张，尿中白细胞增多，尿培养可有致病菌生长。

■ 病理特征

最常见的致病菌为金黄色葡萄球菌。致病菌在肾皮质或髓质中形成小脓肿，小脓肿逐渐融合成大的脓肿，肾脏因炎性水肿而增大，脓肿较少破入肾盂、肾盏，部分病例可蔓延至肾包膜下并达肾脂肪囊，形成肾周脓肿，甚至穿破肾周筋膜形成肾旁脓肿。

■ 影像学表现

1.早期炎症期，脓肿尚未局限化，表现为肾实质内CT低密度肿块，MRI呈稍长T_1稍长T_2信号，增强扫描可有轻度不均匀强化。

2.脓肿成熟期，CT显示为类圆形或多囊状低密度影，在MRI上囊内呈长T_1长T_2信号、DWI呈高信号、ADC图呈低信号，增强扫描囊内无明显强化，提示为脓液。增强扫描囊壁明显延迟强化，提示为脓肿壁。

3.部分脓腔内可见气体显示。

4.脓肿可蔓延至肾周和肾旁间隙，显示为肾周脂肪密度增高，当形成脓肿时，肾周或肾旁脂肪间隙消失，代以混杂密度或信号影，内见气体，增强扫描表现为规则或不规则单发或多发环状强化。

【拓展病例】

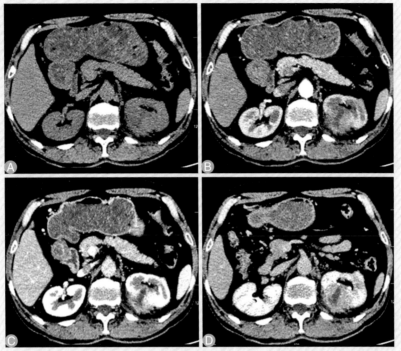

A.横断位CT平扫示左肾见片状等密度影，其内见条片状低密度影，边界不清，周边见少许渗出改变；B～D.横断位CT增强扫描各期病灶以等或稍低于邻近肾实质强化为主，中央坏死区无强化。

图1-23-2　患者男性，54岁，左肾脓肿

【诊断要点】

1.发热，实验室检查急诊血常规白细胞升高、CRP升高。

2.CT或MRI提示脓腔形成，典型特征为DWI高信号，ADC图低信号。

3.增强扫描脓肿壁明显强化。

4.可形成周边结构感染或脓肿。

—— 参考文献 ——

[1] 张瑄，张碧丽，王文红，等.儿童肾脓肿临床分析[J].中华实用儿科临床杂志，2019，34（15）：1191-1192.

[2] 郭雅文，畅智慧.应用16S rDNA测序分析肝、肾脓肿的病原菌特点[J].中国感染控制杂志，2022，21（4）：311-316.

[3] 刘桂安，欧新伟，赵师仲，等.多排螺旋CT增强扫描对肾脓肿并肾周感染的诊断价值研究[J].中国CT和MRI杂志，2019，17（10）：90-92.

（宋　晓　欧鸿儒）

病例24　黄色肉芽肿性肾盂肾炎

【临床资料】

● 患者女性，20岁，体检发现右肾占位20天余，患者20天前出现发热，最高体温39 ℃，伴针刺样右侧腰腹部疼痛。

● 双肾、输尿管平扫+增强：右肾中部肿块及周围改变，多考虑感染性病变，建议治疗后复查；透明细胞癌待排。

【影像学检查】

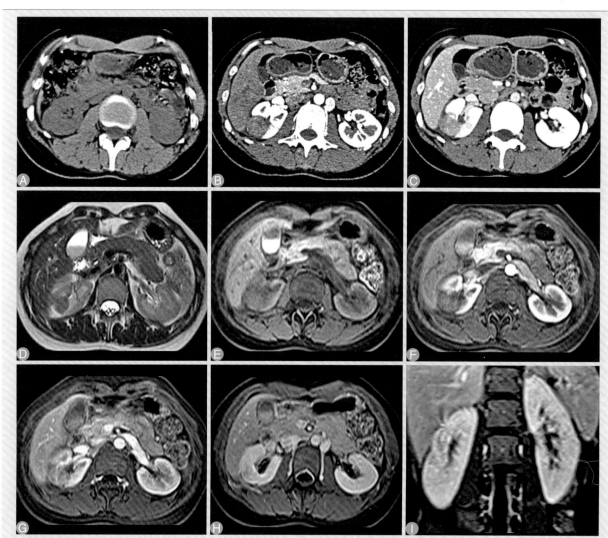

A.横断位CT平扫；B、C.横断位CT增强；D.横断位T_2WI；E.横断位T_1WI平扫；F～H.横断位T_1WI增强；I.冠状位T_1WI增强。

图1-24-1　肾脏CT平扫+增强、肾脏MRI平扫+增强

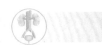

【分析思路】

年轻女性，有发热、右侧腰腹痛症状，右肾类圆形病变，边界稍模糊，增强中度渐进性强化，T_1WI呈等信号，T_2WI呈低信号，右肾周渗出改变，疾病谱有血管平滑肌脂肪瘤、乳头状肾细胞癌、肾嫌色细胞癌、肉芽肿性炎。

■ 血管平滑肌脂肪瘤

本例支持点：青年女性患者，T_2WI呈低信号。

不支持点：未见肾皮质掀起、未见"劈裂征"、未见粗大血管影，增强多为"快进慢出"或者"快进快出"，故不支持。

■ 乳头状肾细胞癌

本例支持点：T_2WI呈低信号，增强中度渐进性强化。

不支持点：中老年男性多见，本例为年轻女性；乳头状肾细胞癌多位于肾皮质，突出肾轮廓，本例靠近髓质。

■ 肾嫌色细胞癌

本例支持点：病变靠近髓质，T_2WI呈低信号，较均匀，增强中度渐进性强化。

不支持点：老年男性多见，本例为年轻女性，未见中央瘢痕。

■ 肉芽肿性炎

本例支持点：年轻女性，有发热、右侧腰腹痛等感染性症状，T_2WI呈低信号，增强中度渐进性强化，病灶周围炎症渗出。

【病理诊断】

病理结果：右肾黄色肉芽肿性肾盂肾炎。

【讨论】

■ 临床概述

黄色肉芽肿性肾盂肾炎（xanthogranulomatous pyelonephritis，XGP）是一种特殊类型的慢性肉芽肿炎症，炎症沿着肾盂、肾盏破坏肾实质，进而形成脓腔，因脓腔周围含有黄色肉芽组织而得名。黄色肉芽肿性肾盂肾炎好发于30～50岁女性。临床表现缺乏特异性，绝大多数患者表现为肾区疼痛、肾区肿块、原因不明发热、贫血、尿路感染反复发作等。尿常规常有白细胞尿，血尿少见。尿细菌培养绝大部分为阳性，以大肠埃希菌、变形杆菌最为常见。尿沉渣涂片80%以上可见泡沫细胞。

■ 病理特征

1.肉芽肿样结构：常由泡沫样巨噬细胞、组织细胞、多核巨细胞和其他炎性细胞等构成。

2.泡沫细胞：单核细胞进入组织后成为巨噬细胞，巨噬细胞吞噬类脂小滴后变为泡沫样，形成特征性的泡沫细胞。

3.纤维结缔组织增生：间质纤维组织、纤维母细胞增生、肾小球纤维化也是本病的一个组织学特征，这是机体损伤后的修复性改变。

4.肾间质毛细血管增生、扩张和充血。

■ 影像学表现

1.弥漫性黄色肉芽肿性肾盂肾炎表现为肾脏肿大，肾实质内形成以肾盂为中心的多发囊性病灶，增强后病灶囊壁强化，内部低密度坏死区无强化，黄色肉芽肿性肾盂肾炎实性成分于皮质期及实质期呈渐近性强化，实质期强化程度明显高于皮质期。

2.当病变局限于肾内时，病变的坏死腔或扩张积水的肾盏形成彼此不相通的脓腔，同时常伴肾实质变薄、萎缩，故患肾表现为多分隔、多房的囊实性包块。因为分隔多为萎缩的肾实质，所以增强扫描通常为均匀、明显、持续强化。当炎症严重、突破肾包膜时，由于失去了肾实质的限制和塑形作用，患肾形态彻底破坏，形成不规则多房囊实性包块，其内分隔更多、分房更不规则，增强扫描强化不均匀，可能是因为此时的分隔多由炎性肉芽肿或纤维组织构成，反复发作的炎症导致病变新旧不一。

3.脓腔CT值取决于脂类与脓液成分的比例，当CT值为脂肪密度时具有意义。

4.多数患者伴有泌尿道结石，且多分布于肾盂或输尿管上段。

5.黄色肉芽肿性肾盂肾炎患者肾窦脂肪组织被纤维组织代替，故常出现肾窦脂肪密度影增高。

6.炎症可波及肾周组织，引起Gerota's筋膜增厚、累及病侧腰大肌，甚至形成皮肤瘘管。

7.局限性黄色肉芽肿性肾盂肾炎表现为肾实质出现局灶囊性肿块，增强扫描可见脓腔壁及分隔强化，中央坏死区无强化，可穿破肾包膜累及腰大肌。

【拓展病例】

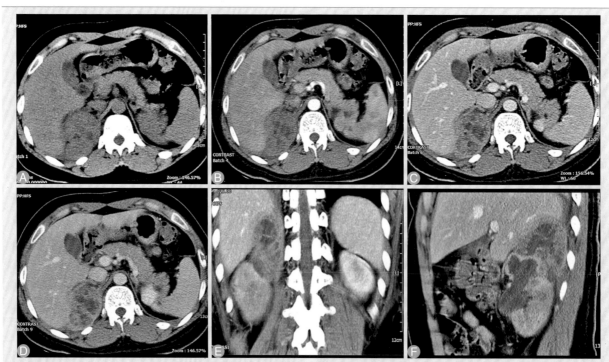

A. 横断位CT平扫示右肾上极多房混杂密度影；B～D.增强扫描各期横断位片示病灶实性部分及分隔呈渐进性强化，囊腔无强化；E、F增强扫描髓质期冠状位及矢状位重建示囊腔与肾盂、肾盏不通，肾盂、肾盏壁呈延迟强化。

图1-24-2　患者女性，33岁，右肾黄色肉芽肿性肾盂肾炎

【诊断要点】

1.好发于女性，临床有反复感染病史，实验室检查感染指标升高。

2.肾盂、输尿管结石。

3.肾盂壁增厚，肾窦内脂肪组织减少。

4.肾实质内多发囊性或囊实性低密度影（"熊掌征"），囊腔与肾盂、肾盏不通。

5.黄色肉芽肿性肾盂肾炎脓腔CT值取决于脂类与脓液成分的比例，当CT值为脂肪密度时具有意义。

—— 参考文献 ——

[1] 黄晶晶，袁阳光，韩丽莹，等.黄色肉芽肿性肾盂肾炎与囊实性肾盂鳞状细胞癌的CT鉴别诊断[J].
临床放射学杂志，2018，37（11）：1883-1887.

[2] 刘晓霞，翟曜耀，卢再鸣.黄色肉芽肿性肾盂肾炎的CT影像诊断及病理分析[J].临床放射学杂志，
2021，40（5）：941-944.

（宋　晓　欧鸿儒）

病例25 肾结核

【临床资料】

● 患者女性，67岁，尿频、尿急1年余。

● 实验室检查：尿酸532 μmol/L，尿培养+菌落计数示培养2日无菌生长，结核感染T细胞336.2 pg/mL。

【影像学检查】

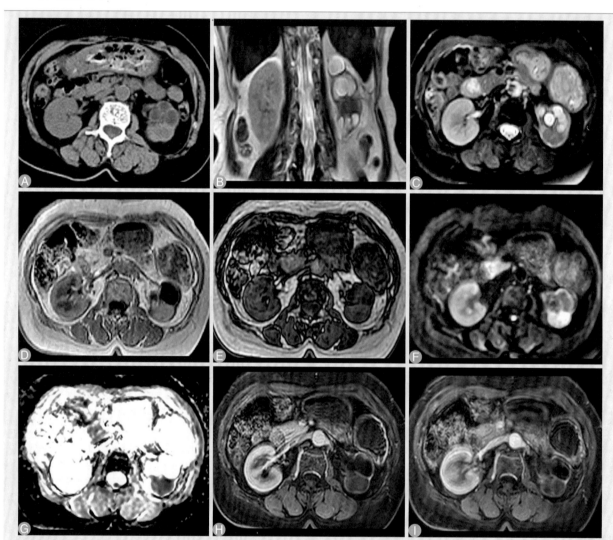

A. 横断位CT平扫；B. 冠状位T₂WI；C. 横断位T₂WI压脂；D、E. 横断位同反相位T₁WI；F. 横断位DWI；G. 横断位ADC图；H、I. 横断位T₁WI增强。

图1-25-1 肾脏CT平扫、肾脏MRI平扫+增强

【分析思路】

老年女性，有尿频、尿急病史，左侧肾脏萎缩，肾实质变薄，肾多发等、低密度病灶，局部CT等密度病灶在MRI上T₁WI呈高信号，T₂WI呈低信号，DWI呈高信号，ADC图呈低信号，常规考虑肾结核、肾脓肿、黄色肉芽肿性肾盂肾炎。

■ **肾结核**

本例支持点：病史较长，结核感染T细胞升高，左侧肾脏萎缩，肾实质变薄，肾脏多发小囊状低密度影，呈长T_1长T_2信号改变，后部CT等密度病灶在MRI上DWI呈高信号，ADC图呈低信号，其在T_2WI呈等信号，故考虑为结核所致脓肿可能性较大。

■ **肾脓肿**

本例支持点：左肾后部病灶弥散受限，提示为脓肿可能。

不支持点：肾脓肿多急性起病，发热，尿白细胞升高，尿培养有致病菌，本例尿培养阴性，且病史较长，脓肿T_2WI呈高信号，本例T_2WI呈低信号，脓肿壁增强多明显强化，周围渗出多较明显，故本例不支持。

■ **黄色肉芽肿性肾盂肾炎**

本例支持点：左侧肾脏萎缩，左肾多发囊性灶。

不支持点：囊腔内DWI多呈高信号，壁多明显强化，周围渗出明显，多有肾结石或输尿管结石，与本例不相符。

【最后诊断】

肾结核。

【讨论】

■ **临床概述**

肾结核（kidney tuberculosis）是常见的肺外结核，主要为继发性结核，约25%的患者既往有肺结核病史，发病年龄多在20～40岁青壮年，男性多于女性。临床上，肾结核早期多无明显症状，当感染波及肾盂或输尿管、膀胱后，出现尿频、尿痛、脓尿和血尿。另外，还可伴有全身症状如消瘦、乏力、低热等，以及贫血、血沉加快、肾功能受损等实验室检查改变。

■ **病理特征**

肾结核绝大多数由血源性感染引起，首先在皮质和（或）髓质内形成结核性脓肿，进而破入肾盏，产生空洞，并造成肾盏、肾盂黏膜破坏和溃疡形成，导致肾盏、肾盂狭窄及其壁增厚。肾盂狭窄可致感染蔓延至其余肾盏，进一步侵犯邻近肾实质，最终造成肾实质的广泛破坏，形成多发空洞，成为结核性脓肾，致肾功能丧失。若机体抵抗力增强，则病变趋向好转，出现钙盐沉积，发生局部钙化，甚至全肾钙化（肾自截）。

■ **影像学表现**

1.外形：早期无明显改变；进展期肾包膜凹凸不平；晚期缩小。

2.肾实质囊状改变：早期表现为肾实质较小的低密度病灶改变；修复期由于结核病灶由皮质蔓延到髓质，中心发生溃疡、干酪坏死，肾实质出现大小、形态不一的干酪病灶或溃疡空洞，表现为多发低密度影，围绕肾盂、肾盏呈花瓣状排列。

3.钙化：主要位于肾皮质，点状、块状或者完全性钙化（肾自截）。

4.增强扫描：病变区壁呈环状中度延迟强化，而平扫显示的多发低密度影未见明显强化，据此可与肿瘤性病变相鉴别。

5.MRI：肾实质的脓肿或空洞及扩张的肾盂、肾盏以长T$_1$长T$_2$信号为主，部分囊腔或扩张肾盏内可呈等T$_1$及短T$_2$信号改变，DWI呈稍高信号，ADC图呈稍低信号。

6.肾积水：肾盂、肾盏扩张积水，不对称性扩张，部分肾盂、肾盏缩小或者闭塞。

7.输尿管、膀胱受累，表现为管壁增厚，输尿管僵硬、狭窄与扩张，膀胱结核显示膀胱挛缩变小。

8.肾周异常：肾周筋膜增厚、肾周脓肿；腹膜后肿大淋巴结。

【拓展病例一】

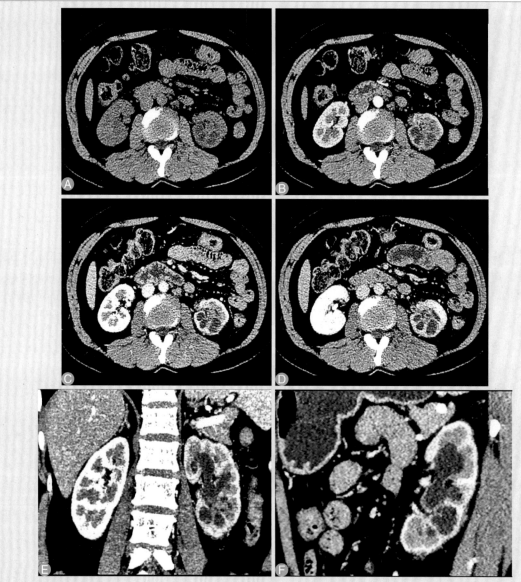

A.横断位CT平扫示左肾多发小囊状低密度影；B～D.横断位CT增强扫描示左肾低密度影无明显强化，其周边及邻近左肾实质呈延迟强化改变，左肾盂、肾盏壁局部稍增厚；E、F.髓质期CT冠状位及矢状位MPR。

图1-25-2　进展期左肾结核

【拓展病例二】

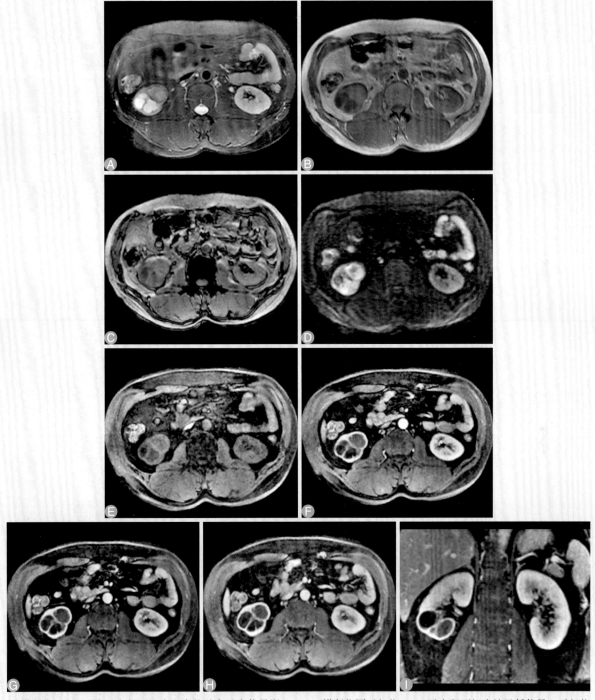

A. 横断位 T_2WI 压脂示右肾下极多发囊状稍高及高信号影；B、C. 横断位同反相位 T_1WI 示右肾下极病灶呈低信号，反相位未见衰减；D.DWI 示右肾病灶呈不均匀高信号；E ~ H. 横断位 T_1WI 平扫 + 增强示右肾下极病灶分隔呈中度强化，囊内病灶无明显强化；I. 冠状位 T_1WI 增强。

图1-25-3 右肾结核

【诊断要点】

1.肾实质内片状稍低密度影及多发钙化灶，增强扫描非钙化区域呈轻中度延迟强化改变。

2.肾实质萎缩、变薄，肾盏扩大、积水，肾盂、肾盏壁明显增厚，增强扫描呈延迟强化。

—— 参考文献 ——

[1] 牛富业，尹雪军，孙倩倩，等.CT扫描与静脉肾盂造影对肾结核诊断价值的Meta分析[J].中华消化病与影像杂志（电子版），2020，10（4）：158-161.

[2] 江柳，许玉峰，唐光健.肾结核与非结核梗阻性肾积水形态差异的影像研究[J].中华放射学杂志，2018，52（12）：923-926.

[3] 吴俊，高枫，黄国庆，等.超声造影与CT在肾结核诊断中的对比研究[J].中国超声医学杂志，2017，33（9）：796-799.

（宋　晓　欧鸿儒）

病例26　输尿管息肉

【临床资料】

- 患者男性，27岁，腰痛1月余。
- 实验室检查：隐血（＋）。

【影像学检查】

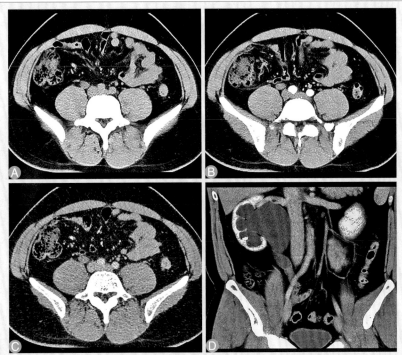

A.横断位 CT 平扫；B、C.横断位 CT 增强；D.CT 增强冠状位 MPR。

图1-26-1　上腹部CT平扫+增强

【分析思路】

青年男性，右侧输尿管上段软组织密度影，增强轻度渐进性强化，局部管腔变窄，狭窄段以上右侧输尿管上段、右侧肾盂肾盏积水扩张，常规考虑结核、输尿管血块、输尿管癌、输尿管息肉。

■ 结核

本例支持点：年轻男性，输尿管上段软组织密度影，增强轻度强化。

不支持点：右肾未见明显结核灶，输尿管结核管壁多为全程性增厚，管腔狭窄及扩张，呈串珠状改变。

■ 输尿管血块

本例支持点：输尿管内软组织密度影，临床有隐血。

不支持点：增强有延迟强化。

■ 输尿管癌

本例支持点：输尿管上段管腔见软组织密度影，增强有轻度强化，输尿管上段梗阻扩张，右侧肾盂、肾盏中重度积液。

不支持点：多以老年人为主，好发在输尿管下段，多有肿大淋巴结，本例不支持。

■ 输尿管息肉

本例支持点：青年男性，位于输尿管的上1/3段，输尿管管腔等密度软组织，增强扫描病变呈轻度强化。

【病理诊断】

送检输尿管组织，局部息肉样增生，被覆上皮未见明显异型性，考虑为纤维上皮性息肉。

病理结果：右输尿管息肉。

【讨论】

■ 临床概述

原发性输尿管息肉容易发生于20～40岁青壮年男性，多位于输尿管的上1/3段，输尿管中下段相对较少。发病机制可能与机体的激素失衡、发育缺陷、梗阻、感染和慢性刺激有关。早期临床症状不典型，病程往往较长，只有当息肉引起梗阻后才继发出现临床症状，主要表现为患侧肾区酸胀痛，可伴有镜下血尿，而无痛性肉眼血尿相对较少，当息肉自输尿管下段突入膀胱时，可出现膀胱刺激症状，而表现为尿频、尿急、尿痛。部分患者反复发作，可继发尿路梗阻、肾盂积水、积脓等。

■ 病理特征

病理上可分为原发性纤维上皮性息肉和继发性炎性息肉。原发性纤维上皮性息肉是源自中胚层的输尿管良性肿瘤，占输尿管肿瘤总数不足1%，其病理是以纤维和血管组织为核心覆盖以正常的移行上皮组成，没有肌肉成分。继发性炎性息肉多数情况下合并结石，因结石长时间在输尿管壁局部嵌顿，刺激输尿管局部炎性增生所致，病理表现为异物巨细胞和巨噬细胞增生反应，周围纤维组织增生形成结石肉芽肿，因此又称为结石性炎性息肉，此类多见于成年人，可发生于输尿管任何位置，好发于输尿管3个生理狭窄处。

■ 影像学表现

1.MSCT平扫显示病灶部位输尿管管腔为等密度或稍高密度软组织，可伴有上段输尿管扩张积水，单纯平扫往往容易漏诊。

2.原发性纤维上皮性息肉增强扫描病变呈轻度强化或不强化，继发性炎性息肉CT增强各期为动静脉期及延迟期呈渐进性强化的特点，强化幅度较原发性纤维上皮性息肉明显。

3.静脉尿路造影显示输尿管腔内的充盈缺损，边缘光滑清楚，带蒂肿块可上下移动，动态透视可以观察到"蚯蚓蠕动"征象，该征象是诊断输尿管息肉较为特征性的表现。

【拓展病例】

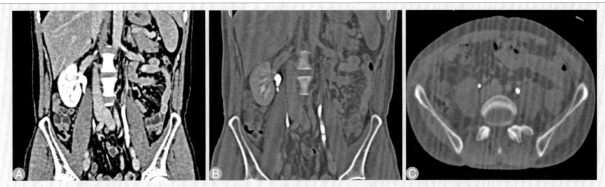

A.CT 增强冠状位 MRP 示左侧输尿管上段充盈缺损；B.CT 增强冠状位 MPR 骨窗病灶显示更清楚；C.横断位 CT 增强骨窗。

图1-26-2　患者男性，44岁，左侧输尿管上段息肉
（病例来源：Urol Case Rep. 2021-11-01；39：101815.）

【诊断要点】

1.青壮年男性，左输尿管上段等密度影，密度均匀，渐进性强化，邻近输尿管管壁未见增厚。

2.静脉尿路造影显示输尿管管腔内的充盈缺损，边缘光滑清楚，在透视下可见管腔内蚯蚓状充盈缺损可随输尿管的蠕动而发生变化，呈"蚯蚓蠕动征"改变。

—— 参考文献 ——

[1] TIBANA T K，SANTOS R F T，SAID L A M，et al. Fibroepithelial polyp of the ureter：the value of magnetic resonance imaging of the urinary tract in diagnosis and therapeutic planning[J]. Radiologia brasileira，2019，52（3）：206-207.

[2] 曹阿丹,郭海燕,翟曼丽,等.输尿管息肉双源CT泌尿系造影表现[J].临床放射学杂志,2018,37（8）：1338-1341.

[3] 唐颖,花立春,陈俊,等.超声对比放射学检查诊断小儿输尿管息肉的价值[J].中国临床医学影像杂志,2019,30（3）：190-194.

（莫家彬　董　浩　欧鸿儒）

病例27　肾盂癌

【临床资料】

● 患者男性，66岁，无痛性全程肉眼血尿4天，颜色暗红，可见血块及血条。

【影像学检查】

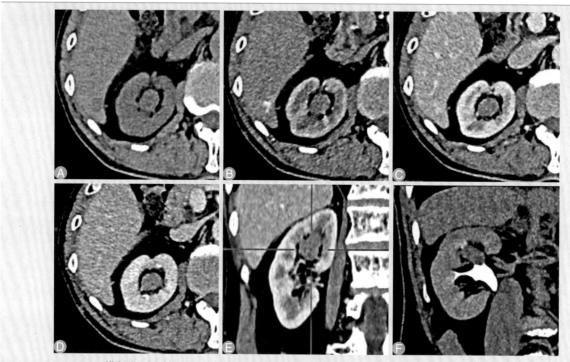

A. 横断位 CT 平扫；B ~ D. 横断位增强动脉期、静脉期、延迟期；E. 冠状位；F. 排泄期。

图1-27-1　上腹部CT平扫+增强

【分析思路】

老年男性，无痛性肉眼血尿，肾盂、肾盏软组织肿块，动脉期轻度强化，静脉期及延迟期呈延迟中度强化，疾病谱有肾盂尿路上皮癌、血凝块、集合管癌。

■ 尿路上皮癌

本例支持点：全程血尿，肾盏区软组织肿块，增强后呈中度强化。

不支持点：肿块形态较规则，对横断位组织侵犯不明显。

■ 血凝块

本例支持点：有血尿，肾盏内软组织密度，形态较规则。

不支持点：本例增强后中度强化，而血凝块增强后无强化。

■ 集合管癌

本例支持点：肿块位于肾盏内，增强轻中度强化。

不支持点：中心位于肾髓质，多同时累及皮髓质及肾盏，与本例不相符。

【病理诊断】

病理结果：右肾盂浸润性低级别乳头状尿路上皮癌。

【讨论】

■ 临床概述

肾盂癌（renal pelvic carcinoma，RPC）是发生于肾盂或肾盏的尿路上皮来源恶性肿瘤，好发于40岁以上男性，男女比例约为3：1，大多为单侧，最常见的临床症状为肉眼或显微镜下血尿，部分患者出现肋腹痛或肾积水，晚期出现贫血及恶病质。

■ 病理特征

病理类型以尿路上皮细胞癌最为常见，约占90%；鳞状细胞癌次之，小于10%，且多与感染、结石等刺激因素有关。乳头状移行细胞癌呈息肉状改变，浸润慢，转移发生晚。非乳头状移行细胞癌较早发生扩散和浸润，肿瘤可向下种植至输尿管和膀胱。

■ 影像学表现

Baron等根据肾盂癌影像学表现，将其分为3种类型：Ⅰ型：肾盂内肿块型；Ⅱ型：肿块浸润肾实质型；Ⅲ型：肾盂壁增厚型。

1.肾盂内肿块型：肿瘤多数较小，平扫呈等或稍低密度影，轻中度均匀强化，可伴有轻度肾积水，肾窦脂肪清晰。

2.肿块浸润肾实质型：肿瘤多数较大，肾实质受侵，肾周脂肪消失，肾轮廓存在，增强轻中度不均匀强化，根据肾盂、肾盏是否有肿物分为两型：A型伴有肾盂或肾盏内肿物；B型肾盂、肾盏内无明显肿物，肿瘤起源于肾盂、肾盏壁邻近肾实质侧并向肾实质浸润，未向肾盂、肾盏内生长。

3.肾盂壁增厚型：肾盂、肾盏壁不规则增厚或扁平状软组织密度影，增强呈环形或不规则形轻度强化，肿瘤沿肾盂黏膜蔓延至输尿管，可伴有明显肾积水。

4.MRI信号：肿瘤T_1WI呈稍低或等信号，T_2WI呈稍高信号，出现囊变、坏死、出血时，信号混杂；实性成分DWI呈高信号。

【拓展病例一】

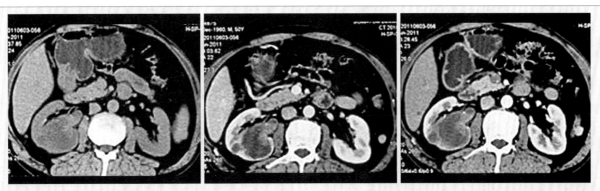

横断位CT平扫、增强动脉期及静脉期显示右侧肾盂、肾盏及肾实质不均匀低密度肿块，中心见更低密度区，增强后近肾盂实性成分中度强化，中心低密度未见强化。

图1-27-2　患者男性，50岁，右肾浸润性尿路上皮癌

【拓展病例二】

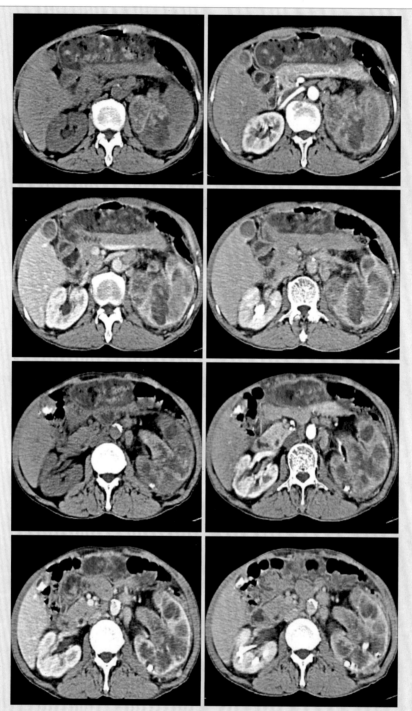

肾脏CT平扫＋增强示左肾外形增大，左肾盂、肾实质浸润性病灶，密度不均匀，境界不清，增强轻度不均匀渐进性强化，左肾见多发囊状低密度影，左肾积水，左肾多发结石，左侧腹膜后及左肾周多发结节。

图1-27-3　患者男性，61岁，左肾盂高分化鳞状细胞癌，肿瘤侵及肾实质并肾脓肿

【诊断要点】

1.肾盂、肾盏内肿块，可累及肾实质、输尿管。

2.密度均匀或不均匀，轻中度渐进性强化。

3.无痛性肉眼血尿或镜下血尿。

—— 参考文献 ——

[1] BAGGA N，KHERA S，CHOUDHARY G R，et al. Urothelial carcinoma of the renal pelvis with synchronous ipsilateral papillary renal cell carcinoma[J]. Indian journal of pathology & microbiology，2020，63（3）：497-498.

[2] 姚婧，周建军. 不同类型浸润性肾盂癌：MDCT 动态增强表现及误诊分析 [J]. 临床放射学杂志，2017，36（4）：526-530.

（刘志健　欧鸿儒）

病例28　输尿管癌

【临床资料】

● 患者女性，64岁，反复血尿1年余。

● 实验室检查：尿隐血（++），尿红细胞（+），肿瘤指标（−）。

【影像学检查】

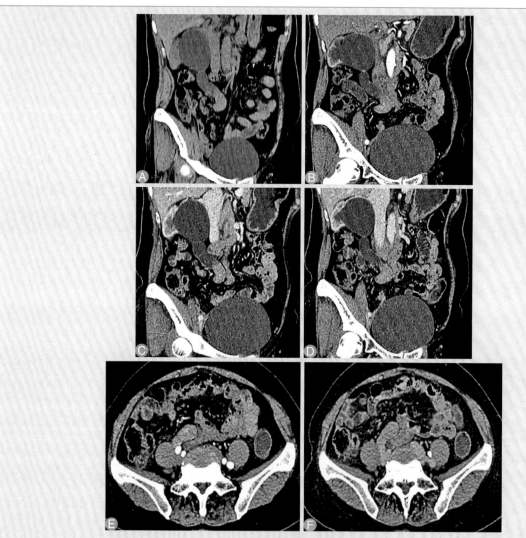

A. 冠状位 CT 平扫；B ~ D. 冠状位 CT 增强；E、F 横断位 CT 增强。

图1-28-1　上腹部CT平扫+增强

【分析思路】

　　老年女性，反复血尿病史，右侧输尿管上段软组织肿块，增强轻度强化，右肾、右输尿管上段积水扩张，常规考虑输尿管炎症、输尿管息肉、输尿管结核、输尿管转移瘤、输尿管癌。

■ 输尿管炎症

本例支持点：输尿管壁增厚。

不支持点：常引起管腔渐进性狭窄，范围一般较长，增厚的管壁较均匀，无肿块形成，临床上尿路刺激症状可提示诊断。

■ 输尿管息肉

本例支持点：输尿管内充盈缺损，增强后持续强化。

不支持点：好发于输尿管上1/3段，为条状充盈缺损，有蒂，发病年龄较轻，管壁光整，无破坏。

■ 输尿管结核

本例支持点：输尿管壁增厚。

不支持点：多继发于肾结核，病变范围亦较长，呈串珠状或虫蚀状管腔狭窄，管壁不规则增厚。

■ 输尿管转移瘤

本例支持点：输尿管壁增厚，增强强化明显，肾盂输尿管积水。

不支持点：多有明确的原发肿瘤病史，沿输尿管壁的黏膜下层浸润，可表现为输尿管管壁局限性增厚或管腔中断，进展较快，早期即可形成明显的肾盂输尿管积水。

■ 输尿管癌

本例支持点：中老年人，反复无痛性血尿，输尿管管腔呈软组织密度肿块，梗阻端呈杯口状，肿瘤纵向的范围大于横径，增强扫描呈轻中度强化，强化峰值位于静脉期。

不支持点：多好发于输尿管下段，本例位于输尿管上段，周围未见肿大淋巴结。

【病理诊断】

大体：灰红灰褐色碎组织一堆，大小为3 cm×3 cm×1 cm，另见管状组织一段，长23 cm，直径为0.5～1.5 cm，局灶已剖开，近一侧断端5 cm处管腔内可见数个菜花样肿物，大小为0.5 cm×0.5 cm至3 cm×2.5 cm。距另一侧断端1 cm处见1.5 cm×0.5 cm灰白色肿物。

镜下：输尿管多发性低级别乳头状尿路上皮癌，局灶黏膜固有层内可见癌组织浸润。

免疫组化：CK20（＋），Ki-67上皮全层可见阳性细胞，p53（＋）。

病理结果：右侧输尿管低级别非浸润性乳头状尿路上皮癌。

【讨论】

■ 临床概述

原发性输尿管癌占泌尿系肿瘤的1%～2%，本病好发于50～70岁男性，临床主要表现为无痛性间歇性肉眼血尿、腰背部疼痛、腹部肿块及尿路刺激症状，多数患者伴有肾盂积水，且腰痛和肾盂积水往往早于血尿出现。

■ 病理特征

病理上肿瘤90%以上是移行细胞癌，鳞癌及腺癌极少见，肿瘤好发于输尿管下1/3段，可单发或多发，也可双侧发生，部分病变由肾盏、膀胱肿瘤或蔓延引起。

■ 影像学表现

1.影像学表现为输尿管壁环形或偏心状增厚，或管腔呈结节及不规则软组织密度肿块。

2.尿路造影成像显示腔内充盈缺损或管腔变窄中断，梗阻端呈杯口状、不规则状或鸟嘴状形态。

3.较大肿块密度不均匀，外形不规则，当肿瘤向外侵犯时可见肿瘤周围脂肪间隙模糊、毛糙。

4.增强扫描多呈轻中度强化，强化峰值位于静脉期。

5.肾盂、输尿管积水，多为中度，重度较少见。

6.由于输尿管壁有丰富的血管及淋巴管网，早期易发生淋巴结、肺、肝及骨转移。

【拓展病例】

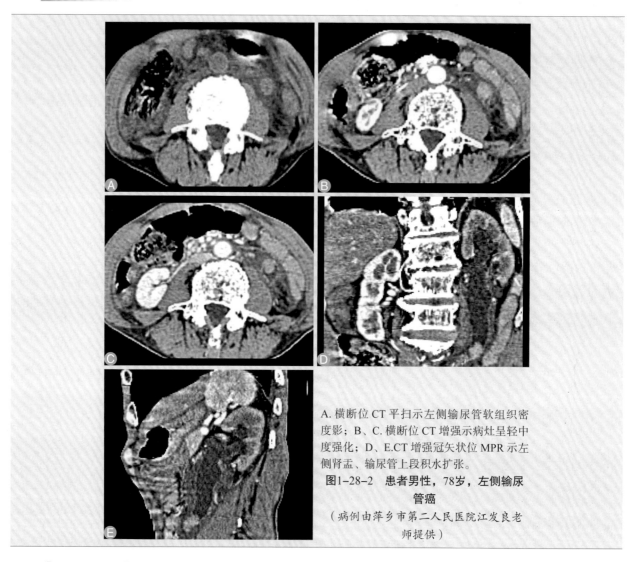

A.横断位 CT 平扫示左侧输尿管软组织密度影；B、C.横断位 CT 增强示病灶呈轻中度强化；D、E.CT 增强冠矢状位 MPR 示左侧肾盂、输尿管上段积水扩张。

图1-28-2　患者男性，78岁，左侧输尿管癌

（病例由萍乡市第二人民医院江发良老师提供）

【诊断要点】

1.多见于中老年男性，输尿管下段多见。

2.输尿管壁结节样或不规则增厚，范围多较局限，管腔狭窄或闭塞。

3.病变段输尿管与周围组织分界不清，并形成软组织肿块。

4.梗阻端呈杯口样、鼠尾状或不规则残缺状，肿瘤纵向侵犯范围一般大于横截面直径。

5.增强扫描多呈轻中度强化，强化峰值位于静脉期。

—— 参考文献 ——

[1] WU Y L，LIU Y M，CHEN H J，et al. Negative pathology of ureteral carcinoma significantly delaying the diagnosis of the primary tumor of osteoblastic metastases：A case report and review of the literature[J]. Oncology letters，2016，12（4）：2417-2420.

[2] HUANG Z，ZHANG X，ZHANG X，et al. Segmental Ureterectomy is Acceptable for High-risk Ureteral Carcinoma Comparing to Radical Nephroureterectomy[J]. Journal of Investigative Surgery，2019，32（8）：746-753.

[3] 胡益仙，姜凡，陈宸，等 . 影响原发性输尿管癌预后及其术后继发膀胱癌的多因素分析 [J]. 重庆医科大学学报，2019，44（2）：204-208.

（莫家彬　欧鸿儒）

病例29　膀胱癌

【临床资料】

● 患者男性，60岁，血尿1周。

● 超声检查发现膀胱左后壁占位。

【影像学检查】

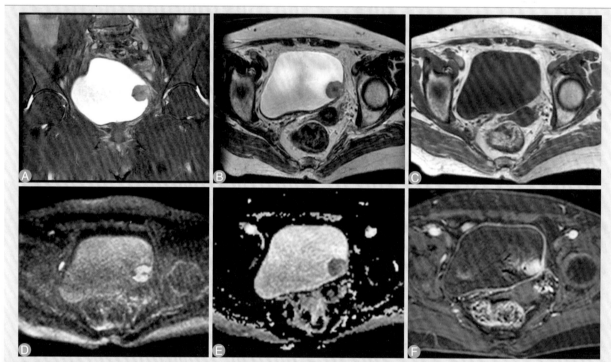

A.冠状位 T$_2$WI 压脂；B.横断位 T$_2$WI；C.横断位 T$_1$WI；D.横断位 DWI；E.ADC 图；F.横断位 T$_1$WI 压脂增强。

图1-29-1　膀胱MRI平扫+增强

【分析思路】

老年男性，血尿1周，膀胱左后壁占位，T$_1$WI呈低信号、T$_2$WI呈稍高信号，扩散受限，增强明显强化，首先考虑原发的膀胱尿路上皮细胞癌，其次膀胱平滑肌瘤、膀胱嗜铬细胞瘤。

■ 膀胱尿路上皮细胞癌

本例支持点：患者年龄、发病部位、临床表现，病灶呈T$_1$WI低信号、T$_2$WI稍高信号，扩散受限，增强明显强化。

不支持点：病灶一般以菜花状、乳头状多见，本例形态规则、边界清楚。

■ 膀胱平滑肌瘤

本例支持点：病灶位于膀胱内，边界清楚，信号均匀，呈圆形或类圆形；临床表现亦可出现血尿。

不支持点：本病女性多见，平滑肌瘤信号一般与盆壁信号接近，增强扫描轻度强化，且DWI及ADC图以等信号多见。

■ 膀胱嗜铬细胞瘤

本例支持点：病灶呈圆形、类圆形，边界清楚，信号均匀。

不支持点：少见，血供丰富，强化均匀，可分泌儿茶酚胺，有临床特征性表现。

【病理诊断】

免疫组化：CK7（＋），CK20（＋），P63（＋），Ki-67（＋），Urop-Ⅲ（＋）。

高级别尿路上皮细胞癌，浸润上皮下结缔组织，pTNM分期pT1。

病理结果：膀胱癌。

【讨论】

■ 临床概述

膀胱癌（bladder cancer）是发生在膀胱黏膜上的恶性肿瘤，是泌尿系统中最常见的恶性肿瘤之一。常见于50～70岁的中老年人。临床表现为无明显诱因的血尿。临床常规选择膀胱镜检查，CT和MRI检查主要用于术前的分期检查。

■ 病理特征

膀胱癌多为移行细胞癌，少数为鳞癌、腺癌。以膀胱三角区及两侧壁多见，表面常凹凸不平，可见溃疡及钙化等，肿瘤晚期多形成较大肿块，可有坏死，可侵犯膀胱壁肌层及浆膜层。

■ 影像学表现

1.形态：膀胱壁局限性增厚，基底多较宽；或者膀胱腔内肿块，呈乳头状、菜花状或不规则形。

2.CT平扫：呈等或稍低密度，可有点状或者弧形钙化。

3.MRI：T_1WI呈等信号，T_2WI呈稍高信号，DWI呈高信号，ADC图呈低信号。

4.增强扫描：早期强化明显，并持续性强化。

5.影像学分期：T1期表现为膀胱腔内肿块，膀胱壁光滑，无增厚。T2期肿瘤侵犯肌层：T2a期膀胱壁增厚，但局部无僵硬感，侵犯程度小于固有肌层深度的1/2。T2b期：膀胱壁增厚，僵硬，但外缘光滑，侵犯程度大于1/2的肌层。T3期膀胱壁增厚，不规则，界限模糊，周围脂肪层出现软组织密度影。T4期肿瘤浸润到邻近器官。

【拓展病例】

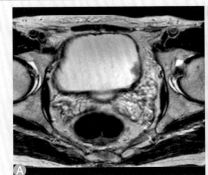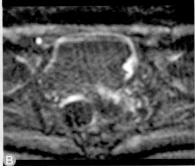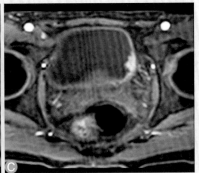

A. 横断位 T_2WI 示膀胱左侧壁见凸向腔内菜花状软组织密度影，呈稍高信号，基底较宽；B. 横断位 DWI 呈高信号；C. 横断位 T_1WI 增强病灶呈明显强化。

图1-29-2　患者男性，67岁，膀胱癌pT2b期

【诊断要点】

1.50～70岁老年人高发，有血尿病史。

2.好发于膀胱侧壁、三角区，扩散受限，增强明显强化。

3.伴有膀胱壁/其他器官侵犯及淋巴结转移。

—— 参考文献 ——

[1] WANG Z，SHANG Y，LUAN T，et al. Evaluation of the value of the VI-RADS scoring system in assessing muscle infiltration by bladder cancer[J]. Cancer Imaging，2020，20（1）：26.

[2] PANEBIANCO V，PECORARO M，DEL GIUDICE F，et al. VI-RADS for Bladder Cancer：Current Applications and Future Developments[J]. J Magn Reson Imaging，2020，55（1）：23-36.

（郝金钢　欧鸿儒）

病例30 膀胱平滑肌肉瘤

【临床资料】

● 患者男性，53岁，无明显诱因出现全程肉眼血尿10天余。

【影像学检查】

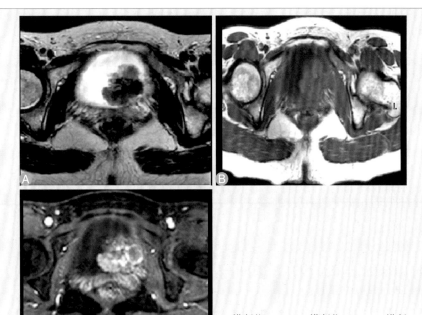

A. 横断位 T_2WI；B. 横断位 T_1WI；C. 横断位 T_1WI 压脂增强。

图1-30-1 膀胱MRI平扫+增强

【分析思路】

中老年男性，肉眼血尿病史，膀胱左后壁见团块状软组织肿块凸向腔内，肿块T_1WI上呈低信号，T_2WI上呈低信号，增强扫描不均匀明显强化，疾病谱有膀胱癌、膀胱平滑肌瘤、膀胱平滑肌肉瘤。

■ **膀胱癌**

本例支持点：膀胱内菜花样肿块，增强明显强化，血尿病史。

不支持点：T_2WI多呈稍高信号，本例病灶T_2WI呈明显低信号。

■ **膀胱平滑肌瘤**

本例支持点：T_1WI呈低信号，T_2WI呈低信号，增强明显强化。

不支持点：女性多见，形态多较规则，本例病灶形态不规则，边界不清。

■ **膀胱平滑肌肉瘤**

本例支持点：中老年发病，血尿，凸向腔内不规则肿块，T_1WI呈低信号，T_2WI呈低信号，增强明显不均匀强化。

不支持点：罕见。

【病理诊断】

病理结果：膀胱平滑肌肉瘤。

【讨论】

■ 临床概述

膀胱平滑肌肉瘤（leiomyosarcoma of the urinary bladder）比较少见，好发于中年以上的成年人，男女发病无明显差别，恶性程度较高，发展较快，容易复发和转移。结合文献资料，膀胱壁平滑肌肉瘤的临床表现可归纳为：①常见肉眼血尿，主要是肿瘤破坏膀胱黏膜所致；②排尿困难，肿瘤侵犯或压迫膀胱颈所致；③膀胱刺激征；④尿路梗阻，当肿瘤较大时侵犯或压迫输尿管口引起肾积水；⑤肿瘤广泛浸润膀胱并侵入盆腔时，可出现下腹部肿块，腰骶部疼痛。

■ 病理特征

肿瘤多为单发，圆形或不规则结节状，肿瘤切面呈灰白色鱼肉状，可伴有出血和坏死，肿瘤较大时可有囊性变。全身各部位的平滑肌肉瘤在组织学上相似，可表现为不同类型的平滑肌肉瘤，如上皮样平滑肌肉瘤、黏液性平滑肌肉瘤、颗粒细胞平滑肌肉瘤等。

光学显微镜下典型细胞呈梭形，核常居中，长圆形，两端钝，形似"雪茄烟"，有些核一端可见空泡；胞浆丰富，深嗜伊红色；细胞大小和排列与分化程度有关，分化好的平滑肌肉瘤细胞多呈束状排列，束与束间相互交织，分化差的瘤细胞大小不一，排列杂乱，细胞核多形性明显。

■ 影像学表现

1.部位：好发于膀胱顶壁、侧壁，三角区少见，黏膜下来源。

2.CT平扫：软组织密度，密度不均匀，可见片状坏死区及钙化灶。

3.MRI：T_1WI呈低或稍低信号，T_2WI以低信号为主，囊变坏死T_1WI、T_2WI呈高信号，DWI呈不均匀高信号。

4.增强扫描：增强后呈不均匀中度或明显强化，其内可见迂曲增粗的血管影。

【拓展病例】

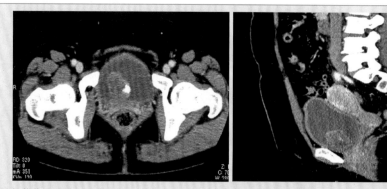

横断位及矢状位CT增强示膀胱后壁增厚，见团块状软组织密度影凸向腔内，肿块内见钙化，增强呈轻度强化。

图1-30-2　患者女性，49岁，膀胱平滑肌肉瘤

【诊断要点】

1.黏膜下来源，形态不规则，坏死、囊变及钙化常见。

2.T₂WI呈低信号，T₁WI呈等低信号，增强中度至明显不均匀强化。

3.内部可见迂曲强化血管。

—— 参考文献 ——

[1] 谭智勇，李宁，黄应龙，等．误诊为尿路上皮癌的膀胱平滑肌肉瘤1例并文献分析[J]．国际泌尿系统杂志，2020，40（2）：321-323.

[2] ZIESCHANG H，KOCH R，WIRTH M P，et al. Leiomyosarcoma of the Urinary Bladder in Adult Patients：A Systematic Review of the Literature and Meta-Analysis[J]. Urol Int，2019，102（1）：96-101.

（郝金钢　欧鸿儒）

病例31 膀胱平滑肌瘤

【临床资料】

● 患者男性，81岁，发现膀胱占位10天余，无血尿及尿路刺激症状。

【影像学检查】

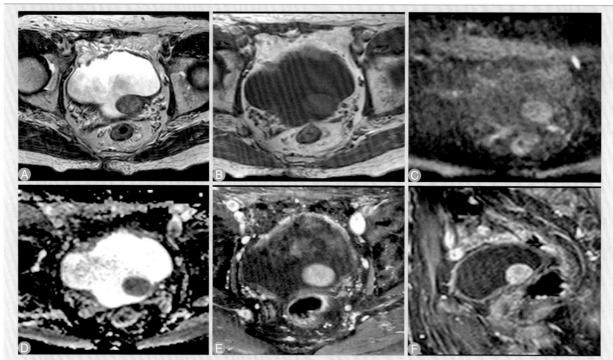

A. 横断位 T₂WI；B. 横断位 T₁WI；C. 横断位 DWI；D.ADC 图；E. 横断位 T₁WI 增强；F. 矢状位 T₁WI 增强。

图1-31-1 膀胱MRI平扫+增强

【分析思路】

老年男性，膀胱左后壁黏膜下肿块，境界清楚，T_1WI呈低信号，T_2WI呈稍低信号，DWI呈稍高信号，ADC图呈稍低信号，信号均匀，边界清楚，增强明显强化，未见囊变坏死，常规考虑膀胱平滑肌瘤、原发性膀胱癌、膀胱副神经瘤。

■ 膀胱平滑肌瘤

本例支持点：黏膜下来源，形态规整，T_1WI呈低信号，T_2WI呈稍低信号，DWI呈等高信号，ADC图呈等低信号，信号均匀，增强明显强化；无血尿病史。

不支持点：该病女性多见，本例为老年男性患者。

■ 膀胱癌

本例支持点：老年男性，膀胱左后壁黏膜下肿块，增强明显强化。

不支持点：本例为黏膜下来源，形态规则、边界清楚，无血尿病史。

■ 膀胱副神经瘤

本例支持点：黏膜下来源，病灶呈圆形、类圆形，边界清晰，信号均匀。

不支持点：少见，血供丰富，强化均匀、可分泌儿茶酚胺，有临床特征性表现。

【病理诊断】

病理结果：膀胱平滑肌瘤。

【讨论】

■ 临床概述

膀胱平滑肌瘤（bladder leiomyoma）是一种罕见的膀胱非上皮良性肿瘤，可发生于膀胱的任何部位，在发生部位上没有明显的倾向性，可将其分为黏膜下型60%、浆膜下型30%、壁间型10%，黏膜下型最常见。好发年龄为30~50岁，多数为女性。临床症状表现不一，主要取决于肿瘤的生长部位及大小。黏膜下、壁间型者多产生膀胱刺激症状、血尿。体积较大或位于尿道口者多产生排尿困难。浆膜下型则以盆腔肿块为主要表现。少数病例无任何症状，为体检或行其他手术时偶然发现。

■ 病理特征

肿瘤多包膜完整，表面有正常膀胱黏膜组织覆盖。多为球形，少数呈分叶状或结节状，偶有蒂。

镜下可见肿瘤组织由成束的梭形平滑肌细胞组成，被胶原纤维分隔，呈编织状或旋涡状，胞浆嗜酸性，无病理性核分裂，细胞分化成熟，无异型性。

■ 影像学表现

1.部位：多位于黏膜下，黏膜面完整、光滑。

2.形态：多呈圆形或椭圆形，少数有分叶，病灶包膜完整。

3.MRI：T_1WI呈等信号，T_2WI呈等或低信号，与盆壁信号基本一致是膀胱平滑肌瘤的特征性表现，DWI呈稍高信号。

4.增强扫描：不同程度强化，较均匀。

【拓展病例】

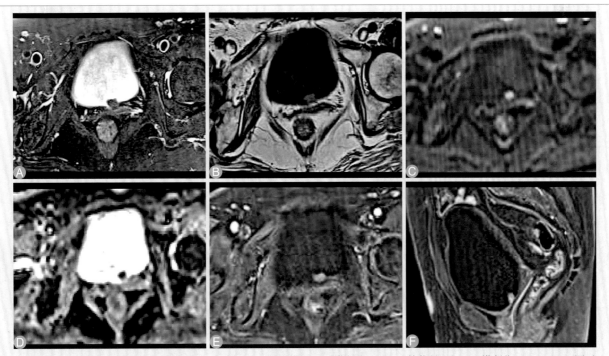

A.横断位 T_2WI 压脂示膀胱左后壁结节，边缘光滑，呈等信号；B.横断位 T_1WI 呈等信号；C、D.横断位 DWI、ADC 图示病灶扩张受限；E.横断位 T_1WI 增强病灶中度强化，较均匀；F.矢状位 T_1WI 增强。

图1-31-2 患者女性，69岁，膀胱平滑肌瘤

（病例由杭州师范大学附属医院顾基伟老师提供）

【诊断要点】

1.虽然本病例为男性，但中年女性多见。

2.多位于黏膜下，形态规整，密度/信号均匀，与膀胱壁信号/密度一致。

3.增强不同程度强化，较均匀。

—— 参考文献 ——

[1] HALEFOGLU A M，SEN E Y，TANRIVERDI O，et al. Utility of diffusion-weighted MRI in the diagnosis of bladder carcinoma[J]. Clin Imaging，2013，37（6）：1077-1083.

[2] WU L M，CHEN X X，XU J R，et al. Clinical value of T2-weighted imaging combined with diffusion-weighted imaging in preoperative T staging of urinary bladder cancer：a large-scale，multiobserver prospective study on 3.0-T MRI[J]. Acad Radiol，2013，20（8）：939-946.

[3] ZHAI N，WANG Y H，ZHU L M，et al. Sensitivity and Specificity of Diffusion-Weighted Magnetic Resonance Imaging in Diagnosis of Bladder Cancers[J]. Clin Invest Med，2015，38（4）：173-184.

（郝金钢　欧鸿儒）

病例32 膀胱副神经节瘤

【临床资料】

● 患者男性，72岁，肉眼血尿10天余。

【影像学检查】

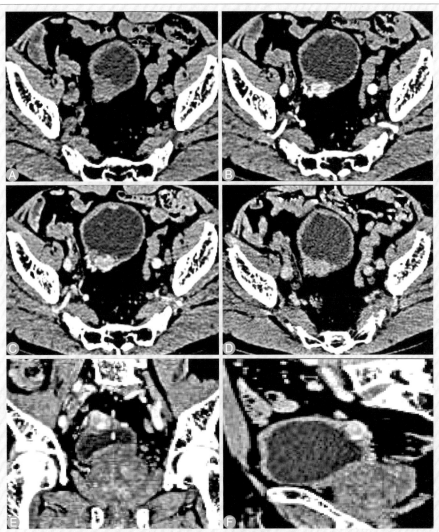

A. 横断位 CT 平扫；B ~ D. 横断位 CT 增强；E、F.CT 增强冠矢状位 MRP。

图1-32-1 盆腔CT平扫+增强

【分析思路】

老年男性，肉眼血尿，膀胱右后壁黏膜下软组织肿块，增强呈明显强化，病灶周围迂曲增粗血管影，常规考虑膀胱尿路上皮癌、膀胱平滑肌瘤、膀胱副神经节瘤。

■ **膀胱尿路上皮癌**

本例支持点：老年男性，血尿，肿块呈乳头状、菜花状、早期明显强化。

不支持点：膀胱尿路上皮癌为黏膜来源，而本例病灶位于黏膜下。

■ **膀胱平滑肌瘤**

本例支持点：病灶位于黏膜下，软组织密度，密度及强化较均匀。

不支持点：多见于中年女性，本例为老年男性；病灶周围增粗血管影亦不支持。

■ **膀胱副神经节瘤**

本例支持点：病灶位于黏膜下，血尿，增强明显强化，周围增粗血管影。

不支持点：无高血压等相关临床表现。

【病理诊断】

大体：灰红一块，大小为 2.5 cm × 1 cm × 0.6 cm。

病理结果：膀胱肿瘤组织考虑副神经节瘤。

【讨论】

■ **临床概述**

副神经节瘤是发生于肾上腺外的嗜铬细胞瘤，占所有嗜铬细胞瘤的 10%，可发生于全身各个部位，如椎管内、颈部、胸腔、腹膜后、腹腔、盆腔等处，发生于膀胱的副神经节瘤占比小于 1%，其可发生于膀胱壁任何部位，多为单发，前、后壁和膀胱顶多见，膀胱三角区少见。好发年龄为 20 ~ 40 岁，女性多于男性。根据临床表现膀胱副神经节瘤可以分为症状型、隐匿型和无功能型 3 种。膀胱副神经节瘤的临床表现主要取决于肿瘤分泌并释放到血液中的儿茶酚胺浓度。典型症状是排尿时头痛、心悸、出汗，排尿后血压短暂或持续升高；50% 的患者则以血尿为主要临床表现；约 27% 的患者（隐匿型、无功能型）并无高血压和血尿等症状。

■ **病理特征**

膀胱副神经节瘤是膀胱壁一种少见的交感神经系统嗜铬细胞肿瘤。定位于膀胱壁而非黏膜上的肿瘤。肿瘤大体表现为大小不一、呈息肉状或结节状、质地硬且与正常膀胱壁界限清楚的结节或肿块，切面呈黄色、灰黄色或多彩状，较大肿瘤切面可见多结节，仅凭肿瘤的组织学形态很难判断膀胱副神经节瘤的良恶性，需要结合肿瘤临床生物学行为做出诊断，淋巴结转移和（或）局部扩散是判断肿瘤恶性的标准。

■ **影像学表现**

1.位置：位于黏膜下，可向腔内外突出，呈圆形或类圆形。

2.CT 平扫：较小时密度均匀，较大时密度不均匀，部分可见钙化。

3.MRI：T_1WI 呈高信号，是其重要影像特点，T_2WI 呈稍高或高信号，肿瘤较大时可有囊变、坏死、出血，实性成分 DWI 呈高信号。

4.增强扫描：动脉期明显强化，呈"快进快出"或"快进慢出"强化方式，较大者不均匀强化，中央可见无强化囊变坏死区。

5.恶性膀胱副神经节瘤多数边界模糊，形态不规则，膀胱壁全层侵犯增厚；可伴有淋巴结及远处转移。

【拓展病例一】

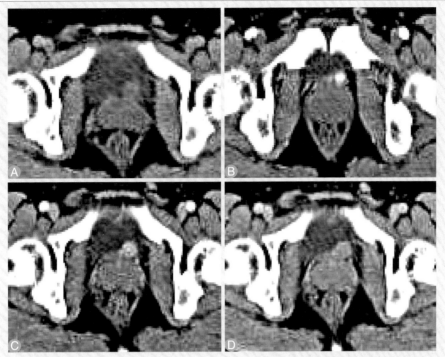

A. 横断位 CT 平扫示膀胱左后壁等密度结节；B ~ D. 横断位 CT 增强示病灶动脉期明显强化，静脉期及延迟期强化程度减低。

图1-32-2 膀胱副神经节瘤

【拓展病例二】

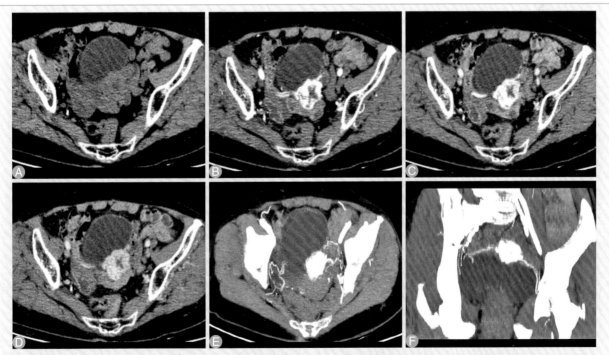

A. 横断位 CT 平扫示膀胱肿块，边缘有分叶，平扫密度欠均匀；B ~ D. 横断位 CT 增强动脉期明显不均匀强化，静脉期及延迟期强化程度稍有减退，呈"快进慢出"强化方式；E、F. 横断位及冠状位 MIP 显示病灶周围多发迂曲血管影。

图1-32-3 患者女性，79岁，膀胱副神经节瘤（1）

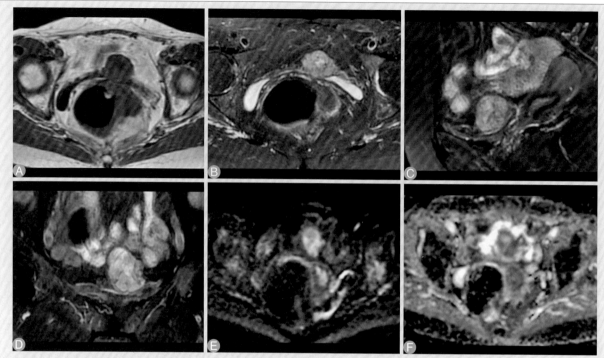

与图 1-32-3 为同一患者。A. 横断位 T$_1$WI 示病灶呈稍高信号，与盆壁肌肉信号类似；B. 横断位 T$_2$WI 压脂呈不均匀高信号；C、D. 矢状位及冠状位 T$_2$WI 压脂示病灶位于黏膜下，黏膜线完整；E、F. 横断位 DWI、ADC 图示病灶实性成分扩散受限。

图1-32-4　患者女性，79岁，膀胱副神经节瘤（2）

【诊断要点】

1. 位于黏膜下，可向腔内外突出。

2. T$_1$WI 呈高信号，T$_2$WI 呈稍高及高信号。

3. 增强扫描明显强化。

4. 排尿时头痛、心悸、出汗，排尿后血压短暂或持续升高。

—— 参考文献 ——

[1] 刘锋，肖煦阳，王焕军，等. 膀胱副神经节瘤的影像学分析与诊断 [J]. 肿瘤影像学，2020，29（2）：181-186.

[2] 林叶远，曾云俊，雷银，等. 盆腔副神经节瘤 1 例报道 [J]. 现代泌尿生殖肿瘤杂志，2019，11（4）：242-243.

[3] 石都，孔垂泽，李振华. 膀胱副神经节瘤的诊断与治疗（附 10 例报道）[J]. 中国医科大学学报，2019，48（10）：944-947.

（陈　蓉　贾云生）

病例33　膀胱炎性肌纤维母细胞瘤

【临床资料】

● 患者女性，46岁，无明显诱因出现痛性终末血尿3周。

【影像学检查】

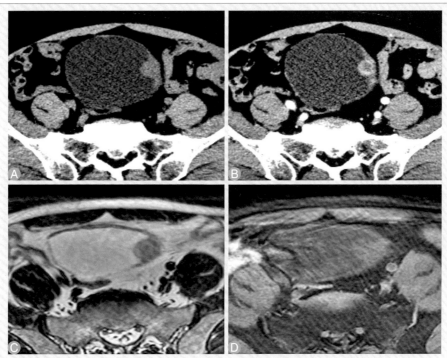

A. 横断位 CT 平扫；B. 横断位 CT 增强动脉期；C. 横断位 T_2WI；D. 横断位 T_1WI 压脂。

图1-33-1　膀胱CT平扫+增强、MR平扫

【分析思路】

中青年女性，膀胱左侧壁增厚并见团块状软组织占位，边缘光滑，肿块凸向腔内，增强动脉期中度花环样强化，邻近膀胱壁增厚，周围脂肪间隙稍模糊；应考虑膀胱癌、膀胱平滑肌瘤、膀胱副神经节瘤、炎性肌纤维母细胞瘤。

■ 膀胱癌

本例支持点：血尿，相连膀胱壁增厚，肿块凸向腔内。

不支持点：膀胱癌中老年男性多见，病灶一般以菜花状、乳头状多见，本病例边缘光滑，膀胱癌明显强化。

■ 膀胱平滑肌瘤

本例支持点：病灶位于膀胱内，边界清楚，呈圆形或类圆形，密度与膀胱壁接近。

不支持点：邻近膀胱壁增厚，病灶周围脂肪间隙稍模糊。

■ **膀胱副神经节瘤**

本例支持点：病灶位于黏膜下，血尿，T_1WI呈高信号，增强明显强化。

不支持点：无高血压等相关临床表现。

■ **膀胱炎性肌纤维母细胞瘤**

本例支持点：与膀胱壁关系密切，宽基底，密度不均匀，与膀胱壁接近，增强动脉期明显花环样强化，周围脂肪间隙稍模糊；临床痛性血尿。

【病理诊断】

膀胱肿物表面光滑，灰红色，质软；镜下见大量梭形细胞增生，呈编织状，细胞密集，伴炎症细胞浸润。

免疫组化：CK（+++），vimentin（+++），ALK（+++），SMA（+++），S-100（−），CD117（−），Myoglobin（−）。

病理结果：膀胱炎性肌纤维母细胞瘤。

【讨论】

■ **临床概述**

膀胱炎性肌纤维母细胞瘤（inflammatory myofibbroblastic tumor of urinal bladder，IMTUB）是一种少见的间叶源性肿瘤，WHO将其归类为纤维母细胞/肌纤维母细胞肿瘤，具备低度恶性/交界性潜能。临床表现缺乏特异性，大多数为肉眼血尿，可伴发尿频、尿急、尿痛、发热等症状，极少数患者有发热、乏力、血小板增多、贫血等全身症状。临床诊断困难，易误诊为其他膀胱恶性肿瘤，本病好发于儿童及青少年，性别无明显差异，良性居多，恶性者可以有局部复发、转移表现。

■ **病理特征**

大体表现为突向膀胱腔内或浸润膀胱肌层，境界清楚的分叶状或息肉状肿物；切面灰黄或灰白，呈旋涡中或束状。镜下表现为梭形纤维母/肌纤维母细胞增生、胶原和黏液样基质，炎症浸润（主要是浆细胞和淋巴细胞）。可以分为3个类型：黏液样血管型以黏液、血管、炎症区域为主；致密梭形细胞型为大量梭形细胞夹杂炎性细胞；少细胞纤维型有成片致密的胶原纤维，少数病例出现点状或者大片状钙化。

■ **影像学表现**

1.部位：可以发生于膀胱各壁，宽基底与膀胱壁相连，突向膀胱腔内或浸润膀胱肌层，病灶邻近膀胱壁增厚，部分周围脂肪间隙模糊，病灶可以与周围组织发生粘连并局部浸润。

2.形态：类圆形或分叶状。

3.CT平扫：多为等密度或稍低密度影，均匀或不均匀，中央可见低密度囊变坏死区，部分可伴钙化。

4.MRI：T_1WI呈等或稍低信号，T_2WI多呈等或稍高信号，囊变坏死T_1WI呈低信号，T_2WI呈高信号，纤维组织T_1WI呈等信号，T_2WI呈高信号，实性成分DWI呈高信号。

5.增强扫描：均匀或不均匀，强化程度不一，实性成分呈"快进慢出"或渐进性强化，纤维成分及黏液基质呈轻度渐进性强化，坏死囊变区未见强化。

【拓展病例】

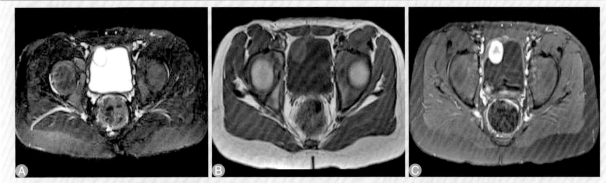

A. 横断位 T_2WI 示膀胱右前壁类圆形高信号；B. 横断位 T_1WI 呈低信号；C. 横断位 T_1WI 增强明显强化。

图1-33-2　男性，8岁，膀胱炎性肌纤维母细胞瘤

【诊断要点】

1. 青少年多见。

2. 突向膀胱腔内或浸润膀胱肌层，病灶邻近膀胱壁增厚，部分周围脂肪间隙模糊。

3. 有纤维、黏液成分。

4. 增强"快进慢出"、渐进性强化，强化程度不一。

—— 参考文献 ——

[1] 周刚，熊永发，曹钟，等. 膀胱炎性肌纤维母细胞瘤一例 [J]. 临床放射学杂志，2017，36（5）：755-756.

[2] 周军，李伟健，曹月鹏，等. 膀胱炎性肌纤维母细胞瘤 1 例报告 [J]. 现代泌尿外科杂志，2019，24（2）：167-168.

（郝金钢　欧鸿儒）

病例34 膀胱内翻性乳头状瘤

【临床资料】

● 患者男性，72岁，体检发现膀胱肿物1天。

● 盆腔CT平扫+增强示膀胱占位，考虑恶性可能，建议进一步检查。

【影像学检查】

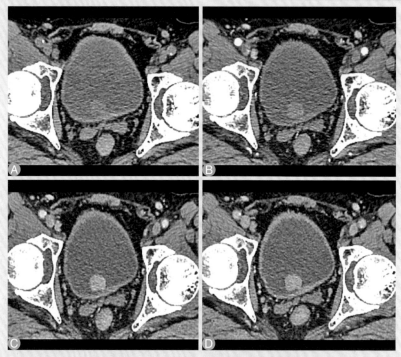

A.横断位 CT 平扫；B ～ D.横断位 CT 增强。

图1-34-1 盆腔CT平扫+增强

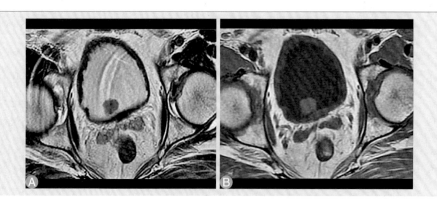

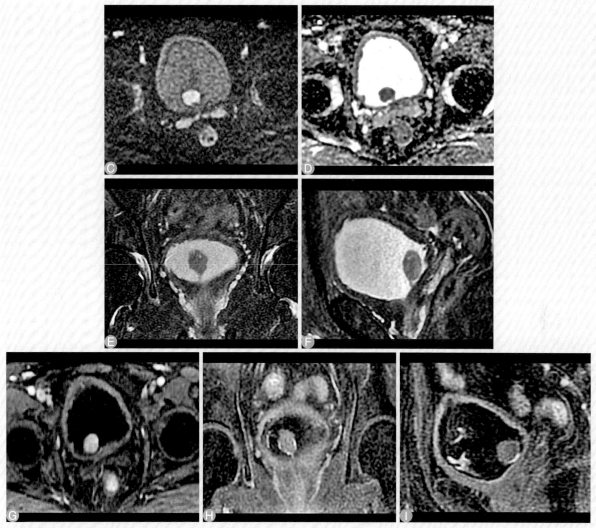

A. 横断位 T$_2$WI；B. 横断位 T$_1$WI；C. 横断位 DWI；D. 横断位 ADC 图；E. 冠状位 T$_2$WI 压脂；F. 矢状位 T$_2$WI 压脂；G. 横断位 T$_1$WI 增强；H. 冠状位 T$_1$WI 增强；I. 矢状位 T$_1$WI 增强。

图1-34-2　盆腔MRI平扫+增强

【分析思路】

老年男性，膀胱后壁结节，有一窄蒂，病灶有一定活动度，信号大部分均匀，扩散受限，增强中度强化，强化程度峰值在静脉期，疾病谱有膀胱癌、膀胱内翻性乳头状瘤、副神经节瘤。

■ 膀胱癌

本例支持点：老年男性，黏膜来源肿物，扩散受限。

不支持点：绝大多数宽基底附着于膀胱壁，本例有一窄蒂，强化多较明显，无血尿等临床症状，故不支持。

■ 膀胱内翻性乳头状瘤

本例支持点：老年男性，黏膜来源，有蒂，有一定活动度，中度强化，未见明显囊变坏死。

■ 副神经节瘤

不支持点：黏膜下来源，本例为黏膜来源，强化多较明显，本例强化程度不够，无排尿时头痛、心悸、出汗，排尿后血压短暂或持续升高，故不支持。

【病理诊断】

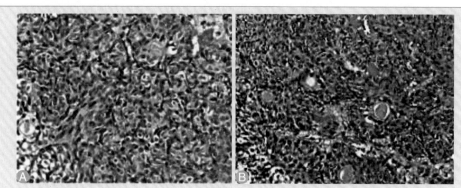

A.H&E染色，×400；B.H&E染色，×200。文后彩图1-34-3。
图1-34-3　病理结果

大体：灰白色碎组织一堆，质中。

病理诊断：膀胱肿物为内翻性乳头状尿路上皮瘤。

【讨论】

■ 临床概述

膀胱内翻性乳头状瘤（inverted papilloma of the bladder，IPB）是发生于膀胱少见的良性上皮性肿瘤，呈内翻性生长，病因尚未明确，可能与吸烟、慢性膀胱炎及尿道梗阻有关。好发于膀胱三角区、膀胱颈，好发年龄为50~70岁，男性多见。临床症状无特异性，主要表现为间歇性无痛性肉眼血尿、尿频、尿急、尿痛等，肿瘤位于膀胱颈部时可出现排尿困难，一部分患者无临床症状体检时发现。

■ 病理特征

肿瘤乳头状叶突入膀胱腔壁纤维血管基质，而不是向膀胱腔生长，多数瘤体较小，直径多小于3 cm，有蒂，表面光滑。镜下肿瘤表面被覆一层正常的膀胱移行上皮，其下的肿瘤向下内陷，呈内生性生长，形成上皮性细胞团，一般不侵及肌层。根据生长方式和细胞分化程度，可分为小梁型和腺体型，小梁型起源于膀胱基底细胞，表现为互相吻合的上皮条索，病灶部分区小梁互相融合，排列紧密，其间无间质；腺体型起源于前列腺间质细胞，表现为间质疏松，可见囊性腺体和假腺体结构松散排列。

■ 影像学表现

1.位置：常见于膀胱颈与膀胱三角区。

2.大小：多数为单发实性肿块，直径多在4 cm以内。

3.形态：乳头状或菜花状，表面光滑，局限于膀胱内，有蒂或者无蒂，有蒂者可有一定活动度。

4.CT平扫：软组织密度，与膀胱壁类似，密度均匀，无囊变坏死。

5.MRI：T_1WI呈等或稍低信号，T_2WI呈等或稍高信号，DWI呈高信号。

6.增强扫描：多数病灶呈中等至明显强化。

【拓展病例】

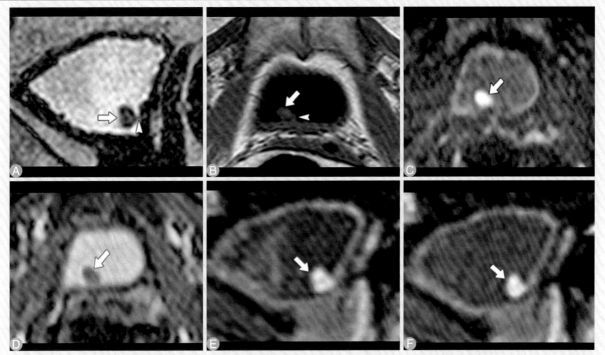

A.矢状位 T_2WI 是膀胱三角区结节（箭头），表面光滑，可见一窄蒂（三角箭头），病灶呈等、稍高信号；B.矢状位 T_1WI 示病灶（箭头）与膀胱壁信号相似，呈等信号；C.横断位 DWI 示病灶呈高信号（箭头）；D.ADC 图示病灶呈低信号（箭头）；E、F.矢状位 T_1WI 增强病灶呈明显、持续性强化（箭头）

图1-34-4　患者男性，74岁，膀胱内翻性乳头状瘤

[病例来源：AM J ROENTGENOL. 2015-08-01；205（2）：311-6.]

【诊断要点】

1.典型者有蒂，乳头状，边缘光滑，邻近膀胱壁无增厚。

2.增强中度至明显强化，较均匀。

3.常与膀胱出口梗阻有关。

—— 参考文献 ——

[1] TAKEUCHI M，SASAGURI K，NAIKI T，et al. MRI Findings of Inverted Urothelial Papilloma of the Bladder[J]. American journal of roentgenology，2015，205（2）：311-316.

[2] 王常雨.膀胱内翻性乳头状瘤的 CT 诊断及病理特征分析 [J].深圳中西医结合杂志，2019，29（20）：62-64.DOI:10.16458/j.cnki.1007-0893.2019.20.029.

[3] 冷媛媛，黄燕涛，仲建全，等.多层螺旋 CT 在膀胱内翻性乳头状瘤中的诊断价值 [J].山西医药杂志，2018，47（14）：1660-1662.

（李广明　张文坦）

病例35 腺性膀胱炎

【临床资料】

● 患者男性，71岁，进行性排尿困难4年余。

● 全腹部CT平扫：膀胱前壁局限性增厚，建议进一步检查。

【影像学检查】

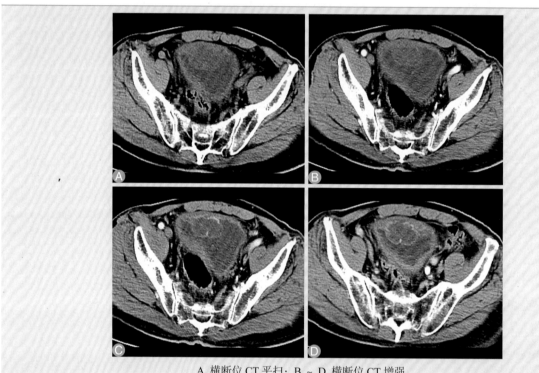

A. 横断位 CT 平扫；B ~ D. 横断位 CT 增强。

图1-35-1 盆腔CT平扫+增强

【分析思路】

老年男性，膀胱前壁软组织肿块，增强轻度强化，病灶表面线状较明显强化。疾病谱有膀胱癌、膀胱内翻性乳头状瘤、腺性膀胱炎。

■ 膀胱癌

本例支持点：老年男性，膀胱软组织肿块，黏膜来源，宽基底附着于膀胱壁。

不支持点：好发于膀胱三角区及两侧壁，本例位于膀胱前壁，增强多明显强化，本例轻度强化，多有血尿病史，故本例不支持。

■ 膀胱内翻性乳头状瘤

本例支持点：老年男性，膀胱软组织肿块，黏膜来源，较均质，境界清楚。

不支持点：好发于膀胱三角区及膀胱颈，增强多为中度至明显强化，本例轻度强化，典型者有一窄蒂连于膀胱。

■ 腺性膀胱炎

本例支持点：老年男性，膀胱软组织肿块，黏膜来源，较均质，境界清楚，轻度强化，病灶表面线状较明显强化。

不支持点：好发于膀胱三角区与膀胱颈部。

【病理诊断】

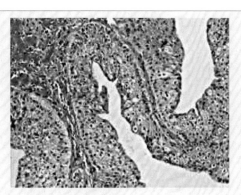

文后彩图 1-35-2。
图1-35-2　病理检查（H&E，×200）

肉眼所见：4块浅棕色组织合在一起，大小为1.0 cm×1.0 cm×0.2 cm。

病理诊断：腺性膀胱炎。

【讨论】

■ 临床概述

腺性膀胱炎（cystitis glandularis，CG）较少见，是膀胱的黏膜化生性和增殖性病变，常伴有慢性非特异性炎症，存在发展成膀胱癌的可能性。目前发病机制不明，多认为是膀胱尿路上皮长期受慢性刺激发生化生的结果，诱因有膀胱慢性炎症、结石、肿瘤、膀胱出口梗阻等。老年男性多见，好发于膀胱三角区、膀胱颈部，临床主要表现为血尿和膀胱刺激症状可伴有膀胱结石，盆腔脂肪增多症常合并腺性膀胱炎。

■ 病理特征

腺性膀胱炎的病理基础较为普遍认可上皮组织转化学说，在膀胱感染、结石等慢性刺激的作用下，膀胱黏膜层的移行细胞增殖，凹入膀胱固有层，形成移行上皮巢（Brunn's巢），并转化为腺上皮，通过分泌黏液从而达到自身防护。

■ 影像学表现

1.位置：好发于膀胱三角区、膀胱颈部。

2.境界：病变处膀胱外缘光滑，与周围组织分界清楚，可累及输尿管。

3.分型：草坪型为节段性增厚；弥漫型为多节段性或弥漫增厚；结节型为结节样隆起，表面光滑，宽基底；混合型为弥漫型或草坪型的基础上伴结节状或乳头状突起。

4.CT平扫：软组织密度，可伴有囊变及钙化。

5.MRI：T_1WI呈等或稍低信号，T_2WI呈稍高信号，囊变T_1WI呈低信号，T_2WI呈高信号，DWI呈等或稍高信号。

6.增强扫描：多数文献报道腺性膀胱炎因含有黏液的柱状上皮细胞，增强呈轻度强化，黏膜层可因炎性充血而表现出线样强化。

【拓展病例】

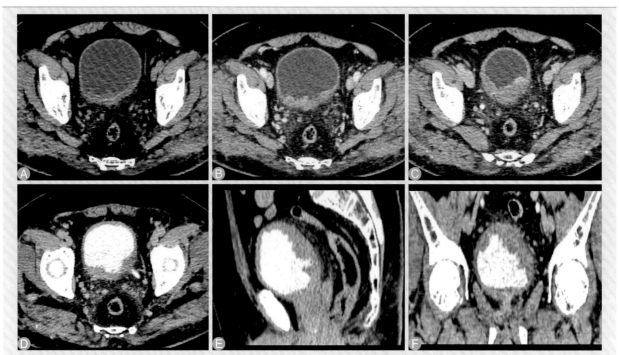

A.横断位CT平扫示膀胱三角区管壁增厚；B～D.横断位CT增强示病灶轻度强化，病灶表面见线状强化，病灶累及输尿管，浆膜面光整；E、F.CT延迟期冠矢状位重建示病灶管壁节段性增厚，表面毛糙。

图1-35-3　患者男性，69岁，腺性膀胱炎

【诊断要点】

1.好发于膀胱三角区、膀胱颈部，宽基底，膀胱外壁光整。

2.轻度强化，病灶表面线状强化。

3.可有囊变、钙化。

4.可累及输尿管。

—— 参考文献 ——

[1] 胡晓林，宋晓明，陈奕杉，等.腺性膀胱炎的影像学诊断价值比较[J].实用放射学杂志，2017，33（10）：1636-1638.

[2] 符大勇，周建国，卢明聪，等.多层螺旋CT对囊腺性膀胱炎与尿路上皮癌的征象评价[J].实用放射学杂志，2021，37（10）：1663-1667.

[3] 杜东辉.磁共振弥散加权成像技术及多层螺旋CT对少见类型膀胱炎的诊断及临床应用[J].实用医学影像杂志，2023，24（1）：23-26.DOI:10.16106/j.cnki.cn14-1281/r.2023.01.005.

[4] 倪晓琼，范国华.腺性膀胱炎与膀胱尿路上皮癌的CT鉴别诊断[J].临床放射学杂志，2019，38（9）：1708-1712.

（李欢欢　张文坦）

病例36 膀胱子宫内膜异位症

【临床资料】

- 患者女性，43岁，尿频，排尿不适感2~3年。
- 既往史：3年前行双侧卵巢畸胎瘤剔除术。
- 体格检查：发现膀胱占位。

【影像学检查】

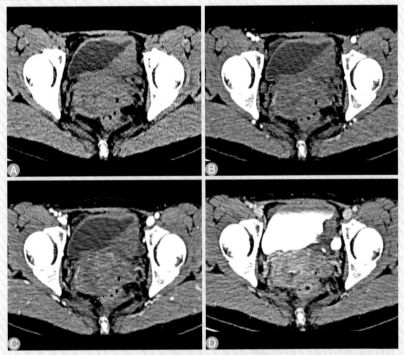

A. 横断位CT平扫；B ~ D. 横断位CT增强。

图1-36-1 盆腔CT平扫+增强

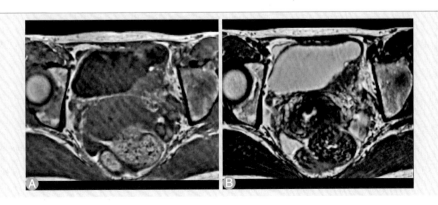

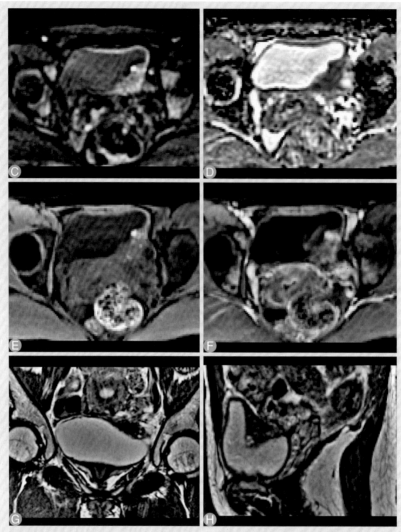

A.横断位 T_1WI；B.横断位 T_2WI；C.横断位 DWI；D.ADC 图；E.横断位 T_1WI 平扫；F.横断位 T_1WI 增强；G.冠状位 T_2WI；H.矢状位 T_2WI。

图1-36-2　盆腔MRI平扫+增强

（病例由浙江大学附属第一医院影像科提供）

【分析思路】

中年女性，膀胱左后壁软组织肿块，T_1WI 呈等信号，T_2WI 呈低信号，其内见小囊状短 T_1 长 T_2 信号，提示出血，病灶扩散受限，增强扫描轻度不均匀强化，冠矢状位 T_2WI 示病灶位于黏膜下，左侧输尿管受累，病灶邻近膀胱浆膜面欠光整，周围脂肪间隙可见索条影，另左侧附件区可见小囊状短 T_1 长 T_2 信号。疾病谱有膀胱癌、腺性膀胱炎、膀胱平滑肌瘤、膀胱子宫内膜异位症。

■ 膀胱癌

本例支持点：病灶位于左后壁，累及左侧输尿管，病灶邻近膀胱浆膜面外脂肪间隙索条影。

不支持点：多见于老年男性，本例为中年女性；病灶来源于黏膜，本例位于黏膜下；强化多明显，本例为轻度强化，故不支持。

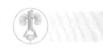

■ 腺性膀胱炎

本例支持点：病灶位于左后壁，累及左侧输尿管，轻度强化。

不支持点：多见于老年男性，本例为中年女性，病灶来源于黏膜，本例位于黏膜下，出血少见，病灶邻近膀胱浆膜面完整，周围脂肪间隙清晰，故不支持。

■ 膀胱平滑肌瘤

本例支持点：中年女性，位于黏膜下，T_1WI、T_2WI信号与肌层类似。

本例支持点：信号多较均匀，邻近膀胱浆膜面完整，周围脂肪间隙清晰，不累及输尿管，故与本例不相符。

■ 膀胱子宫内膜异位症

本例支持点：中年女性，尿频，排尿不适感，既往有双侧附件畸胎瘤手术病史，病灶呈浸润性生长，有出血，病灶累及左侧输尿管及周围脂肪间隙，另左侧附件区囊性灶伴出血符合子宫内膜异位囊肿影像学表现，故支持诊断。

【病理诊断】

病理结果：膀胱子宫内膜异位症。

【讨论】

■ 临床概述

膀胱子宫内膜异位症（bladder endometriosis，BE）是深部浸润型子宫内膜异位症的特殊类型，可分为原发型和继发型，原发型是指发生于既往无妇科手术病史的女性，继发型常与医疗因素有关，多见于妇产科手术，如剖宫产术后，属于一种医源性因素。多见于育龄期女性，即25～45岁，少部分见于绝经后女性，可能与激素替代治疗有关。临床常表现为尿频、尿急、尿痛及下腹部疼痛，多伴有痛经，典型表现为月经前数日出现，经期加重，经期结束后数日缓解，呈周期性发作。血尿较少见，可能与病变较少浸润至膀胱黏膜层有关。

■ 病理特征

异位子宫内膜组织多浸润膀胱浆膜面，也可向内浸润肌层至膀胱黏膜层。大体观，子宫内膜异位症多呈蓝色，被纤维组织包裹，也可以表现为无色小泡、白色斑块或红色火焰状扁平区域，大小为数毫米至2厘米，病变周围组织继发炎症、血肿、机化及纤维化等。镜下异位子宫内膜病灶多由腺体和间质组成，可随卵巢激素水平变化发生周期性充血、出血、肿胀等。

■ 影像学表现

1.位置：膀胱后壁及顶部多见，与病灶直接浸润有关。

2.CT平扫：膀胱局部不规则增厚，浆膜面不规整，也可表现为实性、囊性或者囊实性肿块。

3.MRI：实性成分T_1WI、T_2WI呈低信号，特征性表现T_1WI高信号出血灶，DWI实性成分呈稍高或高信号。

4.增强扫描：动脉期轻度强化，静脉期及延迟期持续强化。

5.绝大多数合并盆腔内其他子宫内膜异位灶。

【拓展病例】

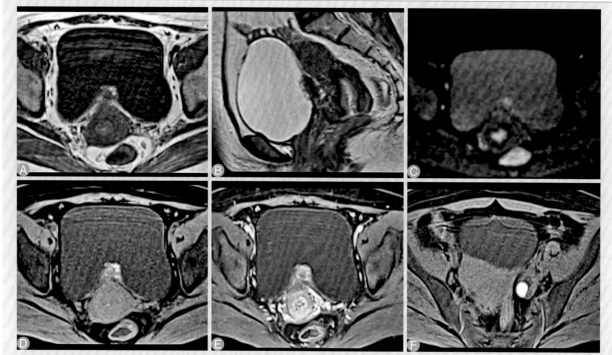

患者既往左侧卵巢切除手术、子宫肌瘤切除手术。A. 横断位 T_1WI 示膀胱后壁局部增厚，实性呈等信号，可见斑片状高信号，提示出血灶；B. 矢状位 T_2WI 示病灶自浆膜层向内浸润肌层至黏膜面；C. 横断位 DWI 呈稍高信号；D、E. 横断位 T_1WI 平扫＋增强示病灶轻度不均匀强化；F. 横断位 T_1WI 平扫示左侧附件区子宫内膜异位症。

图1-36-3　患者女性，40岁，膀胱子宫内膜异位症

【诊断要点】

1. 育龄期女性，既往妇科或产科手术病史，与月经周期相关的尿频、尿急、尿痛、血尿等。

2. 实性成分T_1WI、T_2WI呈低信号，T_1WI高信号出血灶。

3. 轻度强化。

4. 盆腔内其他子宫内膜异位灶。

—— 参考文献 ——

[1] 代冬冬，张海鹰，汤光宇，等. 多模态磁共振成像在子宫内膜异位症中的诊断价值及影像特征分析 [J]. 实用妇科内分泌电子杂志，2022（30）：88-91.

[2] 张春. 磁共振成像检查诊断深部浸润型子宫内膜异位症的应用及价值 [J]. 实用医学影像杂志，2020，21（4）：365-367.

（杨先春　张文坦）

病例37　脐尿管癌

【临床资料】

● 患者男性，43岁，1个月前无明显诱因出现间歇性无痛性全程肉眼血尿。

【影像学检查】

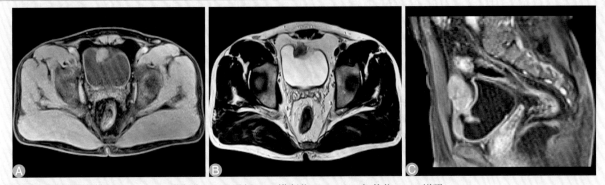

A. 横断位 T_1WI 平扫；B. 横断位 T_2WI；C. 矢状位 T_1WI 增强。

图1-37-1　膀胱MRI平扫+增强

【分析思路】

中青年男性，本例病灶位于脐尿管走行区，沿膀胱壁内外生长，主要位于膀胱外，增强扫描呈明显强化，首先考虑脐尿管癌，其次考虑脐尿管囊肿合并感染、膀胱癌和前腹壁中线肿瘤。

■ 脐尿管癌

本例支持点：中青年男性，血尿，病灶主体位于膀胱外，沿腹中线紧贴于前腹壁后方向脐部延伸，实性成分明显强化。

■ 脐尿管囊肿合并感染

本例支持点：病灶位于脐尿管走行区。

不支持点：脐尿管囊肿合并感染为囊实性病变，囊肿壁明显增厚，边缘不规则，但囊肿内壁仍较光滑。增强扫描呈不均匀轻度强化。

■ 膀胱癌

本例支持点：患者有血尿，病灶呈膀胱内外生长，增强明显强化。

不支持点：病很少发生于顶部前壁，多向腔内突出，可向外生长，但主体仍位于腔内，病灶长轴沿着膀胱壁浸润，本例长轴沿着脐尿管方向。

■ 前腹壁中线肿瘤

本例支持点：病灶位于腹壁与膀胱间隙。

不支持点：女性多见，表现为信号/密度均匀的结节状或肿块状软组织影，增强扫描呈轻度强化或不强化。

【病理诊断】

浸润膀胱壁达周围的脂肪组织。

免疫组化：CK7（-），CK20（+），Ki-67（30%+），Urop-Ⅲ（-）。

病理结果：脐尿管腺癌。

【讨论】

■ 临床概述

脐尿管癌（urachal carcinoma）罕见，好发于40岁以上的男性，男女比例3：1。占膀胱癌的0.01%以下。可发生于脐尿管走行区中任何部位，发生于脐尿管下1/3（膀胱内段或膀胱旁段）者占90%，脐尿管中段占6%，脐尿管上段近脐部占4%。解剖位置隐匿，早期症状常不明显，随着肿瘤增大可在耻骨上区触及包块，当肿块浸润膀胱壁时，可出现无痛性血尿、黏液尿、尿路刺激征；还可出现脐部黏液、血液、脓液的溢出；远处转移会出现相应部位的症状和体征。

■ 病理特征

脐尿管癌为上皮性或间质性肿瘤，病理类型分为黏液腺癌、未特殊分类腺癌、移行细胞癌、鳞状细胞癌、小细胞癌，以及其他罕见亚型；以腺癌最为多见，且大部分是黏液性腺癌。

■ 影像学表现

1.肿块位于膀胱顶部或前壁沿腹中线或略偏向一侧，紧贴于前腹壁后方向脐部延伸，可局限性浸润，最常侵及Retzius间隙、膀胱深层、腹壁及腹膜。

2.肿块多呈囊性或囊实性，囊壁厚薄不一，形态不规则。

3.肿块可突入膀胱或局部膀胱壁增厚，但病灶主体在膀胱外。

4.肿瘤中央或周边可见钙化，呈点状、斑点状、条状或弧形。

5.MRI可以显示残留脐尿管，囊性病变呈长T_1长T_2信号，实性病变呈等稍长T_1稍长T_2信号。

6.增强扫描实性部分有强化，囊性部分局部絮状强化或无强化。

【拓展病例一】

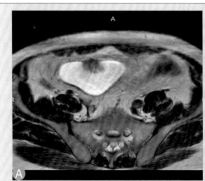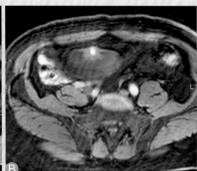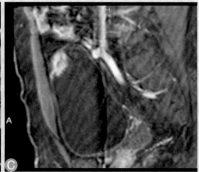

全程无痛性肉眼血尿4个月入院。A.横断位T_2WI示膀胱前壁呈低信号病灶；B.横断位T_1WI压脂增强明显强化；C.矢状位T_1WI压脂增强明显强化。

图1-37-2 患者男性，61岁，脐尿管癌

【拓展病例二】

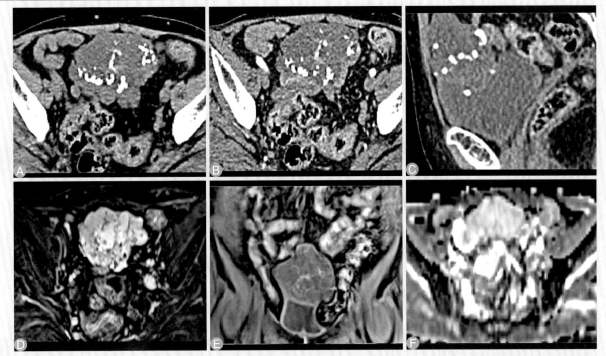

A. 横断位 CT 平扫示膀胱前上方肿块，平扫实性密度低，其内见多发斑片状钙化灶；B. 横断位 CT 增强示病灶轻度不均匀强化；C.CT 矢状位 MPR 示病灶沿着脐尿管区生长并与膀胱境界不清；D. 横断位压脂 T_2WI 示病灶呈明显高信号，其内见斑片状稍低信号；E. 冠状位 T_1WI 示病灶大部分呈低信号，分隔及壁呈等信号；F.ADC 图示病灶扩散不受限。

图1-37-3　男，67岁，脐尿管黏液腺癌
（病例由山东省立医院杨世锋老师提供）

【诊断要点】

1.病灶囊实性多见，位于膀胱外脐尿管走行区，亦可膀胱内外生长。

2.增强扫描实性成分明显强化，囊性成分无强化。

<h1 style="text-align:center">—— 参考文献 ——</h1>

[1] 邵光军，蔡林，李学松，等.脐尿管癌：单中心 30 年经验总结 [J]. 北京大学学报（医学版），2013，45（5）：774-778.

[2] 徐国萍，张雪宁，卢暄，等.脐尿管癌螺旋 CT 影像学表现及其临床价值 [J]. 中国临床医学影像杂志，2016，27（4）：271-274.

（郝金钢　欧鸿儒）

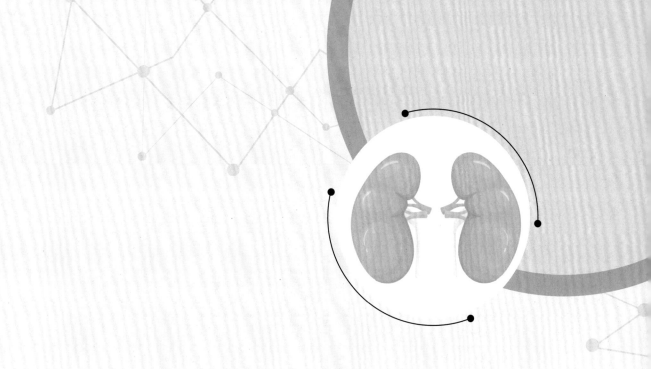

第二章

肾上腺

病例1 原发性双侧肾上腺大结节增生

【临床资料】

● 患者男性，59岁，发现血压升高5年，多毛伴肾上腺结节1年。

● 实验室检查：醛固酮792 pg/mL（立位40.00~310.00 pg/mL，卧位10.00~160.00 pg/mL）。

【影像学检查】

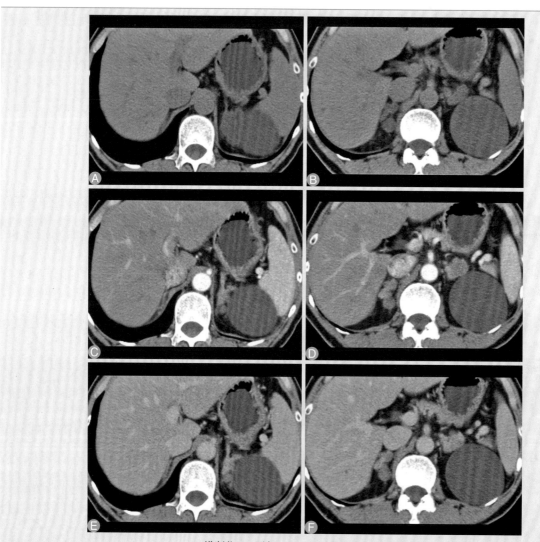

A、B. 横断位CT平扫；C、D. 动脉期；E、F. 静脉期。

图2-1-1　上腹部平扫+增强CT扫描

【分析思路】

中年女性，双侧肾上腺多发结节样增生，肾上腺外形似姜块状，CT平扫呈均匀低密度，增强扫描呈中度均匀强化。常见病变有肾上腺皮质增生、肾上腺皮质腺瘤、原发性色素结节性肾上腺病、原发性双侧肾上腺大结节增生。

■ 肾上腺皮质增生

本例支持点：双侧肾上腺增生，密度均匀。

不支持点：多有库欣综合征临床表现，双侧肾上腺增生呈弥漫性均匀增厚，增大的肾上腺外形、密度基本正常。

■ 肾上腺皮质腺瘤

本例支持点：结节呈均匀的低密度，边界清晰，增强扫描迅速强化。

不支持点：多为单侧的单发结节，且多伴有同侧肾上腺残部和对侧肾上腺的萎缩。

■ 原发性色素结节性肾上腺病

本例支持点：双侧肾上腺多发结节样增生。

不支持点：发病年龄较小（10～20岁），增生结节直径一般<3 mm。

■ 原发性双侧肾上腺大结节增生

本例支持点：双侧肾上腺多发结节样增生，呈特征性"姜块样"改变。

不支持点：女性患者居多。

【病理诊断】

术中：左侧肾上腺呈多个结节样改变，结节边界清楚，切面为金黄色，呈非色素性。

病理结果：左侧肾上腺皮质结节性增生。

【讨论】

■ 临床概述

原发性双侧肾上腺大结节增生（primary bilateral macronodular adrenal hyperplasia，PBMAH），曾被称作促肾上腺皮质激素非依赖性双侧肾上腺大结节增生，是库欣综合征的少见病因之一，发病率低，均为良性病变。大多数原发性双侧肾上腺大结节增生为散发病例，以女性患者为主；但也有以家族为聚集患病的情况，与ARMC5种系突变相关。原发性双侧肾上腺大结节增生的临床表现与患者皮质醇水平相关，多数患者无症状，常与体检时偶然发现，但也可能导致库欣综合征及相关并发症，很少与自主醛固酮或雄激素分泌相关。

■ 病理特征

肉眼观肾上腺明显增大，肾上腺皮质形态异常，含有多个>1 cm的无色素结节，结节由富含脂质的大透明细胞和不含脂质的小致密细胞组成，不同结节之间有包膜分隔；多个结节间也可相互融合成团，融合后的大结节有完整被膜包裹，与周围组织分界清晰。

■ 影像学表现

1.形态：双侧肾上腺单个或多个结节样病变，结节间可见正常或弥漫性增生的肾上腺组织，呈特征性"姜块样"改变，增生的肾上腺组织可保持原有轮廓。

2.CT平扫呈均匀低密度，与其脂肪成分相关，多<10 HU。

3.MRI：与肝脏相比，结节在T_1WI上呈稍低信号，T_2WI上呈稍高信号，化学位移成像中反相位信号显著降低，提示病灶含有脂质成分，与肾上腺腺瘤类似。

4.增强扫描：结节呈中度均匀强化，动静脉期强化明显，而后迅速消退，呈"快进快出"式强化特点。

【拓展病例】

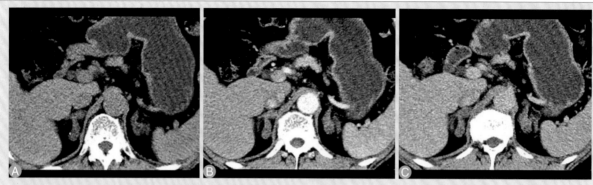

A.横断位CT平扫，双侧肾上腺多发结节，呈稍低密度，原肾上腺轮廓存在；B、C.增强动脉期、静脉期，结节呈轻中度均匀强化。

图2-1-2　患者女性，57岁，原发性双侧肾上腺大结节增生

（病例由杭州市第一人民医院韩志江老师提供）

【诊断要点】

1.双侧肾上腺结节样增大，原有轮廓可辨，可出现特征性"姜块样"改变。

2.至少有两个直径＞1 cm的结节。

3.富含脂质，CT平扫呈低密度。

4.MRI检查T_1WI上呈稍低信号，T_2WI上呈稍高信号，化学位移成像反相位信号降低。

5.增强扫描呈轻中度强化，呈"快进快出"强化方式。

—— 参考文献 ——

[1] 刘小文，唐孝春，孟汉卿，等.ACTH非依赖性肾上腺皮质大结节样增生的CT及MR表现[J].医学影像学杂志，2019，29（3）：507-509.

[2] 张倩，张雷，鹿鸣，等.原发性双侧肾上腺大结节增生的临床特点及诊断方法探讨[J].标记免疫分析与临床，2021，28（5）：738-742.

[3] BOUYS L，CHIODINI I，ARLT W，et al. Update on primary bilateral macronodular adrenal hyperplasia（PBMAH）[J]. Endocrine，2021，71（3）：1-9.

（郑　晖　林　霖）

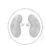

病例2 肾上腺囊肿伴出血

【临床资料】

● 患者女性，29岁，发热、腹痛6天，发现腹部肿物1天。

【影像学检查】

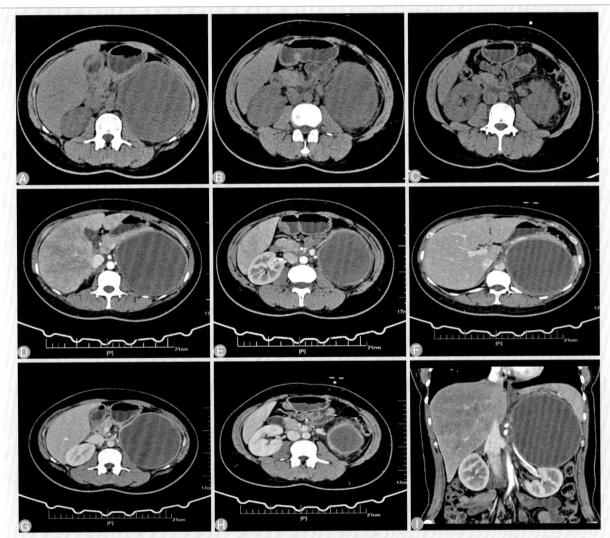

A ~ C.横断位 CT 平扫；D、E.横断位 CT 增强动脉期；F ~ H.横断位 CT 静脉期；I.冠状位 CT 增强动脉期。

图2-2-1 上腹部CT平扫+增强

【分析思路】

青年女性，左侧肾上腺区类圆形低密度囊性病变，有一定张力，囊壁厚薄均匀，增强可见囊壁强化，病灶旁脂肪间隙模糊伴渗出。常见病变有肾上腺囊肿、肾上腺腺瘤、肾上腺囊性畸胎瘤、肾上腺节细胞神经瘤。

■ 肾上腺囊肿

本例支持点：病变呈圆形，密度均匀，边界清晰，壁厚薄均匀，增强扫描囊壁可强化，伴感染时边界不清。

不支持点：钙化常见，典型者囊壁"蛋壳样"钙化。

■ 肾上腺腺瘤

本例支持点：圆形肿块，低密度，密度均匀。

不支持点：腺瘤一般<5 cm，通常富含脂质，CT平扫腺瘤的密度较低（<10 HU）；增强扫描快速强化，快速廓清。

■ 肾上腺囊性畸胎瘤

本例支持点：囊性病灶，囊液呈低密度，壁厚薄均匀，与周围组织分界清楚。

不支持点：极为罕见，常见于青少年；肿瘤常同时出现脂肪及钙化成分；增强后肿瘤包膜及分隔强化。

■ 肾上腺节细胞神经瘤

本例支持点：青年人多见，体积较大，低密度，边界清楚。

不支持点：即使体积较大时其内亦罕见有出血、坏死囊变，25%～60%可见点状、沙砾样钙化；多爬行生长或成嵌入式钻孔生长；增强扫描呈延迟强化。

【病理诊断】

病理结果：左侧肾上腺囊肿，伴出血、坏死、感染。

【讨论】

■ 临床概述

肾上腺囊肿（adrenal cyst，AC）在临床上少见，肾上腺囊肿合并出血发病率更为罕见，且其临床表现不典型，术前误诊率高。本病好发于20～65岁女性，女：男约为3：1。左右侧无明显差别，多为单侧发病。肾上腺囊肿合并出血的原因尚不明确，可能为自发性血管破裂出血、外力作用等。本病为良性非功能性囊肿，一般无特异性症状，较大的囊肿，患者可有上腹部胀痛及胃部不适、恶心、呕吐等症状，部分患者由于囊肿破裂出血手术探查时发现。肾上腺囊肿治愈率高，治疗效果好，预后良好。

■ 病理特征

肾上腺囊肿根据组织学形态可分为内皮性囊肿、假性囊肿、上皮性囊肿与寄生虫性囊肿4种类型。内皮性囊肿（45%）：又分为淋巴瘤型和血管瘤型，囊壁内衬以光滑和平坦的内皮细胞。假性囊肿（39%）：主要因肾上腺组织或肿瘤内出血所致，也可因肿瘤的囊性退行性变所引起，囊壁由致密纤维组织组成，无上皮层衬里。上皮性囊肿（9%）：包括胚胎性囊肿、肾上腺囊腺瘤、真性或潴留性囊肿3类，内壁衬以腺上皮细胞。寄生虫性囊肿（7%）：以包虫性囊肿为最多见，表现为壁厚，多钙化，并可见头节。

囊肿常为单房性，灰褐色，厚薄不匀，壁内可见钙化物。镜下囊壁为纤维组织构成，出血时其间有陈旧性红细胞浸润，部分组织胶原化、玻璃样变。囊内见散在出血斑，部分凝结成块。

■ 影像学表现

1.CT：典型表现为圆形或椭圆形，具有一定张力的均匀水样密度影，轮廓清楚。CT值取决于囊内容物蛋白质的含量，合并出血时CT值可升高。囊肿可为单房或多房，囊壁薄而光滑，厚度不超过2～3 mm，但CT平扫不易发现间隔和囊壁，增强扫描特别是延迟扫描可清晰显示间隔及瘤体的多囊结构；平扫可见弧形钙化（69%），尤见于假性囊肿。

2.MRI：信号强度特点取决于囊肿成分。典型表现为圆形或椭圆形T$_1$WI低信号，T$_2$WI高信号影；囊内合并出血时，T$_1$WI信号增高。囊内可见分隔，囊壁光滑；少数囊内可见分隔（淋巴管囊肿），分隔呈低信号。

3.增强扫描：囊内及囊壁一般均无强化。

【拓展病例】

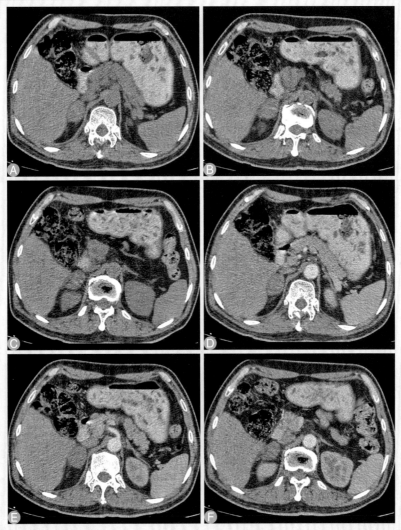

A～C.横断位CT平扫可见右侧肾上腺团块灶，大小约3.2 cm×2.5 cm，平扫CT值约49 HU，密度均匀；D～F.横断位CT增强，团块灶未见明显强化。

图2-2-2　患者男性，52岁，肾上腺囊肿伴出血

【诊断要点】

1.青中年女性，肾上腺囊性病变，边缘光滑，具有一定张力。

2.平扫呈均匀水样密度（信号），合并出血时密度（信号）增高。

3.增强扫描无强化，合并感染时囊壁可见强化。

—— 参考文献 ——

[1] 夏青，余秋月，黎斌，等.肾上腺囊肿的CT诊断及误诊分析[J].实用放射学杂志，2020，36（4）：611-614.

[2] SIEGEL C. Re：Adrenal Cysts：Natural History by Long-Term Imaging Follow-Up[J]. The Journal of Urology，2014，191（5）：1263-1264.

（曹铁欣　林　霖　顾基伟）

病例3　肾上腺支气管源性囊肿

【临床资料】

● 患者女性，48岁，体检发现左侧肾上腺区占位。

● 实验室检查：肾素活性0.27 ng/（mL·h）［0.93~6.56 ng/（mL·h）］，硫酸脱氢表雄酮251.4 μg/mL（19~231 μg/mL）。

【影像学检查】

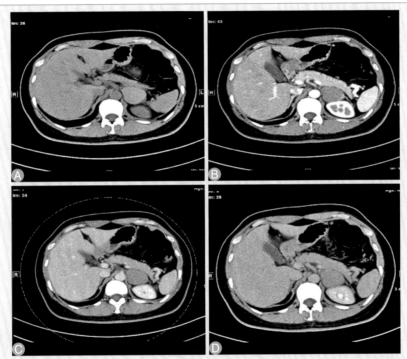

A. 横断位 CT 平扫；B. 横断位 CT 增强动脉期；C. 横断位 CT 增强静脉期；D. 横断位 CT 增强延迟期。

图2-3-1　上腹CT平扫+增强

【分析思路】

中年女性，体检发现左侧肾上腺区囊性病变，CT平扫见类圆形稍高密度灶，边界清晰，密度均匀，增强扫描无明显强化。常见病变有肾上腺支气管源性囊肿、肾上腺血肿、囊性畸胎瘤、胰腺假性囊肿、节细胞神经瘤。

■ **肾上腺支气管源性囊肿**

本例支持点：体检发现，类圆形高密度灶，边界清楚，密度均匀，增强扫描无明显强化。

不支持点：临床以纵隔型（90%）多见，发生于后腹膜者罕见。

■ **肾上腺血肿**

本例支持点：类圆形，边界清楚，增强扫描无明显强化。

不支持点：合并外伤史；急性或亚急性者CT值50～90 HU，后密度转低；周围脂肪间隙可见条索影。

■ 肾上腺囊性畸胎瘤

本例支持点：腹膜后囊性病变。

不支持点：囊壁厚，密度不均，多有脂肪、钙化成分，部分可见脂液平面。

■ 胰腺假性囊肿

本例支持点：肾周病变。

不支持点：形态不规则，囊壁较厚，周围边界欠清晰，多有明确的胰腺炎病史。

■ 肾上腺节细胞神经瘤

本例支持点：边界清晰，类圆形，可见于肾上腺。

不支持点：25%～60%可见点状、沙砾样钙化；多呈钻缝样生长，有包绕周围血管结构的倾向；增强扫描呈延迟强化。

【病理诊断】

病理结果：左肾上腺肿瘤为支气管源性囊肿。

【讨论】

■ 临床概述

支气管源性囊肿（bronchogenic cyst，BC）是一种罕见的先天性疾病，是支气管在胚胎期发育过程中发生障碍而残留的一种胚胎囊肿腺体，又称支气管囊肿，多见于中青年男性。按发病部位分为肺内型、纵隔型和异位型，临床以纵隔型（90%）多见，发生于后腹膜者罕见。该病多为体检发现，一般无特异性临床表现，当囊肿继发感染或体积过大压迫周围器官时，可引起腰背部疼痛。支气管源性囊肿是种良性病变，其极少能向恶性病变转化，且术前难以确诊，诊断仍有赖于组织病理学检查，手术切除是唯一的治疗方法。

■ 病理特征

病理组织学上，囊壁的结构与支气管壁类似。内壁可表现为假复层纤毛柱状上皮内衬于囊壁，可伴纤毛细胞，并可含黏液腺体，部分细胞可鳞状化生，囊壁还可以含有软骨、平滑肌、淋巴组织、弹性纤维和神经组织，以上各组可以单独存在或合并存在，囊壁可有钙化。如囊壁内出现软骨样组织是诊断支气管源性囊肿的金标准。

■ 影像学表现

1.CT表现：平扫为类圆形、边界清楚的低密度病灶，CT值30～100 HU，当病灶内含有蛋白质成分时可为高密度，易误诊为实性肿块。极少数囊肿可发生钙化。

（1）含气囊肿：肺窗上为边界清楚的圆形或类圆形无肺纹理透亮区，纵隔窗可显示其薄壁，邻近肺与胸膜无异常。

（2）含液囊肿：纵隔窗上类圆形囊性密度影，边界清晰，内部密度与其内容物性质相关：浆液性囊肿CT值多为0～20 HU，较为多见；黏液性囊肿为30～40 HU；囊肿合并感染或囊内出血时，常在30 HU以上；部分内容物为钙或草酸钙结晶时，CT值可至100 HU以上。

（3）气-液囊肿：有气-液平面，常因感染而呈囊壁增厚，形态不规则。

2.MRI表现：信号强度特点取决于囊肿成分。如为浆液成分，T_1WI呈均匀低信号，T_2WI呈均匀高信号；如内容物蛋白成分多或含有胆固醇类结晶，则 T_1WI 呈高信号。

3.增强扫描：囊内容物无强化，囊壁可轻度强化。

【拓展病例一】

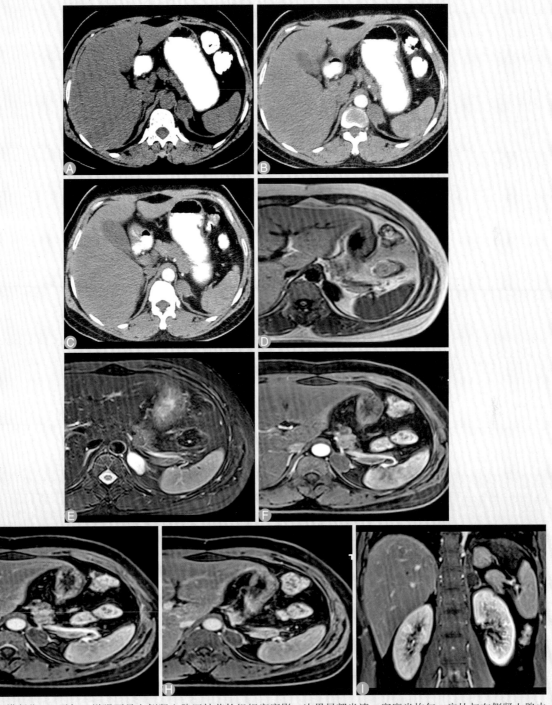

A ~ C.横断位 CT 平扫、增强可见左侧肾上腺区结节软组织密度影，边界局部尚清，密度尚均匀，病灶与左侧肾上腺内肢紧贴，增强呈中度强化；D.横断位 T_1WI 示病灶呈低信号；E.横断位 T_1WI 示病灶呈高信号，信号均匀；F ~ H.横断位 T_1WI 增强扫描，病变边缘强化，内部信号不均，见分隔影，结节与肾上腺内侧及膈肌角关系密切；I.冠状位 T_1WI 增强病灶囊壁强化。

图2-3-2　患者女性，45岁，左腹膜后支气管源性囊肿

【拓展病例二】

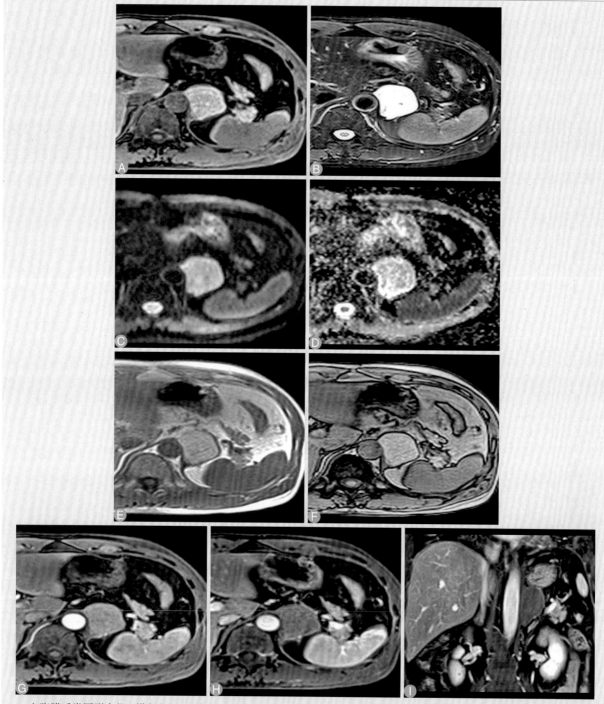

A. 左腹膜后类圆形占位，横断位 T_1WI 病灶呈高信号；B. 横断位 T_2WI 示病灶呈高信号；C、D. DWI、ADC 图未见扩散受限；E、F. 化学位移成像反相位无信号改变提示肿块内无脂质成分；G ~ I. 横断位 T_1WI 增强扫描，病灶未见强化，冠状位 T_1WI 增强扫描病灶塑形无强化。

图2-3-3　患者男性，51岁，左侧腹膜后支气管源性囊肿

【诊断要点】

1.中青年男性，单发单房类圆形肿块，边界清，密度均匀。

2.囊壁薄，感染后可增厚、囊腔扩大、边界模糊、甚至出现软组织肿块。

3.增强扫描囊内容物无强化，囊壁可轻度强化。

—— 参考文献 ——

[1] 金光虎，夏海波，高志明，等.左肾上腺区异位支气管囊肿误诊为左肾囊肿一例并文献复习 [J].赤峰学院学报（自然科学版），2017，33（9）：28-29.

[2] 王丽娜，李天云，李振武.腹腔异位支气管囊肿的影像诊断 [J].影像诊断与介入放射学，2019，28（4）：5.

[3] 张繁，伏文皓，彭洋，等.腹腔异位支气管囊肿的影像学表现及文献复习 [J].中华放射学杂志，2020，54（4）：4.

（曹铁欣 林 霖）

病例4 肾上腺腺瘤

【临床资料】

● 患者女性，45岁，颜面水肿、腹围增加2年余。

● 实验室检查：24小时尿游离皮质醇762.24 nmol。

【影像学检查】

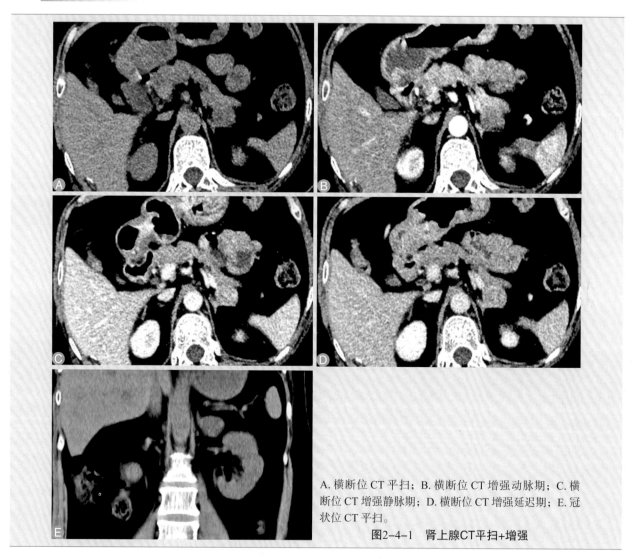

A. 横断位 CT 平扫；B. 横断位 CT 增强动脉期；C. 横断位 CT 增强静脉期；D. 横断位 CT 增强延迟期；E. 冠状位 CT 平扫。

图2-4-1 肾上腺CT平扫+增强

【分析思路】

中年女性，临床表现为库欣综合征，实验室检查尿游离皮质醇高于正常水平，CT平扫示左侧肾上腺外侧肢类圆形肿物，边界清晰，呈均匀低密度，增强扫描动静脉期均匀中度强化，延迟期强化程度减退，略呈"快进快出"征象，常见病变有肾上腺腺瘤、肾上腺髓脂瘤、肾上腺转移瘤和肾上腺囊肿。

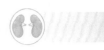

■ **肾上腺腺瘤**

本例支持点：临床表现为库欣综合征，瘤体密度较低，多期增强扫描呈"快进快出"。

不支持点：无。

■ **肾上腺髓脂瘤**

本例支持点：类圆形，肿瘤密度较低，增强强化。

不支持点：多无明显症状，髓脂瘤由髓样组织与成熟脂肪组织构成而呈混杂密度，增强扫描髓样组织轻度强化而脂肪组织不强化。

■ **肾上腺转移瘤**

本例支持点：类圆形肿块，增强扫描呈中度强化。

不支持点：常有原发恶性肿瘤病史，多无临床症状，严重者可表现为肾上腺功能减退；多为双侧发病，瘤内坏死使瘤体密度不均。

■ **肾上腺囊肿**

本例支持点：单侧肾上腺肿物，形态规则，边缘光滑、锐利。

不支持点：多无明显症状，肿物内部信号为水样密度，增强扫描病变无强化。

【病理诊断】

免疫组化：Syn（＋），CgA（部分+），S-100、EMA（－）。

病理结果：左肾上腺皮质腺瘤，大小为1.7 cm×1.4 cm×1.3 cm。

【讨论】

■ **临床概述**

腺瘤是肾上腺最常见的良性肿瘤，起源于肾上腺皮质，女性发病多于男性，其患病率随着年龄的增长而增加，60～69岁达到高峰，此后逐渐下降。研究显示，肾上腺腺瘤尸检中检出率约为9%。肾上腺腺瘤可分为功能性和无功能性，无功能者多为体检发现；功能性肾上腺腺瘤可分为Cushing腺瘤和Conn腺瘤，前者多见皮质醇增多的改变：满月脸、水牛背、向心性肥胖和皮肤紫纹等；后者则表现为醛固酮产生和分泌过多所致的高血压、低血钾、肌无力和夜尿增多等；部分女性患者可有雄激素水平升高，出现男性化体征。实验室检查示血和尿中皮质醇、醛固酮或雄激素水平升高有助于诊断。

■ **病理特征**

肉眼观肿瘤呈卵圆形，直径1～5 cm，重10～70 g。轮廓清晰，常有完整包膜。切面实性，金黄色或黄褐色。光镜下，主要表现为富含脂质的泡沫状透明细胞组成，核较小，腺瘤细胞排列成腺泡状、条索状，有纤细的纤维组织分隔，血窦丰富。部分可见病灶变性、出血和纤维蛋白沉积。

■ **影像学表现**

1.形态：肾上腺腺瘤通常表现为一个体积较小、边界清楚、圆形、类圆形或椭圆形的肾上腺肿块，通常直径<3 cm。

2.CT：肾上腺腺瘤的CT表现与其固有脂肪含量密切相关，富含脂质的肾上腺腺瘤CT值为-2～16 HU。

3.MRI：肿瘤内T_1WI、T_2WI均为低至中等信号；化学位移成像对脂质含量更为敏感，肾上腺腺瘤在反相位上信号明显降低。

4.增强扫描：多为轻中度强化，多于动静脉期强化明显，之后减退，典型者呈"快进快出"征象。

【拓展病例一】

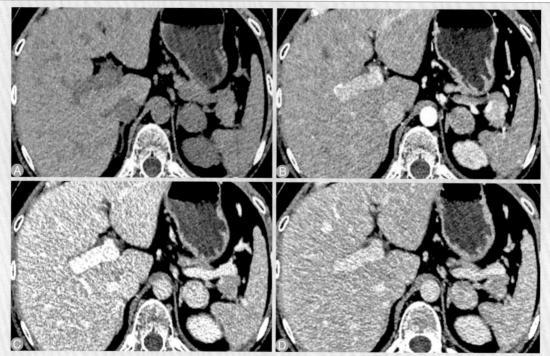

A. 横断位 CT 平扫见左侧肾上腺区直径约 3.1 cm 的类圆形肿块，边缘光滑，界限清楚，呈均匀稍低密度；B ~ D. 增强扫描中度均匀强化，动静脉期迅速强化，延迟期消退，呈"快进快出"样强化特点。

图2-4-2 患者女性，22岁，肾上腺皮质腺瘤，伴库欣综合征

【拓展病例二】

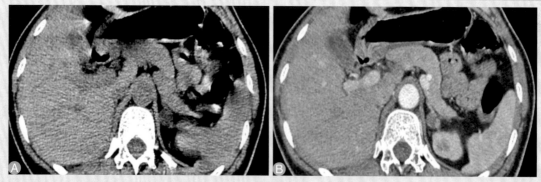

A. 横断位 CT 平扫，左侧肾上腺见低密度结节，截面大小约 1.3 cm × 1.7 cm，密度均匀，边界清楚；B. 增强扫描中度均匀强化。

图2-4-3 患者女性，47岁，肾上腺皮质腺瘤，伴原发性醛固酮增多症

【拓展病例三】

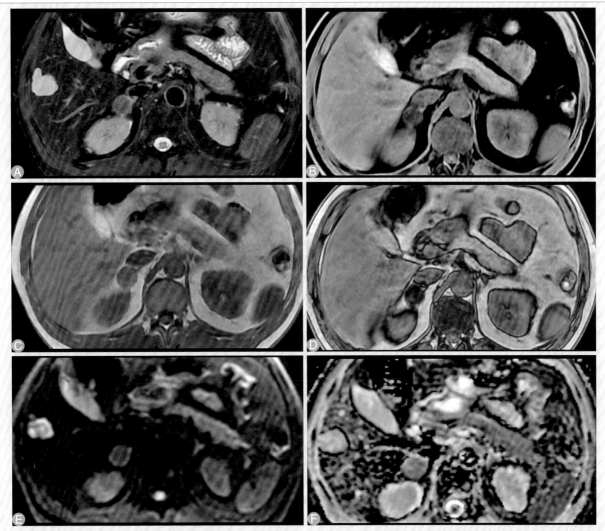

A. 横断位 T$_2$WI 压脂，右侧肾上腺类圆形肿物呈均匀稍低信号，边界清晰；B. 横断位 T$_1$WI，病灶呈等信号；C、D. 化学位移成像病灶反相位信号较同相位明显降低；E. 横断位 DWI 病灶呈低信号；F. 横断位 ADC 图病灶呈等信号，未见明显弥散受限。

图2-4-4　患者男性，61岁，肾上腺腺瘤

【诊断要点】

1.类圆形肿块，边界清晰，无功能者体积较大。

2.多数富含脂质，CT平扫均匀低密度，CT值＜10 HU诊断腺瘤价值高。

3.肿瘤T$_1$WI、T$_2$WI信号与肝实质相仿。

4.化学位移成像反相位信号明显减低。

5.增强扫描呈"快进快出"征象。

—— 参考文献 ——

[1] 高井海，高凌云，车舒平. 偶发肾上腺占位的影像学诊断策略 [J]. 医学综述，2018，24（4）：799-803.

[2] 杨广洋，龙海清，张英，等. 动态增强 CT 联合 MRI 对肾上腺腺瘤与转移瘤的鉴别诊断价值 [J]. 中国医师杂志，2019，21（12）：1845-1848.

[3] ELBANAN M G，JAVADI S，GANESHAN D，et al. Adrenal cortical adenoma：current update，imaging features，atypical findings，and mimics[J]. Abdominal radiology（New York），2020，45（4）：905-916.

（郑　晖　林　霖）

病例5　肾上腺嗜酸细胞腺瘤

【临床资料】

● 患者女性，39岁，腰痛，体检发现左肾上腺占位。

● 肿瘤标志物阴性，促肾上腺皮质激素降低，两次测得0.24 μg/mL（1.33~5.88 μg/mL）、1.05 μg/mL（6~40 μg/mL）。

【影像学检查】

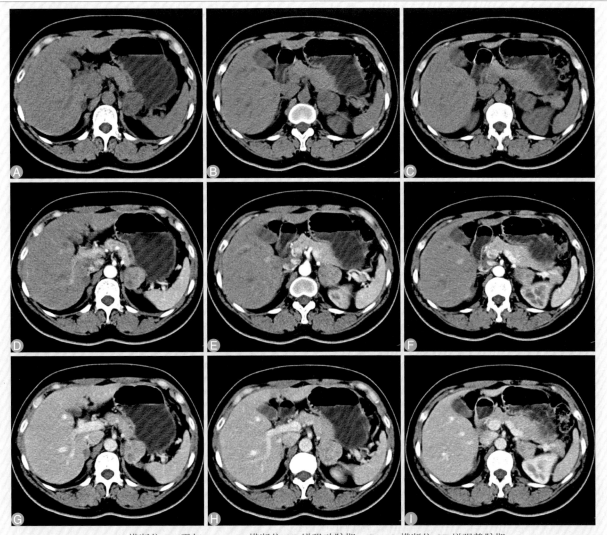

A~C. 横断位 CT 平扫；D~F. 横断位 CT 增强动脉期；G~I. 横断位 CT 增强静脉期。

图2-5-1　上腹CT平扫+增强

【分析思路】

中年女性，腰痛入院，体检发现左肾上腺区占位。CT平扫左肾上腺区见类圆形低密度影，边界清楚，密度欠均，以实性成分为主，多期增强扫描呈不均匀延迟强化，囊性部分未见明显强化。常见病变有嗜酸性细胞腺瘤、肾上腺腺瘤、肾上腺嗜铬细胞瘤、肾上腺神经鞘瘤、肾上腺皮质腺癌、肾上腺转移瘤。

■ **肾上腺嗜酸性细胞腺瘤**

本例支持点：体检发现，类圆形低密度病灶，囊变，多期增强扫描呈不均匀延迟强化。

不支持点：未见典型的中央星型瘢痕。

■ **肾上腺腺瘤**

本例支持点：体检发现，类圆形低密度病灶，体积较小。

不支持点：腺瘤脂质成分高，瘤体密度低，多期增强扫描快速廓清。

■ **肾上腺嗜铬细胞瘤**

本例支持点：不均质肿块，囊变。

不支持点：具有典型临床症状和内分泌异常，且肿瘤体积较大，常合并出血、坏死及囊变，增强扫描动脉期实性部分强化明显。

■ **肾上腺神经鞘瘤**

本例支持点：低密度肿块，增强呈延续强化。

不支持点：临床上无内分泌异常，与功能性嗜酸性细胞腺瘤易于鉴别，但与非功能性嗜酸性细胞腺瘤不易鉴别，需借助于组织学检查。

■ **肾上腺皮质腺癌**

本例支持点：密度不均。

不支持点：形态不规则，有邻近结构侵犯破坏及周围淋巴结转移，增强呈厚环状强化。

■ **肾上腺转移瘤**

本例支持点：肿瘤较大时易坏死，类圆形，不均匀强化。

不支持点：常为双侧多发，可有原发肿瘤病史。

【**病理诊断**】

病理结果：左肾上腺皮质肿瘤，肿瘤大小为5.5 cm×3 cm×2.5 cm，肿瘤以嗜酸性细胞为主，倾向为皮质腺瘤。

【**讨 论**】

■ **临床概述**

嗜酸性细胞腺瘤（adrenal oncoctyoma，AOC）是伴有嗜酸细胞特征的肿瘤，是一种少见的具有恶性倾向的良性肾上腺肿瘤。常见于肾、甲状腺、唾液腺、垂体，以及甲状旁腺、泪腺、胸腺、脉络丛等部位。嗜酸性细胞腺瘤常发生于女性，发病年龄为27~72岁，平均年龄43.5岁，左侧多于右侧。嗜酸性细胞腺瘤多无功能，常在体检时偶然发现，部分可有内分泌异常，以Cushing综合征、男性女性化或女性男性化常见，所占比率为17%~50%。实验室检查可有皮质醇、醛固酮、睾酮等激素分泌增高表现。

■ **病理特征**

镜下嗜酸性肿瘤细胞弥漫分布于整个肿瘤组织，瘤细胞呈巢状、腺状或索状分布，瘤细胞间存在大量疏松结缔组织，瘤内血管多少不一。瘤细胞呈类圆形或多边形，细胞质丰富，内含丰富嗜酸性颗粒，脂质成分较少，核圆形，核分裂象<5个/50HPF，未见病理性核分裂象。

免疫组化：NSE表达阳性，CK、SMA、CgA均阴性，Ki-67<1%。

■ 影像学表现

1.CT表现：嗜酸性细胞腺瘤多为单发性病变，少数可以多发。CT平扫表现为边界清晰、圆形或类圆形、均匀软组织密度影。嗜酸性细胞腺瘤瘤体较大时瘤内可出现低密度囊变、坏死区，其纤维包膜在CT平扫上呈软组织密度影，常不易显示。

2.MRI表现：嗜酸性细胞腺瘤实质在T_1WI常表现为边界清晰、信号均匀的等或略低信号，在T_2WI上呈均匀高信号或以高信号为主的混杂信号。嗜酸性细胞腺瘤瘤细胞内常缺乏脂质，在MRI化学位移成像反相位图像上信号常无改变。嗜酸性细胞腺瘤弥散加权像上常有轻度扩散受限。肿瘤纤维包膜在T_1WI和T_2WI上多呈低信号。

3.增强扫描：常呈较明显延迟强化，其强化峰值位于静脉期。中央星型瘢痕为其特征性表现，但较少见。较大肿块因瘤内存在囊变坏死而呈不均匀强化。

【拓展病例】

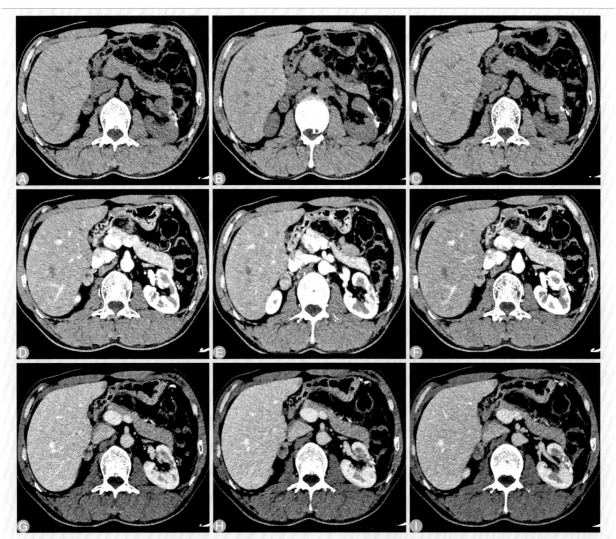

A ～ C.横断位 CT 平扫示右侧肾上腺结节影，密度欠均；D ～ I.增强动脉期及静脉期，病灶增强呈不均匀延迟强化，囊变区域不强化。

图2-5-2 患者男性，49岁，肾上腺嗜酸性细胞腺瘤

171

【诊断要点】

1.肾上腺单发类圆形肿块，边缘清晰。

2.密度/信号均匀，CT平扫呈等或低密度影，MRI平扫T_1WI呈等或略低信号，T_2WI上呈均匀高信号或以高信号为主的混杂信号，弥散加权像上常有轻度扩散受限，肿瘤纤维包膜在T_1WI和T_2WI上多呈低信号，大者常伴囊变。

3.增强呈较明显不均匀延迟强化，可伴中央星型瘢痕。

—— 参考文献 ——

[1] 张丽红，王林省，陈东风，等.肾上腺嗜酸细胞腺瘤CT和MRI表现特征分析[J].中华泌尿外科杂志，2018，39（4）：289-293.

[2] 毛新峰，胡春洪，郁义星，等.肾上腺皮质嗜酸细胞腺瘤的MSCT表现与病理分析[J].实用放射学杂志，2015（10）：1645-1648.

（曹铁欣 林 霖 黄 聪）

病例6　肾上腺皮质癌

【临床资料】

● 患者男性，50岁，体检发现右肾上腺肿物，无临床症状。

● 实验室检查：血常规及生化正常、血管紧张素Ⅱ（39.25 pg/mL）和血浆皮质醇测定（277.71 nmol/L）正常。

【影像学检查】

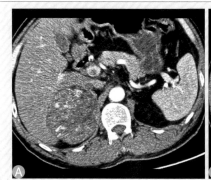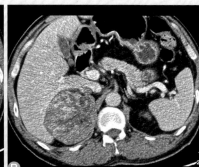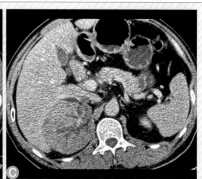

A. 横断位 CT 增强动脉期；B. 横断位 CT 增强静脉期；C. 横断位 CT 增强延迟期。

图2-6-1　上腹部增强CT扫描

【分析思路】

中年男性，体检发现右肾上腺肿物。CT扫描显示右侧肾上腺区巨大实性肿块（超过5 cm），增强扫描动脉期可见斑片状不均匀强化，静脉期及延迟期强化程度减退，强化范围扩大，延迟期肿块内见星芒状无强化区。常见病变有肾上腺嗜铬细胞瘤、肾上腺转移瘤、肾上腺腺瘤和肾上腺皮质腺癌。

■ 肾上腺嗜铬细胞瘤

本例支持点：肿块较大，超过5 cm，密度不均匀，伴坏死或囊变，增强扫描呈明显强化。

本例不支持点：常表现为儿茶酚胺增多三联征（头痛、心悸、多汗）。

■ 肾上腺转移瘤

本例支持点：肿块伴坏死，增强后不均匀强化。

不支持点：无原发肿瘤病史，常双侧转移。

■ 肾上腺腺瘤

本例支持点：体检发现，无临床症状。

不支持点：肿块血运丰富，典型表现增强扫描呈"快进快出"。

■ 肾上腺皮质腺癌

本例支持点：体检发现，肿块较大，超过5 cm，增强扫描血运丰富，不均匀强化，星芒状坏死区或囊变区。

本例不支持点：多为功能性肿瘤，可出现相应临床症状。

【病理诊断】

病理结果：肾上腺皮质腺癌。

【讨论】

■ 临床概述

肾上腺皮质癌是肾上腺皮质起源的恶性肿瘤，原发性肾上腺皮质癌少见，发病率（1~2）/100万。发病年龄呈"5"的双峰分布，即5岁左右和50岁左右的发病高峰年龄。肾上腺皮质腺癌临床表现主要取决于内分泌功能和体积，临床有功能性与无功能性之分，45%~60%的肿瘤为功能性，可合并库欣综合征（50%），常表现为高血压、向心性肥胖及糖尿病等。功能性皮质癌可发生在任何年龄，但发病高峰在50岁左右，女性多见。而无功能性者则表现为腰腹部不适或疼痛、腹部肿物等。

■ 病理特征

肾上腺皮质癌生长于肾上腺皮质，在肾上腺皮质中的球状带、束状带和网状带的细胞胞浆内均含有脂滴成分，构成部分起源于肾上腺皮质的肿瘤细胞胞浆含有脂肪的组织学基础。肿瘤细胞排列呈团状或片状的瘤巢结构，瘤巢间富含血窦。细胞体积较正常的肾上腺皮质腺上皮细胞大，偶尔可见异形核细胞。

■ 影像学表现

特征性CT和MRI表现为肿块体积较大、形态不规则、包膜结构、星芒状囊变区或瘢痕组织等，肾上腺皮质癌虽为上皮来源性恶性肿瘤，但以膨胀性生长方式，呈T_1WI低和T_2WI高信号肿块，伴等信号包膜，包膜表现延时强化。肾上腺皮质癌坏死区域内含大量细胞碎屑、水和出血的混合物，少数含有脂质，形成豆渣样结构，这些坏死组织很少液化，因此坏死或囊变呈星芒状。晚期肾静脉癌栓及腹膜后淋巴结转移常见。

【拓展病例】

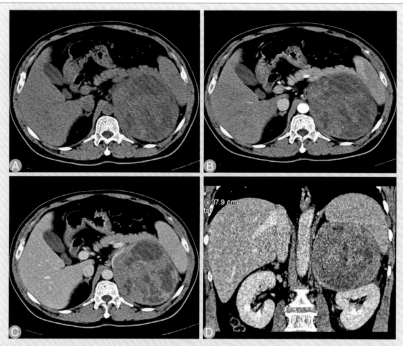

A.横断位平扫左侧肾上腺区巨大团块状软组织密度影，内见坏死；B.CT横断位增强扫描动脉期病灶不均质强化，内见多发细小血管影；C.横断位静脉期强化程度略减低，星芒状坏死清晰，局部血管包埋；D.冠状位静脉期病灶强化不均质，有完整包膜，临近组织受压，边缘少许渗出密度影。

图2-6-2　患者男性，47岁，左侧肾上腺皮质腺癌

【诊断要点】

1.实性肿块，体积较大、形态不规则，包膜结构，星芒状囊变或坏死区。

2.MRI平扫呈T_1WI低和T_2WI高信号肿块，伴等信号包膜，增强扫描肿块血运丰富，强化明显，包膜表现延时强化。

3.晚期肾静脉癌栓及腹膜后淋巴结转移常见。

—— 参考文献 ——

[1] 沃方明，王玉涛，张建，等.肾上腺皮质癌的CT、MRI及PET/CT表现[J].医学影像学杂志，2018，28（6）：993-1000.

[2] 赵勤余，韩志江，陈克敏.肾上腺皮质癌的CT诊断及鉴别诊断[J].放射学实践，2012，27（9）：975-978.

[3] 汪建华，丁前江，马小龙，等.肾上腺原发性皮质腺癌的CT与MRI表现及其病理基础[J].中华放射学杂志，2016，50（11）：882-885.

（刘斯辉　赵德利）

病例7　肾上腺髓样脂肪瘤

【临床资料】

● 患者男性，39岁，无临床症状，体检发现左肾上腺占位。

● 实验室检查：急诊血常规及肝肾功能正常，乙肝表面抗原（－）。

【影像学检查】

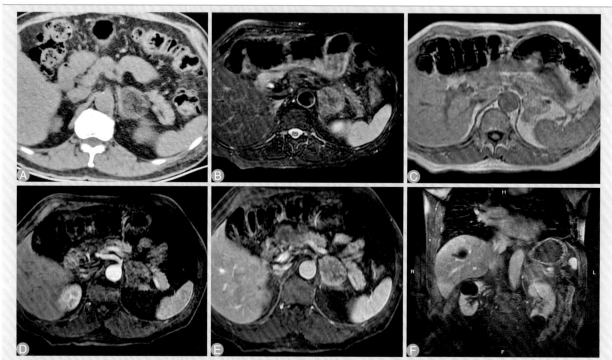

A. 横断位 CT 平扫；B、C.MRI 横断位 T_2WI 压脂、T_1WI；D～F.MRI 增强扫描横断位动脉期及静脉期、冠状位静脉期。

图2-7-1　上腹部CT平扫、上腹部MRI平扫+增强

【分析思路】

中年男性，无临床症状，体检发现左肾上腺占位。CT平扫左侧肾上腺见混杂低密度肿块，病灶含脂肪密度。MRI平扫左侧肾上腺见类圆形肿块，呈T_1WI高、T_2WI压脂稍低信号，增强扫描实质成分轻度强化。肾上腺偶发含脂肪成分肿瘤。常见病变有髓样脂肪瘤、肾上腺腺瘤、嗜铬细胞瘤和转移瘤少见脂肪成分。

■ 髓样脂肪瘤

本例支持点：含较多的细胞外脂肪，文献报道肿瘤细胞外脂肪占比超过50%，可以直接诊断髓样脂肪瘤。

不支持点：实质成分较多。

■ 肾上腺腺瘤

本例支持点：体检发现，肿瘤反相位信号较正向位明显减低。

不支持点：成分混杂，密度和信号不均匀，实质成分强化不明显，细胞外脂肪较明显。

- 嗜铬细胞瘤

本例支持点：肿块较大，密度和信号混杂。

不支持点：嗜铬细胞瘤成分混杂，其内10%发生囊变，多有临床症状。

- 肾血管平滑肌脂肪瘤

本例支持点：肿块内存在实质成分和脂肪成分。

不支持点：肿块起源于左肾上腺并非左肾上极。

【病理诊断】

病理结果：髓样脂肪瘤。

【讨论】

■ 临床概述及病理特征

肾上腺髓样脂肪瘤于1929年由Oberling首次提出并命名，来源于间叶化生组织，肾上腺髓样脂肪瘤发生于肾上腺髓质，约占55%，少见于皮质及肾上腺以外的组织，如纵隔、肾周、骶前及肝脏等。肾上腺髓样脂肪瘤无分泌功能，多数无临床症状，常为偶尔或体检时发现。部分患者由于肿瘤较大压迫邻近脏器或肿瘤出血出现腰背痛、急腹症等症状，少数有高血压表现。组织学上由丰富成熟的脂肪组织和类似骨髓的造血组织构成，依据病灶内所含脂肪组织量的多少，可分为脂肪型、软组织型和混合型。

■ 影像学表现

肾上腺髓样脂肪瘤的影像学表现为圆形或类圆形肿块，边界清晰，包膜完整的良性肿瘤的特性，病变呈混杂密度，可见CT值在-100～-20 HU成熟脂肪，其内夹杂以少量细网状条索状、片状稍高密度的软组织密度的骨髓样组织结构。MRI扫描，肿瘤中的脂肪组织在T_1WI上呈高信号，T_2WI上呈较高信号，压脂脂肪组织信号明显减低；骨髓样组织T_1WI上呈中等信号，此外，20%的患者可发生斑点状或条状钙化，较大时可合并出血，其内成分更加混杂，增强后，含骨髓组织成分的软组织多为轻度强化。总之，成熟的细胞外脂肪成分是诊断肾上腺髓样脂肪瘤的可靠依据，尤其当脂肪成分超过50%。

【拓展病例】

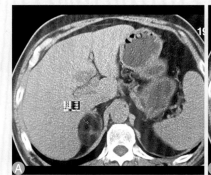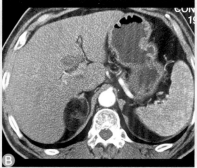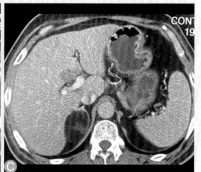

A.CT 横断位示平扫右侧肾上腺类圆形低密度影，显示其内含成熟脂肪及少许软组织密度影；B、C.横断位增强多期示其间骨髓样成分轻微强化，并且脂肪成分超过 50%。

图2-7-2　患者男性，51岁，肾上腺髓样脂肪瘤

【诊断要点】

1.肾上腺圆形或类圆形肿块，有包膜。

2.肿瘤内见成熟的细胞外脂肪成分，典型者脂肪成分超过50%。

3.20%肿瘤可伴斑点状或条状钙化。

4.肿瘤含骨髓组织成分的软组织，增强多呈轻度强化。

—— 参考文献 ——

[1] SCHIEDA N，SIEGELMAN E S. Update on CT and MRI of Adrenal Nodules[J]. AJR Am J Roentgenol，2017，208（6）：1206-1217.

[2] LATTIN G E，STURGILL E D，TUJO C A，et al. From the radiologic pathology archives：Adrenal tumors and tumor-like conditions in the adult： radiologic-pathologic correlation[J]. Radiographics，2014，34（3）：805-829.

[3] HERTS B R，SILVERMAN S G，HINDMAN N M，et al. Management of the Incidental Renal Mass on CT：A White Paper of the ACR Incidental Findings Committee[J]. J Am Coll Radiol，2018，15（2）：264-273.

（刘斯辉　赵德利）

病例8　肾上腺神经鞘瘤

【临床资料】

● 患者女性，39岁，体检发现右侧肾上腺区占位2天，无腹痛、腹胀。

● 超声提示"右侧肾上腺实性包块"。

● 血清肿瘤学标志物（−）。

【影像学检查】

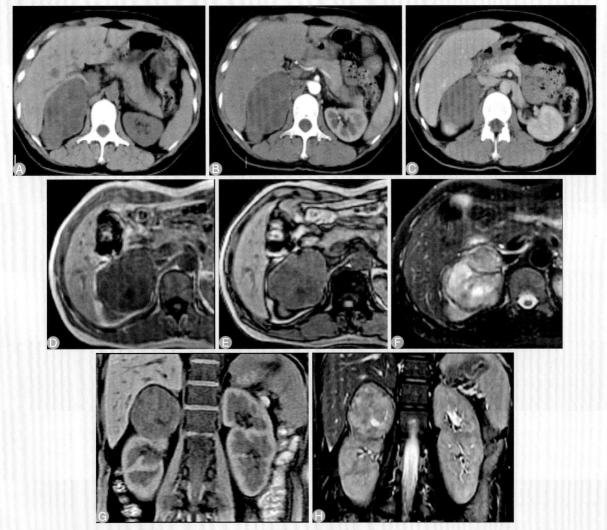

A. 横断位 CT 平扫；B、C. 横断位 CT 增强；D、E. 同反相位；F. 横断位 T_2WI 压脂；G. 冠状位 T_1WI 压脂；H. 冠状位 T_2WI 压脂。

图2-8-1　上腹CT平扫+增强、上腹MRI平扫

【分析思路】

中年女性，右侧肾上腺区囊实性占位，CT平扫见类圆形稍低密度软组织肿块，边界清晰，增强呈渐进式轻度强化。MRI化学位移成像反相位图像上肿瘤的信号未见减低，T_2WI呈不均匀稍高信号。常见病变有肾上腺嗜铬细胞瘤、肾上腺淋巴瘤、肾上腺节细胞神经瘤、肾上腺神经鞘瘤。

■ **肾上腺嗜铬细胞瘤**

本例支持点：不均质肿块伴囊变。

不支持点：嗜铬细胞瘤实性部分通常呈明显强化。

■ **肾上腺淋巴瘤**

本例支持点：类圆形肿块，呈T_2WI高信号，动脉期轻度强化，门脉期延续强化。

不支持点：老年男性多见，淋巴瘤囊变少见。

■ **肾上腺节细胞神经瘤**

本例支持点：中青年女性，不均匀T_2WI高信号。

不支持点：节细胞神经瘤常呈钻缝样生长，可包绕周围血管结构，囊变少见。

■ **肾上腺神经鞘瘤**

本例支持点：低密度肿块伴囊变，呈T_1WI低、T_2WI高信号，动脉期轻度强化，门脉期延续强化。

不支持点：无。

【病理诊断】

免疫组化：CD117（−），CD34（血管+），CD68（+），CgA（−），desmin（−），DOG-1（弱+），EMA（−），HMB45（−），Ki-67（2%），S-100（+++），SMA（灶+），vimentin（++）。

病理结果：肾上腺神经鞘瘤。

【讨论】

■ **临床概述**

神经鞘瘤是一类周围神经肿瘤，起源于神经鞘膜施万细胞，故又称施万细胞瘤（Schwannoma）。神经鞘瘤好发于外周神经及听神经，发生在腹膜后的神经鞘瘤占0.5%~5.0%，原发于肾上腺髓质的神经鞘瘤更是罕见，多为良性。

神经鞘瘤好发于20~50岁，早期无明显临床症状，肿瘤较大时可出现腰背部隐痛及上腹部饱胀不适等症状，可能由于肿瘤压迫周围组织所致，而且由于肾上腺神经鞘瘤多为无功能性肿瘤，实验室检查多属正常，多在体检时意外发现，出现临床症状发现时瘤体一般较大。神经鞘瘤伴高血压病史者少见。

■ **病理特征**

神经鞘瘤组织病理学由Antoni A区和Antoni B区组成，肿瘤较小时以A型瘤细胞多见，较大时易出现退行性病变以B型瘤细胞多见。Antoni A区由密集的小梭形细胞构成，细胞核排列为栅栏或漩涡状；而Antoni B区瘤细胞稀疏，排列呈网状，基质含水量高；所以在CT上，A区密度相对较高，增强扫描后强化较明显，B区密度相对较低，增强扫描后强化不明显。A区和B区多并存于一个肿瘤中，两种结构交织存在，A区多分布于肿瘤的周边，B区多位于肿瘤的中心。由于A区细胞丰富，生长活跃，对B区血液供应产生虹吸效应，容易引起B区的坏死囊变，所以囊变多从肿瘤中心向周边进展。

■ 影像学表现

1.CT平扫：略低或低密度肿块，边缘光滑。当神经鞘瘤生长较大时，常会出现囊变（66%）、钙化、出血，或玻璃样变等退行性改变，囊变多由中心向边缘进展。

2.MRI平扫：呈T$_1$WI低信号、T$_2$WI高信号。化学位移成像反相位无信号减低。内部囊变区T$_2$WI呈更高信号。纤维包膜呈T$_2$WI低信号。

3.增强扫描：动脉期轻度不均匀强化，门脉期及延迟期进一步强化。

【拓展病例】

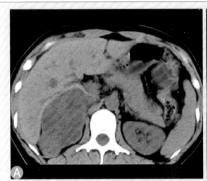 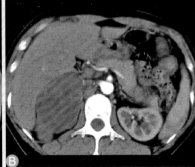 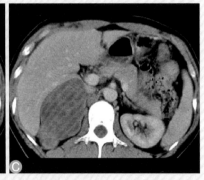

A.横断位平扫右侧肾上腺区梭形软组织肿块，密度不均；B.横断位动脉期病灶轻度强化；C.横断位静脉期病灶渐进性不均质强化。

图2-8-2　患者女性，39岁，右侧肾上腺神经鞘瘤
（病例由宝鸡市中心医院任慧鹏老师提供）

【诊断要点】

1.肿瘤生长较大时，常会出现囊变、钙化、出血或玻璃样变等退行性改变，囊变多由中心向边缘进展。

2.动脉期轻度不均匀强化，门脉期及延迟期进一步强化。

—— 参考文献 ——

[1] 王全忠，郭华，高剑波，等.肾上腺神经鞘瘤的CT表现与肾上腺乏脂性皮质腺瘤对比分析[J].临床放射学杂志，2017，36（8）：5.

[2] 吴慧敏，吴玉珍，倪萍，等.肾上腺神经鞘瘤MR表现-2例报告并文献回顾[J].罕少疾病杂志，2018，25（2）：4.

（陈美林　贾云生）

病例9 肾上腺血管瘤

【临床资料】

● 患者女性，77岁，左上腹部间断疼痛1个月，加重1小时。

【影像学检查】

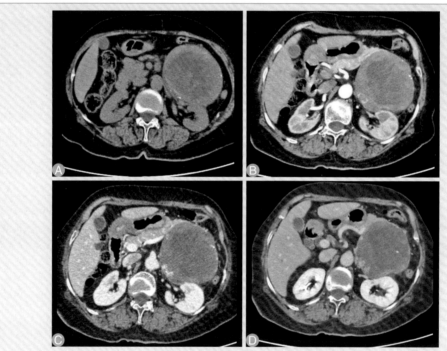

A. 横断位CT平扫；B ~ D. 横断位CT增强。

图2-9-1 上腹CT平扫+增强

【分析思路】

老年女性，左侧肾上腺区占位，CT平扫见类圆形不均匀混杂低密度软组织肿块影，边界清晰，内可见钙化，增强动脉期斑片状不均匀强化，静脉期强化范围稍扩大，呈渐进性强化。常见病变有肾上腺嗜铬细胞瘤、肾上腺皮质腺癌、肾上腺节神经细胞瘤、肾上腺血管瘤。

■ 肾上腺嗜铬细胞瘤

本例支持点：类圆形不均匀低密度软组织肿块，边界清晰，少数肿块内含钙化。

不支持点：体积常较大，常伴有囊变、坏死、出血，实性部分动脉期明显强化。

■ 肾上腺皮质腺癌

本例支持点：肿块内含钙化，增强动脉期斑片状不均匀强化，静脉期强化范围扩大，呈渐进性强化。

不支持点：体积较大，伴星芒状囊变区，转移常见。

■ 肾上腺节细胞神经瘤

本例支持点：类圆形边界清晰的低密度肿块，可有钙化，延迟强化。

不支持点：一般密度较均匀，动脉期强化类似囊性肿瘤，呈"假囊性征"。

■ 肾上腺血管瘤

本例支持点：类圆形不均匀低密度软组织肿块，伴钙化，边界清晰，增强动脉期周边斑片状强化，静脉期强化范围扩大，呈渐进性强化。

不支持点：典型者强化方式为向心性强化。

【病理诊断】

大体：左腹膜后肿物，大小13 cm×10.5 cm×6.5 cm，结节状，包膜较完整，切面呈灰黄灰褐色。

免疫组化：CK（－），vimentin（＋＋），PAX-8（－），Hep（－），Ki-67（20%～30%），CgA（－），Syn（灶状弱+），Glypican-3（＋＋）。

病理结果：肾上腺血管瘤伴出血坏死机化、血栓形成。

【讨论】

■ 临床概述

血管瘤可发生在许多部位，如皮肤、肌肉、内脏等，其中以肝脏血管瘤常见，而发生于肾上腺的血管瘤罕见，为良性无功能性肿瘤。肾上腺血管瘤常为单侧发生，多见于50～70岁，女性多于男性，患者一般无临床症状，多是在影像检查时偶然发现，故发现时肿瘤常较大。肿瘤巨大时可引起上腹部饱胀感或后背疼痛。

■ 病理特征

病理上肿瘤包膜完整，位于肾上腺皮质，组织学上分为海绵状血管瘤和毛细血管瘤，以前者多见。肿瘤周边部见多个血管腔隙，中心区的病理改变较为复杂，包括坏死、出血、血栓、钙化、纤维化等，特别是＞3 cm的肿瘤。

■ 影像学表现

1.CT上可表现为囊性、囊实性或实性肿物，一般实性比较少见，大多为囊实性，CT平扫表现为低密度肿块，增强扫描呈特征性肿块边缘斑片状强化和延迟扫描向心性强化。

2.MRI平扫T_1WI呈不均匀低信号，T_2WI呈高低混杂信号，T_2WI高信号区域可能是出血、囊变或坏死，T_2WI低信号区域可能是出血或钙化。外周斑点/片状强化是肾上腺血管瘤诊断的重要依据。

【拓展病例】

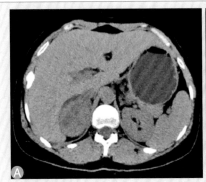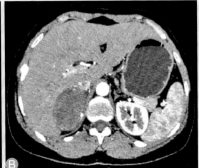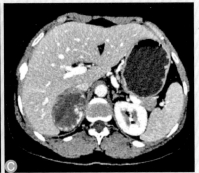

A.横断位 CT 平扫示右侧肾上腺区见类圆形不均匀低密度软组织肿块影；B、C.横断位 CT 增强示肿块动脉期周围斑片状强化，静脉期增强范围扩大。

图2-9-2　患者男性，57岁，右侧肾上腺血管瘤

【诊断要点】

1.左侧肾上腺区囊实性肿块，当肿块＞3 cm时，常伴出现坏死、出血、囊变、钙化。

2.增强扫描呈特征性肿块边缘周围斑片状强化和延迟扫描向心性强化。

—— 参考文献 ——

[1] 高慧，郭晓丽，石慧娴，等.右侧肾上腺血管瘤一例 [J].中华临床医师杂志，2019，13（5）：398-400.

[2] HUANG T，YANG Q，HU Y，et al. Adrenal cavernous hemangioma misdiagnosed as pheochromocytoma：a case report[J]. BMC surg，2021，21（1）：210.

[3] HASHIMOTO A，YOSHINO H，YOSHIKAWA F，et al. Giant Cavernous Hemangioma of the Adrenal Gland in an Elderly Patient[J]. Intern Med，2018，57：1317-1319.

（贾云生　陈　雷　邱勇刚）

病例10　肾上腺嗜铬细胞瘤

【临床资料】

- 患者男性，24岁，头痛、心悸、多汗。
- 实验室检查：血生化正常，血管紧张素Ⅱ（46.88 pg/mL）和血浆皮质醇测定（258.83 nmol/L）正常。

【影像学检查】

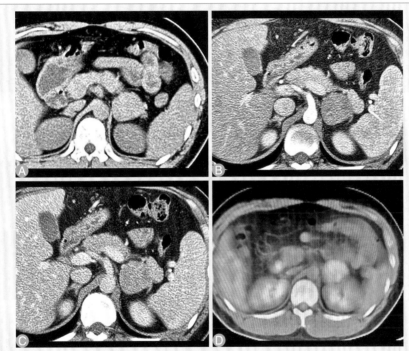

A～C.CT 横断位平扫+增强；D.^{18}F-FDG PET-CT，文后彩图 2-10-1D。
图2-10-1　上腹部增强CT+^{18}F-FDG PET-CT

【分析思路】

年轻男性，儿茶酚胺增多三联征（头痛、心悸、多汗）。CT显示左侧肾上腺区类巨大实性肿块，密度均匀，增强扫描轻度强化；PET-CT显示肿块FDG代谢异常增高；较大（>5 cm）的肾上腺肿瘤。常见病变有肾上腺转移瘤、肾上腺腺瘤和肾上腺皮质腺癌、肾上腺嗜铬细胞瘤。

■ 肾上腺转移瘤

本例支持点：左侧肾上腺巨大实性肿块，伴FDG代谢异常增高。

不支持点：无原发肿瘤病史，肿块密度均匀，增强后轻度强化，无明显囊变及坏死。

■ 肾上腺腺瘤

本例支持点：腺瘤密度均匀，边界清晰，局部密度减低或脂性变。

不支持点：本例平扫CT值为46 HU，典型腺瘤的CT值通常<10 HU。

■ 肾上腺皮质腺癌

本例支持点：肿块较大，超过5 cm，FDG代谢增高。

不支持点：成人发病年龄高峰为40～50岁，肿瘤多发生明显的坏死囊变、出血。

■ 肾上腺嗜铬细胞瘤

本例支持点：肾上腺实性肿块，密度均匀，边界清晰，有头痛、心悸、多汗的临床表现。PET-CT显示肿块FDG代谢异常增高。

不支持点：增强扫描实性部分明显强化。

【病理诊断】

病理结果：肾上腺嗜铬细胞瘤。

【讨论】

■ 临床概述

肾上腺嗜铬细胞瘤临床表现多样，最常见的临床症状为高血压。典型的症状包括头痛、心悸、多汗三联征，发生率为50%以上。嗜铬细胞瘤可发生于任何年龄，但常见于30～50岁，男性、女性发病率无明显差异。嗜铬细胞瘤又称为"10%肿瘤"，即10%位于肾上腺外，10%双侧发生，10%为家族性，10%出现于儿童，10%与高血压无关。

■ 病例特征

病理上肿瘤常较大，直径为5～15 cm，圆或椭圆形，常有完整包膜，易发生坏死、囊变。镜下可见实性小细胞巢，肿瘤细胞圆形或梭形，胞浆丰富，周围见支持细胞及血管间隙。

■ 影像学表现

1.CT平扫肿瘤表现为形态多不规则或类圆形，密度均匀或不均匀的肿块，瘤体较大，生长较快，推移或包绕周围血管（如下腔静脉、腹主动脉、肾动脉、肾静脉等）。典型表现为囊变坏死伴出血的不均质且＞5 cm肿块，强化特征为明显强化或进行性强化，呈网格状或分房状。不典型表现包括平扫均质，或出现钙化及含细胞内脂质，强化方式轻度强化或廓清强化。

2.MRI：肾上腺嗜铬细胞瘤较大，易被MRI发现。肿瘤在T_1WI上信号强度类似肌肉，而T_2WI上由于富含水分和血窦而呈明显高信号。肿瘤有坏死或陈旧性出血时，瘤内可有T_1WI高信号或T_1WI更低信号、T_2WI高信号灶。瘤内不含脂肪，因而梯度回波反相位检查，信号强度无下降。增强扫描肿瘤实体部分发生明显强化。

【拓展病例】

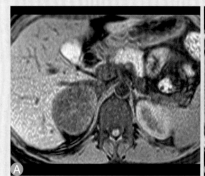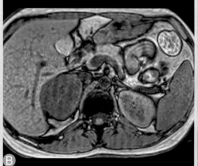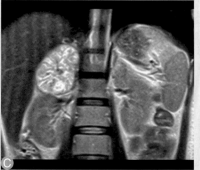

A、B.MRI横断位同相位示右侧肾上腺见T_1WI等信号肿块，反相位无明显信号减低；C.冠状位T_2WI高信号肿块，肿块＞5 cm，呈网格状分隔及中心低信号纤维成分。

图2-10-2　患者女性，30岁，右侧肾上腺嗜铬细胞瘤

【诊断要点】

1.10%肿瘤之称，生长速度快，瘤体常常较大（＞5 cm）。

2.肿瘤形态多不规则或类圆形，CT平扫呈密度均匀或不均匀密度影，MRI扫描在T_1WI上信号强度类似肌肉，在T_2WI上由于富含水分和血窦而呈明显高信号，肿瘤易发生出血、坏死及囊变。

3.增强扫描肿瘤实性部分呈明显强化或进行性强化，呈网格状或分房状。

4.肿瘤有包膜浸润，与周围组织分界不清，易包绕周围血管，可出现转移。

——参考文献——

[1] RAJA A，LEUNG K，STAMM M，et al. Multimodality imaging findings of pheochromocytoma with associated clinical and biochemical features in 53 patients with histologically confirmed tumors[J]. Am J Roentgenol，2013，201（4）：825-833.

[2] PARK B K，KIM C K，KWON G Y，et al. Re-evaluation of pheochromocytomas on delayed contrast-enhanced CT：washout enhancement and other imaging features[J]. Eur Radiol，2007，17（11）：2804-2809.

[3] ALTINMAKAS E，PERRIER N D，GRUBBS E G，et al. Diagnostic performance of adrenal CT in the differentiation of adenoma and pheochromocytoma[J]. Acta Radiol，2020，61（8）：1080-1086.

（刘斯辉　赵德利）

病例11 肾上腺神经母细胞瘤

【临床资料】

● 患儿男性，18个月，腹胀伴排便困难10天余。

● 超声检查发现胰腺后方实质占位。

【影像学检查】

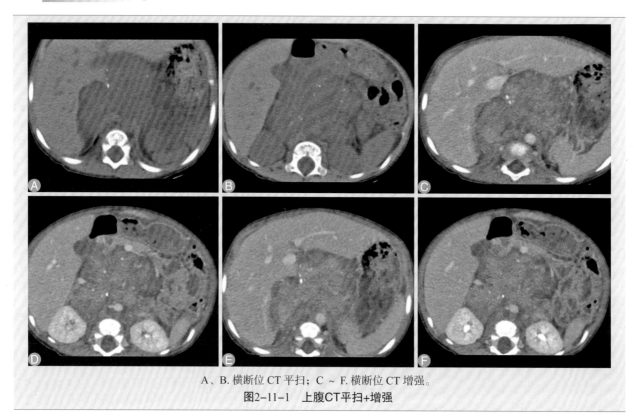

A、B.横断位 CT 平扫；C ~ F.横断位 CT 增强。

图2-11-1 上腹CT平扫+增强

【分析思路】

儿童，腹膜后巨大占位，伴钙化，CT平扫呈密度不均匀稍低密度，伴散在沙砾样致密影，边界不清，增强呈不均匀云絮状强化，病灶浸润性生长，跨越中线，包绕腹膜后血管。常见病变有神经母细胞瘤、肾母细胞瘤、肾上腺神经节细胞瘤、肾上腺畸胎瘤。

■ 神经母细胞癌

本例支持点：儿童，腹膜后占位，CT平扫密度不均匀，伴钙化，边界不清，浸润性生长。

不支持点：无。

■ 肾母细胞癌

本例支持点：儿童，可钙化。

不支持点：肿瘤破坏肾皮质，可见残肾征；多呈膨胀性生长，少跨中线，周围血管呈推移改变。

■ 肾上腺神经节细胞瘤

本例支持点：儿童及青少年好发，CT平扫呈低密度，可伴钙化。

不支持点：肿瘤密度较均匀，囊变、坏死、出血少见；沿间隙钻缝样生长，但边界清楚，不浸润血管。

■ 肾上腺畸胎瘤

本例支持点：发病年龄小，伴钙化，增强实性部分强化。

不支持点：肿瘤形态规则，呈圆形或类圆形，边界清楚；肿瘤内含脂肪成分。

【病理诊断】

免疫组化：Syn、CgA、CD56（+），vimentin（部分+），Ki-67（约60%+），CK、NSE、CD45、CD99、S-100、MyoD1、desmin（−）。

病理结果：肾上腺神经母细胞瘤。

【讨论】

■ 临床概述

肾上腺神经母细胞瘤是一种儿童常见的实质性恶性肿瘤，好发于5岁以下儿童，居小儿恶性肿瘤第3位，仅次于小儿白血病及中枢神经系统肿瘤。主要起源于肾上腺，也可起源于肾上腺外交感神经的其他部分。恶性程度高，呈浸润性生长，临床表现无特异性，常以腹痛、发热、腹部包块为主诉，可伴有消瘦、纳差、乏力、面色苍白等全身症状，确诊时多数已为晚期。实验室检查尿中儿茶酚胺分解产物香草扁桃酸及高香草酸升高。

■ 病理特征

国际上对外周神经母性肿瘤分为4类、2型。4类：①神经母细胞瘤；②混合型节细胞性神经母细胞瘤；③节细胞神经瘤；④结节型节细胞性神经母细胞瘤。2型：组织分化良好型和组织分化不良型。

肿瘤呈实性，圆形或分叶状，质软，切面灰黄或灰白色，可有出血坏死区及钙化。神经母细胞瘤由弥漫性小圆细胞或卵圆形细胞组成。肿瘤细胞大小较一致，胞质少，核浆比例大，核浓染，核分裂多见；肿瘤多呈丛状、梁状排列，有时片状排列，间质有丰富的薄壁血窦；瘤细胞紧密排列形成假菊形团是本瘤的特征，假菊形团中心为粉染的胞突细丝；不同区域分化不同，在分化较成熟的地区，肿瘤细胞胞质较多，有假菊形团结构。

免疫组化：NSE、Syn、CgA、NF（+），CD99（−）。

■ 影像学表现

1.腹膜后肾上腺区不规则软组织肿块，边界不清，浸润性生长，包绕腹膜后血管。

2.CT平扫肿瘤由于易囊变、坏死、出血和钙化密度多不均匀，钙化为其典型表现，呈斑片状或沙砾样。

3.MRI：肿瘤信号不均匀，T_1WI上呈略低信号，T_2W1为混杂高信号；钙化在T_1WI和T_2WI上都呈低信号；化学位移成像无反相位信号减低征象；DWI不均匀受限。肿瘤包绕大血管并使之变形、移位，典型者向椎管内侵犯扩散。可出现骨、肝、淋巴结等远处转移。

4.增强扫描：增强后呈明显不均匀强化，坏死、囊变、坏死、出血区无强化。

【拓展病例一】

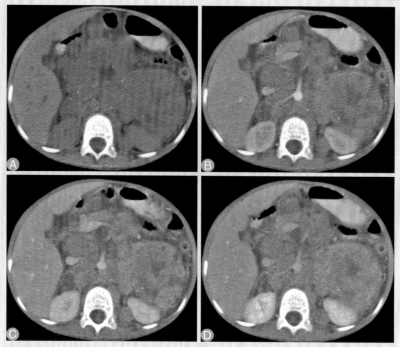

A.CT 横断位平扫示腹膜后巨大不规则肿块，密度不均，内见散在点状钙化及斑片状低密度影，另见腹腔多发肿大淋巴结及腹腔积液；B ~ D.横断位增强扫描呈中度不均匀强化，内见散在斑片状不强化区，病灶浸润性生长，跨中线，包绕腹膜后血管。

图2-11-2　患儿男性，5岁，腹膜后神经母细胞瘤

【拓展病例二】

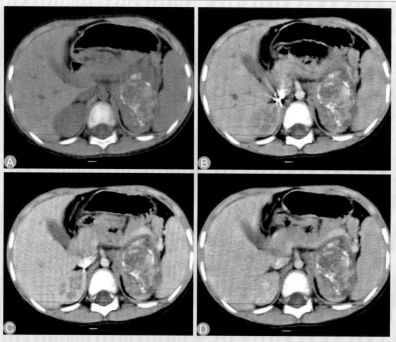

A.CT 横断位平扫示左肾上腺类圆形肿块，密度不均，内见多发斑片、点状钙化；B ~ D.横断位增强扫描病灶呈不均匀强化，内见散在斑片状不强化区，周围组织器官受压移位，与左肾分界不清。

图2-11-3　患儿女性，3岁，左肾上腺神经母细胞瘤

【诊断要点】

1.儿童，腹膜后不规则较大肿块。

2.常伴钙化、坏死、囊变、出血。

3.肿瘤呈浸润性生长，包绕后腹膜血管。

4.增强扫描实性部分呈不均匀强化。

——— 参考文献 ———

[1] SWIFT C C，EKLUND M J，KRAVEKA J M，et al. Updates in Diagnosis，Management，and Treatment of Neuroblastoma[J]. Radiographics，2018，38（2）：566-580.

[2] 王浩入，陈欣，张黎，等．儿童腹膜后结节型和混合型节细胞神经母细胞瘤的临床及 CT 表现 [J]. 中国临床医学影像杂志，2022，33（4）：4.

（刘斯辉　魏忠荣　贾云生）

病例12　肾上腺节细胞神经瘤

【临床资料】

● 患者女性，24岁，体检发现右侧肾上腺病变3天。

● 肿瘤标志物（－）。

【影像学检查】

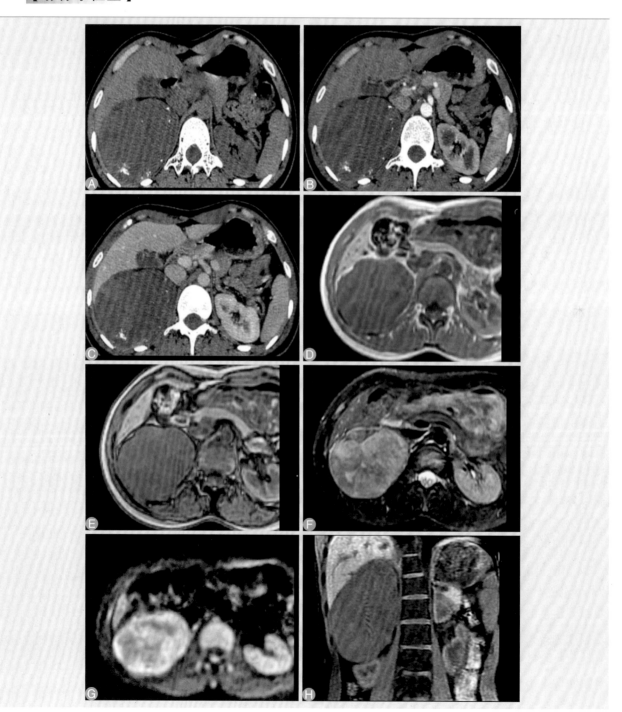

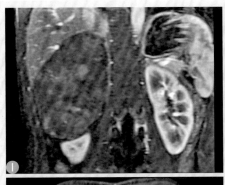
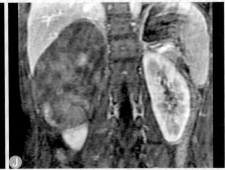
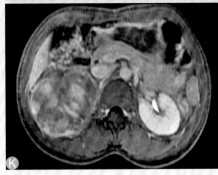

A.横断位 CT 平扫；B、C.横断位 CT 增强；D、E. 同反相位；F. 横断位 T_2WI 压脂；G.DWI；H. 冠状位 T_1WI 压脂；I ~ K. 冠状位、横断位 T_1WI 压脂增强。

图2-12-1　上腹CT平扫+增强、MRI平扫+增强

【分析思路】

年轻女性，右侧肾上腺区病变，CT平扫见类圆形稍低密度巨大软组织肿块，边界清晰，可见斑点状钙化，增强呈渐进式不均匀轻度强化。MRI呈不均匀T_1WI低信号、T_2WI稍高信号，DWI呈稍高信号。常见病变有节细胞神经母细胞瘤、神经纤维瘤、肾上腺节细胞神经瘤、肾上腺神经鞘瘤。

■ 节细胞神经母细胞瘤

本例支持点：巨大软组织肿块，内有斑点状钙化。

不支持点：节细胞神经母细胞瘤好发于婴幼儿及儿童，恶性程度高，易侵犯周围组织和血管，增强扫描不均匀中度或明显强化。

■ 神经纤维瘤

本例支持点：类圆形低密度肿块，不均匀T_1WI稍低信号、T_2WI稍高信号。

不支持点：此病例有钙化，神经纤维瘤强化程度相对均匀。

■ 肾上腺节细胞神经瘤

本例支持点：中青年女性，巨大软组织肿块，推移周围血管，但血管形态基本正常，呈T_1WI低信号、T_2WI不均匀高信号，增强动脉期类似囊性肿瘤，呈"假囊性征"，延迟期呈不均匀轻度强化。

不支持点：罕见。

■ 肾上腺神经鞘瘤

本例支持点：CT平扫呈低密度肿块，钙化，MRI平扫呈T_1WI低信号、T_2WI高信号，增强呈延续强化。

不支持点：神经鞘瘤较大时会压迫周围组织。

【病理诊断】

免疫组化：SMA（－），Actin（－），S-100（＋），CgA（－），Syn（＋），NSE（＋），GFAP（－），CD34（－），CK（－），Ki-67（－）。

病理诊断：肾上腺节细胞神经瘤。

【讨论】

■ 临床概述

肾上腺节细胞神经瘤好发于10~40岁，无性别差异。临床罕见，病程缓慢，一般无明显临床症状，早期检出率不高，多数在体检检查时偶然发现。但是近年来随着人们健康意识的提高及影像学技术的发展，该疾病检出率逐年增加。由于该肿瘤大多数是无功能性的，当发现时肿块较大。

■ 病理特征

肾上腺节细胞神经瘤由成熟的神经节细胞、纤维间质和神经纤维构成，神经节细胞多数分化良好，细胞呈多角形，神经纤维增生成束，排列成编织状或波浪状。大体标本界限多清楚，具有完整的纤维包膜，表面光滑，较大病灶可呈分叶状，呈圆形或类圆形，切面呈灰黄半透明状、胶冻状，或灰白鱼肉样。镜下表现为成束的纵行或横行排列的施万细胞，相对成熟的节神经细胞散在分布于施万细胞之间，呈点状、簇状形式存在。神经节细胞胞浆丰富，核仁明显，未见核分裂；神经节细胞内有时可见色素沉着，可能是神经黑色素，其为儿茶酚胺自身氧化形成类似黑色素样产物，肿瘤细胞排列疏松，间质见大量黏液基质及散在节细胞和施万细胞，瘤内可见毛细血管，部分肿瘤内见散在钙化。

免疫组化：vimintin、S-100（＋），Bcl-2、CD99（散在＋），Ki-67表达低增殖指数。

■ 影像学表现

1.形态：肿瘤出血、坏死、囊变罕见，少数可见点状、沙砾样钙化。肾脏及输尿管常常受压向下推移，可引起肾盂输尿管梗阻积水。肿瘤可沿周围间隙蔓延，呈嵌入式、塑形或钻孔样生长，该征象为节神经细胞瘤相对特征性表现。当肿瘤较大时，可包绕、推移周围血管，但血管形态基本正常，未见受侵征象，该特点也是重要影像征象之一。

2.CT：肿瘤边缘光滑锐利，包膜完整，与周围组织分界清楚，可呈圆形、椭圆形或分叶状，密度值多为不均质低密度灶，CT值常小于<40 HU。动态增强扫描病灶呈进行性轻度至中度延迟强化，动脉期类似囊性肿瘤，呈"假囊性征"，为该肿瘤的重要影像特征。

3.MRI：一般T_1WI呈均匀或略不均匀低信号，T_2WI表现随肿瘤内部成分不同而有较大差异，以细胞和纤维成分为主者表现为中高信号，以黏液成分为主者呈明显高信号，一般为以高信号为主的混杂信号。但大多表现为T_1WI均匀低信号，T_2WI不均匀高信号。MRI扫描发现旋涡状征象，被认为是节细胞神经瘤的特征性表现，是由于瘤内交错的施万细胞与胶原纤维束所造成。

【拓展病例】

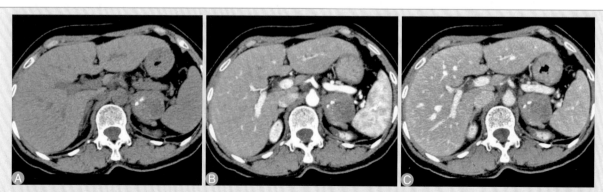

A. 横断位平扫左侧肾上腺类圆形肿块，内见小片状低密度区及沙砾状钙化密度影；B. 横断位动脉期病灶轻度强化；C. 横断位静脉期病灶渐进性延迟强化。

图2-12-2　患者女性，62岁，左肾上腺节细胞瘤

（病例由衢州市人民医院朱勤勤老师提供）

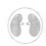

【诊断要点】

1.肿瘤出血、坏死、囊变罕见，少数可见点状、沙砾样钙化，肿瘤可沿周围间隙蔓延，呈嵌入式或塑形及钻孔生长。

2.CT多为不均质低密度灶，动态增强扫描病灶呈进行性轻度至中度延迟强化，动脉期类似囊性肿瘤，呈"假囊性征"。

3.T_1WI均匀低信号，T_2WI不均匀高信号，MRI扫描发现旋涡状征象。

—— 参考文献 ——

[1] AYNAOU H，SALHI H，EL OUAHABI H. Adrenal ganglioneuroma：a case report[J]. Cureus，2022，14（8）：e27634.

[2] 赵越，杨斌.节细胞神经瘤的CT及MRI表现[J].放射学实践，2019，34（3）：6.

（贾云生　陈　雷）

病例13 肾上腺大B细胞淋巴瘤

【临床资料】

● 患者男性，61岁，反复头晕半年余，反复发热1月余，贫血10年。
● 肿瘤标志物正常。

【影像学检查】

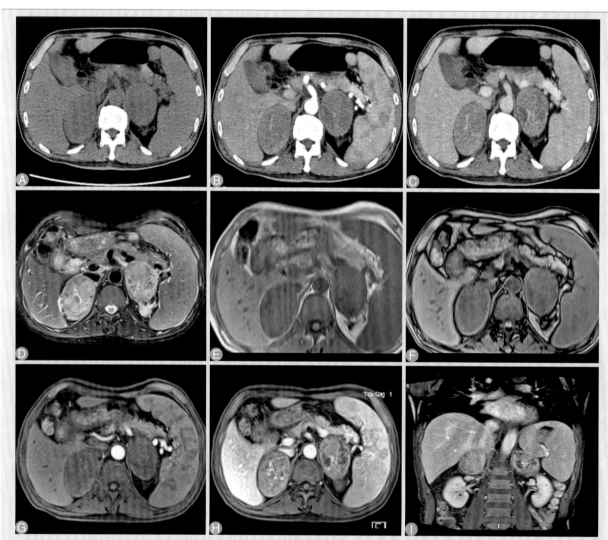

A.横断位CT平扫；B、C.横断位CT增强；D.横断位T₂WI压脂；E、F.同反相位；G、H.横断位T₁WI压脂增强；I.冠状位T₁WI压脂增强。

图2-13-1 肾上腺CT平扫+增强、MRI平扫+增强

【分析思路】

老年男性，双侧肾上腺实性病变，肿块长轴与肾上腺长轴一致，CT平扫呈密度较均匀软组织肿块，MRI扫描T₂WI压脂上呈不均匀稍高信号，增强动脉期呈轻度强化，静脉期呈中度不均匀延迟强化。常见病变有肾上腺平滑肌瘤、肾上腺皮脂腺癌、肾上腺瘤、肾上腺淋巴瘤、转移瘤。

■ **肾上腺平滑肌瘤**

本例支持点：T_2WI不均匀稍高信号，坏死常见，增强中度延迟强化。

不支持点：平滑肌瘤单侧多见，多呈圆形，边缘分叶状、不规则。

■ **肾上腺皮脂腺癌**

本例支持点：病变呈圆形，易发生坏死，T_2WI呈不均匀稍高信号。

不支持点：皮脂腺癌少见，转移早；强化方式为边缘强化明显，中心强化较轻。

■ **肾上腺腺瘤**

本例支持点：可双侧发病，类圆形实性肿块，边界清晰。

不支持点：腺瘤一般小于5 cm，可以见到正常肾上腺，CT平扫腺瘤的密度较低；MRI上与同相位图像比较，在反相位图像上肿瘤的信号强度下降明显，增强呈明显强化。

■ **肾上腺淋巴瘤**

本例支持点：老年男性，双侧同时受累；密度均匀实性肿块，肿块长轴与肾上腺肢体的长轴一致，T_2WI压脂上呈不均匀稍高信号，增强动脉期呈轻度强化，静脉期呈中度不均匀延迟强化。

不支持点：坏死少见。

■ **肾上腺转移瘤**

本例支持点：双侧同时受累，类圆形。

不支持点：无原发肿瘤病史，转移瘤较大时易坏死，T_2WI明显增高，增强呈不规则环状或结节样强化。

【病理诊断】

病理结果：肾上腺大B淋巴瘤。

【讨论】

■ **临床概述**

原发性肾上腺淋巴瘤（primary adrenal lymphoma，PAL）是一种罕见的疾病，原发性肾上腺淋巴瘤主要为双侧，但肾上腺继发性受累通常为单侧。弥漫性大B淋巴瘤是原发性肾上腺淋巴瘤最常见的亚型，约占原发性肾上腺淋巴瘤的70%，主要影响中老年男性，平均年龄在60岁以上，男性、女性比为2.93∶1。原发性肾上腺淋巴瘤的临床表现缺乏特异性，大多数患者以腰腹周围疼痛为首发症状，伴有疲劳、发热、盗汗、体重减轻。当双侧肾上腺受累时，多数患者可出现肾上腺功能不全的症状，表现为皮肤色素沉着、低血压、发热。此外，原发性肾上腺淋巴瘤累及下丘脑-垂体轴，导致肾上腺功能不全。因此，对于伴有肾上腺功能不全的原发性肾上腺淋巴瘤，应进行系统内分泌评估。

■ **病理特征**

病理检查仍然是原发性肾上腺淋巴瘤诊断的金标准。更具体地说，在光镜下观察显示肾上腺组织结构破坏，常伴有大板层坏死和大淋巴细胞弥漫性浸润。此外，细胞的免疫组化分析常显示CD19、CD20、CD22、CD45、CA79a、PAX5标志物的表达，有时也显示CD10、CD5蛋白的表达。特别是CD5+淋巴瘤，恶性程度更高，预后较差。

■ **影像学表现**

1.肾上腺弥漫性增大或软组织肿块，类圆形或椭圆形多见；单侧或双侧，以双侧最为多见。

2.CT：平扫肿瘤呈等或低密度（与肌肉组织相比），囊变坏死、钙化、出血非常少见。

3.MRI：多均匀密度，坏死、囊变及钙化少见，MRI上T$_1$WI信号强度与肝脏相近，T$_2$WI明显高于肝脏、稍低于脂肪的信号强度。当肿瘤较小时，可表现为肾上腺弥漫性增大，而保持原有肾上腺形态或类似肾上腺增生。当肿瘤较大时表现为椭圆形或不规则形，病灶的长轴与肾上腺肢体的长轴一致，沿肾上腺肢体的外形铸形生长（类似正常肾上腺形态的放大）——特异性。

4.增强：乏血供肿瘤，动脉期呈轻度强化，门脉期持续中度延迟强化，部分病灶强化不均匀，部分肿块内有相对明显的条带或网格状强化。

5.肿瘤易侵犯肾脏、肝脏等邻近器官，可伴有腹膜后淋巴结增大。

【诊断要点】

1.老年男性多见。单侧或双侧同时受累，双侧多见，部分可出现肾上腺皮质功能不全。

2.肿瘤均匀密实，坏死、囊变及钙化少见。

3.CT平扫肿瘤呈等或低密度，MRI扫描T$_1$WI信号强度与肝脏相近，T$_2$WI明显高于肝脏、稍低于脂肪的信号强度。

4.病灶的长轴与肾上腺肢体的长轴一致，沿肾上腺肢体的外形铸形生长。

—— 参考文献 ——

[1] FAN Z，SHI H，XIONG B，et al. Primary adrenal diffuse large B-cell lymphoma with normal adrenal cortex function：A case report[J]. World Journal of Clinical Cases，2022，10（2）：709-716.

[2] CHEN P，JIN L，YANG Y，et al. Bilateral primary adrenal diffuse large B cell lymphoma without adrenal insufficiency：A case report and review of the literature[J]. Molecular & Clinical Oncology，2017，7（1）：145.

（邵亚军　贾云生）

病例14　肾上腺Castleman病

【临床资料】

● 患者女性，29岁，发现腹膜后结节半月余。

【影像学检查】

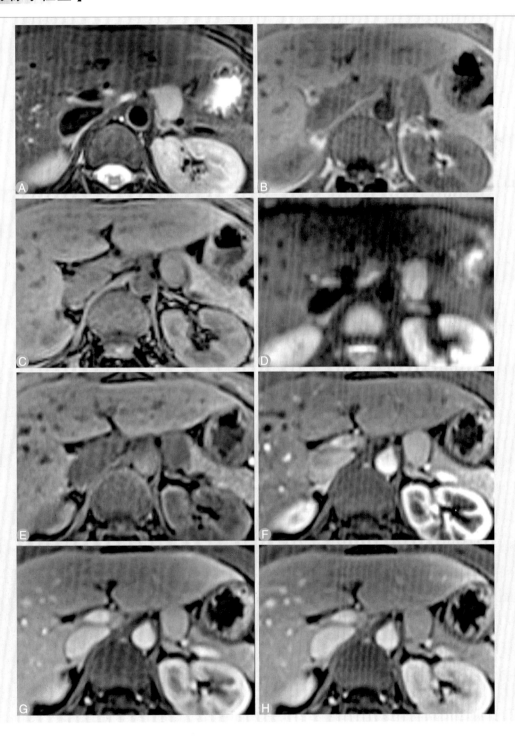

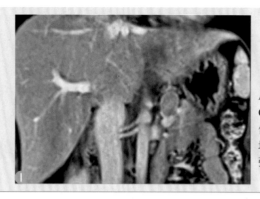

A. 横断位 T_2WI 压脂；B. 横断位同相位 T_1WI；C. 横断位反相位 T_1WI；D. 横断位 DWI；E. 横断位 T_1WI 压脂；F. 横断位增强动脉期；G. 横断位增强静脉期；H. 横断位增强延迟期；I. 冠状位增强延迟期。

图2-14-1 肾上腺MRI平扫+增强

【分析思路】

左腹膜后类圆形肿块，呈 T_1WI 低信号，呈 T_2WI 高信号，信号均匀，弥散受限，边界清晰，增强动脉期强化较为明显，静脉及延迟期强化程度减低。青年女性，腹膜后富血供占位。常见病变有嗜铬细胞瘤、Castleman病、神经鞘瘤、神经节细胞瘤、淋巴瘤。

■ 嗜铬细胞瘤

本例支持点：肾上腺富血供占位，弥散受限。

不支持点：易发生坏死、囊变及出血，密度与信号不均匀；临床上常伴高血压或尿儿茶酚胺代谢产物增高改变。

■ Castleman病

本例支持点：临床及影像学表现基本符合。

不支持点：无。

■ 神经鞘瘤

本例支持点：腹膜后常见，类圆形。

不支持点：易出现囊变，增强扫描不均匀强化，且强化程度不及透明血管型Castleman病。

■ 神经节细胞瘤

本例支持点：青少年好发，平扫呈低密度。

不支持点：常伴钙化，强化程度较低。

■ 淋巴瘤

本例支持点：软组织肿块，信号均匀，弥散受限。

不支持点：常多发，可合并肝脾大，增强呈轻中度、渐进性强化，可见血管漂浮征。

【病理诊断】

免疫组化：淋巴滤泡CD20、Bcl-2（+），生发中心CD10、Bcl-6（+），CD21示增生FDC网，滤泡间质CD3、CD5（+），CD34示血管内皮细胞（+），少量浆细胞CD38、CD138（+），组织细胞CD68（+），κ和λ（少量阳性+）。原位杂交结果：EBER（-）。

病理结果：腹膜后肿物为Castleman病，透明血管型。

【讨论】

■ 临床概述

Castleman病（Castleman disease，CD），又称巨淋巴结增生症，是一种局限性或系统性血管淋巴滤泡增生性淋巴结病。于亚洲人中较为多见，可发生于任何年龄，青年女性多见。该病生长缓慢，病程较长，伴或不伴有全身症状，常为体检发现。可发生于全身淋巴结，常见于纵隔、颈部，腹部则以后腹膜较为多见。

■ **病理特征**

Castleman病主要病理改变为淋巴细胞异常增生，病理分型包括透明血管型、浆细胞型和混合型。最常见是透明血管型，镜下主要表现为生发中心萎缩，套区增生，增生淋巴细胞呈靶环样或洋葱皮样排列，并可见小血管长入生发中心，小血管可发生玻璃样变性；浆细胞型镜下以大滤泡和滤泡间浆细胞浸润为主，淋巴滤泡萎缩不明显，血管增生较少；混合型有透明血管型和浆细胞型的共同特点，可在增生滤泡间见大量浆细胞浸润。

■ **影像学表现**

1.CT：透明细胞型Castleman病常表现为孤立性类圆形或肾形肿块，边界清晰，呈膨胀性生长，周围结构呈受压推移改变，平扫呈软组织密度，密度均匀，因其血供丰富，囊变、坏死少见，瘤体内可见斑片状或条状低密度区（平行走行的纤维组织及发生玻璃样变性的血管结构）。钙化是重要的特征性表现之一，为分支状或枯枝状，是瘤内增生的血管组织玻璃样变或退行性变后钙质沉着所致。浆细胞型CD伴有全身多组淋巴结肿大，密度均匀，形态规整，直径多较小，增强呈轻中度强化。

2.MRI：T_1WI稍低信号，T_2WI以高或稍高信号为主，大部分病灶信号均匀；DWI上为高信号，ADC图为明显低信号，与脾脏信号一致。

3.增强扫描：增强动脉期透明血管型Castleman病病灶明显强化，而浆细胞型强化弱于透明血管型Castleman病，静脉期及延迟期所有病灶均持续强化。高强化表现与透明血管型有较多的供养血管，与病灶内毛细血管异常增生及扩张有关，病灶周围可见迂曲增粗的血管，是肿块的供血动脉及引流静脉，也是影像学表现特征之一；病灶周围出现卫星灶，强化方式与肿块强化方式一致，多由滋养血管及周边反应性增生的小淋巴结所构成。

【**拓展病例一**】

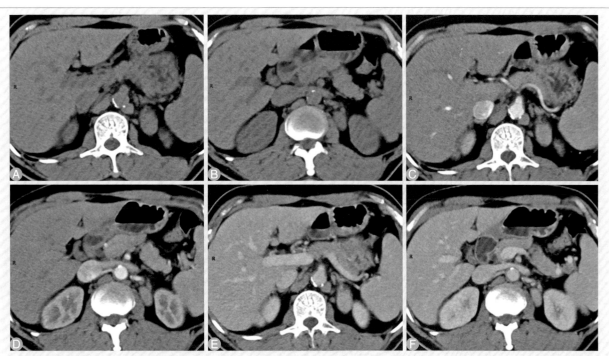

A、B.CT 横断位平扫示左肾上腺区类圆形肿块，密度均匀，边界清晰；C ~ F. 多期增强扫描呈渐进性强化，强化均匀。

图2-14-2　患者男性，51岁，左肾上腺区Castleman病

【拓展病例二】

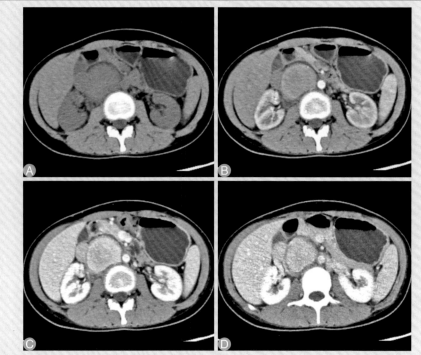

A.CT横断位平扫示右腹膜后类圆形肿块，密度均匀，边界清晰；B～D.多期增强扫描呈渐进性强化，强化明显、均匀。

图2-14-3　患者女性，23岁，右腹膜后Castleman病

【诊断要点】

1.青年女性，肾上腺区富血供占位。

2.密度/信号均匀，弥散受限。

3.增强动脉期强化明显，静脉及延迟期持续强化，呈"快进慢出"强化方式。

—— 参考文献 ——

[1] ZHAO S，WAN Y，HUANG Z，et al. Imaging and clinical features of Castleman Disease[J]. Cancer Imaging，2019，19（1）：53.

[2] 邓丽珠，王明亮，曾蒙苏，等.腹部巨淋巴结增生症的MRI特征[J].临床放射学杂志，2021，40（4）：5.

（刘斯辉　林霖）

病例15　肾上腺结核

【临床资料】

- 患者女性，69岁，发现左肾上腺肿物半月余，无发热、寒战等不适。
- 患者于外院体检查CT发现"左肾上腺占位性病变"。
- 实验室检查：皮质醇、醛固酮正常，CRP升高（9.91 mg/L）。

【影像学检查】

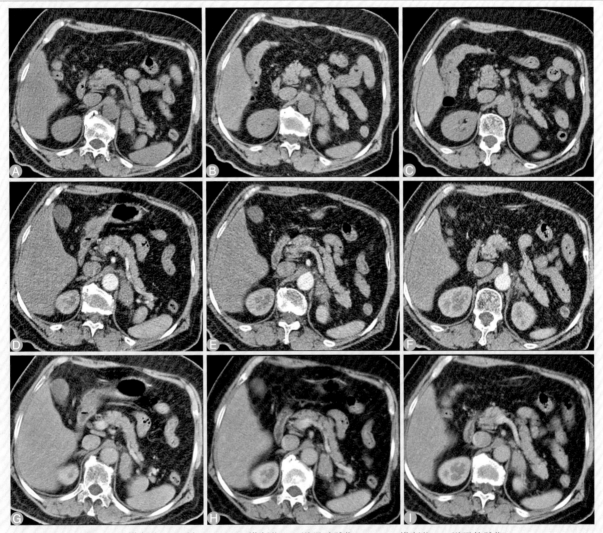

A ~ C.横断位 CT 平扫；D ~ F.横断位 CT 增强动脉期；G ~ I.横断位 CT 增强静脉期。

图2-15-1　上腹CT平扫+增强

【分析思路】

　　老年女性，CT平扫显示左侧肾上腺区呈肿块样增大，边界尚清楚，内见斑点状钙化，同侧肾上腺外侧枝尚可辨，增强扫描后无明显强化。常见病变有肾上腺结核、肾上腺增生、肾上腺嗜铬细胞瘤、肾上腺淋巴瘤、肾上腺腺瘤、肾上腺转移瘤。

- **肾上腺结核**

本例支持点：肾上腺体积增大，斑点状钙化，基本保持肾上腺轮廓完整，增强无明显强化（乏血供）。

不支持点：多累及双侧肾上腺。

- **肾上腺增生**

本例支持点：偶见局灶性肾上腺肿大，密度较均匀，仍保持肾上腺轮廓，无异常强化。

不支持点：无钙化，边界光滑，常伴功能性临床和生化表现。

- **肾上腺嗜铬细胞瘤**

本例支持点：单侧，瘤体较大。

不支持点：肿瘤多呈类圆形不均质肿块，常伴坏死、出血和囊变，实性部分明显强化。

- **肾上腺淋巴瘤**

本例支持点：均质软组织肿块，内、外侧枝可辨。

不支持点：老年男性多见，钙化少见，增强后轻度均匀强化。

- **肾上腺腺瘤**

本例支持点：单侧，边界清晰，密度均匀。

不支持点：类圆形，直径多小于5 cm，很少钙化。

- **肾上腺转移瘤**

本例支持点：老年患者，体积较大，肿瘤呈不规则形。

不支持点：增强后肿瘤内部常伴坏死，边缘模糊，通常有原发肿瘤病史和（或）其他器官转移灶。

【病理诊断】

免疫组化：肾上腺组织S-100（少量+），Inhibin（部分+），Syn（部分+），CgA（部分+）。
病理结果（左肾上腺肿物）：送检标本镜下见肉芽肿性炎伴局部坏死，考虑结核。

【讨论】

- **临床概述**

肾上腺结核（adrenal tuberculosis，AT）是原发性慢性肾上腺皮质功能减退症（Addison's disease，AD）的第二大病因，可发生于任何年龄，以中、青年人为主，极少报道儿童病例。病程早期或单侧肾上腺结核症状隐匿或呈非特异性、多样性而易误诊漏诊。当双侧肾上腺广泛受累时，可因糖皮质激素和盐皮质激素缺乏引起多种临床表现。

绝大多数肾上腺结核患者既往有肺部和（或）胸膜感染史，累及肾上腺者多数已感染结核菌10年以上。侵犯肾上腺者多为双侧受累。肾上腺局部血运丰富，加之较高水平的糖皮质激素抑制了细胞介导的免疫反应，营造了有利于结核菌生长的理想微环境。当结核病灶的慢性炎症、坏死和纤维化性愈合等病理过程破坏双侧肾上腺皮质90%以上时，则可能产生原发性慢性肾上腺皮质功能减退症相关症状。

- **病理特征**

肾上腺结核常见以下病理表现：①腺体肿大及肉芽肿性炎症，伴或不伴皮质或间质坏死；干酪样坏死在肾上腺结核病理表现中颇为常见，肉芽肿则由上皮细胞聚集伴典型的朗汉斯巨细胞、淋巴细胞、浆细胞浸润组成，齐尔-尼尔森（Ziehl-Neelsen）染色法对于检测坏死区或肉芽肿内抗酸杆菌非常有效；在疾病早期仅有不到一半的患者呈现典型肉芽肿病理表现，这可能与肾上腺皮质分泌糖皮质激素的局部抑制效应有关；在并发原发性慢性肾上腺皮质功能减退症的患者中，典型肉芽肿病理表现较为多见，可能因为此时大部分肾上腺体已被破坏，糖皮质激素分泌水平低下，局部抑制效应消失导致。②可见寒性脓肿形成。③长期感染、病灶纤维化导致的肾上腺萎缩。

■ **影像学表现**

1.早期：双侧肾上腺增大，可出现不规则肿块影，偶为单侧，纤维组织和肉芽肿性炎症组织包绕中央干酪样坏死。CT平扫表现为中央低密度或均匀密度，可伴有细小的点状钙化。MRI：T_1WI上以肝脏为参照表现为低信号或等信号，T_2WI上表现为高信号。

2.晚期：肾上腺组织由钙化组织和（或）纤维增殖组织取代，肾上腺多数较小且形态不规则。CT显示肾上腺病灶中心呈均匀密度或钙化，MRI上因大量纤维组织、瘢痕或钙化而出现T_2WI上低信号或等信号；当病变完全被纤维组织或钙化取代时，腺体在所有MR图像上均显示低信号。

3.增强扫描：早期可见外周强化（中央干酪样坏死）或均匀强化（无中央坏死）。晚期当病变完全被纤维组织或钙化替代，增强后无强化。

【拓展病例一】

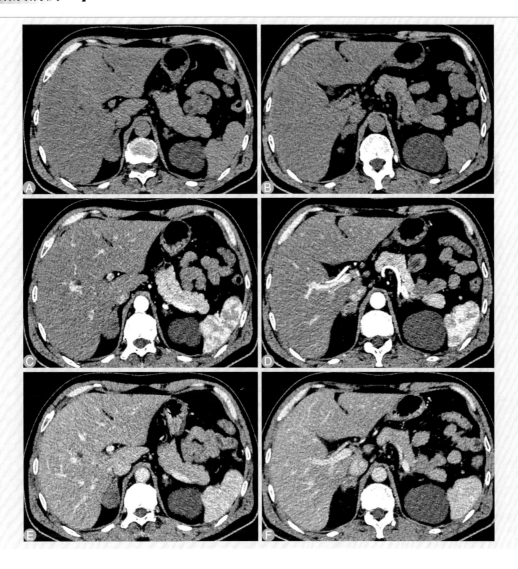

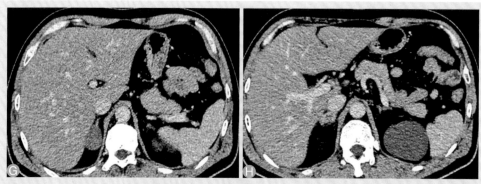

A ~ B.CT横断位平扫示右侧肾上腺增粗见多发结节影，增强后轻度强化，并见一最大截面约3.0 cm×2.0 cm低密度影，增强后未见明显强化；C ~ H.横断位增强扫描后结节呈轻度强化，低密度影未见明显强化。

图2-15-2 患者男性，48岁，右侧肾上腺结核

【拓展病例二】

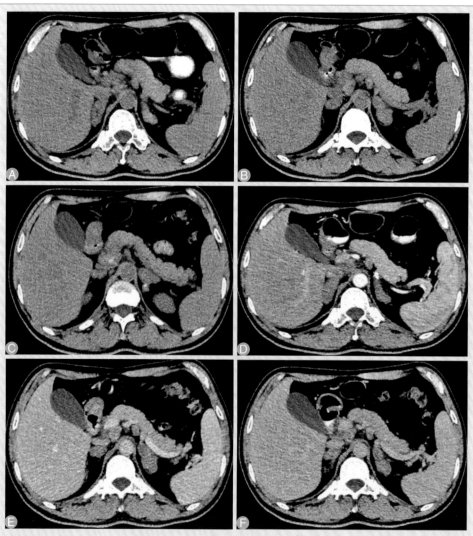

A ~ C.CT横断位平扫示双侧肾上腺增粗，部分呈结节样，左侧为著，边界尚清楚，左侧部分边缘见少许高密度影；D ~ F.横断位多期增强扫描见不均匀轻度强化。

图2-15-3 患者男性，48岁，双侧肾上腺结核

【诊断要点】

1.单侧/双侧性肾上腺增大或肿块，呈软组织密度，有时可见钙化。

2.肾上腺轮廓保留。

3.增强扫描常为边缘强化，中央为低密度的干酪样坏死或均匀强化。

4.晚期肾上腺萎缩及弥漫性钙化。

—— 参考文献 ——

[1] 陈莉萍，齐宝玉，柏宏伟.要重视肾上腺结核的识别和治疗 [J].现代泌尿外科杂志，2022，27（6）：449-452.

[2] FURIN J，COX H，PAI M. Tuberculosis[J]. Lancet，2019，393（10181）：1642-1656.

[3] BETTERLE C，PRESOTTO F，FURMANIAK J. Epidemiology pathogenesis and diagnosis of Addison's disease in adults[J]. J Endocrinol Invest，2019，42（12）：1407-1433.

（曹铁欣　林　霖）

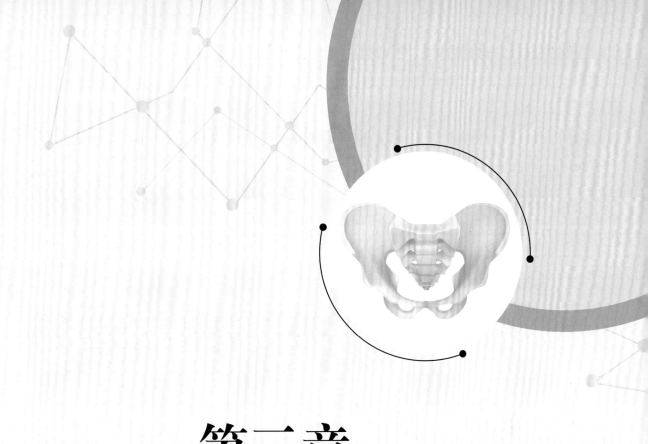

第三章

女性盆底

病例1　宫外孕

【临床资料】

- 患者女性，31岁，停经48天，阴道流血10天余，腹痛9小时余。
- 实验室检查：尿HCG（+）。

【影像学检查】

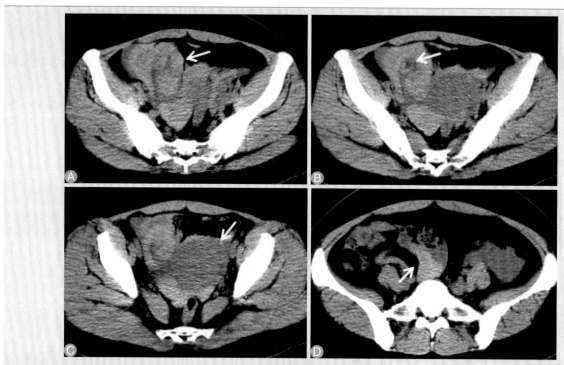

A ~ D. 横断位 CT 平扫。

图3-1-1　盆腔CT平扫

【分析思路】

　　育龄期妇女，右侧附件区见密度不均包块影（图A箭头），其中央为类圆形低密度影（图B箭头），子宫增大（图C箭头），密度相对较低，腹盆腔内积血（图D箭头），常见病变有宫外孕破裂出血、卵巢黄体囊肿破裂出血。

■ **宫外孕破裂出血**

　　本例支持点：育龄期妇女，急腹症。停经史，HCG增高。腹盆腔内积血，右侧附件区包块中央类圆形低密度影，提示为孕囊。

　　不支持点：无。

■ **卵巢黄体囊肿破裂出血**

　　本例支持点：急腹症，盆腔内积血。

　　不支持点：附件区混杂密度肿块内类圆形低密度提示为孕囊，无明确囊肿形态影。有停经史，HCG阳性。

【最后诊断】

右侧输卵管妊娠。

【讨论】

■ 临床概述

宫外孕也称为异位妊娠，是妇科常见的危急重症，也是导致妇科患者死亡的原因之一。典型者临床表现为停经、剧烈腹痛及阴道不规则出血的"三联征"，血尿HCG阳性。临床症状不典型时诊断困难，易与其他外科急腹症相混淆。异位妊娠发生的部位较多，以输卵管妊娠最常见，占90%～95%。输卵管肌层血管丰富，一旦破裂，出血较剧烈，短时间内即可弥漫整个腹盆腔。患者随之血压下降及休克，若不及时抢救，可有生命危险。

■ 病理特征

异位妊娠部位最多见为输卵管，其他还有宫角、宫颈、卵巢、腹腔等。异位妊娠处见孕囊组织，以及胎盘绒毛或滋养细胞浸润。

■ 影像学表现

盆腔积液、积血，积血较多时弥漫整个腹腔，CT值多在30～45 HU，凝血块密度更高，可达60 HU。出现于出血部位边缘的凝血块称之为哨兵血块征。患侧附件区呈混杂密度肿块样影，形态不规则，边缘不清。于高密度的出血灶中央可见类圆形低密度孕囊，称之为"项圈征"，较具特征性；积血较多或血凝块形成较大时，可能会影响对孕囊的观察。

【拓展病例】

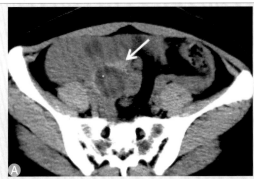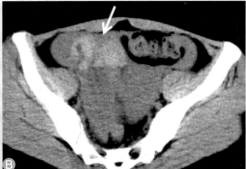

A. 横断位CT平扫示腹盆腔积血（箭头）；B. 右侧附件区混杂密度肿块，中央为类圆形低密度孕囊（项圈征）（箭头）。
图3-1-2　患者女性，31岁，下腹痛1天，输卵管妊娠破裂出血

【诊断要点】

1.急腹症，停经史，HCG阳性。

2.腹盆腔积液、积血。积血以盆腔为主。

3.哨兵血块征；附件区混杂密度肿块内孕囊影（项圈征）。

—— 参考文献 ——

[1] CROCHET J R，BASTIAN L A，CHIREAU M V. Does this women have an ectopic pregnancy? the rational clinical examination systematic review[J]. JAMA，2013，309（16）：1722-1729.

[2] 许伟. 对宫外孕 CT 与 MRI 在临床中的影像分析 [J]. 中国 CT 和 MRI 杂志，2016，14（3）：91-93.

（陈川梅　杨朝湘）

病例2　卵巢黄体囊肿破裂出血

【临床资料】

- 患者女性，32岁，腹痛10小时余，呈持续性绞痛，伴恶心、呕吐。
- 实验室检查：尿妊娠试验（-），AFP 8.59 μg/L。

【影像学检查】

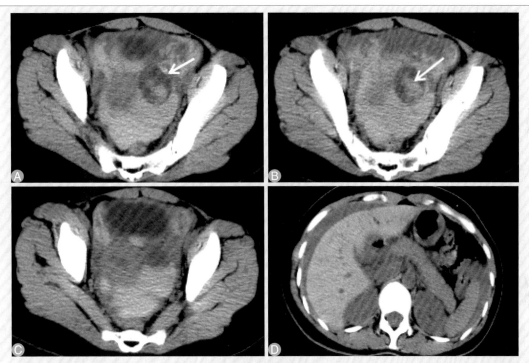

A ~ D. 横断位 CT 平扫。

图3-2-1　盆腔CT平扫

【分析思路】

育龄期妇女，急腹症。盆腔内积液、积血。左附件区混杂密度囊性肿块（图A箭头），壁薄、光滑；囊腔内见片状血凝块样高密度灶（图B箭头），囊周围血肿高密度包绕，常见病变有卵巢黄体囊肿破裂出血、宫外孕破裂出血。

■ 卵巢黄体囊肿破裂出血

本例支持点：急腹症，尿妊娠试验阴性，盆腔积血；附件区混杂密度囊性肿块，边缘清楚，囊壁薄，囊腔内见高密度血凝块，周围血肿包绕。

不支持点：无。

■ 宫外孕破裂出血

本例支持点：育龄期妇女，急腹症，盆腔内积血，附件区混杂密度肿块。

不支持点：尿妊娠试验阴性。

【最后诊断】

左侧卵巢黄体囊肿破裂出血。

【讨论】

■ **临床概述**

卵巢黄体囊肿破裂出血是妇科急腹症之一，常发生在月经中后期，临床发病急，与宫外孕临床症状较为相似，容易出现误诊情况。常需血尿HCG来辅助诊断。黄体破裂后出血量的多少有较大的差异，在黄体囊肿形成期因新生血管丰富或双侧黄体囊肿同时破裂时出血量较大，甚者可达3000 mL，弥漫整个腹盆腔。

■ **病理特征**

黄体囊肿多数直径为3~6 cm，偶见超过10 cm。质脆而缺乏弹性，囊壁含丰富血管，在外力作用下易发生破裂。大体上，黄体囊肿外壁被浅黄色花环样残存黄体组织包绕，呈锯齿状外观。镜下见粒层黄体细胞和来自卵巢间质的膜黄体细胞，囊壁内层纤维化。

■ **影像学表现**

黄体囊肿破裂出血的出血量多少有较大的差异，出血量较少时局限于囊肿周围和盆腔内，出血量较大时弥漫整个腹盆腔。具体可分为3型：Ⅰ型（囊内型），囊肿出血未破裂，时间短者囊肿内见斑片状及条片状出血及血凝块影，时间长者囊内可形成液-液平面；Ⅱ型（包绕型），黄体囊肿破裂出血，但破裂程度较轻，出血量尚少，出血包绕囊肿边缘，囊肿边缘显示较清楚，囊壁厚薄较均匀，囊内见出血及血凝块影；Ⅲ型（不均质团块型），黄体囊肿破裂程度较严重，出血量大并形成血凝块，囊肿存在于血凝块内或血凝块旁，囊肿边缘多较清楚，囊内也可见斑片状及条片状出血及血凝块影。增强后黄体囊肿壁呈环形强化，称之为环征，对诊断有重要的提示意义。

【拓展病例】

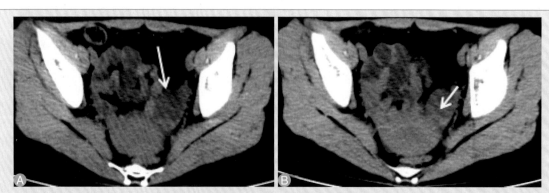

A、B.Ⅰ型黄体囊肿破裂出血。横断位平扫左侧附件区囊性病灶（图A箭头），边缘清楚，其内见少量稍高密度出血影，并形成浅液-液平面（图B箭头）。

图3-2-2　患者女性，29岁，左下腹疼痛2小时

【诊断要点】

1.急腹症，HCG阴性。

2.盆腔积液、积血并附件区混杂密度囊性肿块。

3.分3型：囊内型、包绕型、不均质团块型；增强后呈环征。

—— 参考文献 ——

[1] WANG H，GUO L，SHAO Z，et a1. Hemoperitoneum from corpus luteum rupture in patients with aplastic anemia[J].Clin Lab，2015，61（34）：427-430.

[2] 刘泉华，刘成珍.卵巢黄体囊肿破裂出血的超声、CT 表现及其诊断价值分析 [J].中国 CT 和 MRI 杂志，2016，14（11）：92-94.

[3] 杨岗，张联合，陈荣灿，等.CT 增强扫描诊断卵巢黄体囊肿破裂出血 [J].放射学实践，2017，5（12）：1461-1463.

（陈川梅　杨朝湘）

病例3　卵巢囊肿蒂扭转

【临床资料】

● 患者女性，56岁，下腹部疼痛，伴恶心、呕吐。

● 实验室检查：WBC 16.56×10⁹/L。

【影像学检查】

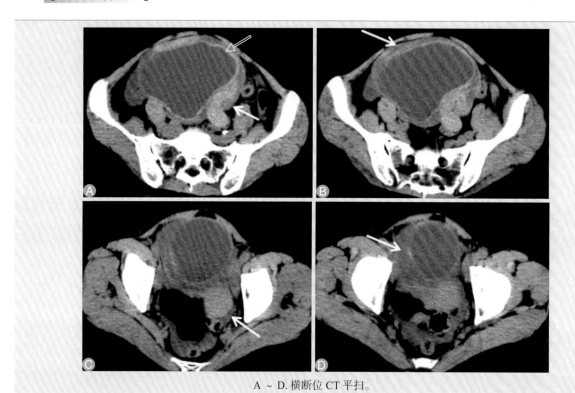

A ~ D.横断位 CT平扫。

图3-3-1　全腹CT平扫

【分析思路】

急腹症，盆腔内囊性肿块（图A空心箭头），囊壁偏心性增厚、水肿，合并条形出血高密度影（图B、图D箭头）。囊性肿块左后方见条形软组织密度团块影（假肿块征）（图A实心箭头），盆腔内少量积液（图C箭头），常见病变有卵巢囊肿蒂扭转、卵巢内膜异位囊肿。

■ 卵巢囊肿蒂扭转

本例支持点：下腹部疼痛，附件区囊性肿块壁偏心性增厚、水肿，合并出血，并见扭转的蒂部形成的假肿块征。

不支持点：无。

■ 卵巢内膜异位囊肿

本例支持点：下腹部疼痛，盆腔附件区厚壁囊性病变。

不支持点：囊壁偏心性增厚、水肿，合并出血，假肿块征。

【最后诊断】

左侧卵巢囊肿蒂扭转并坏死。

【讨论】

■ 临床概述

卵巢囊肿蒂扭转是妇科常见的急腹症之一，好发于育龄期妇女。临床通常表现为突发性下腹疼痛，常伴恶心、呕吐。卵巢囊肿发生蒂扭转后，首先导致静脉回流受阻，囊壁充血增厚，囊肿迅速增大。继而出现动脉循环障碍，发生卵巢梗死。早期诊断及早期治疗对保留患者的输卵管和卵巢功能，减少术后并发症意义重大。

■ 病理特征

扭转的蒂一般由骨盆漏斗韧带、卵巢固有韧带、输卵管及其系膜组成。韧带中的卵巢动静脉血管扭曲呈螺旋状。卵巢囊肿壁及同侧卵巢继发增大水肿，内可见出血坏死改变。

■ 影像学表现

附件区囊性肿块，典型者呈水肿增大改变，表现为囊壁偏心性不均匀明显增厚，以近扭转蒂侧较明显，呈新月形。合并出血坏死时，可见囊壁及囊内出血高密度/信号，部分可形成液-液分层。扭转的蒂部典型者呈假肿块征或尖嘴征，位于囊肿与宫角之间。MRI上，扭转结构可呈漩涡状影（漩涡征），增强后可见强化的血管影呈螺旋状走行，这些征像和影像对诊断有着重要的提示意义。另外，还常伴有子宫向扭转侧移位、盆腔少量积液及盆腔前部网膜增厚混浊等。

【拓展病例】

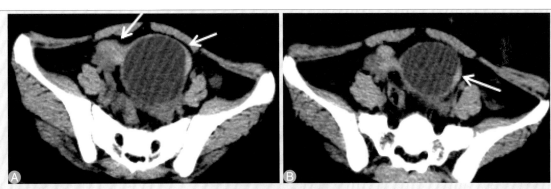

A、B.下腹部疼痛1天，CT横断位平扫示右侧附件区囊性病变，囊壁明显增厚并密度增高改变。囊性灶右侧可见假肿块征。

图3-3-2 患者女性，12岁，右侧卵巢囊肿蒂扭转

【诊断要点】

1.急腹症，附件区厚壁囊性肿块，伴水肿及出血。

2.扭转的蒂部呈"假肿块征""尖嘴征""漩涡征"。

3.子宫向扭转侧移位。

—— 参考文献 ——

[1] LOURENCO A P，SWENSON D，TUBBS R J，et al. Ovarian and tubal torsion：imaging findings on US CT and MRI[J]. Emerg Radiol，2014，21（2）：179-187.

[2] 曹登攀. 卵巢囊肿蒂扭转的 CT 诊断价值 [J]. 实用放射学杂志，2018，34（3）：405-407.

[3] 赵晓义，林丽红. 卵巢囊肿蒂扭转螺旋 CT 联合多平面重建技术诊断价值评价 [J]. 中国 CT 和 MRI 杂志，2015，13（5）：107-111.

（陈川梅　杨朝湘）

病例4 卵巢子宫内膜异位囊肿

【临床资料】

● 患者女性，31岁，2天前无明显诱因出现腹痛，位于脐周及下腹部，无转移及放射痛，进食后出现恶心、呕吐，呕吐物为胃内容物。

● 实验室检查：未见异常。

【影像学检查】

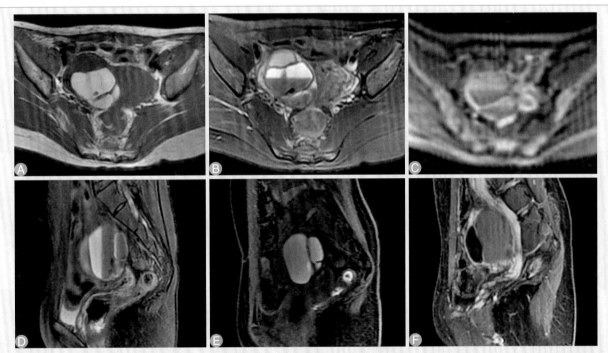

A.横断位 T_1WI；B.横断位 T_2WI 压脂；C.横断位 DWI；D.矢状位 T_2WI 压脂；E.矢状位 T_1WI 压脂；F.矢状位 T_1WI 压脂增强。

图3-4-1 盆腔MRI平扫及增强扫描

【分析思路】

年轻女性，腹痛。囊性病变，位于右侧附件区，右侧卵巢显示不清。囊肿壁稍厚，囊内容物在 T_1WI 上呈明显高信号；T_2WI 上信号不均，内可见液-液分层影，分层的前半部分呈高信号，后半部分呈低信号，增强后示囊壁及分隔线样强化，常见病变有黄体囊肿合并出血、黏液性囊腺瘤、囊性畸胎瘤、卵巢子宫内膜异位囊肿。

■ 黄体囊肿合并出血

本例支持点：腹痛；卵巢囊性占位，囊内可见出血信号，囊壁强化。

不支持点：T_1WI 上囊内容物呈明显均匀高信号。

■ 黏液性囊腺瘤

本例支持点：卵巢有分隔囊性占位。

不支持点：T_1WI 上囊内容物呈明显均匀高信号，囊壁偏厚。

■ **囊性畸胎瘤**

本例支持点：卵巢囊性占位。

不支持点：囊内容物高信号压脂后无信号减低，提示无脂肪成分。

■ **卵巢子宫内膜异位囊肿**

本例支持点：卵巢囊性占位，囊内容物在T_1WI上呈明显均匀高信号。囊壁偏厚，增强后囊壁强化。

不支持点：病史未提供月经周期性痛经史。

【病理诊断】

右侧卵巢子宫内膜异位囊肿。

【讨论】

■ **临床概述**

子宫内膜异位症是激素依赖性疾病，以24～45岁多见。临床常见，71%～87%的慢性盆腔疼痛妇女患有此病。子宫内膜异位症可发生于很多部位，但以发生于卵巢者最为常见，占80%以上。常见的临床表现为疼痛，但疼痛症状时常与疾病严重程度不成比例，如有的卵巢内膜异位囊肿已很大，但临床症状却较轻微。此外，30%～50%的患者可有不孕症。

■ **病理特征**

卵巢内膜异位囊肿（ovarian endometrioma）常较大，但很少超过10 cm，可完全或部分替代正常卵巢组织。囊壁由较厚纤维组织构成，周围多有粘连。囊内容物为咖啡色液体。

根据卵巢内膜异位囊肿的大小和粘连情况可分为Ⅰ型和Ⅱ型。Ⅰ型为囊肿直径多<2 cm，囊壁多有粘连、层次不清，手术不易剥离。Ⅱ型又分为ⅡA、ⅡB、ⅡC 3个亚型。ⅡA型为卵巢表面小的内膜异位种植灶合并生理性囊肿如黄体囊肿或滤泡囊肿，手术易剥离；ⅡB型为卵巢囊肿壁有轻度浸润，层次较清楚，手术较易剥离；ⅡC型为囊肿有明显浸润或多房，体积较大，手术不易剥离。

■ **影像学表现**

CT上通常表现为盆腔内类圆形或欠规则形囊性肿块，单房或多房，囊壁偏厚。由于出血时间的不同而有不同的CT密度，既可呈水样低密度，也可表现为高密度囊肿。增强后表现为囊壁较明显强化而囊内容物无强化。MRI上的表现较具特征性，典型者表现为T_1WI上囊内容物呈明显高信号，信号多较均匀；有的囊内可伴有斑片状相对低信号的血凝块影沉积。T_2WI上有的囊内出血可因重力作用，血清和血细胞成分出现分层，形成液–液平面。囊肿边缘可与周围组织器官粘连不清，增强扫描囊肿壁和囊内分隔可见强化。

【拓展病例】

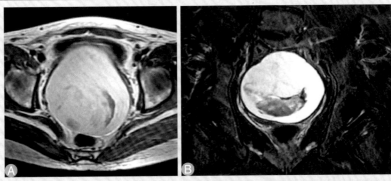

患者下腹胀痛5年余，曾有全子宫切除史。A.横断位T₁WI示囊肿灶呈明显高信号，其后部信号不均，可见条片状低信号影；B.冠状位T₂WI压脂示囊肿灶壁较厚，囊内容物信号不均，下部沉积团片状不均匀短T₂低信号影（血凝块）。

图3-4-2　患者女性，49岁，左侧卵巢内膜异位囊肿

【诊断要点】

1.慢性盆腔疼痛、痛经史。

2.卵巢囊性病变，单房或多房，囊壁较厚。典型者T₁WI上囊内容物呈血性，表现为明显T₁高信号，并可见囊内血凝块或液-液分层。增强后囊壁及分隔强化。

—— 参考文献 ——

[1] 中国医师协会妇产科医师分会，中华医学会妇产科学分会子宫内膜异位症协作组.子宫内膜异位症诊治指南（第三版）[J].中华妇产科杂志，2021，56（12）：812-824.

[2] SONG S Y，PARK M，LEE G W，et al. Efficacy of levonorgestrel releasing intrauterine system as a postoperative maintenance therapy of endometriosis：a meta-analysis[J]. Eur J Obstet Gynecol Reprod Biol，2018，231（12）：85-92.

（李学坤　杨朝湘）

病例5　子宫腺肌瘤

【临床资料】

● 患者女性，38岁，月经不规律伴痛经。

● 实验室检查：血常规和CRP正常。

【影像学检查】

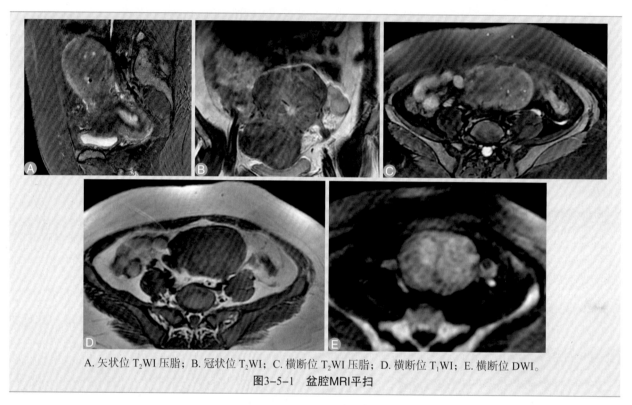

A. 矢状位 T₂WI 压脂；B. 冠状位 T₂WI；C. 横断位 T₂WI 压脂；D. 横断位 T₁WI；E. 横断位 DWI。

图3-5-1　盆腔MRI平扫

【分析思路】

子宫体积增大，子宫后壁可见团块状T_1WI呈等信号、T_2WI呈稍低信号影，其内可见斑点状T_1WI高信号、T_2WI低信号影，DWI稍高信号，边缘尚清。常见病变有子宫肌瘤、子宫腺肌瘤。

■ 子宫肌瘤

本例支持点：肿块位于子宫肌层，边缘尚清晰，T_2WI等信号为主，DWI稍高信号。

不支持点：子宫体积明显增大，结合带增厚，T_1WI、T_2WI其内可见斑点状高信号。

■ 子宫腺肌瘤

本例支持点：子宫体积明显增大，结合带增厚、模糊，最厚约2.3 cm；定位宫底肌壁间可见团块影，T_2WI等信号为主，其内见散在斑点状高信号影，T_1WI等信号，其内可见斑状稍高信号，DWI稍高低信号。

不支持点：无。

【病理诊断】

病理结果：子宫腺肌瘤合并腺肌症。

【讨论】

■ 临床概述

子宫腺肌症是一种良性疾病，为子宫内膜腺体和基质在子宫肌层内生长。发病群体主要为育龄期妇女，表现为阴道流血或盆腔疼痛。腺肌瘤是指腺肌症在肌层内呈局部瘤样存在。

■ 病理特征

大体观，受累子宫质硬，呈球形增大，以后壁多见。切面示病灶区肌层显著增厚呈瘤样，可伴有出血、纤维化和微囊改变。镜下观内膜异位灶累及整个肌层，周边常伴有平滑肌不同程度的反应性增生。

■ 影像学表现

MRI上的主要直接征象是肌壁间团块影，边缘清晰，其内见多发微小的囊性病灶，伴有周围边界不清的平滑肌增生低信号改变。微小囊性病灶一般直径小于3 mm，在T_2WI上为高信号，在T_1WI上为低信号，增强后无强化（微囊征）。该征象是腺肌瘤较特异的征象。另外，还常可见出血灶，在T_1WI上高信号。间接征象表现为子宫结合带的局限或弥漫性增厚，厚度≥12 mm。

【拓展病例一】

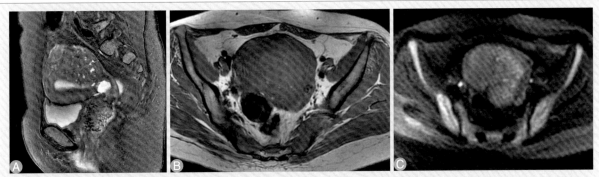

A. 矢状位 T_2WI 压脂，子宫后壁增厚，可见团块状稍低信号影，其内可见多发囊状高信号影；B. 横断位 T_1WI，肿块等信号为主，其内可见小囊状高信号；C. 横断位 DWI，肿块稍高信号，边缘尚清晰。

图3-5-2 患者女性，33岁，子宫后壁腺肌瘤

【拓展病例二】

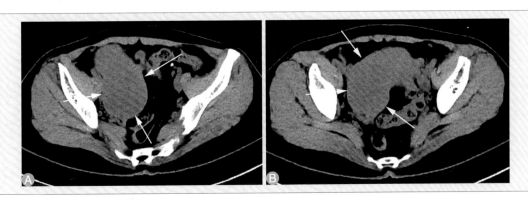

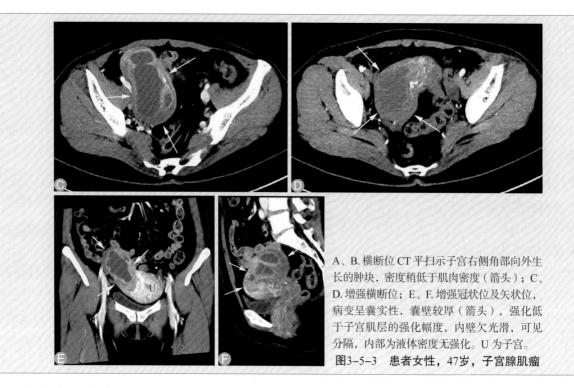

A、B. 横断位 CT 平扫示子宫右侧角部向外生长的肿块，密度稍低于肌肉密度（箭头）；C、D. 增强横断位；E、F. 增强冠状位及矢状位，病变呈囊实性，囊壁较厚（箭头），强化低于子宫肌层的强化幅度，内壁欠光滑，可见分隔，内部为液体密度无强化。U 为子宫。

图3-5-3　患者女性，47岁，子宫腺肌瘤

【诊断要点】

1.育龄期妇女，痛经史。

2.肌壁间瘤样肿块，子宫结合带局限或弥漫性增厚。

3.微囊征，常伴有出血T_1WI高信号。

—— 参考文献 ——

[1] 陆菁菁，孙孟言，王曼頔.磁共振成像在子宫腺肌病诊断中的应用及研究进展 [J]. 中国实用妇科与产科杂志，2019，35（5）：505-509.

[2] PORPORA M G，VINCI V，DE VITO C，et al. The role of magnetic resonance imaging-diffusion tensor imaging in predicting pain related to endometriosis：a preliminary study[J]. J Minim Invasive Gynecol，2018，25（4）：661-669.

[3] 段寿生，邝平定.子宫腺肌症 MRI 临床表现及诊断价值分析 [J]. 医学影像学杂志，2016，26（5）：943-946.

（相世峰　杨朝湘）

病例6 深部浸润型子宫内膜异位症

【临床资料】

- 患者女性，43岁，反复经期腹痛2年余。
- 实验室检查未见明显异常。

【影像学检查】

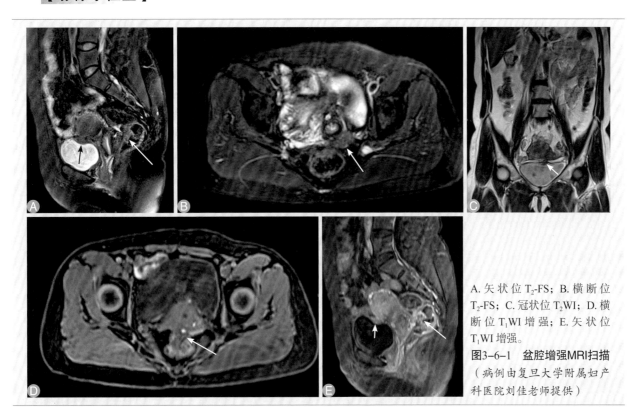

A. 矢状位 T_2-FS；B. 横断位 T_2-FS；C. 冠状位 T_2WI；D. 横断位 T_1WI 增强；E. 矢状位 T_1WI 增强。

图3-6-1 盆腔增强MRI扫描
（病例由复旦大学附属妇产科医院刘佳老师提供）

【分析思路】

MRI检查示子宫直肠陷凹（图A白箭头、图E长箭头）及子宫膀胱陷凹实性肿块（图A黑箭头、图E短箭头），T_1WI及T_2WI信号与肌肉比较接近（图B、图C箭头），T_1WI可见小片状低信号及结节状明显高信号。增强呈中等度强化，强化稍欠均匀（图D箭头），子宫直肠陷凹呈半闭封状态，病变边缘不规则呈浸润性生长。常见病变有炎性肌纤维母细胞瘤、盆腔结核、直肠癌盆腔种植转移、子宫内膜异位症。

■ 炎性肌纤维母细胞瘤

本例支持点：膀胱顶后部肿块，主要向腔外生长，边缘不规则，另子宫直肠陷凹内亦见增多的软组织信号，与子宫后壁及直肠前壁分界不清，MRI T_1WI和T_2WI与肌肉信号比较接近，增强呈渐进性的轻中度强化。

不支持点：膀胱的炎性肌纤维母细胞瘤多以血尿为首发症状，部分患者有膀胱刺激症状或下腹痛、排尿困难等，本例无相关尿路症状；影像上，部分病例可见炎性肌纤维母细胞瘤坏死液化区及分隔，病变周围脂肪间隙模糊可有渗出性改变，本例均无。

■ 盆腔结核

本例支持点：病变多发，分别位于子宫直肠陷凹及子宫膀胱陷凹并累及直肠及膀胱，边缘不规则，增强呈轻中度强化，应想到炎性病变如结核的可能性。

不支持点：无结核中毒症和肺结核病史，腹膜及肠系膜无水肿增厚，腹盆腔内无肿大淋巴结及钙化等。

■ 直肠癌盆腔种植转移

本例支持点：结直肠的腺癌可有腹膜种植转移，为Ⅳb期。本例直肠前壁增厚，边缘不规则，需要排除肿瘤性病变侵犯邻近结构。

不支持点：无胃肠道症状如和一般恶性肿瘤征象，如消瘦、贫血、乏力等，且病程较长。影像上，本例直肠病变较局限，肠管无明显狭窄，病变主要位于子宫直肠陷凹。

■ 子宫内膜异位症

本例支持点：直肠前壁及子宫直肠陷凹病变、膀胱顶壁偏后部近子宫膀胱陷凹的肿块，边缘欠规则，沿膀胱壁呈浸润性生长，MRI T_1WI 和 T_2WI 均以等信号为主，内有小片状出血灶，增强扫描病变强化较明显但稍低于子宫肌层；临床上有反复经期疼痛。

不支持点：子宫内膜异位侵犯膀胱黏膜时可有血尿及尿路刺激征，本例无此症状；子宫内膜异位症影像上常见出血囊变，MRI信号多变，本例以实性为主，病变较小，囊变不明显。

【病理诊断】

1.直肠病灶为子宫内膜异位症。
2.膀胱病灶为子宫内膜异位症。

【讨论】

■ 临床概述

深部浸润型子宫内膜异位（deep infiltrating endometriosis，DIE）是指具有功能的子宫内膜浸润腹膜深处及盆腔脏器，浸润组织深度≥5 mm，占子宫内膜异位症的4%～37%，是子宫内膜异位症的一种特殊类型，也是子宫内膜异位症分型中最为严重的一种。异位的子宫内膜多位于子宫直肠陷凹、阴道、肠道、膀胱，其他如直肠阴道隔、子宫骶骨韧带、主韧带、阔韧带、输卵管、输尿管等均可发生。临床主要表现是不孕和疼痛，疼痛的发生率高且形式多样，包括痛经、慢性盆腔痛、性交痛（特别是深部性交痛）、腰背痛等，其他还可有肛门坠胀感、尿频、尿急、尿痛、夜尿增多、排便痛及血便、便细等，少数病例可无明显临床症状而在体检时偶然发现。

■ 病理特征

子宫内膜异位症的主要病理改变是：异位内膜随卵巢激素的变化而发生周期性出血，同时伴周围纤维组织增生、粘连，病变区出现紫褐色斑点或小泡，最后发展为大小不等的紫蓝色实性结节或包块。

镜检病灶中可见子宫内膜上皮、内膜腺体或腺样结构、内膜间质及出血。在异位内膜反复出血后，上述典型的组织结构可能被破坏而难以发现，而出现临床和镜下病理不一致的现象，即临床表现典型，但内膜异位的组织病理特征极少。异位内膜虽然可随卵巢周期变化而出现增生和分泌等，但其改变不一定与子宫内膜同步，常仅表现为增生期改变，可能与异位内膜周围组织纤维化而血供不足有关。

■ 影像学表现

深部浸润型子宫内膜异位最常发生在子宫直肠陷凹，MRI可见子宫直肠陷凹结构不清，呈封闭或半封闭状态，出现结节或斑块，病变一般大于1 cm，其内常含有大量纤维成分，T_2WI上表现低信号，边缘不清。此外因纤维组织牵拉致周围结构改变，如子宫反屈、阴道后穹窿抬高、直肠向子宫方向牵拉、子宫与直肠间模糊的纤维索条、子宫表面的纤维斑块或结节等。原有的盆腔积液移位对深部浸润型子宫内膜异位具有较高的诊断价值，常表现为原子宫直肠陷凹的积液移位至膀胱子宫陷凹，其诊断深部浸润型子宫内膜异位所致子宫直肠凹封闭的准确度高达93.1%。子宫全层腺肌症伴明显的前屈或后曲改变也常提示深部浸润型子宫内膜异位的诊断。受累的直肠壁局部常明显增厚，以前壁增厚为主，但很少侵及肠黏膜，T_1WI多为低信号，T_2WI与盆腔肌肉等或呈略高信号，病变内伴或不伴点片状高信号灶；增强后轻度均匀强化，强化程度常低于邻近肠黏膜。有学者提出直肠、乙状结肠T_2WI上的"蘑菇帽"征是诊断DIE的特征性表现，即在高信号的黏膜层及黏膜下层覆盖下，可见增厚的固有肌层内不均匀低信号。

子宫骶韧带病变表现为宫骶韧带增粗（>9 mm）、挛缩、双侧不对称、出现结节或肿块，T_1WI及T_2WI以低信号为主，增强后可见强化，若病灶内出现斑点状T_1WI高信号则较具特征性。阴道病变多位于后穹窿，表现为后穹窿壁增厚或肿块、后穹窿上提，同时可引起子宫直肠陷凹的粘连封闭，也可累及阴道直肠隔。输卵管受累在MRI表现为输卵管扩张，内见积血，并与周围组织分界不清楚。膀胱受累主要位于膀胱子宫凹陷区域且局限于浆膜面，也可浸润肌层，表现为膀胱子宫凹陷腹膜及膀胱壁局限性或弥漫性增厚，内见异常信号，并可突向腔内。输尿管受累非常少见，其发病率<1%，几乎不超过盆腔上缘水平，且多伴有子宫旁组织的病变，因宫旁脂肪间隙消失同时伴周围组织的牵位移位，常难以直接显示输尿管结构，可表现为病变上段输尿管的梗阻性改变如积液扩张等。

深部浸润型子宫内膜异位形态及信号多变，不同部位病灶有不同的表现，盆腔粘连是深部浸润型子宫内膜异位的重要间接征象。常规MRI对深部浸润型子宫内膜异位的诊断敏感性并不十分理想，仅为50%，结合SWI，诊断准确性提高至100%，以月经期病灶显示最佳。

【拓展病例一】

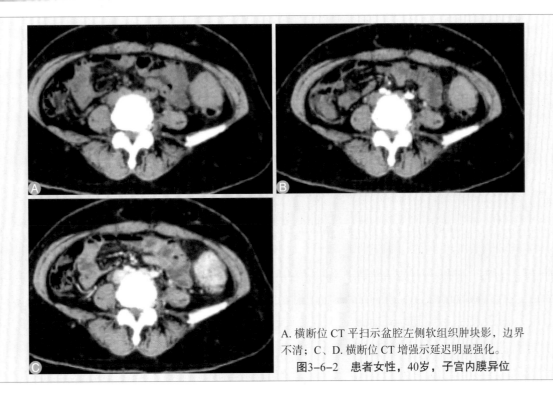

A. 横断位CT平扫示盆腔左侧软组织肿块影，边界不清；C、D. 横断位CT增强示延迟明显强化。

图3-6-2　患者女性，40岁，子宫内膜异位

【拓展病例二】

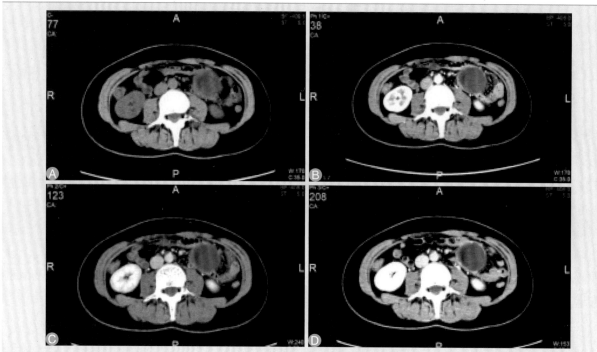

A. 横断位 CT 平扫示中腹部左侧肿块影，边界不清，内可见囊性成分及陈旧性出血；B ~ D. 横断位 CT 增强示边缘强化。

图3-6-3　患者女性，40岁，子宫内膜异位囊肿

【诊断要点】

1. 最常发生在子宫直肠陷凹，MRI可见子宫直肠陷凹结构不清，呈封闭或半封闭状态。

2. 子宫全层腺肌症伴明显的前屈或后曲改变常提示深部浸润型子宫内膜异位。

3. 直肠、乙状结肠T_2WI上的"蘑菇帽"征是诊断肠道深部浸润型子宫内膜异位的特征性表现。

4. SWI可较好的显示铁沉积。

5. 原有盆腔积液的移位、盆腔脏器的粘连牵拉是重要的辅助征象。

6. 临床痛经史。

—— 参考文献 ——

[1] 林媛妮，付晓霞，吴婷婷，等.深部浸润型子宫内膜异位症的磁共振临床意义[J].现代妇产科进展，2016，25（6）：458-460.

[2] 王曼颐，戴毅，夏宇，等.深部浸润型子宫内膜异位症的影像诊断研究进展[J].中国医学影像学杂志，2017（8）：628-631.

[3] 李勇爱，谷守欣，强金伟，等.磁敏感加权成像对深部浸润型子宫内膜异位症的诊断价值[J].中国医学计算机成像杂志，2018，24（6）：521-526.

（刘　祥　杨朝湘）

病例7 腹壁子宫内膜异位症

【临床资料】

● 患者女性，29岁，剖宫产术后4年，发现腹壁切口包块3年余；伴经期疼痛，且经期包块较平时增大。
● 实验室检查：未见异常。

【影像学检查】

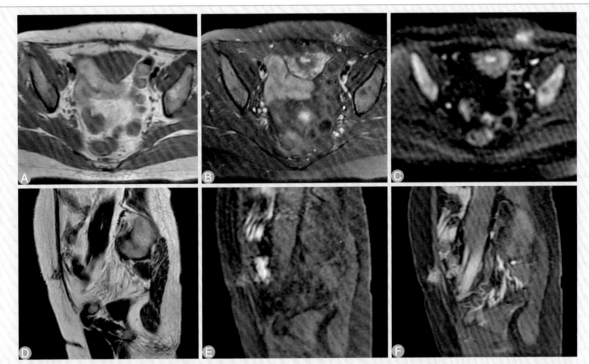

A. 横断位 T_1WI；B. 横断位 T_2WI 压脂；C. 横断位 DWI；D. 矢状位 T_2WI；E. 矢状位 T_1WI 压脂；F. 矢状位 T_1WI 压脂增强。

图3-7-1 盆腔MRI平扫及增强扫描

【分析思路】

年轻女性，剖宫产术后4年，发现腹壁切口包块3年余，剖宫产前左下腹壁无包块，包块发生于剖宫产术后，在腹壁切口处；随月经周期出现症状。DWI上呈高信号，增强后可见明显强化。常见病变有腹壁血肿、腹壁子宫内膜异位症。

■ 腹壁血肿

本例支持点：有手术史，腹壁手术切口处病变。

不支持点：病灶增强后明显强化。随月经周期出现症状。

■ 腹壁子宫内膜异位症

本例支持点：有剖宫产史，病变位于腹壁切口处，随月经周期出现症状。DWI上呈高信号，增强后可见明显强化。

不支持点：无。

【病理诊断】

病理结果：腹壁子宫内膜异位症。

【讨论】

■ 临床概述

腹壁子宫内膜异位症是育龄妇女的多发病、常见病。是指子宫内膜组织在宫腔以外的部位出现、生长、浸润，并可随月经周期反复出血，继而引发局部包块、疼痛等。子宫内膜异位症分布范围较广泛，腹壁是最常见的盆腔外子宫内膜异位部位。大多有既往妇产科手术史，最常见的是剖宫产手术。

■ 病理特征

子宫内膜异位症按病变演变进程的不同，在大体上可分为红色病变（早期病变）、蓝色病变（典型病变）和白色病变（陈旧性病变）。镜下，子宫内膜异位灶由腺体和间质组成，可随卵巢激素水平变化而发生周期性肿大、充血、出血等。少数情况下病灶可缺少腺体而主要为间质组织。病灶周围组织常可继发炎症反应、血肿机化和纤维化。

■ 影像学表现

腹壁子宫内膜异位症在CT上表现为腹壁内结节状、团片状边界欠清楚等或增高密度病灶。多与手术切口相关。增强后依据病灶有无炎症反应及纤维化而表现为明显强化或不强化。MRI上，依据病灶内有无出血而于T_1WI上呈等或高信号，T_2WI上呈低、高或混杂信号。DWI呈等或高信号。有炎症反应者边界可模糊不清，增强后可见明显强化。

【拓展病例】

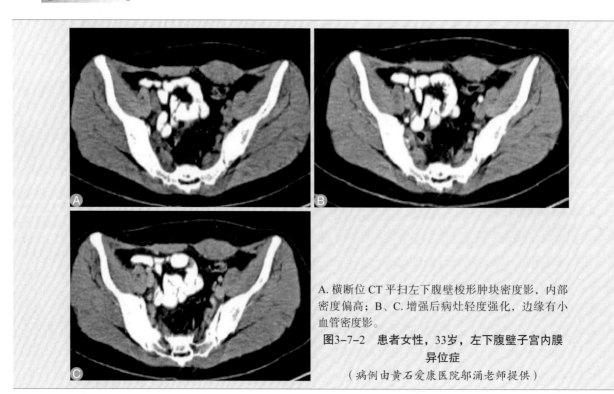

A. 横断位 CT 平扫左下腹壁梭形肿块密度影，内部密度偏高；B、C.增强后病灶轻度强化，边缘有小血管密度影。

图3-7-2 患者女性，33岁，左下腹壁子宫内膜异位症

（病例由黄石爱康医院郜涌老师提供）

【诊断要点】

1.病变多位于腹壁切口处，且随月经周期出现疼痛和增大。

2.病灶内有明显出血者，T_1WI上呈高信号。继发炎症反应者，增强后病灶区明显强化。

—— 参考文献 ——

[1] 蒋梦雨，李留霞，朱迎.腹壁子宫内膜异位症 231 例临床特点及诊治预后分析 [J].中国实用妇科与产科杂志，2020，36（4）：361-364.

（李学坤　杨朝湘）

病例8 子宫内膜增生

【临床资料】

● 患者女性，51岁，阴道不规则出血7年余，经量增多1月余。
● 实验室检查：未见异常。

【影像学检查】

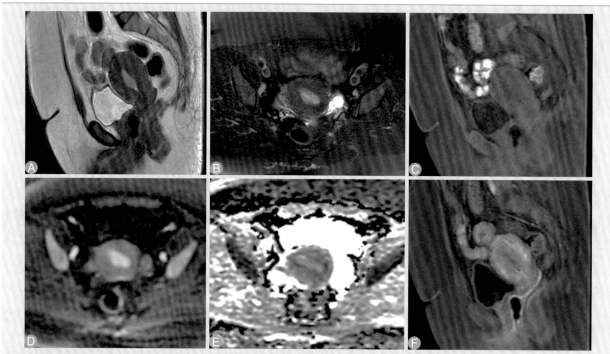

A. 矢状位 T_2WI；B. 横断位 T_2WI 压脂；C. 矢状位 T_1WI 压脂；D. 横断位 DWI；E. 横断位 ADC 图；F. 矢状位 T_1WI 压脂增强。

图3-8-1 盆腔MRI平扫+增强

【分析思路】

中老年女性，阴道不规则出血。子宫内膜弥漫性增厚，厚度＞10 mm，边界清楚。T_2WI上呈较均匀增高信号，ADC图呈稍高信号，未见明显弥散受限，子宫结合带清晰完整，增强后呈轻中度渐进性持续强化。常见的病变有子宫内膜癌、内膜息肉、黏膜下肌瘤和内膜增生。

■ 子宫内膜癌

本例支持点：中老年女性，阴道出血；子宫内膜病变。

不支持点：DWI未见弥散受限，增强后呈轻中度持续强化；子宫结合带清晰完整。

■ 子宫内膜息肉

本例支持点：阴道出血；子宫内膜病变，DWI上无弥散受限，增强后渐进性持续强化；子宫结合带清晰完整。

不支持点：缺乏丝瓜瓤样特征性征像，增强后病变强化表现和程度不够典型。

■ 子宫黏膜下肌瘤

本例支持点：阴道出血，子宫腔内病变。

不支持点：内膜弥漫性增厚改变，较均匀的轻中度持续强化。

■ 子宫内膜增生

本例支持点：阴道出血；子宫内膜弥漫性增厚，弥散未见受限，增强后渐进性持续强化；子宫结合带清晰完整。

不支持点：无。

【病理诊断】

增生性子宫内膜伴不典型增生。

【讨论】

■ 临床概述

子宫内膜增生好发于年轻女性，也可发生于绝经后妇女。临床可表现为不规则阴道出血、经期延长或缩短、出血量时多时少，有时表现为经间出血。

■ 病理特征

子宫内膜增生厚度多＞10 mm，分为伴或不伴不典型增生两大类。这里的不典型增生主要是指细胞的非典型性，而非子宫内膜结构的非典型性。8%～29%的内膜不典型增生可恶变为子宫内膜癌。

■ 影像学表现

MRI上表现为子宫内膜弥漫性均匀增厚，厚度多＞10 mm。T_2WI上增厚的内膜信号多较均匀，DWI上无弥散受限，增强后呈较均匀的轻中度持续强化，有时可见小囊泡状不强化影。不典型时内膜可局限性增厚，甚至表面变得不规则，与子宫内膜癌表现有一定重叠。需注意的是，MRI检查时要避开分泌期，以免造成误判。

【拓展病例】

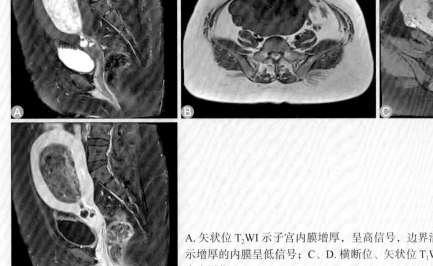

A. 矢状位 T_2WI 示子宫内膜增厚，呈高信号，边界清晰；B. 横断位 T_1WI 示增厚的内膜呈低信号；C、D. 横断位、矢状位 T_1WI 增强示内膜不均匀中度强化。

图3-8-2　患者女性，36岁，子宫内膜复杂性增生

【诊断要点】

1.好发于年轻女性。

2.典型征象为子宫内膜弥漫性均匀增厚，无明显弥散受限，增强后呈渐进性轻中度强化。

3.需排除分泌期子宫内膜增厚。

—— 参考文献 ——

[1] SANDERSON P A，CRITCHLEY H O，WILLIAMS A R，et al. New concepts for an old problem：the diagnosis of endometrial hyperplasia [J]. Hum Reprod Update，2017，23（2）：232-254.

（李学坤　杨朝湘）

病例9　子宫内膜息肉

【临床资料】

● 患者女性，54岁，绝经2年，阴道不规则出血3个月。
● 实验室检查：未见异常。

【影像学检查】

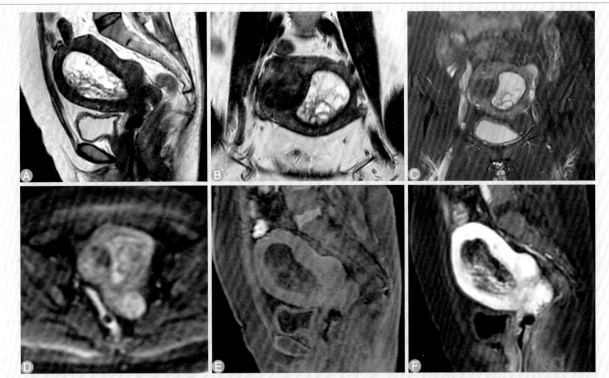

A. 矢状位 T_2WI；B. 子宫横断位 T_2WI；C. 子宫横断位 T_2WI 压脂；D. DWI；E. 矢状位 T_1WI 压脂；F. 矢状位 T_1WI 压脂增强。

图3-9-1　盆腔MRI平扫+增强

【分析思路】

中老年女性，阴道出血。子宫内膜明显增厚，T_1WI上呈等—低信号；T_2WI上呈高低混杂的"丝瓜瓤"样信号改变；DWI无明显弥散受限。增强后明显不均匀强化，T_2WI所示低信号部分强化明显。子宫结合带较完整。常见病变有子宫内膜癌、内膜增生、黏膜下肌瘤、内膜息肉。

■ 子宫内膜癌

本例支持点：中老年女性，阴道出血；宫腔内占位。

不支持点：DWI上弥散受限不明显，结合带未见受侵。

■ 子宫内膜增生

本例支持点：宫腔内病变，子宫结合带完整，DWI上无明显弥散受限。

不支持点：病变信号不均匀呈"丝瓜瓤"样，增强后明显不均匀强化。

■ 子宫黏膜下肌瘤

本例支持点：阴道出血，宫腔内占位。

不支持点：病变信号不均匀呈"丝瓜瓤"样。

■ 子宫内膜息肉

本例支持点：阴道出血；宫腔内病变，T_2WI上呈特征性"丝瓜瓤"样改变；DWI无明显弥散受限，增强后明显不均匀强化。

不支持点：无。

【病理诊断】

病理结果：子宫内膜息肉。

【讨论】

■ 临床概述

子宫内膜息肉是由于局部子宫内膜过度生长，并突入宫腔。临床上绝大多数发生于40～60岁女性，20岁以下极少发生。绝经后显著减少。临床表现为月经紊乱、阴道不规则出血，妇科体格检查无阳性体征。

■ 病理特征

子宫内膜息肉至少有3个面见被覆表面上皮，并可见螺旋状扩张的厚壁血管。间质有不同程度纤维化，常有腺体上皮化生。

■ 影像学表现

通常呈宫腔内结节状或条状肿块。典型MRI表现为T_2WI上"丝瓜瓤"样高低混杂信号改变，高信号区为腺体囊性扩张伴黏液聚集，低信号区为纤维间质。偶伴有少许出血信号。DWI上多无弥散受限。增强后富含血管的纤维间质成分明显强化，间质水肿部分呈轻度强化，含黏液腺体部分无强化。

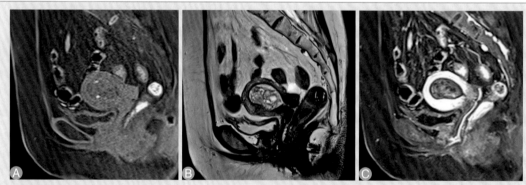

A.T_1WI矢状位示子宫腔内呈结节状等信号病变，边界清楚，边缘点状高信号；B.T_2WI矢状位示肿块呈混杂信号，内见条状低信号及囊状高信号影；C.矢状位T_1WI增强示肿块中度不均质强化。

图3-9-2 患者女性，55岁，子宫内膜息肉

【诊断要点】

1.多发生于40～60岁女性，临床表现为月经紊乱、阴道不规则出血。

2.特征性征象为MRI上呈"丝瓜瓤"样表现。

3.DWI上无弥散受限，增强后富含血管的纤维间质成分明显强化。

—— 参考文献 ——

[1] SALIM S，WON H，NESBITT-HAWES E，et al. Diagnosis and manage-ment of endometrial polyps：a critical review of the literature[J]. J Minim Invasive Gynecol，2011，18（5）：569-581.

[2] RAZ N，FEINMESSER L，MOORE O，et al. Endometrial polyps：diagno-sis and treatment options - a review of literature[J]. Minim Inva-sive Ther Allied Technol，2021，30（5）：278-287.

（李学坤　杨朝湘）

病例10　子宫内膜癌

【临床资料】

● 患者女性，56岁，绝经3年，不规则阴道流血2年，偶有下腹痛。

● 肿瘤指标全套阴性。

【影像学检查】

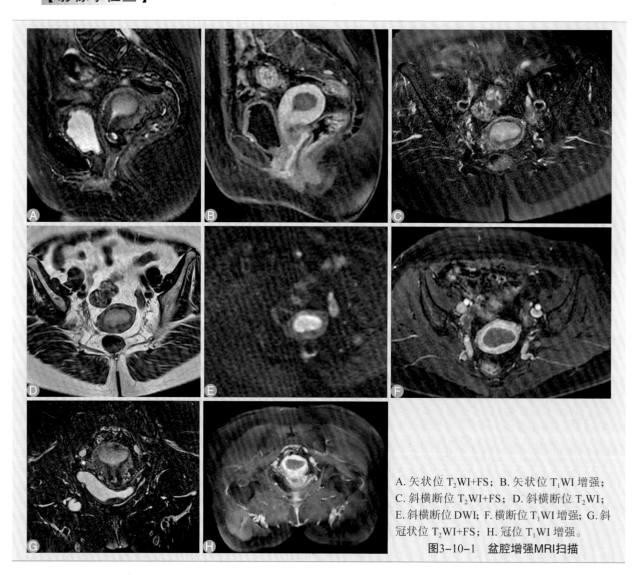

A. 矢状位 T_2WI+FS；B. 矢状位 T_1WI 增强；
C. 斜横断位 T_2WI+FS；D. 斜横断位 T_2WI；
E. 斜横断位 DWI；F. 横断位 T_1WI 增强；G. 斜
冠状位 T_2WI+FS；H. 冠位 T_1WI 增强。

图3-10-1　盆腔增强MRI扫描

【分析思路】

中老年女性，阴道出血。子宫腔内肿块，平扫信号相对均匀，弥散加权成像表现为明显的弥散受限，增强后强化程度较弱，子宫结合带大致完整。常见病变有黏膜下子宫肌瘤、子宫肉瘤、子宫内膜息肉、子宫内膜增生、子宫内膜癌。

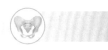

■ 黏膜下子宫肌瘤

本例支持点：阴道出血，宫腔内肿块。

不支持点：增强扫描肿块强化程度较弱。

■ 子宫肉瘤

本例支持点：中老年女性，阴道出血，肿瘤弥散受限。

不支持点：肿块信号较均匀，无出血坏死，强化程度较弱。

■ 子宫内膜息肉

本例支持点：阴道出血；宫腔内病变，T_2WI呈较均匀高信号；子宫结合带完整。

不支持点：无典型丝瓜瓤征，无伴囊变；增强扫描病灶强化较弱，无延迟期持续强化。

■ 子宫内膜增生

本例支持点：子宫内膜增厚，边界清晰，子宫结合带完整。

不支持点：增强扫描病灶强化较弱，无延迟扫描持续强化。

■ 子宫内膜癌

本例支持点：中老年女性，阴道出血；子宫肿块弥散受限，增强后强化程度较弱。

不支持点：子宫结合带大致完整。

【病理诊断】

宫腔镜：宫腔内布满珊瑚样赘生物，范围约3 cm×3 cm，质脆，可见树枝状增粗血管。

镜下：子宫内膜呈筛状、腺管样结构增生，呈背靠背排列，腺上皮伴异型，间质稀少，局部见鳞化。

免疫组化：ER（80%+），PR（60%+），p53（野生型+），p16（+），vimentin（部分+），CK7（+），D2-40（脉管+），Ki-67（热点区30%+）；错配修复蛋白MSH2（+），MLH1（+），MSH6（+），PMS2（+）。

病理结果：子宫内膜样腺癌（2级），浸润肌层（超过1/2）；脉管内见癌栓。

【讨论】

■ 临床概述

子宫内膜癌（endometrial carcinoma）是女性生殖系统三大恶性肿瘤之一，是发生于子宫内膜上皮的恶性肿瘤。本病多见于绝经后女性，50～64岁高发。临床表现主要表现为阴道流血、阴道排液、下腹疼痛。

■ 病理特征

子宫内膜癌好发于宫底及后壁，少数可在前壁、侧壁及子宫角。生长方式可为局限型和弥漫型，其中弥漫型可见病灶呈多灶性，或侵犯内膜的大部分或全部，充填宫腔，常伴有出血、坏死。晚期侵犯肌层和宫颈，致宫腔积血。局灶型多见于宫底或宫角，病灶较小呈息肉或菜花状，易浸润肌层。子宫内膜样腺癌镜下可见内膜腺体高度异常增生，上皮复层排列，并形成筛孔状结构；癌细胞异型明显，核大深染而不规则，核分裂活跃。分化差的腺癌腺体少，腺结构消失形成实性癌块。

■ 影像学表现

1.位置：肿瘤起源于子宫内膜，表现为子宫内膜局灶性或弥漫性增厚。

2.大小：可局限于宫腔内，可发生子宫外播散；也可累及宫颈、阴道、膀胱、卵巢，甚至累及肠道、腹膜、肠系膜、网膜。

3.形态：宫腔内不规则肿块。绝经前，结合带是否完整为有无肌层浸润的标志；绝经后，内膜下增强带是否完整为有无肌层浸润的标志。

4.信号：大部分子宫内膜癌信号在T₁WI呈等信号，偶尔因出血而呈部分高信号；T₂WI呈均匀或不均匀的中高或中低信号。病变弥散受限，较正常内膜更高。

5.血供：子宫内膜样腺癌多强化不明显，强化程度明显比肌层低，强化可不均匀。

【拓展病例】

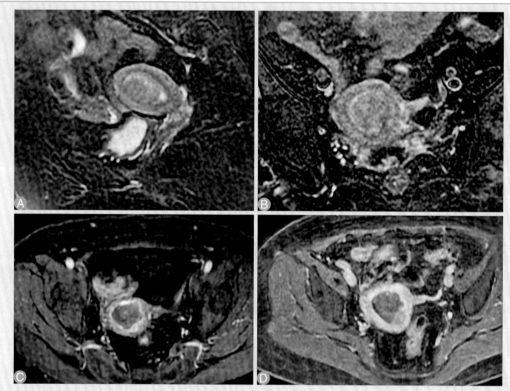

患者绝经20年，阴道流血3个月。A.矢状位T₂WI示宫腔内等低信号肿瘤；B.冠状位T₂WI见肿块边缘部分清楚；C.动态增强早期内膜线强化；D.延迟增强呈相对低信号。

图3-10-2　患者女性，68岁，子宫内膜样腺癌ⅠB期

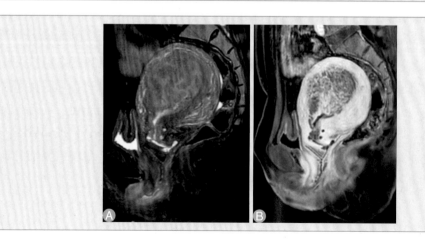

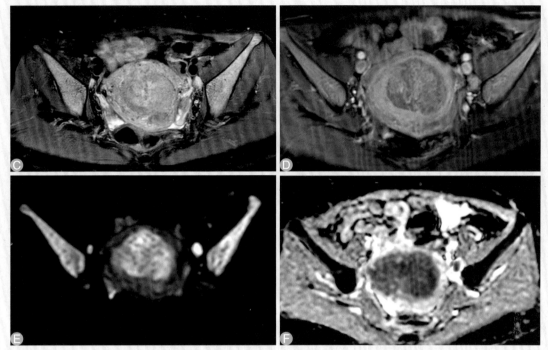

患者阴道不规则流血流液 1 年。子宫内膜样腺癌（中分化），浸润肌壁深层（超过 1/2 层），病理分期 $pT_3N_2M_x$。A. 矢状位 T_2WI 示宫腔内低信号肿瘤；B. 矢状位增强呈不均匀强化；C. 横断位 T_2WI 示肿块边界不清；D. 延迟增强病变呈相对低强化；E. 肿块弥散明显受限；F. ADC 图呈低信号。

图3-10-3　患者女性，49岁，子宫内膜样腺癌ⅢC2期

【诊断要点】

1. 中老年女性，阴道出血；宫腔内生长肿块。

2. 肿块 T_1WI 等信号，T_2WI 等高信号，弥散受限。

3. 子宫结合带破坏，肌层浸润深度有助于肿瘤分期。

—— 参考文献 ——

[1] NOUGARET S，HORTA M，SALA E，et al. Endometrial Cancer MRI staging：Updated Guidelines of the European Society of Urogenital Radiology[J]. Eur Radiol，2019，29（2）：792-805.

[2] Kim SI，Park DC，Lee SJ，et al. Survival rates of patients who undergo minimally invasive surgery for endometrial cancer with cervical involvement[J].Int J Med Sci，2021，18（10）：2204-2208.

[3] AHMED M，AL-KHAFAJI J F，CLASS C A，et al. Can MRI help assess aggressiveness of endometrial cancer？[J].Clin Radiol，2018，73（9）：833.e11-833.e18.

（张　丽　杨朝湘）

病例11　宫颈鳞癌

【临床资料】

● 患者女性，54岁，绝经4年余，同房后出血1月余。

● 肿瘤指标全套阴性。

【影像学检查】

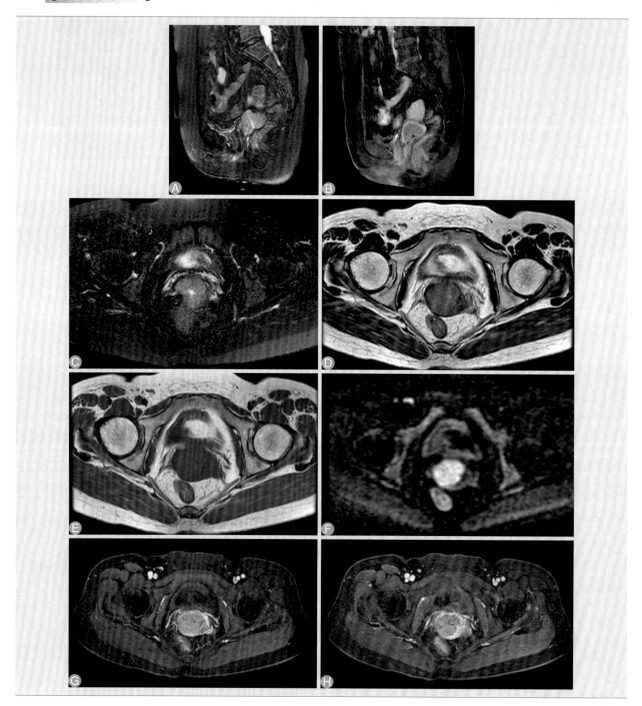

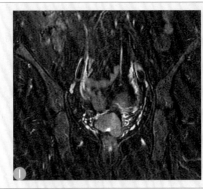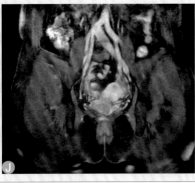

A. 矢状位 T_2WI；B. 矢状位增强；C. 横断位 T_2WI+FS；D. 横断位 T_2WI；E. 横断位 T_1WI；F. 横断位 DWI；G. 横断位 T_1WI 增强动脉期；H. 横断位 T_1WI 增强静脉期；I. 冠状位 T_2WI；J. 冠状位 T_1WI 增强。

图3-11-1 盆腔增强MRI扫描

【分析思路】

中年女性，宫颈不规则肿块，平扫信号相对均匀，T_2WI呈稍高信号，弥散加权成像表现为明显的弥散受限。增强后动脉期明显强化，静脉期持续强化。常见病变包括子宫内膜癌侵犯宫颈、阴道癌侵犯宫颈、宫颈鳞癌。

■ 子宫内膜癌侵犯宫颈

本例支持点：至宫颈内口之实性肿块，呈弥散受限高信号。

不支持点：宫腔内未见明显病变，病灶中心位于宫颈。

■ 阴道癌侵犯宫颈

本例支持点：宫颈实性肿块，近阴道穹窿，呈弥散受限高信号。

不支持点：阴道中下段无明显病变。

■ 宫颈鳞癌

本例支持点：宫颈实性肿块，信号均匀，T_2WI呈稍高信号，弥散受限，动脉早期可见强化，静脉期持续强化。

不支持点：无。

【病理诊断】

镜下：肿瘤细胞呈相互吻合呈巢状及梁索状，细胞巢轮廓不规则，边缘不整齐。肿瘤细胞呈多角形或圆形，局灶细胞异型明显，核染色质粗糙，并浸润间质深层。

免疫组化：CK-AE3（＋），CK-L（－），p63（＋），p16（＋），p53（部分+），D2-40（脉管+），Ki-67（80%＋）。

病理结果：子宫颈浸润性鳞状细胞癌（非角化型）。

【讨论】

■ 临床概述

宫颈癌（cervical carcinoma）是女性生殖系统三大恶性肿瘤之一，发病率居妇科恶性肿瘤首位。宫颈癌好发于50～60岁。初次性交年龄过早、性行为紊乱、多产、吸烟、人乳头状瘤病毒感染和单纯疱疹病毒Ⅱ型感染是发病高危因素。宫颈癌以鳞癌多见，占80%～85%。临床最常见症状为不规则阴道流血，尤其是性交后出血，其次为阴道排液，晚期浸润盆腔神经丛可出现盆腔疼痛；侵犯输尿管、膀胱可导致肾积水、尿路刺激征；侵犯直肠可导致排便困难、便血、阴道-直肠瘘等；淋巴管受侵可出现下肢水肿。

■ 病理特征

宫颈癌多发生于子宫颈外口的鳞状上皮和柱状上皮移行区，年长者可上移至宫颈管内口。宫颈鳞癌主要呈外生型生长，向上可累及子宫体及宫腔，向下侵犯阴道，可沿宫旁组织、主韧带、宫骶韧带向两侧侵犯盆壁，向前侵犯膀胱，向后侵犯直肠。淋巴转移为主要转移途径，常较早发生，并有一定的顺序，一般先转移至宫旁、髂内、髂外及闭孔淋巴结，然后再转移至髂总、骶前、腹股沟及主动脉旁淋巴结。晚期还可转移到纵隔及锁骨上淋巴结。血行转移发生较晚，以肺、肾及脊柱等部位多见。

■ 影像学表现

1.位置：宫颈前唇、后唇不规则软组织肿块。

2.大小：早期较小，影像学可不显示；晚期可侵犯临近结构及周围组织。

3.形态：宫颈区类圆形、椭圆形或不规则形肿块。

4.信号：T_1WI呈等信号，T_2WI呈稍高信号，以非压脂观察为佳。病灶较大时可因出血、坏死或液化使信号不均匀。

5.血供：增强后动脉期明显强化，静脉期持续强化。

【拓展病例】

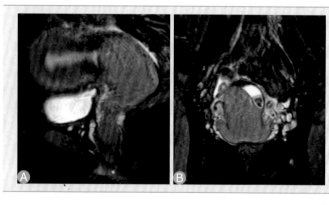

A.矢状位 T_2WI 示宫颈肿块向上侵犯宫体，向下侵犯阴道；B.冠状位 T_2WI 见肿块侵犯双侧穹窿。

图3-11-2 患者女性，41岁，不规则阴道流，血宫颈鳞状细胞癌ⅡA2期

【诊断要点】

1.中老年女性，阴道出血。

2.宫颈不规则肿块，T_1WI等信号，T_2WI等低/稍高信号，信号多较均匀，弥散受限。

3.增强后动脉期明显强化，静脉期持续强化。

参考文献

[1] DEVINE C，VISWANATHAN C，FARIA S，et al. Imaging and Staging of Cervical Cancer[J]. Semin Ultrasound CT MR，2019，40（4）：280-286.

[2] SAIDA T，SAKATA A，TANAKA Y O，et al. Clinical and MRI Characteristics of Uterine Cervical Adenocarcinoma：Its Variants and Mimics[J]. Korean J Radiol，2019，20（3）：364-377.

（张　丽　杨朝湘）

病例12　宫颈腺癌

【临床资料】

- 患者女性，44岁，间断阴道出血1月余。
- 肿瘤指标全套阴性。

【影像学检查】

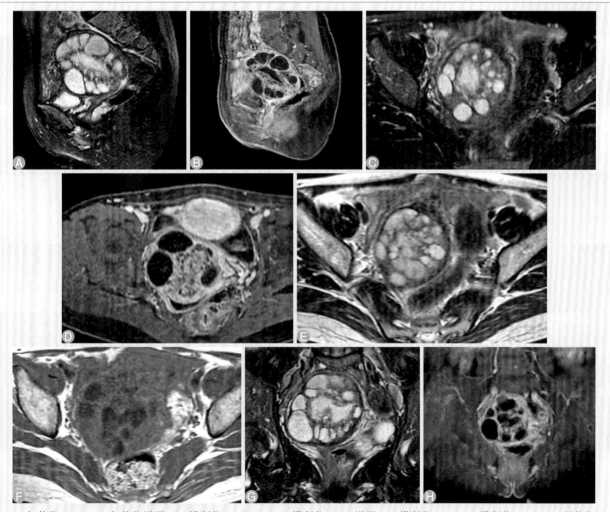

A. 矢状位 T_2WI；B. 矢状位增强；C. 横断位 T_2WI+FS；D. 横断位 T_1WI 增强；E. 横断位 T_2WI；F. 横断位 T_1WI；G. 冠状位 T_2WI；H. 冠状位 T_1WI 增强。

图3-12-1　盆腔增强MRI扫描

【分析思路】

中年女性，宫颈管全段囊性肿块，中央为较小的囊，周围包绕较大的囊（宇宙征），T_2WI 呈高信号，T_1WI 呈低信号；增强后中央实性部分强化。常见病变包括宫颈纳氏囊肿、宫颈腺癌。

■ 宫颈纳氏囊肿

本例支持点：宫颈多囊改变，T$_2$WI高信号。

不支持点：囊性灶呈肿块状，且囊腔过于密集。

■ 宫颈腺癌

本例支持点：宫颈囊性肿块，囊腔多发密集呈"宇宙征"。

不支持点：无。

【病理诊断】

镜下：宫颈及颈管内见大小不等腺体成分，浸润性生长，腺细胞有异型，间质炎细胞浸润。

免疫组化：ER（－），PR（－），p16（局灶+），CK7（+），CK20（－），CDX-2（－），PAX-8（+），p53（散在+），CEA（－），MUC-6（部分+），Ki-67（60%+）；特殊染色：AB-PAS（部分+）。

病理结果：子宫颈胃型腺癌，侵及宫颈间质近全层，累及宫颈管及子宫体下段，肿物大小为10 cm×5 cm×3 cm。

【讨论】

■ 临床概述

腺癌占宫颈癌的10%～15%。宫颈胃型腺癌（gastric-type endocervical adenocarcinoma，G-EAC）是非人乳头瘤状病毒相关型子宫颈腺癌中最常见的类型，也是仅次于普通型子宫颈腺癌（usual-type endo-cervical adenocarcinomas，UEA）的第二常见的子宫颈原发腺癌，是一种具有胃型分化的黏液腺癌，有着类似幽门腺上皮的形态学特征。宫颈胃型腺癌发生与高危型人乳头瘤状病毒感染无关，临床表现极不典型，病灶隐匿致取材困难，筛查及活检阳性率低。

宫颈胃型腺癌的发病中位年龄为49岁（37～84岁），确诊时绝大多数患者处于进展期（Ⅱ～Ⅳ期），易发生远处转移，如淋巴结、卵巢、盆腹腔其他器官、腹膜播散等，卵巢是最常发生转移的器官。宫颈胃型腺癌症状较为多样性，且不典型。常见阴道黏液样或水样流液、盆腹腔包块等，少数以腹部不适、下腹痛为首发症状。而一般子宫颈癌的常见症状，如接触性阴道流血、阴道不规则流血相对少见。

宫颈胃型腺癌与黑斑息肉综合征（Peutz-Jeghers syndrome，PJS）密切相关。宫颈胃型腺癌患者中约10%合并有黑斑息肉综合征，可能与*STK11*基因突变有关。黑斑息肉综合征是一种常染色体显性遗传性疾病，表现为皮肤、黏膜的黑色素沉着，以及多发的消化道错构瘤性息肉，其发生恶性肿瘤的风险明显高于普通人群，易合并多器官、多系统的肿瘤是黑斑息肉综合征的重要特点。与黑斑息肉综合征相关的女性生殖道肿瘤包括卵巢黏液性肿瘤、宫颈胃型腺癌、卵巢环状小管性索肿瘤、子宫内膜癌等。

■ 病理特征

宫颈腺癌分型上以普通颈管型多见，宫颈胃型腺癌次之。宫颈胃型腺癌侵袭性强，形态学变异谱较广。很多宫颈胃型腺癌在镜下的形态学特征颇具"良性"形态，易被误诊为良性病变。因此，常需结合免疫组化检测等技术来帮助诊断。宫颈胃型腺癌的异质性致使其病理形态学多样化，多呈腺管样排列。肿瘤细胞具有大量透明、泡沫状或淡嗜酸性胞质，清晰的细胞边界；一般核浆比低，细胞核不规则分布于腺体基底部。

MUC6和HIK1083是经典的胃型黏液的免疫标志物，可用于宫颈胃型腺癌及其谱系病变的诊断。其中，MUC6阳性率较高，但特异度较低，亦可见于原发于其他部位的腺癌；HIK083的特异度较高，可识别胃幽门腺黏蛋白，两者联合检测的准确性更高。p16在普通型子宫颈腺癌中多为弥漫强阳性，而在宫颈胃型腺癌中一般呈阴性或局灶阳性。

■ 影像学表现

1.位置：宫颈中上段。

2.大小：早期较小影像学可不显示；晚期可侵犯临近结构及周围组织。

3.形态：特异性的"宇宙征"，即中央为较小的囊性或实性病灶，周围包绕着较大的囊肿。

4.信号：囊性部分T$_1$WI呈低信号，T$_2$WI呈高信号。

5.血供：肿瘤强化程度不一，通常低于子宫肌层。

【拓展病例一】

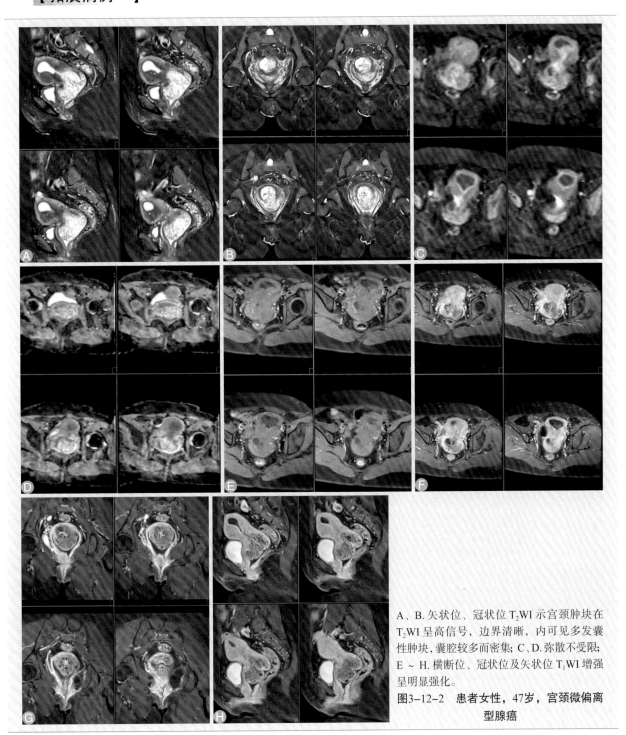

A、B.矢状位、冠状位 T$_2$WI 示宫颈肿块在 T$_2$WI 呈高信号，边界清晰，内可见多发囊性肿块，囊腔较多而密集；C、D.弥散不受限；E ~ H.横断位、冠状位及矢状位 T$_1$WI 增强呈明显强化。

图3-12-2 患者女性，47岁，宫颈微偏离型腺癌

【拓展病例二】

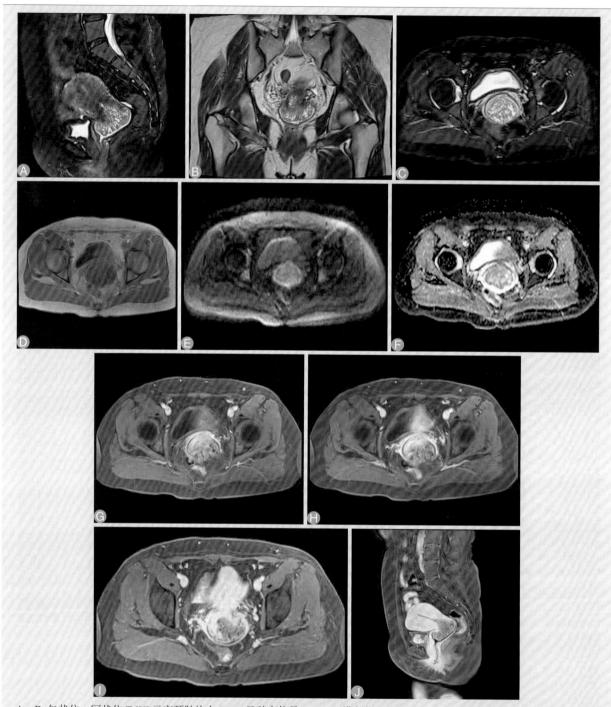

A、B.矢状位、冠状位 T_2WI 示宫颈肿块在 T_2WI 呈稍高信号；C、D.横断位 T_2WI 及 T_1WI 示肿块内见多发囊性肿块，囊腔较多而密集；E、F.弥散不受限；G ~ J.横断位、冠状 $T1WI$ 增强呈明显不均匀强化。

图3-12-3 患者女性，43岁，宫颈腺癌

【诊断要点】

1.宫颈多发囊性肿块，囊腔较多而密集，呈"宇宙征"。

2.MUC6和HIK1083为经典的免疫标志物。

—— 参考文献 ——

[1] STOLNICU S，BARSAN I，HOANG L，et al.International Endocervical Adenocarcinoma Criteria and Classification （IECC）：A New Pathogenetic Classification for Invasive Adenocarcinomas of the Endocervix[J]. Am J Surg Pathol，2018，42（2）：214-226.

[2] KAMIYA A，IKURA Y，IIZUKA N，et al.Gastric-type endocervical adenocarcinoma with uterine corpus involvement mimicking primary endometrial carcinoma[J].J Obstet Gynaecol Res，2019，45（7）：1414-1417.

（张　丽　杨朝湘）

病例13　子宫浆膜下肌瘤

【临床资料】

● 患者女性，43岁，超声体检发现子宫占位7天，无阴道出血，经期正常。
● 实验室检查：未见明显异常。

【影像学检查】

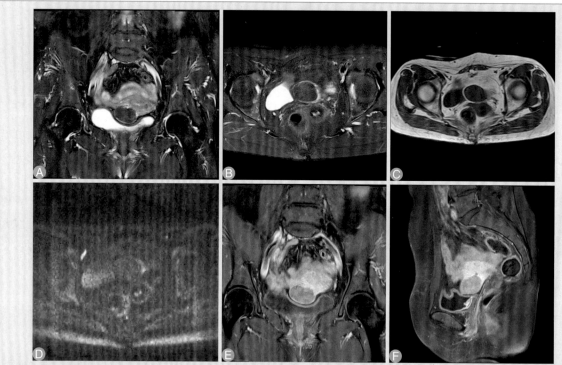

A. 冠状位 T_2WI；B. 横断位 T_2WI；C. 横断位 T_1WI；D. 横断位 DWI；E. 冠状位 T_1WI 增强；F. 矢状位 T_1WI 增强。

图3-13-1　盆腔MR平扫+增强

【分析思路】

盆腔内实性占位，肿块 T_2WI 呈低信号，T_1WI 呈等信号，弥散不受限，增强扫描肿块呈中度均匀强化；常规考虑子宫肌瘤、子宫腺肌瘤。

■ **子宫肌瘤**

本例支持点：病灶和子宫呈鸟嘴样，边界清晰，考虑来自于子宫，T_2WI 呈低信号，弥散信号不高，增强呈均匀强化。

不支持点：无。

■ **子宫腺肌瘤**

本例支持点：多发生于40岁以上围绝经期和绝经后妇女，T_2WI 呈低信号。

不支持点：子宫腺肌瘤信号多不均匀，内多见微囊肿；而子宫肌瘤可发生于任何部位，边界一般清晰、形态相对规则。

【病理诊断】

病理结果：子宫浆膜下肌瘤。

【讨论】

■ 临床概述

子宫肌瘤是女性生殖器系统最常见的一种良性肿瘤，育龄期妇女中其发病率高达20%～25%，50岁以后随着卵巢功能衰退发病率降低；绝经后一般不会新发子宫肌瘤，在绝经期原有子宫肌瘤大多缩小，如果绝经期肿瘤继续增大，常表示发生继发病变，特别应注意恶变的可能。肌壁内靠近子宫表面的肌瘤增大后向子宫表面突出，最终肌瘤表面仅覆盖一层浆膜时称为浆膜下肌瘤。浆膜下肌瘤一般可无临床症状，患者常常因触摸到腹部包块而来就诊。有蒂浆膜下肌瘤可发生扭转。极少数会发生坏死脱落，如与大网膜或肠系膜粘连并附着，血供供给则由大网膜或肠系膜等处而形成寄生性肌瘤或游离性肌瘤。实验室检查均正常。

■ 病理特征

镜下子宫肌瘤由皱纹状排列的平滑肌纤维相互交叉组成，漩涡状，其间掺有不等量的纤维结缔组织。细胞大小均匀，呈卵圆形或杆状，核染色较深。

■ 影像学表现

子宫向外突出的实质性肿块，可有宽、窄基地或蒂相连，边界清晰，CT呈软组织肿块密度影，T_1WI呈等信号、T_2WI呈低信号肿块，信号多数均匀，增强与相邻正常子宫同等强化；可继发变性而使肿块信号、强化不均。肿块较大可推压周围组织。

【拓展病例】

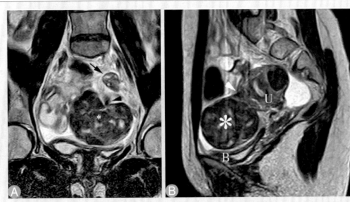

A.冠状位 T_2WI 示不均匀低信号影后上方短蒂（黑箭头）；B.矢状位 T_2WI 肿块（＊）突出子宫（U）轮廓并与子宫前壁以锐角相连（白箭头），下方为膀胱（B）。

图3-13-2 患者女性，32岁，子宫浆膜下平滑肌瘤

【诊断要点】

1.突出子宫浆膜向子宫轮廓外生长的类圆形肿块。

2.T_2WI呈低信号。

—— 参考文献 ——

[1] KUBIK-HUCH R A, WESTON M, NOUGARET S, et al. European Society of Urogenital Radiology（ESUR）guidelines：MR imaging of leiomyomas[J]. Eur Radiol，2018，28（8）：3125-3137.

[2] 宋杰，曹子龙，王春立，等. 浆膜下蒂状黏液变性子宫肌瘤的 MRI 诊断及鉴别诊断 [J]. 放射学实践，2021，36（1）：108-111.

[3] MARCOTTE-BLOCH C，NOVELLAS S，BURATTI M S，et al.Torsion of a uterine leiomyoma：MRI features[J].Clin Imaging，2007，31（5）：360-362.

（徐　雯　杨朝湘　罗晓东）

病例14 子宫肌壁间肌瘤

【临床资料】

● 患者女性，52岁，无明显诱因自觉腹部增大，触及腹部质硬包块，无月经周期改变，无痛经，无阴道异常流血、阴道流液。

● 实验室检查：CA125 39.87 U/mL。

【影像学检查】

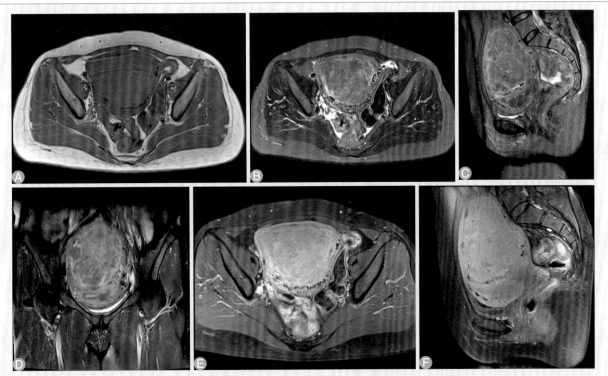

A. 横断位 T_1WI；B. 横断位 T_2WI；C. 矢状位 T_2WI；D. 冠状位 T_2WI；E. 横断位 T_1WI 增强；F. 矢状位 T_1WI 增强。

图3-14-1 盆腔MR平扫+增强

【分析思路】

病灶位于子宫后壁肌间，呈高低混杂信号，边界清晰，周边见流空血管影及子宫肌层包绕，增强扫描与子宫肌层等强化，强化均匀，考虑子宫来源实性占位。常见病变有子宫肌瘤、子宫淋巴瘤、子宫间质肉瘤。

■ 子宫肌瘤

本例支持点：质地均质肿块，边界清晰，周围环绕流空血管，增强与相邻子宫肌同等强化。

不支持点：T_2WI信号混杂并见片状稍高信号影，一般肌瘤T_2WI为低信号。

■ 子宫淋巴瘤

本例支持点：实性肿块，质地较为均质，T_2WI呈低信号。

不支持点：淋巴瘤发生于子宫罕见，子宫淋巴瘤多表现为弥漫性肿块，无明显边界，弥散多为明显高信号，强化程度较子宫肌瘤低。

■ 子宫内膜间质肉瘤

本例支持点：子宫肿块体积较大。

不支持点：子宫内膜间质肉瘤一般边界部分不清，坏死较多，部分病灶内可出现线状、弧形T$_2$WI低信号。

【病理诊断】

大体：全子宫15 cm×13 cm×10 cm，内膜0.1 cm，肌壁3～5 cm，肌壁间见包块9 cm×6 cm×6 cm，切面灰白、实性、质韧。

病理结果：子宫肌壁间平滑肌瘤伴红色变性。

【讨论】

■ 临床概述

子宫肌壁间肌瘤是子宫肌瘤最常见的类型，肌瘤位于子宫肌层内，周围有正常子宫肌组织包绕；肌瘤可单个或多个，大小不一，肌壁间肌瘤使子宫体积增大，随之内膜面扩大，加上肌瘤的压迫使子宫血液循环障碍，则会引起月经量的增多与经期延长的症状。子宫肌瘤的发生发展依赖于雌激素，同时可伴随变性（玻璃样变、黏液样变、囊性变、红色样变、脂肪变等）。肌瘤发生红色样变时可出现发热、恶心、呕吐及小腹痛等症状。

■ 病理特征

镜下子宫肌瘤由皱纹状排列的平滑肌纤维相互交叉组成。漩涡状，其间掺有不等量的纤维结缔组织。细胞大小均匀，呈卵圆形或杆状，核染色较深。玻璃样变是最常见的退行性变，常由增生的纤维组织取代肌瘤内的肌细胞，发生严重的玻璃样变时，常液化而形成大小不等的囊腔，即为囊性变。黏液样变较为少见，特征是在肌瘤的纤维基质内出现嗜碱性的黏液样物质，黏液较多时形成黏液湖，将肌细胞分开。红色样变的肌瘤组织内和肌细胞间可见广泛的出血及红细胞溶解，肌组织呈凝固性坏死。

■ 影像学表现

肌壁间肌瘤常使子宫不均匀增大及轮廓变形，子宫肌层占位，T$_1$WI呈等信号，T$_2$WI呈低信号，强化呈均匀明显强化，等同于正常子宫肌层强化，肿块血供丰富，周围可见流空血管多为子宫螺旋动脉。约65%的子宫肌瘤可发生变性或继发性变性，包括透明样变性（63%）、黏液样改变（19%）、钙化（8%）、囊性改变（4%）、脂肪变性（3%）、红色变性（3%）。红色变性是一种出血性梗死，更多见于妊娠期，肌瘤红色变性在T$_2$WI上呈片状高信号。

【拓展病例】

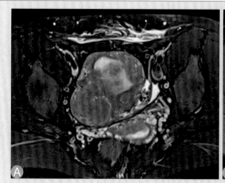
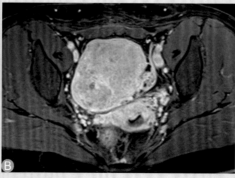

A. 横断位 T$_2$WI 示子宫肌层多发不规则低信号肿块影，边界清晰，周围见流空血管；B. 横断位 T$_1$WI 增强肿块强化明显。

图3-14-2 患者女性，52岁，子宫肌壁间平滑肌瘤

【诊断要点】

1.肌壁间生长，黏膜线清晰。

2.T$_2$WI低信号，周围可见迂曲流空血管影。

3.强化与子宫肌层类似。

── 参考文献 ──

[1] PARRA-HERRAN C，SCHOOLMEESTER J K，YUAN L，et al. Myxoid leiomyosarcoma of the uterus：a clinicopathologic analysis of 30 cases and review of the literature with reappraisal of its distinction from other uterine myxoid mesenchymal neoplasms[J]. Am J Surg Pathol，2016，40（3）：285-301.

[2] 伍雪，蔡春仙，林莉萍.子宫内膜间质肉瘤与子宫肌瘤变性的影像鉴别[J].实用放射学杂志，2020，36（6）：934-938.

（徐　雯　杨朝湘）

病例15　子宫阔韧带肌瘤

【临床资料】

● 患者女性，45岁，外院体检彩色多普勒超声提示子宫多发肌瘤。

● 实验室检查：CA125 55.77 U/mL。

【影像学检查】

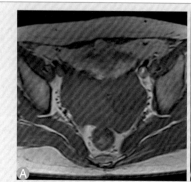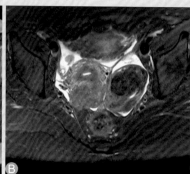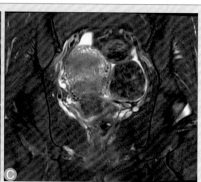

A. 横断位 T_1WI；B. 横断位 T_2WI；C. 冠状位 T_2WI。

图3-15-1　盆腔MR平扫

【分析思路】

中年女性，盆腔左侧T_1WI等信号T_2WI混杂低信号影，边界清晰，子宫向右侧偏移；病灶与子宫之间见条状T_2WI低信号影，为推挤的阔韧带。常见病变有子宫肌瘤、卵泡膜纤维瘤组肿瘤、胃肠道间质瘤。

■ 平滑肌瘤

本例支持点：边界清晰的T_2WI低信号占位，邻近条状低信号阔韧带在盆腔积液的衬托下更为明显。

不支持点：平滑肌瘤一般少见伴发盆腔积液。

■ 卵泡膜纤维瘤组肿瘤

本例支持点：病灶位于左侧附件区，单发病变，T_2WI低信号内夹杂小片状高信号，可能为卵泡膜细胞的信号；合并腹腔积液，可伴血清CA125水平升高。

不支持点：左侧卵巢存在，卵泡膜纤维瘤囊变多见，强化程度低于阔韧带平滑肌瘤。

■ 胃肠道间质瘤

本例支持点：盆腔实性占位，边界清楚。

不支持点：间质瘤与肠管关系密切，T_2WI一般为高信号。

【病理诊断】

病理结果：子宫阔韧带平滑肌瘤。

【讨论】

■ 临床概述

阔韧带肌瘤又称韧带内肌瘤。增大的阔韧带肌瘤可填充整个盆腔，对周围脏器推挤产生临床症状，主要为压迫输尿管、膀胱、直肠引起的排尿、排便异常。育龄期妇女多见。

■ 病理特征

镜下子宫肌瘤由皱纹状排列的平滑肌纤维相互交叉组成。呈漩涡状，其间掺有不等量的纤维结缔组织。细胞大小均匀，呈卵圆形或杆状，核染色较深。

■ 影像学表现

盆腔内子宫外均质肿块，与阔韧带关系密切，CT呈软组织肿块密度影、T_1WI呈等信号、T_2WI呈低信号肿块，增强与相邻正常子宫同等强化；发生变性时密度/信号不均，边界清晰，轮廓光滑规则，有包膜。

【拓展病例】

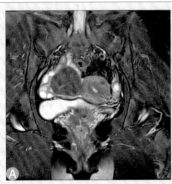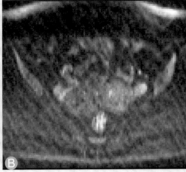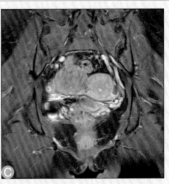

A.T_2WI冠状位示子宫右侧肿块呈均匀低信号，边界清晰，肿块右侧正常卵巢清晰可见；B.DWI肿块呈等信号；C.T_1WI增强示肿块明显均匀强化。

图3-15-2　患者女性，34岁，子宫阔韧带肌瘤

【诊断要点】

1.盆腔内子宫外结节/肿块。

2.T_2WI呈低信号，DWI不受限。

—— 参考文献 ——

[1] 陈玉兰，钱银锋，董江宁，等.基于3.0T MRI对卵泡膜纤维瘤与阔韧带平滑肌瘤的鉴别诊断[J].实用医学杂志，2020，36（17）：2428-2432.

[2] AGARWAL U，DAHIYA P，SANGWAN K. Leiomyosarcoma of the broad ligament mimicking as ovarian carcinoma--a case report[J]. Archives of gynecology and obstetrics，2003，269（1）：55-56.

[3] ZHANG Z X，GAO J B，WU Y. CT Diagnosis in the Thecoma-Fibroma Group of the Ovarian Stromal Tumors[J].Cell biochemistry and biophysics，2015，71（2）：937-943.

（徐　雯　杨朝湘　周小力）

病例16 子宫黏膜下肌瘤

【临床资料】

● 患者女性，53岁，经量增多伴腹痛4年，加重2年。
● 实验室检查：肿瘤标志物正常。

【影像学检查】

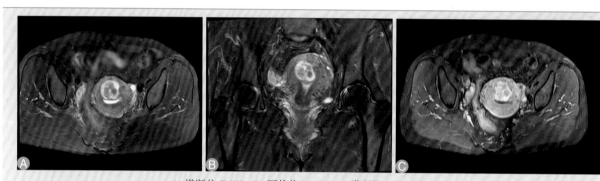

A.横断位 T_2WI；B.冠状位 T_2WI；C.横断位 T_1WI 增强。

图3-16-1 盆腔MR平扫+增强

【分析思路】

中年女性，宫腔扩大，腔内见T_2WI混杂低信号影，边界清楚，可见低信号包膜影，增强示肿块呈明显强化，包膜低信号显示清晰。常见病变有子宫内膜息肉、子宫黏膜下肌瘤、子宫内膜癌。

■ **子宫内膜息肉**

本例支持点：有不规则阴道流血、经量增多症状，边界清晰。

不支持点：息肉无包膜，呈豆粒形，增强血供较肌瘤丰富。

■ **子宫黏膜下肌瘤**

本例支持点：有不规则阴道流血、经量增多症状；有包膜；T_2WI低信号。

不支持点：T_2WI信号不均。

■ **子宫内膜癌**

本例支持点：宫腔软组织肿块。

不支持点：本例病变强化程度较高，子宫内膜癌强化较弱；子宫内膜癌为绝经后不规则阴道流血；T_2WI为高信号。

【病理诊断】

子宫黏膜下肌瘤。

【讨论】

■ **临床概述**

当肌瘤位于子宫肌壁偏内侧，靠近宫腔时，在子宫肌瘤生长发展中，肌瘤向生长阻力较小的宫腔发展，最后表面仅覆盖一层薄薄的内膜，即为黏膜下肌瘤。有蒂相连，并突出于宫腔中的肌瘤称为有蒂黏膜下肌瘤，可以突出于宫颈外口或阴道外口。黏膜下肌瘤多引起月经过多或不规则子宫出血。

■ **病理特征**

镜下子宫肌瘤由皱纹状排列的平滑肌纤维相互交叉组成。呈漩涡状，其间掺有不等量的纤维结缔组织。细胞大小均匀，呈卵圆形或杆状，核染色较深。

■ **影像学表现**

子宫增大，宫腔变小，增大的子宫内见类圆形与子宫密度/信号大致相仿的肿块，MR上T_2WI低信号的肌瘤在周围高信号衬托下更加清晰锐利；增强呈明显强化。

【拓展病例】

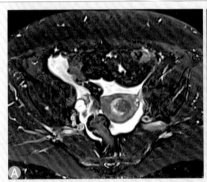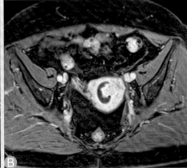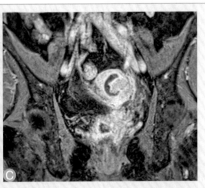

A.横断位T_2WI示子宫黏膜下及宫腔内低信号肿块影，边缘不规则，边界清晰；B、C.横断位及冠状位T_1WI增强肿块强化明显。

图3-16-2 患者女性，67岁，子宫黏膜下肌瘤

【诊断要点】

1.育龄期带蒂类圆形或息肉样肿块，边界清晰、锐利。

2.T_2WI多呈低信号，出现子宫黏膜推移征象。

3.增强呈明显强化。

—— 参考文献 ——

[1] YORITA K，TANAKA Y，HIRANO K，et al. A subserosal，pedunculated，multilocular uterine leiomyoma with ovarian tumor-like morphology and histological architecture of adenomatoid tumors：a case report and review of the literature[J]. J Med Case Rep，2016，10（1）：352.

（徐 雯 杨朝湘）

病例17　静脉内平滑肌瘤病

【临床资料】

- 患者女性，45岁，下肢肿胀5个月。
- 实验室检查：肿瘤标志物均正常。

【影像学检查】

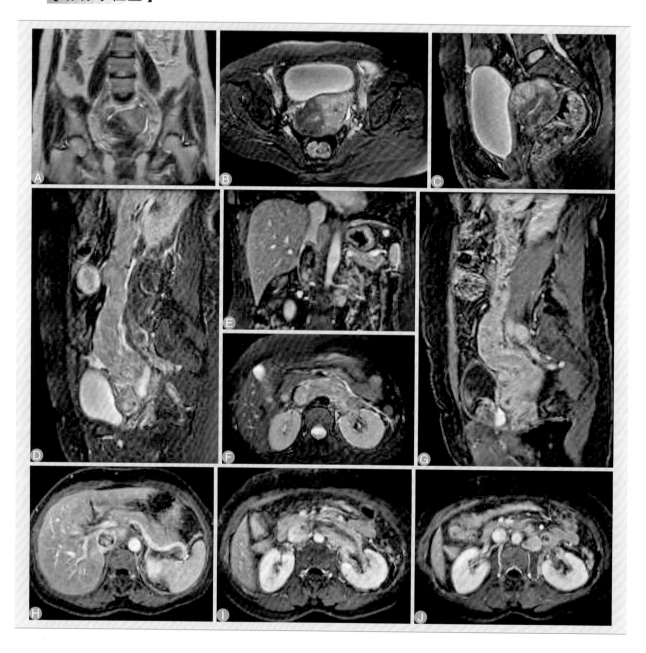

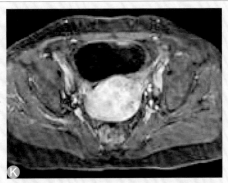

A、E. 冠状位 T₂WI；B、F. 横断位 T₂WI；C、D. 矢状位 T₂WI；G ~ K. 矢状位及横断位增强 T₁WI。

图3-17-1 全腹部MR平扫+增强

【分析思路】

中年女性，子宫体左侧饱满，信号增高，其内见流空血管影，子宫、附件、左侧卵巢静脉、左肾静脉及下腔静脉见连续高信号影填充，呈"腊肠状"，病变范围广泛，增强呈不均匀中度强化。常见病变有静脉血栓、血管内平滑肌肉瘤、静脉内平滑肌瘤。

■ 静脉血栓

本例支持点：累及血管范围广泛。

不支持点：血栓无强化。

■ 血管内平滑肌肉瘤

本例支持点：静脉血管累及，信号外观相似。

不支持点：血管内平滑肌肉瘤卵巢静脉受累少见；平滑肌肉瘤坏死较常见，腔内型下腔静脉平滑肌肉瘤的特征性表现为边缘强化。

■ 静脉内平滑肌瘤

本例支持点：子宫内软组织肿块，与增大的子宫及邻近扩张的静脉分界欠清，并向上沿着静脉匍匐生长。

不支持点：无。

【病理诊断】

免疫组化：h-Caldesmon（+），SMA（+），desmin（+），ER（部分+），PR（部分+），CD10（-），CD34（-），CD31（-），Ki-67增殖指数小于1%。

病理结果：静脉内平滑肌瘤。

【讨论】

■ 临床概述

静脉内平滑肌瘤是一种罕见而特殊的平滑肌瘤，指平滑肌细胞沿子宫内外静脉生长，组织学上表现为良性，但具有恶性生物学行为，易复发。发病年龄22 ~ 80岁，平均45岁；90%为绝经前的经产妇。该病与子宫肌瘤有密切关系，多数患者有子宫肌瘤或子宫切除史。75%的患者下腔静脉受累，10% ~ 30%的病变可向心脏内生长。病理起源有两种学说：①静脉本身的平滑肌组织；②子宫平滑肌瘤组织侵入血管。患者可能出现与子宫肌瘤相关的症状，包括腹胀、盆腔疼痛和阴道出血；或者可能以心脏和大血管受累作为首发症状，包括呼吸困难、心功能不全、下肢水肿、深静脉血栓形成和肺栓塞。目前认为肿瘤的延伸途径主要有两种：①从左或右子宫静脉经髂内静脉、髂总静脉延伸到下腔静脉；②从左卵巢静脉经左肾静脉延伸到下腔静脉或从右卵巢静脉直接延伸到下腔静脉。

■ 病理特征

子宫静脉内平滑肌瘤大体检查显示子宫不规则增大，肿瘤局限于子宫肌壁间时呈"蠕虫样"结构，当累及子宫外扩张的血管内时形成具有橡皮韧性的结节状、条索状、蚯蚓状瘤栓，可抽动，切面灰白实性、质韧有弹性。镜下肿瘤由相对较一致的平滑肌细胞组成，细胞致密，呈小圆细胞样结构，类似子宫间质细胞。

■ 影像学表现

典型的CT表现包括血管内充盈缺损的低密度肿块和相关的子宫平滑肌瘤。MRI和CT广泛的视野可清晰显示盆腔肿块与静脉腔内肿瘤生长的连续性。CT检查显示下腔静脉、髂静脉、肾静脉、卵巢静脉等血管的充盈缺损和相关的子宫平滑肌瘤。在MR成像中，血管内肿瘤表现为大量扩张和折叠的管状结构，被描述为具有坚实的"香肠状"外观。MR图像上病灶的信号取决于每个病变包含的平滑肌细胞和纤维组织的数量。在T_1WI和T_2WI可能具有的多种信号与平滑肌和纤维组织的比例有关，可呈低、等或高信号。

【拓展病例】

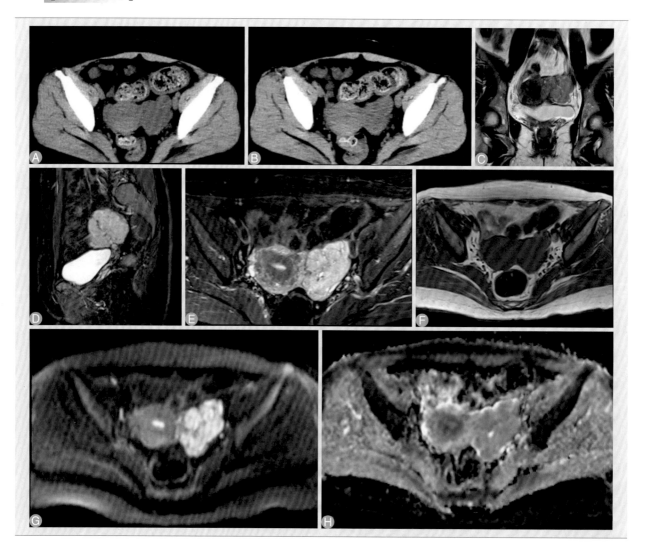

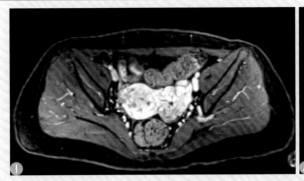 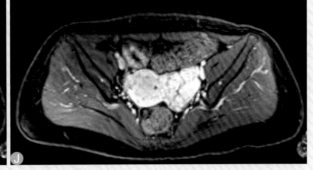

A、B.横断位CT平扫示子宫体左侧软组织肿块；C～E.冠状位、矢状位及横断位T₂WI示肿块呈稍高信号，边界清楚；F.横断位T₁WI示肿块呈等信号；G、H.横断面弥散不受限；I、J.横断位T₁WI增强肿块明显强化，其内见流空血管影。

图3-17-2　患者女性，45岁，子宫静脉内平滑肌瘤

【诊断要点】

1.静脉生长路径，常伴子宫肌瘤。

2.腊肠样软组织，延伸途径上呈"丝瓜瓤样"改变。

—— 参考文献 ——

[1] ZENG H，XU Z，ZHANG L，et a1. Intravenous leiomyomatosis with intracardiae extension depicted on computed tomography and magnetic resonance imaging scans：a report of two cases and a review of the literature[J]. Oneology Letters，2016，11（6）：4255-4263.

[2] WANG H，NIE P，CHERT B，et al. Contrast-enhanced CT findings of intravenous leiomyomatosis[J]. Clin Radiol，2018，73（5）：503-506.

[3] 和福，庞婧，王滨，等. 三期增强CT联合超声对静脉内平滑肌瘤病的诊断价值 [J]. 临床放射学杂志，2019，38（1）：117-121.

（徐　雯　杨朝湘　周阳阳）

病例18　转移性平滑肌瘤

【临床资料】

● 患者女性，43岁，体检发现右肺下叶后基底段结节1周，无发热、咳嗽，无咯血、盗汗，既往于1998年行子宫肌瘤剥除术。

● 实验室检查：正常。

【影像学检查】

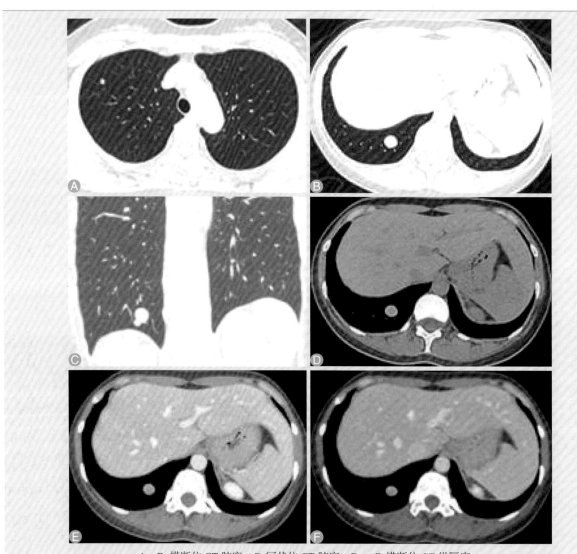

A、B.横断位 CT 肺窗；C.冠状位 CT 肺窗；D ~ F.横断位 CT 纵隔窗。

图3-18-1　胸部CT平扫+增强

【分析思路】

中年女性，无临床症状，双肺散在结节影，光滑、界清、均质，无分叶、毛刺、血管集束、胸膜牵拉、肺门及纵隔淋巴结肿大等恶性影像学特征，增强呈中度强化，良恶性肿瘤的征象都有。常见病变有转移瘤、良性转移性平滑肌瘤、肺错构瘤。

■ 转移瘤

本例支持点：多发结节。

不支持点：中年女性，无原发肿瘤病史，结节多但是光滑锐利，增强均匀强化。恶性转移结节更多地分布在胸膜下和下肺部，并常伴有胸腔积液或淋巴结肿大，病程进展迅速。

■ 良性转移性平滑肌瘤

本例支持点：子宫肌瘤病史，肺内多发结节，结节光滑。

不支持点：无。

■ 肺错构瘤

本例支持点：光滑无分叶结节，女性多见。

本例不支持点：错构瘤除了平滑肌成分外，往往还有软骨、脂肪、纤维等成分，"爆米花样"钙化为特征性表现。

【病理诊断】

大体：右下肺结节样物1.5 cm×1.3 cm×1.1 cm，切面灰白、质韧。

免疫组化：TTF-1（上皮+），CK7（上皮+），Napsin-A（上皮+），Ki-67（Li：<3%），ER（+），PR（+），calretinin（−），Caldesmon（+），SMA（+），desmin（+）。

病理结果：结合病史及影像学检查，考虑良性转移性平滑肌瘤。

【讨论】

■ 临床概述

子宫以外部位出现组织学良性表现的平滑肌瘤，称为良性转移性平滑肌瘤，主要发生于35～55岁绝经前妇女，患者既往有子宫平滑肌瘤史或伴有子宫平滑肌瘤手术史。病理性良性平滑肌细胞增殖，好发部位为肺、右心房、主动脉旁淋巴结、大网膜，也有发生于心肌、脊椎、腹壁皮肤及瘢痕的报道，其中以双肺发生最为常见。

■ 病理特征

光镜下肿瘤均为梭形细胞，呈束状或编织状排列，细胞核两端钝圆形，细胞异型性小，未见明显核分裂象及坏死，均与原病史的子宫肌瘤组织学形态一致。免疫组化：平滑肌标志物h-Caldesmon、SMA、desmin均阳性，ER、PR阳性率达100%，Ki-67增殖指数小于5%。

■ 影像学表现

多有子宫肌瘤或肌瘤切除病史，双肺内多发结节，结节大小不一、无钙化、边缘较光滑，结节的边缘较一般恶性血源性转移瘤更为光滑清楚，可有分叶，也可出现空洞，增强CT结节无强化；此外可出现少量的胸腔积液或胸膜轻度增厚。其次为单侧多发肿块，而单发肿块则较少，罕见表现为"粟粒样"弥漫性病变。

【拓展病例】

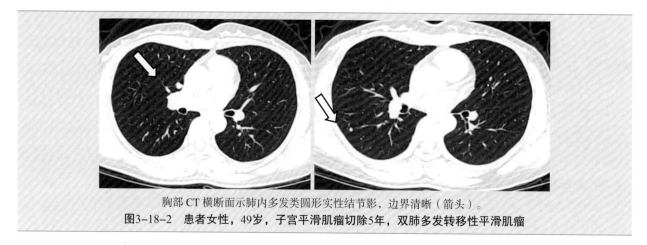

胸部CT横断面示肺内多发类圆形实性结节影，边界清晰（箭头）。

图3-18-2　患者女性，49岁，子宫平滑肌瘤切除5年，双肺多发转移性平滑肌瘤

【诊断要点】

1.良性转移性平滑肌瘤是一种排除性诊断。

2.子宫肌瘤病史并双肺散在结节灶。

—— 参考文献 ——

[1] 王芸，王蓉蓉，朱勇杰，等.肺良性转移性平滑肌瘤2例临床病理学分析并文献复习[J].温州医科大学学报，2020，50（9）：769-771.

[2] YUAN X，SUN Y，JIN Y，et al. Multiple organ benign metastasizing leiomyoma：a case report and literature review[J]. J Obstet Gynaecol Res，2019，45（10）：2132-2136.

（徐　雯　杨朝湘）

病例19 子宫绒毛叶状分割性平滑肌瘤

【临床资料】

● 患者女性，39岁，无明显诱因出现腹胀2月余，进食后症状加重。
● 实验室检查：CA125 135.50 U/mL。

【影像学检查】

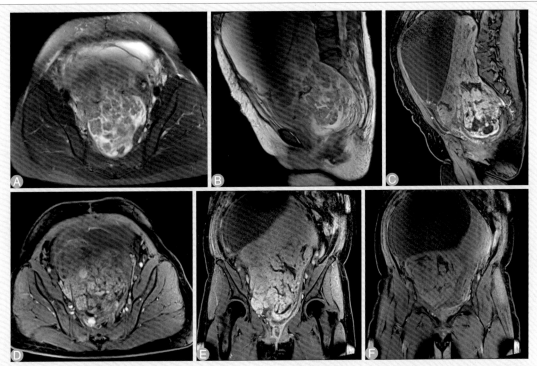

A. 横断位 T_2WI；B. 矢状位 T_2WI；C ~ F. 矢状位、横断位及冠状位增强 T_1WI。
图3-19-1 盆腔MR平扫+增强

【分析思路】

中年女性，盆腔巨大占位，内见多发实性结节及坏死，其内见间隔样长T_2WI信号影，结节T_2WI呈等信号影并融合成团，低信号血管影穿行其内，子宫狭长并明显向左推挤，子宫前方另见囊性分隔肿块影，增强示病灶边界清晰，融合结节中度均匀强化。常见病变有子宫静脉内平滑肌瘤病、浆膜下平滑肌瘤、子宫绒毛叶状分割性平滑肌瘤。

■ 子宫静脉内平滑肌瘤病

本例支持点：符合肌瘤信号，周边可见流空血管。

不支持点：静脉内平滑肌瘤会沿着子宫静脉生长播散。

■ 浆膜下平滑肌瘤

本例支持点：突出宫外生长，实性成分符合肌瘤信号，周边可见流空血管。

不支持点：子宫肌瘤信号均质，无绒毛状结节。

■ 子宫绒毛叶状分割性平滑肌瘤

本例支持点：不规则分叶状软组织肿块影，信号混杂，呈绒毛结节样稍短 T_2WI 信号，期间见分隔样长 T_2WI 信号。

不支持点：病灶前方囊性分隔影，信号及强化方式不同，不能以一元论解释。

【病理诊断】

免疫组化：HMB45（－），CK10（核+），melan-A（－），ER（＋），PR（＋），calretinin（－），Caldesmon（＋），SMA（＋），desmin（＋）。

病理结果：子宫绒毛叶状分割性平滑肌瘤。

【讨论】

■ 临床概述

子宫绒毛叶状分割性平滑肌瘤，又称sternberg肿瘤，是一种非常罕见的良性子宫平滑肌瘤。子宫绒毛叶状分割性平滑肌瘤发病年龄范围广，目前报道在23～73岁，好发于育龄妇女。此病缺乏典型的临床症状，多数因发现盆腔肿物，并伴有月经改变或阴道不规则流血而就诊，少数患者无症状，因体检或其他原因检查时发现。妇科检查均可触及包块，行彩色超声检查可发现子宫和（或）附件区包块，但无特征性表现。

■ 病理特征

大体标本具有典型形态特征，主要表现为两点：一是平滑肌外生部分大体呈胎盘样改变；二是宫壁内部分不规则生长入正常平滑肌束间，呈分割样。宫壁外部分呈分叶状并为暗红色，类似胎盘小叶样，镜下见瘤细胞无异型并无核分裂，但瘤细胞排列紊乱，血管丰富，基质水肿明显，肌层内的瘤结节交错在正常平滑肌组织中，边界不清且呈分割性。

■ 影像学表现

T_1WI 上与子宫肌壁相比为均匀等信号；T_2WI 上信号混杂，肿瘤结节与肌壁相比为等信号，间质水肿为高信号，低信号的结节之间充满高信号水肿间质。增强呈明显强化。

【拓展病例】

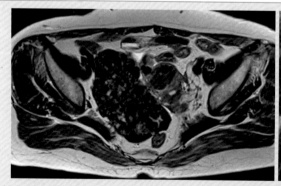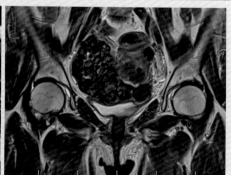

横断位及冠状位 T_2WI 示子宫右侧旁低信号肿块影，其内多发条状高信号影穿行，肿块内部呈多发结节样改变。

图3-19-2　患者女性，66岁，子宫阔韧带绒毛叶状分割性平滑肌瘤

【诊断要点】

1.主要依靠形态学，外生部分平滑肌瘤大体呈胎盘样、绒毛结节样改变。

2.在T_2WI上见分割样高信号影。

── 参考文献 ──

[1] 张晶，李全荣，武艳霞，等.39例子宫绒毛叶状分割性平滑肌瘤的荟萃分析[J].现代肿瘤医学，2011，19（10）：2063-2066.

[2] 吕威，万志彬，杜瑞，等.子宫绒毛叶状分割性平滑肌瘤68例临床病理特点分析并文献复习[J].实用医技杂志，2022，29（10）：1027-1030，1122.

（徐 雯 杨朝湘）

病例20　腹膜播散性平滑肌瘤病

【临床资料】

● 患者女性，38岁，腹胀2月余，进食后明显，伴大便变细，无伴其他不适。

● 实验室检查：CA125 67.1 U/mL；CEA、AFP、CA19-9、CA15-3阴性。

【影像学检查】

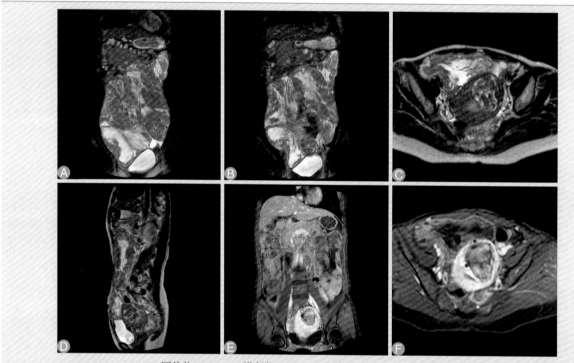

A、B.冠状位 T_2WI；C.横断位 T_2WI；D.矢状位 T_2WI；E、F.增强 T_1WI。

图3-20-1　腹盆腔MR平扫+增强

【分析思路】

中年女性，子宫肌层T_2WI混杂低信号影，边界尚清，并见流空血管影，宫腔稍扩大；增强扫描腹盆腔肿块及子宫肿块中度不均匀强化，强化低于正常子宫，边界清晰并见血管环绕；腹腔大网膜及子宫多处占位。常见病变有转移瘤、淋巴瘤、腹膜播散性平滑肌瘤病。

■ 转移瘤

本例支持点：弥漫多发，肿块较大，且坏死较多。

不支持点：发病年龄较轻，未提供原发恶性肿瘤病史。

■ 淋巴瘤

本例支持点：T_2WI多发低信号结节。

不支持点：淋巴瘤质地均匀，坏死少见；腹膜后肿大淋巴结更常见。

■ 腹膜播散性平滑肌瘤病

本例支持点：子宫、直肠子宫陷凹及大网膜多发T₂WI低信号肿块。

不支持点：腹膜播散性平滑肌瘤病发病年龄较大，本例稍显年轻，并且发病率低。

【病理诊断】

腹膜播散性平滑肌瘤病。

【讨论】

■ 临床概述

腹膜播散性平滑肌瘤病（leiomyomatosis peritonealis disseminata，LPD）是一种罕见的平滑肌起源的多中心、同源和非转移性良性肿瘤，多发生于绝经前生育期女性，病因尚不清楚，可能与医源性、激素水平、化生和遗传因素有关，是一种以多发性平滑肌瘤结节弥散分布于盆腹腔为特点的良性疾病，随着腹腔镜技术广泛开展，子宫肌瘤患者行腹腔镜子宫肌瘤剥除或次全子宫切除术后出现LPD的病例有所增加。常见生长部位为大网膜、肠系膜，以及小肠和结肠浆膜面及子宫表面，其次为卵巢、输卵管、横膈、肝包膜、阔韧带、圆韧带、膀胱表面及直肠子宫陷凹等。近年来，实验室检查显示无特异肿瘤标志物，偶有血CA125轻度升高者，但多合并子宫内膜异位症。

■ 病理特征

瘤细胞呈编织状排列，细胞大小一致，核为椭圆形及梭形，两端钝圆，细胞较丰富，偶可查见核分裂象，无异型性。瘤体表面被覆单层扁平间皮细胞。

■ 影像学表现

主要CT表现为盆腔、腹腔多发大小不等的肿块，密度接近于肌肉密度，肿块可较大，但坏死和腹腔积液少见。良性者几乎无腹腔淋巴结肿大，提示肿块为良性，本病例符合上述表现。当较小的LPD位于盆腔血管周围时容易被误诊为肿大淋巴结。少数病例可伴有肝转移及脾脏侵犯。恶变肿块内坏死及腹腔肿大淋巴结相对常见。T₁WI上呈低或等信号，T₂WI上呈低或稍高信号，与子宫肌瘤的信号相似，合并出血、坏死等恶变。在DWI上良性肿瘤呈低或等信号，恶变者呈高信号；增强扫描呈轻度—明显强化。

【拓展病例】

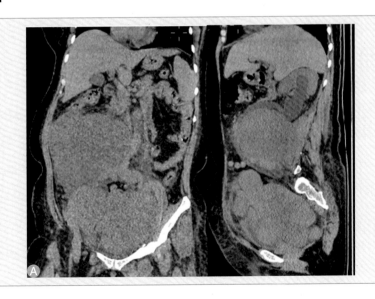

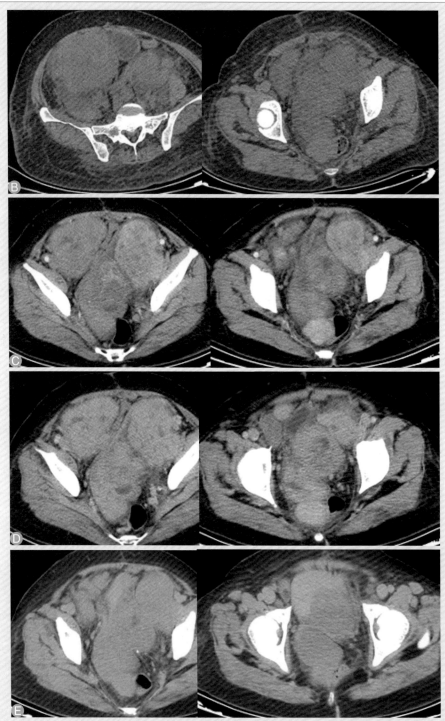

A、B.冠状位、横断位 CT 平扫示右下腹肾脏下方水平及盆腔内可见多发类圆形、不规则软组织密度影，边界不清，周围临近组织受压，部分密度均匀，部分密度不均，右下腹病变与右侧输尿管分界不清，右侧输尿管扩张积水。C.横断位 CT 增强动脉期示盆腔内多发囊实性（实性为主）包块呈明显强化，其内小片状低密度无强化；右下腹腹膜后囊实性（囊性为主）病变内可见小片状明显强化影，腹主动脉末端受压；病变对周围组织受压。D、E.横断位 CT 增强静脉期、延迟期示盆腔内多发囊实性包块持续强化，其内小片状低密度影无强化；右下腹腹膜后病变内可见多发小片状明显强化影，囊性无强化；下腔静脉受压。

图3-20-2　患者女性，46岁，播散性腹膜平滑肌瘤病

【诊断要点】

1.LPD常见的生长部位包括大网膜、肠系膜、小肠和结肠浆膜面及子宫表面。

2.密度、信号与子宫肌瘤相似。

—— 参考文献 ——

[1] 余蓝，刘文飞，沈晶，等．绝经后播散性腹膜平滑肌瘤病CT表现一例并文献复习[J]．放射学实践，2019，34（8）：935-936.

[2] PSATHAS G，ZAROKOSTA M，ZOULAMOGLOU M，et al. Leiomyomatosis peritonealis disseminata：a case report and meticulous review of the literature[J]. Int J Surg Case Rep，2017，40：105-108.

（徐 雯 杨朝湘）

病例21　子宫平滑肌肉瘤

【临床资料】

● 患者女性，63岁，发现盆腔包块半年，下腹胀1月余。

● 实验室检查：血沉115 mm/h，卵巢恶性肿瘤风险指数8.51%。

【影像学检查】

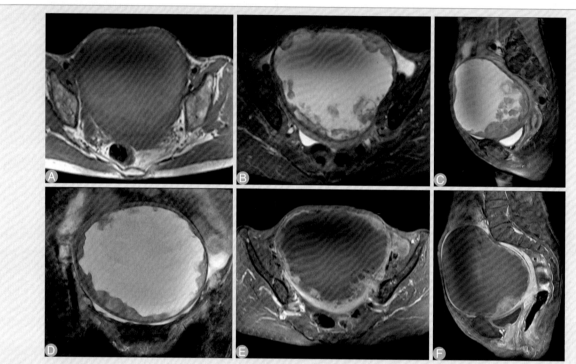

A. 横断位 T_1WI；B. 横断位 T_2WI；C. 矢状位 T_2WI；D. 冠状位 T_2WI；E、F. 横断位及矢状位增强 T_1WI。

图3-21-1　盆腔MR平扫+增强

【分析思路】

中老年女性，首先定位，宫颈清晰可见，上方的宫体狭长，但宫腔线清晰可见，横断位上显示子宫受压变扁并与肿块呈"鸟嘴样"关系，定位子宫前壁肿块伴坏死、出血。常见病变有子宫平滑肌瘤、子宫内膜间质肉瘤、子宫平滑肌肉瘤。

■ 子宫平滑肌瘤

本例支持点：子宫肌层肿块，实性成分T_2WI为等信号。

不支持点：本例老年女性，坏死区域大，增强强化显著多考虑恶性肿瘤。

■ 子宫内膜间质肉瘤

本例支持点：囊变坏死出血明显，T_2WI低信号环影。

不支持点：病灶周围及内部未见迂曲、螺旋状血管影。

■ 子宫平滑肌肉瘤

本例支持点：病变较大，位于子宫肌层，内见大片坏死出血。

不支持点：平滑肌肉瘤侵袭性强，本例病变大但未见血管、淋巴结或肺转移。

【病理诊断】

免疫组化：CyclinD1（+），Caldesmon（+），desmin（+），CD10（-），SOX-10（-），Ki-67（Li：热点区30%），SMA（+），p53（+/突变型），p16（+），ER（+），PR（+），核分裂1~6个/10HPF。

大体：全子宫18 cm×13 cm×5 cm，已切开，一侧壁见13 cm×9 cm×7 cm的肿块，切开呈灰黄坏死状，宫腔尚光滑，部分区域附凝血。

病理结果：子宫平滑肌肉瘤伴坏死。

【讨论】

■ 临床概述

子宫平滑肌肉瘤是最常见的类型，约占子宫肉瘤的63%。子宫平滑肌肉瘤可分为原发性和继发性两种。前者起源于子宫肌层的平滑肌，后者多由子宫平滑肌瘤恶变而来，发病率低。平滑肌肉瘤侵袭性强、预后差。好发于围绝经期及绝经期妇女，可表现为异常阴道流血、盆腔包块及腹痛等症状。

■ 病理特征

平滑肌分化的细胞呈多形性、核异型性明显，有丝分裂象常大于15个/10 HPF。与平滑肌瘤有差异，平滑肌肉瘤多为单发，肿瘤直径较大，切面灰白、灰黄色，实性，呈鱼肉状，部分区域可见出血及坏死。WHO（2014）平滑肌肿瘤分类将平滑肌肉瘤分为三型：经典型、上皮样亚型、黏液样亚型。不同亚型诊断标准不同，经典型子宫平滑肌肉瘤的病理诊断是出现肿瘤性坏死、核分裂象≥10个/10HPF或中—重度异型，以上3个指标满足2个即可诊断。上皮样平滑肌肉瘤诊断是以＞50%细胞呈上皮样，满足肿瘤性坏死、核分裂象≥5个/10 HPF或中—重度异型中1个指标即可诊断。黏液样平滑肌肉瘤的病理诊断缺乏统一的标准，部分学者认为诊断黏液样平滑肌肉瘤含黏液成分是必要的，黏液成分占肿瘤的30%~60%不等，另外出现肿瘤性坏死、核分裂象≥2个/10 HPF或异型性中的2个指标即可诊断，但尚未形成共识。

■ 影像学表现

T_1WI呈低信号，T_2WI实性部分以稍高信号为主，信号明显不均匀，内多见不同程度的散在斑片状液化、坏死，T_2WI为高信号；增强后实性部分明显强化，强化程度高于平滑肌瘤。部分和子宫肌瘤鉴别困难，子宫平滑肌肉瘤在T_2WI上表现为以中或高信号为主，且边界不清，更易发生囊变、坏死及出血，ADC图明显低信号有助于鉴别子宫肌瘤。

【拓展病例】

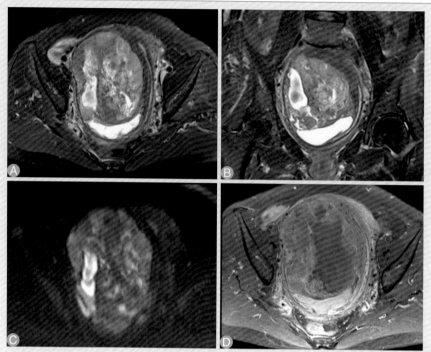

A、B. 横断位及冠状位 T_2WI 示子宫右侧肌壁间见混杂稍高信号肿块影，其内片状出血、坏死；C. 横断位 DWI 示实性成分呈高信号；D. 横断位 T_1WI 增强示肿块不均匀强化。

图3-21-2　患者女性，53岁，子宫平滑肌肉瘤

【诊断要点】

1.围绝经期妇女，肿块大多位于肌壁间，一般较大，大小6～10 cm。

2.肿块中心多有不规则坏死或囊变，多无钙化，T_1WI 为低信号，T_2WI 为等或稍高信号。

3.DWI为高信号。

4.增强实性部分强化。

—— 参考文献 ——

[1] KURMAN R J，CARCANGIU M L，HERRINGTON C S，et al. WHO classification of tumours of female reproductive organs[M]. 4th ed. Lyon：IARC Press，2014：121-154.

[2] SEAGLE B L，SOBECKI-RAUSCH J，STROHL A E，et al. Prognosis and treatment of uterine leiomyosarcoma：a national cancer database study[J]. Gynecol Oncol，2017，145（1）：61-70.

[3] 谢淦，张帆，陈吉，等 . 子宫平滑肌肿瘤的病理学研究进展 [J]. 临床与实验病理学杂志，2020，36（11）：1324-1327.

（徐　雯　杨朝湘　孟　巍）

病例22 子宫内膜间质肉瘤

【临床资料】

● 患者女性，33岁，异常阴道流血1个月。

【影像学检查】

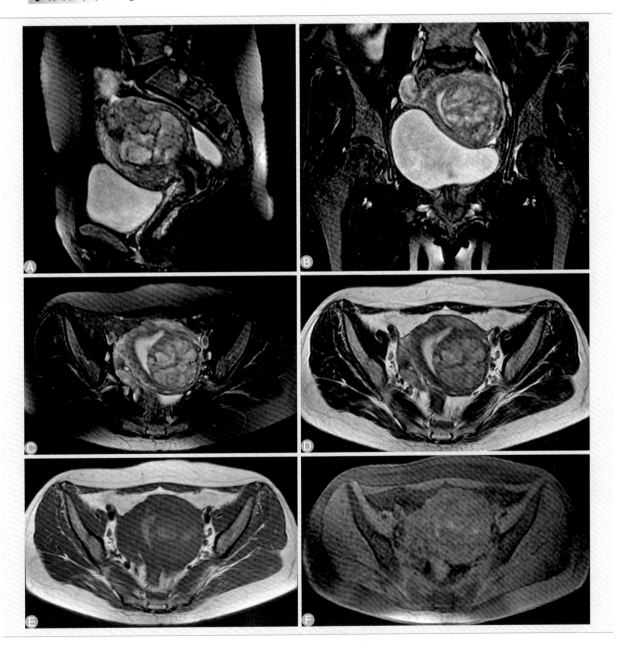

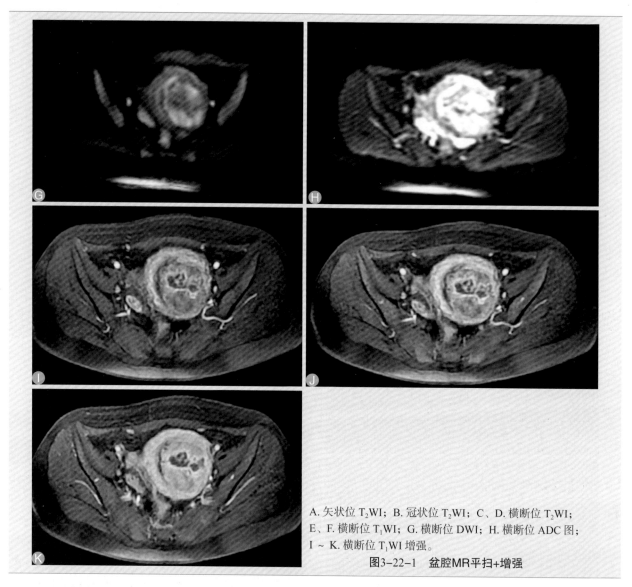

A. 矢状位 T$_2$WI；B. 冠状位 T$_2$WI；C、D. 横断位 T$_2$WI；
E、F. 横断位 T$_1$WI；G. 横断位 DWI；H. 横断位 ADC 图；
I ~ K. 横断位 T$_1$WI 增强。

图3-22-1　盆腔MR平扫+增强

【分析思路】

青年女性，子宫左侧壁可见肿块影突向腔内，在T$_2$WI上实性成分呈等信号，分隔呈低信号；在T$_1$WI上大部分呈低信号，内可见斑片状高信号影；DWI呈高、低混合信号影，增强呈不均匀延迟强化。常见病变有子宫肌瘤、子宫内膜息肉、子宫内膜间质肉瘤。

■ 子宫肌瘤

本例支持点：发病年龄较轻，异常阴道流血症状。实性肿块突向腔内。

不支持点：肌瘤T$_2$WI多为低信号，并且有低信号包膜，弥散不受限。

■ 子宫内膜息肉

本例支持点：异常阴道流血症状，类圆形肿块向腔内突出，宫腔扩大。

不支持点：息肉多为多发、有蒂且较细，体积较小；弥散不受限。

■ 子宫内膜间质肉瘤

本例支持点：肿块内有囊变、坏死，弥散信号受限，部分层面与肌层分界不清，增强呈不均匀强化。

不支持点：子宫内膜间质肉瘤发病年龄较大，本例稍显年轻，并且发病率低。

【病理诊断】

免疫组化：ER（+），Vimentin（+），CD10（+），SMA（-），S-100（-），Desmin（-），p53（-），Caldesmon（-），Ki-67指数≈15%。

病理结果：子宫低度恶性子宫内膜间质肉瘤。

【讨论】

■ 临床概述

子宫内膜间质肿瘤是由类似于增生期子宫内膜间质细胞和较多的薄壁小动脉组成的肿块或结节。WHO 2014版最新分类将子宫内膜间质肿瘤分为子宫内膜间质结节、低度恶性子宫内膜间质肉瘤、高度恶性子宫内膜间质肉瘤、未分化子宫内膜肉瘤。

■ 病理特征

组织学上，低度恶性子宫内膜间质肉瘤细胞排列紧密，由小而一致的、类似于增生期子宫内膜间质细胞的小圆形或短梭形细胞构成，细胞异型性小。肿瘤细胞呈不规则舌状浸润子宫肌壁间。最具特征的组织学特点是肿瘤组织内含有丰富的螺旋动脉样小血管，肿瘤细胞可围绕螺旋动脉呈漩涡状分布，血管壁可伴有玻璃样变性。肿瘤呈浸润性生长，部分肿瘤细胞可伴平滑肌分化。

■ 影像学表现

根据子宫内膜间质肿瘤的形态学特点、发生部位及生长方式，影像上可分为以下5种类型：①腔内生长型；②肌层浸润型；③肌层肿块型；④浆膜下型；⑤宫外型。最常见的表现为实性肿块伴囊变和坏死，呈"卵石征"改变。肿瘤一般呈类圆形，T_1WI呈低信号，T_2WI呈稍高信号，境界较清楚，肿块内见"螺旋状"或"树枝状"低信号影，为其特征性表现；侵犯肌层表现结合带信号中断；增强呈不均匀强化。坏死较为常见，当伴有坏死时，坏死面积大于50%的情况相对较为常见，部分病灶内可出现线状、弧形T_2WI低信号。

【拓展病例】

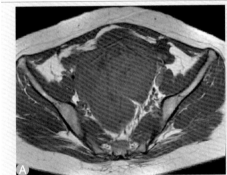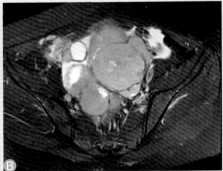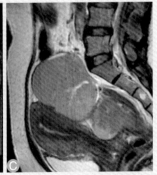

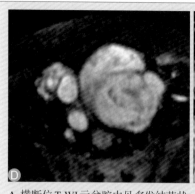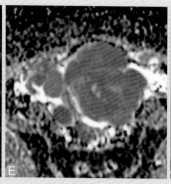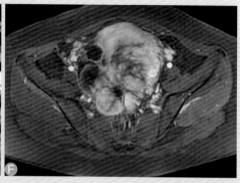

A.横断位 T_1WI 示盆腔内见多发结节状、团块状低信号肿块影；B.横断位 T_2WI 压脂示病灶呈稍高信号，内见囊泡状高信号影；C.矢状位 T_2WI 示子宫后壁多发团块状稍高信号影，边界清楚；D.横断位 DWI 示高信号；E.横断位 ADC 图示低信号；F.横断位 T_1WI 增强后病灶明显不均质强化。

图3-22-2　患者女性，45岁，低级别子宫内膜间质肉瘤
（病例由襄阳市中医医院杨婷婷老师提供）

【诊断要点】

1.子宫实性肿块伴多发囊变和坏死，呈"卵石征"改变。

2.DWI为高信号。

——— 参考文献 ———

[1] 赵越，易飞.子宫内膜间质肉瘤的影像表现 [J].放射学实践，2021，36（1）：103-107.

[2] 牛森，刘爱连，田士峰，等.扩散张量成像鉴别子宫肉瘤和变性子宫肌瘤初探 [J].放射学实践，2018，3（12）：1290-1294.

[3] JETLEY S，RANA S，JAIRAJPURI S Z. Low grade endometrial stromal sarcoma in a premenopausal woman[J]. J Nat Sci Biol Med，2014，5（1）：214-217.

（徐　雯　杨朝湘）

病例23　子宫癌肉瘤

【临床资料】

● 患者女性，55岁，绝经4年，阴道流血9月余。

【影像学检查】

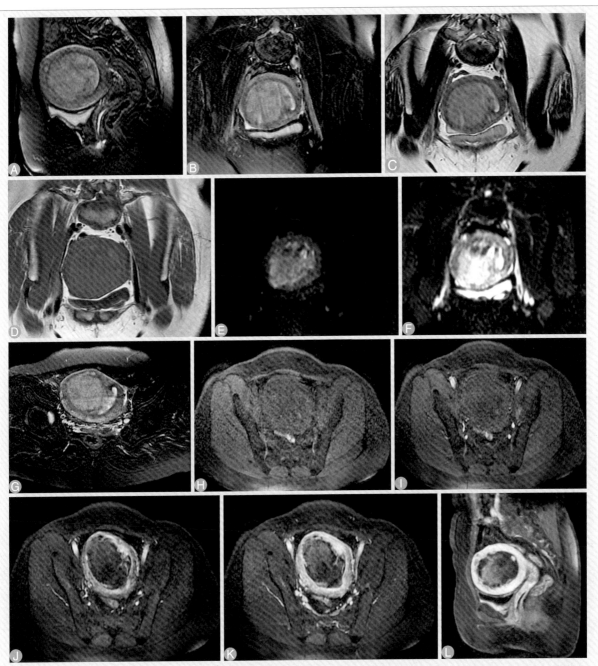

A. 矢状位 T_2WI；B、C. 冠状位 T_2WI；D. 冠状位 T_1WI；E. 冠状位 DWI；F. 冠状位 ADC 图；G. 横断位 T_2WI；H. 横断位 T_1WI；I ~ J. 横断位 T_1WI 增强；L. 矢状位 T_1WI 增强。

图3-23-1　盆腔MRI平扫+增强

【分析思路】

宫腔内团块状占位异常影，T₁WI呈等信号，其内可见条片状高信号影；T₂WI呈混杂稍高信号；DWI呈明显高信号；子宫底壁及前壁结合带被破坏，病灶侵入深肌层；增强呈中度不均匀强化。常见病变有子宫腺肉瘤、子宫内膜间质肉瘤、子宫癌肉瘤。

■ **子宫腺肉瘤**

本例支持点：阴道不规则流血；肿块较大，T₂WI呈稍高信号，实性部分DWI呈明显高信号。

本例不支持点：肿块内无网格状囊变，一般肌层侵犯相对较轻。

■ **子宫内膜间质肉瘤**

本例支持点：阴道不规则流血；肿块体积>5 cm；肿块在T₂WI上呈混杂稍高信号，T₁WI上可见条片状高信号影，增强不均匀强化；肿块侵犯深肌层。

本例不支持点：多发生在绝经前期妇女；无"卵石征"改变。

■ **子宫癌肉瘤**

本例支持点：绝经后妇女；子宫体积明显增大，肿块定位宫腔内团块影，T₂WI呈稍高信号，其内见散在囊状T₂WI高信号影，DWI实性成分明显高信号，结合带破坏，侵犯肌层。

不支持点：无。

【病理诊断】

子宫癌肉瘤，累及浅肌层小于1/3，累及宫颈管，3期，左侧腹膜见1 cm×1 cm，无包膜，转移性腺癌，左卵巢，子宫内膜样腺癌低分化。

【讨论】

■ **临床概述**

子宫癌肉瘤（uterine carcinosarcoma，UCS）是由上皮细胞和间质成分组成的去分化型子宫内膜癌，欧洲肿瘤学会–欧洲妇科肿瘤学会–欧洲放射肿瘤学会共识会议将子宫癌肉瘤列为高危型子宫内膜癌（endometrial carcinoma，EC）。子宫癌肉瘤是一种少见的妇科肿瘤，多见于绝经后妇女，恶性程度高，有报道5年生存率不到40%，临床表现主要是阴道不规则出血，缺乏特异性。

■ **病理特征**

在病理上，上皮和间质均为恶性成分，占所有恶性子宫肿瘤的5%。子宫癌肉瘤的组织学起源有多种说法，国内外大多数学者认同联合学说，认为癌肉瘤的上皮和间质成分是由共同的多能干细胞增殖分化形成。

■ **影像学表现**

子宫癌肉瘤表现为子宫不同程度增大，宫腔内占位，结合带显示不清；肿块信号复杂，子宫癌肉瘤中肿瘤异质性比较明显，肿瘤成分以上皮和间质成分混合存在为主，两种成分的存在比例各有不同，多数伴有出血、囊变、坏死等病变，T₁WI、T₂WI呈混杂信号，实性成分DWI部分明显高信号；肿瘤强化程度取决于肿瘤内部成分的比例，癌成分的强化低于子宫肌层，但间质成分的血供较多，增强后较癌成分强化更为明显。可合并卵巢子宫内膜样癌。

【拓展病例一】

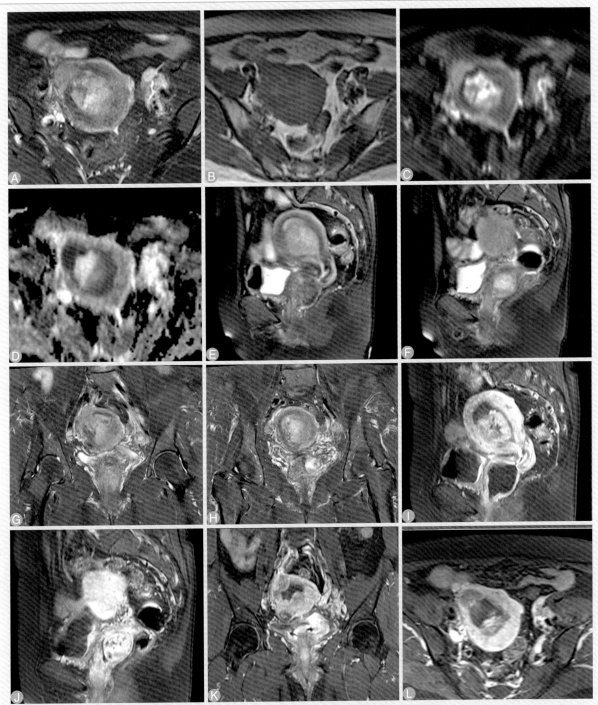

A ~ H. 横断位、矢状位、冠状位 T₂WI 示宫腔内团块，呈稍高混杂信号，边缘不清，子宫肌层受压变薄，横断位 T₁WI 呈等信号，弥散受限；I ~ L. 矢状位、冠状位及横断位增强呈不均匀明显强化。

图3-23-2 患者女性，51岁，子宫癌肉瘤

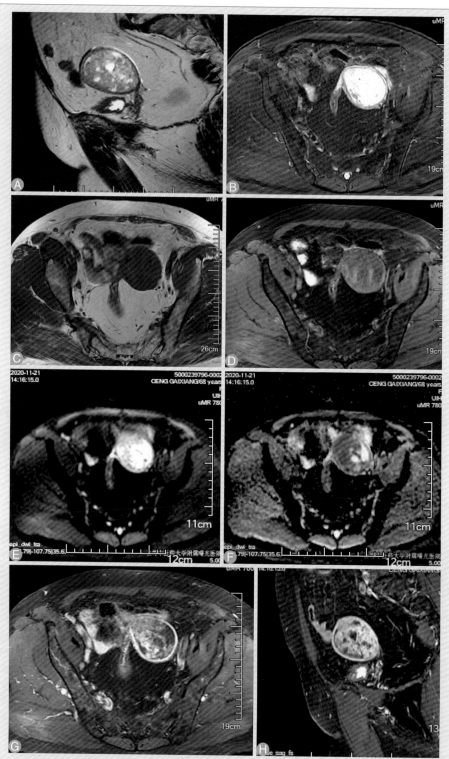

A、B.矢状位、横断位 T_2WI 示宫腔内团块，呈不均匀高信号，内见多发小囊变，C、D.横断位 T_1WI 呈等信号；E、F.横断位弥散受限；G、H.横断位及矢状位增强呈不均匀明显强化。

图3-23-3　患者女性，68岁，子宫癌肉瘤

【诊断要点】

1.宫腔内巨大肿块，边缘尚清晰。

2.肿块信号复杂，可伴有小囊变、出血、坏死等病变，实性成分DWI部分明显高信号，增强扫描强化不均匀，低于子宫肌层。

3.以子宫肌层受压变薄为主，侵犯相对较轻，可合并卵巢子宫内膜样癌。

—— 参考文献 ——

[1] 朱大林，冯帆，彭梅娟 . 子宫癌肉瘤临床及 MRI 表现的回顾性分析 [J]. 中国 CT 和 MRI 杂志，2020，18（10）：104-107.

[2] CANTRELL L A，BLANK S V，DUSKA L R. Uterine carcinosarcoma：a review of the literature[J]. Gynecol Oncol，2015，137（3）：681-588.

[3] 沈逸青，吕发金，刘晓曦，等 . 多参数磁共振成像在子宫癌肉瘤与低危型子宫内膜癌鉴别诊断中的应用价值 [J]. 磁共振成像杂志，2019，10（7）：535-539.

（相世峰　杨朝湘）

病例24　子宫腺肉瘤

【临床资料】

● 患者女性，48岁，月经紊乱1年，阴道出血13天。

【影像学检查】

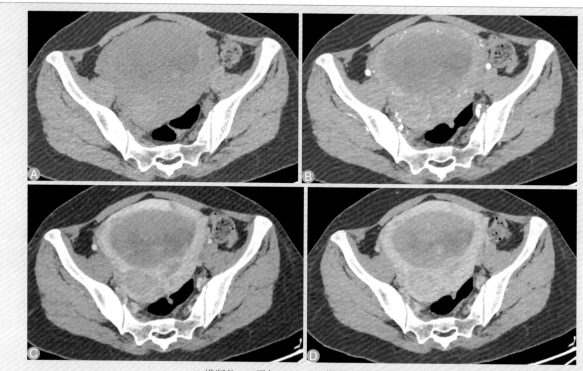

A. 横断位 CT 平扫；B ~ D. 横断位 CT 增强。

图3-24-1　盆腔CT平扫+增强

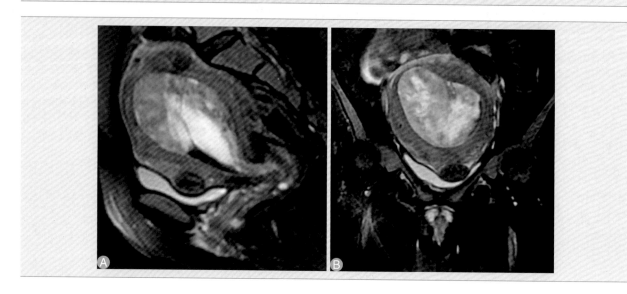

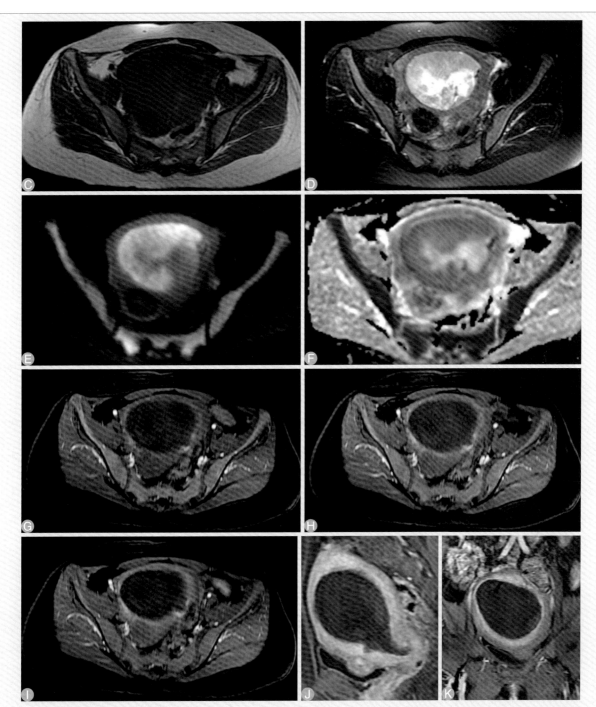

A、B.矢状位、冠状位 T₂WI；C.横断位 T₁WI 平扫；D.横断位 T₂WI；E.横断位 DWI；F.横断位 ADC 图；G ~ I.横断位 T₁WI 增强；J、K.矢状位、冠状位 T₁WI 增强。

图3-24-2 盆腔MRI平扫+增强

【分析思路】

宫腔内软组织肿块，肿块较大；T₁WI呈低信号，T₂WI呈不均匀稍高信号，内见絮状坏死漂浮物，肿块侵犯肌层较轻，弥散受限，增强实性成分呈明显强化。常见病变有子宫内膜癌、子宫黏膜下平滑肌肉瘤、子宫内膜息肉、子宫癌肉瘤、子宫腺肉瘤。

■ **子宫内膜癌**

本例支持点：宫腔内较大的软组织肿块影，DWI呈高信号。

本例不支持点：肿块较大，肿块侵犯肌层较轻，内见絮状坏死漂浮物，子宫内膜癌强化低于肌层。

■ **子宫黏膜下平滑肌肉瘤**

本例支持点：肿块较大，边缘尚清，肿块侵犯肌层较轻。

本例不支持点：肿块信号T$_2$WI呈高信号，实性部分DWI呈明显高信号。

■ **子宫内膜息肉**

本例支持点：宫腔内肿块影，侵犯肌层较轻。

本例不支持点：肿块实性部分DWI呈明显高信号，内见絮状坏死漂浮物。

■ **子宫癌肉瘤**

本例支持点：宫腔内较大的软组织肿块影，实性部分DWI呈高信号。

本例不支持点：囊变较大，子宫癌肉瘤以宫肌层受压变薄为主。

■ **子宫腺肉瘤**

本例支持点：肿块较大，侵犯肌层较轻，T$_2$WI呈稍高信号，内可囊性T$_2$WI高信号影，部分囊变区较大，实性部分DWI呈明显高信号，增强呈明显延迟强化。

不支持点：无。

【**病理诊断**】

子宫腺肉瘤伴肉瘤样过度生长，肿瘤大小8 cm×6 cm×3 cm，侵及肌层（<1/2宫壁），并累及宫颈管。

免疫组化染色显示肿瘤细胞：CD31（血管+），CD34（血管+），CD10（-），desmin（散在+），SMA（灶+），vimentin（散在+），ER（约5%+），PR（约2%+），p53（-），Ki-67（约50%+），子宫腺瘤样瘤。免疫组化染色显示肿瘤细胞：CR（+），MC（+），CD34（血管+），D2-40（+），Ki-67（约1%+）。

【**讨论**】

■ **临床概述**

子宫腺肉瘤十分罕见，肿瘤多发于30~84岁的女性，临床表现缺乏特异性，常表现为绝经后阴道流血及异常分泌物、腹痛、子宫增大、肿物脱出于宫口外等。

■ **病理特征**

腺肉瘤主要成分为良性腺上皮和肉瘤间质，内可见多发的囊变区，可能与腺体分泌具有黏液性质的物质有关，肿瘤内可见局灶性出血和坏死，无腺体成分的高级别腺肉瘤被定义为肉瘤过度生长。

■ **影像学表现**

常表现为宫腔内外较大的软组织肿块，边界欠清，T$_1$WI上病灶呈等或稍低信号影，T$_2$WI上病灶呈以高信号为主的混杂信号，其内可见网格状囊性T$_2$WI高信号影，囊腔大小不等，部分囊腔较大，可大于1 cm，实性部分DWI呈明显高信号，侵犯肌层相对较轻。增强扫描早期病灶实质部分明显强化，后期持续性强化。

【拓展病例】

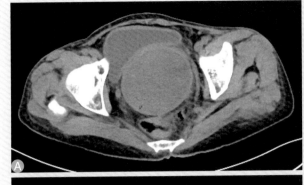
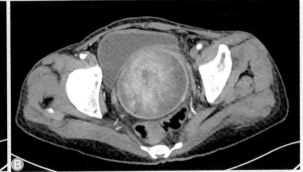
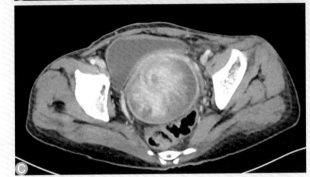

A. 横断位 CT 平扫示宫腔内较大的软组织肿块，边界欠清；
B、C. 横断位 CT 增强早期病灶实质部分明显强化，后期持续性强化。

图3-24-3　患者女性，48岁，子宫腺肉瘤

【诊断要点】

1.宫腔内较大的软组织肿块，肌层侵犯相对较轻。

2.肿块内网格状囊变影，囊变大小不等，实性部分DWI呈明显高信号。

3.不易远处转移。

4.增强扫描病灶实质部分早期明显强化，后期持续强化。

—— 参考文献 ——

[1] 沈逸青，吕发金，刘晓曦，等.多参数磁共振成像在子宫癌肉瘤与低危型子宫内膜癌鉴别诊断中的应用价值 [J].磁共振成像杂志，2019，10（7）：535-539.

[2] 白红军，左奇，朱莉莉，等.子宫平滑肌肉瘤与不典型子宫平滑肌瘤的 MRI 鉴别诊断 [J].现代仪器与医疗，2018，24（5）：1-3.

[3] 刘黎明，杨子权.子宫内膜息肉与早期子宫内膜癌的 MRI 信号特征分析 [J].国际医学放射学杂志，2020，43（1）：93-95.

[4] 孙琳，尹韶晗，吕晓飞，等.子宫癌肉瘤的 CT、MRI 影像学分析[J].中国CT和MRI 杂志，2017，15（12）：86-89.

（相世锋　杨朝湘）

病例25　子宫息肉样腺肌瘤

【临床资料】

● 患者女性，67岁，体检发现宫腔占位半年。

● 实验室检查：血常规、CRP正常。

【影像学检查】

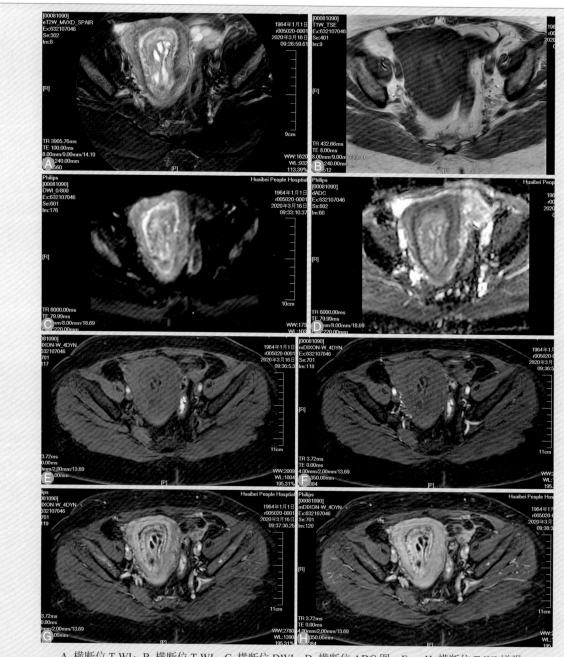

A. 横断位 T$_2$WI；B. 横断位 T$_1$WI；C. 横断位 DWI；D. 横断位 ADC 图；E ~ H. 横断位 T$_1$WI 增强。

图3-25-1　盆腔MRI平扫+增强

【分析思路】

宫腔内团块影，肿块较大，T_1WI呈等信号，T_2WI呈混杂高信号，其内可见多发囊变影，边缘尚清晰；弥散不受限；增强呈延迟明显强化，囊变不强化。常见病变有子宫息肉、子宫黏膜下肌瘤、子宫内膜癌、子宫内膜息肉样腺肌瘤。

■ **子宫息肉**

本例支持点：子宫腔内团块，边缘清晰，局部与子宫肌层分界欠清，T_1WI呈等信号，T_2WI呈等高信号，弥散不受限。

不支持点：肿块体积较大，囊变较多、较大，肿块动脉期无强化。

■ **子宫黏膜下肌瘤**

本例支持点：子宫腔内团块，边缘清晰，弥散不受限。

不支持点：团块囊变明显，T_2WI呈混杂高信号；肌瘤增强明显强化，与周围组织类似。

■ **子宫内膜癌**

本例支持点：子宫腔内团块，T_2WI呈混杂高信号。

不支持点：弥散不受限，结合带完整，肌层无侵犯。

■ **子宫内膜息肉样腺肌瘤**

本例支持点：子宫腔内团块，边缘清晰；T_1WI呈等信号，T_2WI呈等高信号，其内可见多发囊变影，弥散不受限。

不支持点：无。

【病理诊断】

子宫内膜息肉样腺肌瘤，肿块大小6 cm×6 cm×4 cm，囊性萎缩性子宫内膜。

免疫组化：p63（－）、Ki-67（约65%+）、ER（－）、PR（－）、vimentin（－）、CKpan（部分+）、EMA（－）、CD99（＋）、CD68（－）、S-100（－）、HCG（－）。

【讨论】

■ **临床概述**

子宫内膜息肉样腺肌瘤是少见的子宫内膜息肉病变，多见于育龄女性，临床表现多为不规则阴道出血。组织学上根据子宫内膜息肉样腺肌瘤腺体有无不典型增生将其分为典型的子宫内膜息肉样腺肌瘤和子宫内膜不典型息肉样腺肌瘤。

■ **病理特征**

子宫内膜不典型息肉样腺肌瘤病理上表现为腺上皮呈不同程度的增生，并伴有不同程度不典型增生及鳞状上皮化生，肿瘤间质可见增生的平滑肌组织，部分病例间质局部出现内膜间质分化及间质水肿。

■ **影像学表现**

MRI表现为宫腔内单发息肉状或多结节型肿块。T_1WI均呈等信号，T_2WI呈稍高信号或呈高低混杂信号，这与肿块内囊变有关，DWI呈等低信号，边缘清晰。增强扫描后病灶较明显强化，其内见多发条状低信号影，这可能是病灶内间质部分未强化。

【拓展病例】

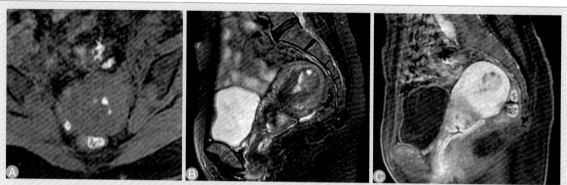

A.横断位 T$_1$WI 压脂示宫腔肿块内多发斑片状出血高信号影；B.矢状位 T$_2$WI 压脂示肿块位于子宫底部，内可见小囊变高信号影；C.矢状位 T$_1$WI 压脂示肿块明显强化，小囊变区无强化。

图3-25-2　患者女性，51岁，子宫息肉样腺肌瘤

【诊断要点】

1.宫腔内单发息肉状或多结节型肿块，边缘清晰，肿块较大。

2.T$_1$WI均呈等信号，T$_2$WI呈稍高信号或呈高低混杂信号，DWI呈等低信号，肿块囊变明显。

3.增强扫描实性部分明显强化。

—— 参考文献 ——

[1] 陆菁菁，孙孟言，王曼頔.磁共振成像在子宫腺肌病诊断中的应用及研究进展[J].中国实用妇科与产科杂志，2019，35（5）：505-509.

[2] 郎景和，陈春林，向阳，等.子宫肌瘤及子宫腺肌病子宫动脉栓塞术治疗专家共识[J].中华妇产科杂志，2018，53（5）：283-293.

[3] 段寿生，邝平定.子宫腺肌症MRI临床表现及诊断价值分析[J].医学影像学杂志，2016，26（5）：943-946.

（相世锋　杨朝湘）

病例26　葡萄胎

【临床资料】

- 患者女性，31岁，停经2个月，腹痛、阴道流血3天。
- HCG：151 081 mIU/mL。

【影像学检查】

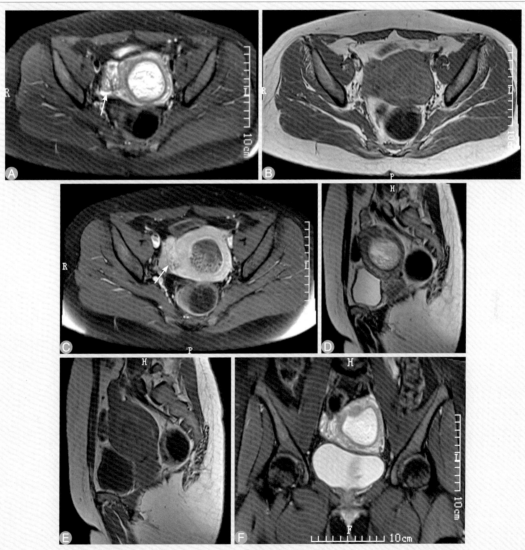

A.横断位 T_2WI 压脂；B.横断位 T_1WI；C.横断位 T_1WI 增强压脂；D.矢状位 T_2WI；E.矢状位 T_1WI；F.冠状位 T_2WI 压脂。

图3-26-1　盆腔MRI平扫+增强
（病例由莱州市妇幼保健院李承老师提供）

第三章　女性盆底

【分析思路】

停经2个月，阴道流血、腹痛，且HCG明显升高，需考虑到正常妊娠、先兆流产、异位妊娠或妊娠滋养细胞疾病。结合影像所见宫腔内占位性病变，占位病灶信号不均匀呈蜂窝状（图A箭头），增强后呈不均匀强化（图C箭头）。常见疾病有子宫内膜息肉、子宫内膜癌、妊娠滋养细胞疾病（葡萄胎）。

■ 子宫内膜息肉

支持点：宫腔内病变，信号欠均匀。

不支持点：HCG明显升高。内膜息肉虽因含增生腺体而可见小囊泡状T_2WI高信号影，但较少，增强扫描后强化虽较明显但不均，一般不会形成蜂窝状改变。与本例有所不符。

■ 子宫内膜癌

支持点：宫腔内病变。

不支持点：好发于老年女性。HCG明显升高。内膜癌典型MRI表现为子宫腔内肿块伴结合带中断或子宫肌层受侵，增强扫描肿块强化程度多低于子宫肌层，与本例所见不符。

■ 葡萄胎

支持点：HCG明显升高。宫腔内病变呈多发小囊泡样改变。增强后呈蜂窝状不均匀强化。

不支持点：无。

【病理诊断】

妊娠滋养细胞疾病（葡萄胎）。

【讨论】

■ 临床概述

好发于育龄期妇女，临床常表现为停经后阴道流血、腹痛等症状，妇科检查发现子宫体积增大，与孕周不符；实验室检查HCC异常升高。

■ 病理特征

因妊娠后胎盘绒毛滋养细胞增生、间质水肿，而形成大小不等的水泡，并相连呈串如葡萄状改变，称葡萄胎，分为完全性葡萄胎和部分性葡萄胎：前者是胎盘绒毛全部受累，弥漫性滋养细胞增生，没有胎儿或胚胎组织；部分性葡萄胎是部分胎盘绒毛变性，局部滋养细胞增生，可见胚胎或胎儿组织。

■ 影像学表现

子宫体积明显增大，宫腔内病变T_1WI呈低信号，T_2WI呈高、低混杂信号，可见多发小囊泡样、结节状改变，病变与子宫联合带分界清晰。增强扫描后呈蜂窝状不均匀强化，囊性部分无强化；另外双侧宫旁结构模糊，周围可见多发增粗、迂曲的流空血管影。

【拓展病例】

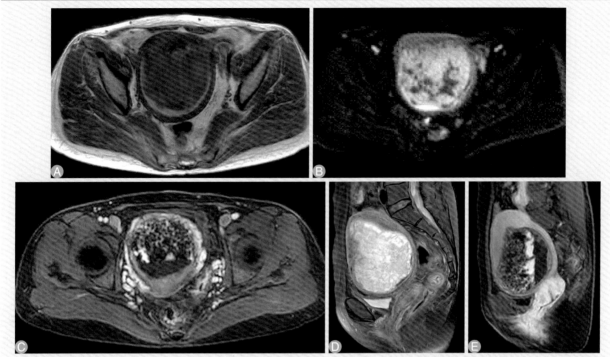

A.横断位 T_1WI 示病变内出现斑片状稍高信号，推测为出血可能；B.横断位 DWI 呈团片状高信号；D.矢状位 T_2WI 压脂示宫腔扩大，内见团片状、小囊状高信号，局部联合带稍模糊；C、E.横断位增强扫描后呈网格状、蜂窝状强化较明显。

图3-26-2 患者女性，47岁，血HCG为713 083 mIU/mL，葡萄胎
（病例由丽水市中心医院胡玉敏老师提供）

【诊断要点】

1.子宫体积明显增大，宫腔扩大，宫腔内T_2WI可见多发囊泡状、结节状高信号及细小低信号分隔。

2.增强扫描后宫腔内病变呈蜂窝状均匀强化，囊性部分无明显强化。

3.需临床病史支持，如停经后阴道流血、腹痛，HCG异常升高；简单说就是怀孕了但不正常，一定要想到异位妊娠或葡萄胎。

—— 参考文献 ——

[1] 林莉萍，林永.侵蚀性葡萄胎的MRI影像学表现及其诊断效果[J].影像科学与光化学，2020，38（3）：530-534.

[2] 彭美莲，林开武，翁宗杰，等.妊娠滋养细胞疾病的影像学特征及意义[J].中国实用妇科与产科杂志，2022，38（7）：680-684.

（席晶晶　杨朝湘　胡俊华）

病例27　绒毛膜癌

【临床资料】

● 患者女性，23岁，半年前流产后，阴道不规则出血。

● HCG：18 296 mIU/mL。

【影像学检查】

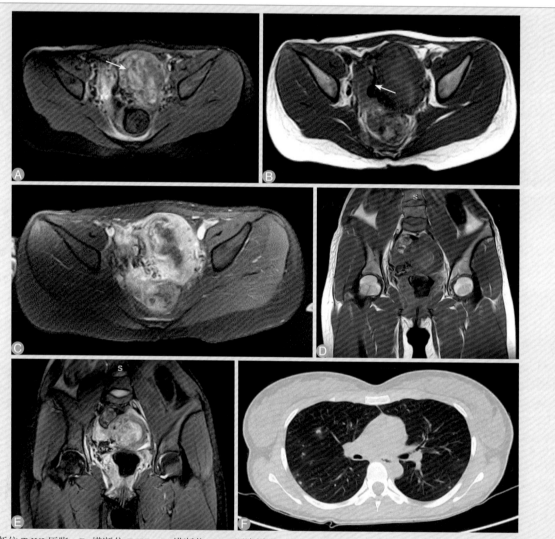

A. 横断位 T$_2$WI 压脂；B. 横断位 T$_1$WI；C. 横断位 T$_1$WI 压脂增强；D. 冠状位 T$_2$WI；E. 冠状位 T$_2$WI 压脂；F. 胸部 CT 肺窗。

图3-27-1　盆腔MRI平扫+增强，胸部CT肺窗

【分析思路】

患者有流产史，阴道不规则出血，HCG异常升高。MRI示宫腔内异常信号，并出血信号（图A箭头）。邻近联合带不连续，且病变与子宫肌层分界不清，右侧宫旁多发迂曲、流空血管影（图B箭头），多考虑妊娠滋养细胞疾病。常见的疾病有不全流产、侵袭性葡萄胎、绒毛膜癌。

■ 不全流产

支持点：宫腔内病变，信号欠均匀。

不支持点：病程时间较长，肺部多发转移。HCG过高。

■ 侵袭性葡萄胎

支持点：宫腔并肌层内病变，信号欠均匀，HCG异常升高。

不支持点：病变内明显出血信号。

■ 绒毛膜癌

支持点：宫腔并肌层内病变，可见出血信号及较多血管流空影。HCG异常升高。有肺部转移。

不支持点：无。

【病理诊断】

免疫组化：CK18（＋），CK5（－），p63（－），Ki-67（80%＋），HCG-β（散在少许＋），Inhibin-α（－），p16（＋），CD10（－），vimentin（－），PLAP（－），E-cad（部分＋），Caldesmon（－），desmin（－）。

病理结果：宫腔内滋养细胞肿瘤，绒毛膜上皮癌。

【讨论】

■ 临床概述

绒毛膜癌可继发于葡萄胎妊娠，也可继发于非葡萄胎妊娠。临床常出现阴道出血、腹痛和假孕症状等，且易早期发生肺部转移，还可发生脑转移和肝转移。一般根据葡萄胎排空后，流产、异位妊娠或足月产史，临床出现阴道流血和血HCG异常升高，并出现远处转移，可诊断滋养细胞肿瘤（绒癌）。

■ 病理特征

绒毛膜癌侵入肌层，可突破浆膜层或突入到宫腔内。因癌灶是通过侵犯周围血管来获取营养，自身无间质结构和肿瘤血管，所以病灶无固定形态，呈暗红色，质地软似海绵状。镜下见滋养细胞和合体滋养细胞成片状高度增生，明显异型，不形成绒毛或水泡状结构，并广泛侵入肌层伴出血坏死。

■ 影像学表现

子宫体积增大，宫腔内可见不规则软组织影，呈蜂窝状或团块状改变，并可见点片状出血，子宫内膜信号不连续，子宫结合带消失，病变与邻近子宫肌层分界不清，其周围及宫旁可见多发迂曲、扩张的血管流空影，亦可突破子宫浆膜层侵犯宫旁组织，形成盆腔内肿块；增强扫描后实性部分明显不均匀强化。

【拓展病例】

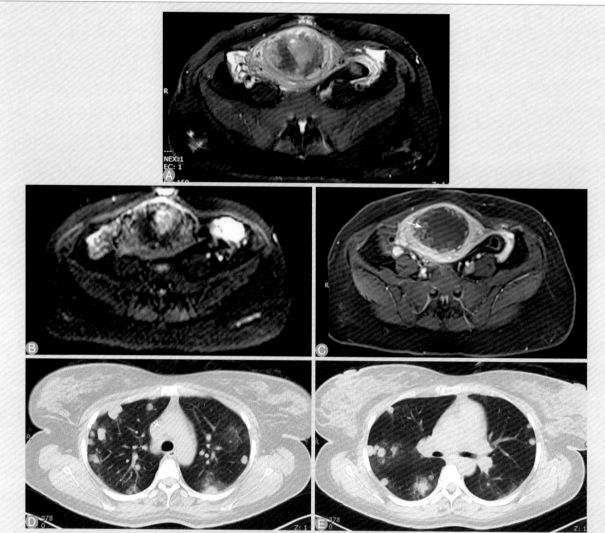

A. 横断位 T_2WI 压脂示宫腔扩大，内可见不规则团块状高、低混杂信号，局部病变与邻近子宫肌层分界不清，子宫联合带局部显示不清；B. 横断位 DWI 示局部呈高信号；C. 横断位增强扫描后实性部分中等程度强化；D、E. 两肺多发转移灶。

图3-27-2　患者女性，33岁，HCG为13 364 001 mIU/mL，绒毛膜上皮癌

（病例由郑州大学第三附属医院陈艳老师提供）

【诊断要点】

1.良性葡萄胎病史，正常流产或异位妊娠、足月产后HCG异常升高、阴道流血。

2.宫腔明显扩大，可见团块状、网格状异常信号，邻近子宫联合带消失，病变与子宫肌层分界不清；病变周围及宫旁多发迂曲、扩张流空血管影。

3.两肺多发转移灶。

── 参考文献 ──

[1] 申敬东，许春苗，陈学军，等 . 3.0TMRI 在良、恶性滋养细胞肿瘤中的诊断价值 [J]. 临床放射学杂志，2014，33（1）：74-76.

[2] 杨昂，张雪林，张玉忠 . MRI 对恶性妊娠性滋养层细胞肿瘤的诊断价值 [J]. 中华放射学杂志，2007，41（10）：1090-1092.

（席晶晶　杨朝湘）

病例28　卵巢黄体囊肿

【临床资料】

● 患者女性，35岁，下腹部疼痛，盆腔肿物。

● 实验室检查：无明显异常。

【影像学检查】

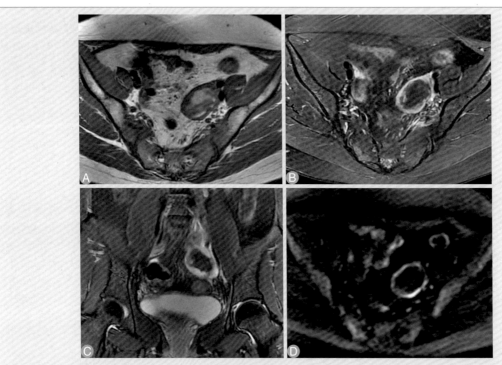

A. 横断位 T_1WI；B. 横断位 T_2WI 压脂；C. 冠状位 T_2WI 压脂；D. 横断位 DWI。

图3-28-1　盆腔MRI平扫

【分析思路】

左侧卵巢囊性肿块，边缘清晰，囊腔在T_1WI呈高信号、T_2WI呈低信号，DWI呈低信号，提示有出血信号；囊壁锯齿状增厚，在T_1WI、T_2WI呈等信号，DWI呈高信号，增强后囊壁明显强化。常见病变有卵巢出血性囊肿、巧克力囊肿、卵巢黄体囊肿。

■ 卵巢出血性囊肿

本例支持点：囊性团块，囊腔内出血。

不支持点：囊肿壁锯齿状增厚。

■ 巧克力囊肿

本例支持点：囊腔内出血。

不支持点：囊肿壁锯齿状增厚，囊腔内无液-液平面，子宫内膜无明显增厚。

■ 卵巢黄体囊肿

本例支持点：囊肿大于3 cm，囊腔内出血，囊壁锯齿状厚壁改变，DWI上囊壁呈明显高信号。

不支持点：无。

【病理诊断】

左侧附件肿物：壁样组织2块，体积共约2.5 cm×2.5 cm×0.5 cm，囊壁呈暗红色，壁厚0.3 cm。

病理诊断：左卵巢黄体囊肿。

【讨论】

■ 临床概述

黄体持续存在，可能会封闭并充满液体并增大，称为黄体囊肿，如囊内血液增多积聚，则形成黄体血肿。黄体囊肿与黄体血肿可相互转化，黄体血肿吸收液化可成为黄体囊肿，黄体囊肿出血则转变为黄体血肿。黄体囊肿与黄体血肿多可自行吸收消退，少数情况因外力等挤压可能会发生破裂出血，临床上表现为不同程度的急性下腹部疼痛。

■ 病理特征

直径大于3.0 cm以上，多呈单囊性，内含淡褐色液体，壁厚，囊壁可见黄体细胞。

■ 影像学表现

多表现为卵巢单囊性肿块，肿块直径大于3 cm，囊腔内出血T_1WI呈高信号、T_2WI呈以低信号为主的混杂信号；囊壁锯齿状增厚，DWI呈明显高信号，增强扫描囊壁明显强化；囊肿破裂出现囊壁不完整，盆腔内可见出血信号。

【拓展病例】

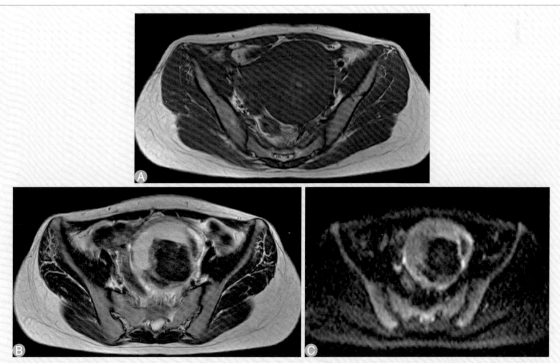

A. 横断位 T_1WI 示左侧附件区巨大囊状混杂信号影，内见点片状高信号影；B. T_2WI 示局部呈片状低信号；C. 横断位 DWI 示病灶未见明显高信号。

图3-28-2　患者女性，31岁，左侧卵巢黄体囊肿伴出血

【诊断要点】

1.单囊肿块，直径大于3 cm。

2.囊内出血，T_1WI高信号，压脂后信号无减低。

3.囊壁锯齿状增厚，DWI呈高信号，增强扫描囊壁明显强化。

—— 参考文献 ——

[1] 武庆利，赵祖来，叶浩，等 . MRI诊断卵巢黄体囊肿破裂 [J]. 中国医学影像技术，2016，32（8）：1236-1239.

[2] 朱大林，冯帆 . 女性附件区肿块蒂扭转的MRI表现及诊断价值 [J]. 中国CT和MRI杂志，2018，16（5）：124-127.

[3] 丁宁，刘赫，何泳蓝，等 . MRI及超声测量育龄期女性卵巢及卵泡结构随月经周期变化的方法学比较 [J]. 放射学实践，2017，32（5）：515-521.

（相世峰　杨朝湘）

病例29　卵巢黄素囊肿

【临床资料】

- 患者女性，48岁，月经量增多伴痛经，盆腔肿物复查。
- 实验室检查：血常规、CRP正常。

【影像学检查】

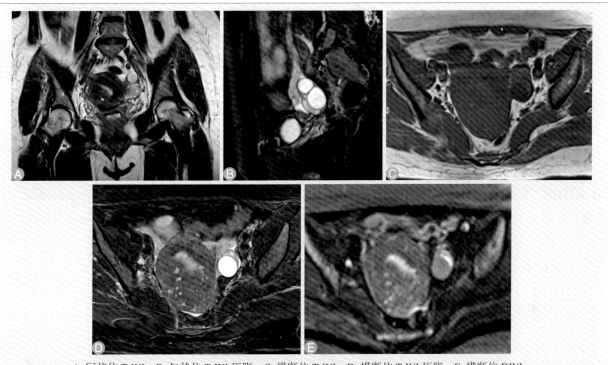

A. 冠状位 T_2WI；B. 矢状位 T_2WI 压脂；C. 横断位 T_1WI；D. 横断位 T_2WI 压脂；E. 横断位 DWI。

图3-29-1　盆腔MRI平扫

【分析思路】

左侧卵巢增大，呈多房样囊性改变，囊壁薄，表面光滑，局部壁增厚，DWI呈高信号，囊腔信号均匀，呈T_1WI低信号、T_2WI高信号影。常见病变有黄体囊肿、浆液性囊腺瘤、卵巢过度刺激综合征、卵巢黄素囊肿。

■ 黄体囊肿

本例支持点：卵巢增大，呈多房样改变，囊壁局部增厚。

不支持点：囊腔信号均匀，囊肿体积较小。

■ 浆液性囊腺瘤

本例支持点：囊壁薄，囊腔信号均匀，呈T_1WI低信号、T_2WI高信号影。

不支持点：囊壁局部增厚，DWI呈高信号。

■ 卵巢过度刺激综合征

本例支持点：卵巢囊性增大，呈多房样改变，囊壁薄，囊腔信号均匀。

不支持点：卵巢过度刺激综合征多有明确临床病史，表现为双侧卵巢明显增大，呈多囊样，囊腔多伴有出血，临床上腹胀、腹痛、恶心、呕吐症状明显。

■ 黄素囊肿

本例支持点：卵巢增大，呈多房样改变，囊腔信号均匀，呈T_1WI低信号、T_2WI高信号影，囊壁局部增厚，DWI呈高信号。

不支持点：无。

【病理诊断】

左侧卵巢肿物黄素化滤泡囊肿。

【讨论】

■ 临床概述

卵泡膜-黄素囊肿临床表现各异，69%无明显临床症状或仅有轻度的非特异性腹痛、腹胀，10%有剧烈腹痛，4%合并有腹腔积液是由绒毛膜促性腺激素过度刺激引起的，常见病因为滋养细胞疾病、卵巢过度刺激综合征、多胎妊娠等，其为生理性囊肿，有自然产生和自然消失的特性。

■ 病理特征

病变多为双侧，大小不等，大者直径可达20～25 cm，呈多囊性，壁薄，内含透明液性暗区或淡褐色液体，囊壁由颗粒层细胞和卵泡膜细胞组成，前者常萎缩脱落，而后者则显著黄素化和增生。

■ 影像学表现

多表现为卵巢增大，呈多房样囊性改变，囊壁薄，表面光滑，囊壁DWI可表现为高信号，囊腔信号可均匀，呈T_1WI低信号、T_2WI高信号影，合并出血囊腔信号不均匀，呈混杂T_1WI、T_2WI信号影。

【拓展病例】

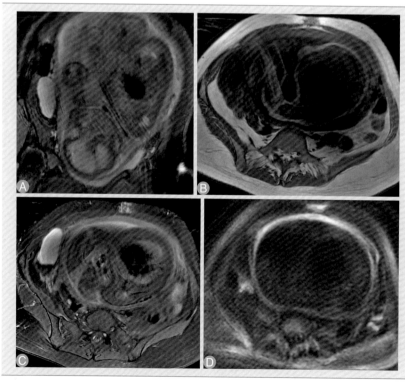

A. 冠状位 T_2WI，宫腔内可见胎儿影，右侧卵巢可见囊状 T_2WI 高信号影，囊壁薄，边界清晰；B. 横断位 T_1WI，右侧卵巢囊性肿块，T_1WI 呈等低信号，边缘清晰；C. 横断位 T_2WI 压脂，囊性肿块内见液-液平面，平面上层 T_2WI 呈高信号，下层呈短 T_2 信号；D. 横断位 DWI 右侧卵巢囊性肿块呈低信号。

图3-29-2　患者女性，24岁，孕产妇右侧卵巢黄素囊肿

【诊断要点】

1.卵巢增大，呈多房样囊性改变。

2.囊壁表面光滑，壁增厚，DWI可表现为高信号。

3.囊腔信号可均匀或不均匀，多呈T_1WI低信号、T_2WI高信号影。

—— 参考文献 ——

[1] 张璐，刘铭，段涛.复发性妊娠合并卵巢黄素囊肿1例报告并文献复习[J].中国实用妇科与产科杂志，2016，32（7）：707-709.

[2] 李永康，陈诚，殷溶，等.妊娠期卵巢黄素囊肿的临床分析[J].中国现代医生，2022，60（2）：64-67.

（相世峰 杨朝湘）

病例30 卵巢冠囊肿

【临床资料】

● 患者女性，69岁，下腹不适2个月，检查发现盆腔肿物4天，无腹痛、腰酸，无阴道不规则出血及异常排液。

● 实验室检查：白细胞10.6×10⁹/L，中性粒细胞7.39×10⁹/L，间接胆红素14.3 μmol/L。

【影像学检查】

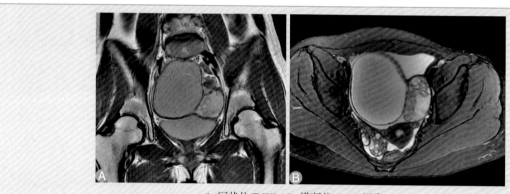

A. 冠状位 T$_2$WI；B. 横断位 T$_2$WI 压脂。

图3-30-1 盆腔MRI平扫

【分析思路】

左侧附件区薄壁囊性病灶，单房、壁薄光滑无强化、囊壁＜3 mm、囊液信号均一如水样，与左侧正常同侧卵巢接近但互相分开、左侧卵巢显示清晰、病变侧卵巢悬韧带包绕囊肿或连于卵巢。常见病变有卵巢滤泡囊肿、输卵管积液、卵巢/卵巢旁浆液性囊腺瘤、卵巢冠囊肿等。

■ 卵巢滤泡囊肿

本例支持点：单房、类圆形、囊液信号均一如水样。

不支持点：张力低，邻近器官面变平，病变侧卵巢未受累，病变侧卵巢悬韧带与卵巢相连。

■ 输卵管积液

本例支持点：信号均匀囊性病变。

不支持点：病变呈类圆形，未见"C"形或"S"形分布，无不全分隔。

■ 卵巢/卵巢旁浆液性囊腺瘤

本例支持点：单房囊性病灶，类圆形。

不支持点：肿瘤无壁结节，病变侧卵巢未受累，病变侧卵巢悬韧带与卵巢相连。

■ 卵巢冠囊肿

本例支持点：单房、低张力、囊壁＜3 mm，囊液信号均一如水样，病变侧卵巢显示，病变侧卵巢悬韧带包绕囊肿或连于卵巢。

不支持点：无。

【病理诊断】

左侧附件，输卵管长4.5 cm，直径0.4 cm，伞端开放，系膜处见一囊肿，大小6 cm × 6 cm × 5 cm，内含清亮液体，壁厚0.2 ~ 0.3 cm，肿物与输卵管不通。病理诊断：左卵巢副中肾管囊肿。

【讨论】

■ 临床概述

卵巢冠囊肿是发生于卵巢外阔韧带内的囊性病变，分为中肾管、副中肾管和间皮来源三种类型，多源于副中肾管，囊肿与病侧卵巢紧邻并彼此独立。通常无临床症状，常常在术中或盆腔检查时发现。

■ 病理特征

卵巢冠囊肿绝大多数为单房、囊液信号均匀如水样，卵巢冠囊肿张力低，多为类圆形或类椭圆形，易受周围结构挤压而致接触面变平或凹陷，囊肿位于卵巢外是卵巢冠囊肿的最重要特征，也是病理诊断卵巢冠囊肿的重要依据。

■ 影像学表现

卵巢冠囊肿的大体形态表现相同，常为壁薄而光滑的单房囊肿，囊液信号均匀如水样，呈T_1WI低信号、T_2WI高信号，囊壁厚度<0.3 cm，多房者少见，囊内分隔同样薄而光滑，囊内为均质透明的浆液性液体，与卵巢浆液性囊腺瘤囊内容物相似，黏液性或其他类型内容物未见报道。病变与卵巢分离，同侧正常卵巢可见，对卵巢冠囊肿有重要提示意义，病变侧卵巢悬韧带包绕囊肿或连于卵巢。

【拓展病例】

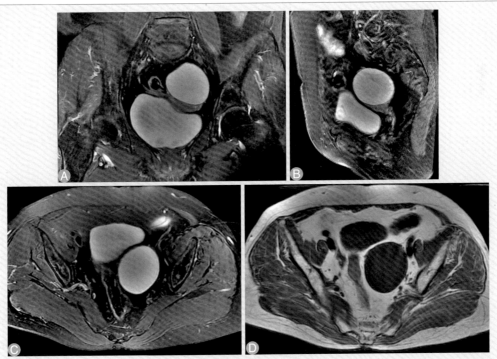

A. 冠状位 T_2WI 平扫示子宫左上方单囊状肿块，囊腔呈均质低信号，囊壁薄呈低信号，边缘清晰；B. 矢状位 T_2WI 压脂示囊性肿块与左侧卵巢分离；C. 横断位 T_2WI 压脂示囊肿呈高信号，均匀一致；D. 横断位 T_1WI 示囊肿呈低信号，边缘清晰。

图3-30-2　患者女性，68岁，左侧卵巢冠囊肿

【诊断要点】

1.单囊肿块，直径大于3 cm。

2.囊内信号均匀，T_1WI低信号，T_2WI高信号。

3.同侧正常卵巢可见，囊性肿块与卵巢分离，病变侧卵巢悬韧带包绕囊肿或连于卵巢。

—— 参考文献 ——

[1] 李昱茜，孟欣，白炜，等.超声造影与增强 MSCT 对腹部占位性病灶诊断效能对比 [J]. 中国 CT 与 MRI 杂志，2022，20（2）：146-148.

[2] 张蕾，崔跃强.女性生殖系统副中肾管囊肿临床及影像学分析 [J].临床放射学杂志，2020，39（9）：1812-1815.

[3] 刘嘉瑞，邱士军，谭欣，等.女性生殖系统中肾管囊肿的影像分析 [J].实用放射学杂志，2018，34（10）：1557-1559.

（相世峰　杨朝湘）

病例31　多囊卵巢综合征

【临床资料】

● 患者女性，24岁，月经周期2~4个月，痛经伴月经量增多2年，加重20天入院。

● 实验室检查：总胆红素18.3 μmol/L，D-二聚体测定0.29 mg/L，血红蛋白42.5 g/L。

【影像学检查】

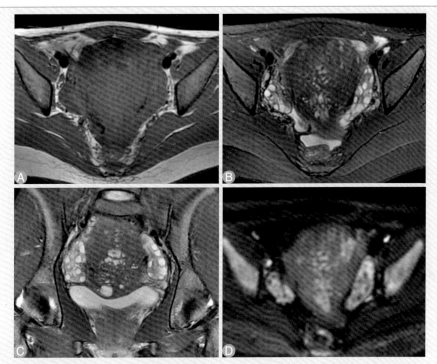

A. 横断位 T_1WI；B. 横断位 T_2WI 压脂；C. 冠状位 T_2WI；D. 横断位 DWI。

图3-31-1　盆腔MRI平扫

【分析思路】

双侧卵巢体积增大，卵泡数量增多，双侧卵巢内直径2~9 mm的卵泡数量增多超过12枚，外周卵泡异常分布和中央基质增多，典型者呈"花环样"排列，卵泡腔内信号与液体信号一致，与正常卵泡信号一致。常规病变有多囊卵巢综合征、卵巢多发滤泡囊肿。

■ 多囊卵巢综合征

本例支持点：双侧卵巢体积增大，双侧卵巢直径2~9 mm的卵泡数量超过12枚，无成熟卵泡及排卵征象，多囊卵泡内信号与正常卵泡信号一致。

不支持点：无。

■ 卵巢多发滤泡囊肿

本例支持点：双侧卵巢多发囊状长T_1、长T_2信号影，边缘清晰，信号均匀。

不支持点：囊腔较小，大小相仿，均小于1 cm，小囊泡影均位于卵巢边缘。

【最后诊断】

临床综合诊断为多囊卵巢综合征。

【讨论】

■ 临床概述

多囊卵巢综合征是以卵巢功能障碍、肥胖、不育和雄激素过量为主要表现的一组临床综合症状。由于下丘脑–垂体–性腺轴的异常，多囊卵巢综合征最常见的生化特征是高雄激素。高雄激素作用于卵巢，阻止卵泡的发育，从而导致众多的未成熟卵泡形成。多囊卵巢综合征诊断需满足以下3条标准中的2条及以上：①稀发排卵或无排卵；②高雄激素血症；③卵巢的形态学改变（同时排除其他疾病所引起排卵障碍或高雄激素）。由于正常人群也会出现卵泡增多的表现，因此在磁共振影像提示有多囊卵巢综合征的图像证据时，仍需结合临床表现及实验室指标（高雄激素血症等），进行综合判断。

■ 病理特征

多囊卵巢不是多囊体，多囊卵巢综合征中卵巢的"多囊"表现是由卵巢卵泡在成熟和（或）闭锁不同阶段积累所致。在解剖学上表现为卵巢有多个囊性卵泡和间质增生。

■ 影像学表现

单侧/双侧卵巢体积增大>10 cm³、单侧/双侧卵巢内直径2～9 mm的卵泡数量增多超过12枚，外周卵泡异常分布和中央基质增多，卵泡排列无特别规律，典型者沿周边分布呈花环状排列，亦可弥漫分布。卵巢内可见许多闭锁卵泡和处于不同发育期的卵泡，但无成熟卵泡生成及排卵迹象。卵巢信号在T_1WI上为均匀的中等或稍低信号强度，T_2WI表现为多个大小不一的小圆形或小卵圆形均匀高信号囊性结构，囊内信号与液体一致，T_2WI压脂显示更清晰，囊壁在T_1WI表现为等信号，散在分布于卵巢内，三维容积增强成像呈以周边环状强化为主。

【诊断要点】

1.双侧或单侧卵巢增大。

2.卵泡数量超过12枚，囊腔信号均匀，体积较小，一般小于0.5 cm。

3.囊泡分布在卵巢边缘。

—— 参考文献 ——

[1] 陈渝晖，毕国力，任丽香，等.高分辨率磁共振对多囊卵巢综合征的诊断价值 [J].昆明医科大学学报，2020，41（10）：50-54.

[2] 胡旭宇，崔延安.MRI 对多囊卵巢综合征卵巢形态学改变的评估价值 [J].东南大学学报（医学版），2017，36（1）：104-106.

[3] 曾安容，强金伟.多囊卵巢综合征影像诊断的研究进展 [J].中国医学计算机成像杂志，2019，25（4）：422-424.

（相世峰　杨朝湘）

病例32　卵巢过度刺激综合征

【临床资料】

● 患者女性，26岁，发现"盆腔肿物"1年，显著增大1个月。

● 既往史：双乳溢乳8年；2年前行左卵巢巧克力囊肿剥除术。

● 实验室检查：HCG 1.12 mIU/ml；

血常规：WBC 4.56×10^9/L，RBC 3.53×10^{12}/L，Hb 95 g/L；

肿瘤标记物：CA125 161.9 U/mL，AFP 2.43 ng/mL，CEA 2.68 ng/mL，CA19-9 20.92 U/mL；

激素：LH<0.01 mIU/mL；FSH 12.1 mIU/mL；E2 497 ng/mL；PRL 231.7 ng/mL。

【影像学检查】

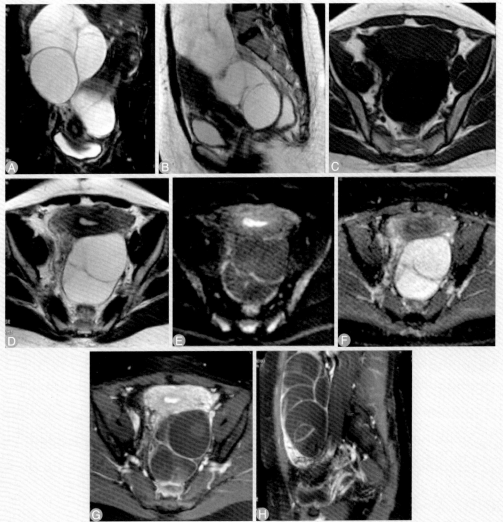

A.冠状位 T_2WI；B.矢状位 T_2WI；C、横断位 T_1WI；D.横断位 T_2WI；E.横断位 DWI；F.横断位 ADC 图；G.横断位 T_1WI 增强；
H.矢状位 T_1WI 增强。

图3-32-1　盆腔MRI平扫

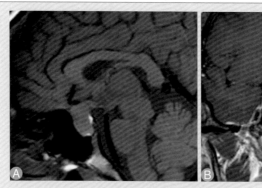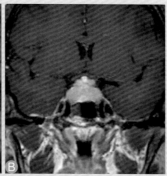

A. 矢状位 T₁WI；B. 冠状位 T₁WI。

图3-32-2　垂体MRI平扫+增强

【分析思路】

盆腔内巨大多房囊性占位，信号均匀；卵巢正常结构消失，弥散不受限，增强分隔强化，囊性成分不强化。垂体MRI扫描可见垂体大腺瘤。常见病变有卵巢过度刺激综合征、多囊卵巢综合征、黏液性囊腺瘤。

■ 卵巢过度刺激综合征

本例支持点：育龄女性，盆腔内巨大多房囊性占位，卵巢正常结构消失，弥散不受限，增强分隔强化，囊性成分不强化；垂体大腺瘤，临床病史明确。

不支持点：无。

■ 多囊卵巢综合征

本例支持点：育龄女性，盆腔内可见多囊状肿块，信号均匀，增强分隔强化，囊性成分不强化。

不支持点：囊肿较大，卵巢正常结构消失，一般不伴垂体大腺瘤。

■ 黏液性囊腺瘤

本例支持点：盆腔内巨大多房囊性灶。

不支持点：多见于绝经后女性，常无临床症状；囊液含蛋白成分，信号不均匀。

【最后诊断】

临床综合诊断卵巢过度刺激综合征。

【讨论】

■ 临床概述

卵巢过度刺激综合征属于促排卵过程中出现的自限性疾病，是指卵巢对绒毛膜促性腺激素刺激表现的过度反应，引起毛细血管通透性增加、卵巢囊性增大等表现，严重者将诱发腹腔积液、胸腔积液，甚至危及患者生命安全。该疾病以预防为重点，故在未出现严重卵巢过度刺激综合征前确诊，并进行早期对症、保守治疗尤为重要。

■ 病理特征

囊壁披覆复层黄体细胞，上皮下少量纤维组织增生并大量出血及纤维性渗出物，符合黄体囊肿。

■ 影像学表现

MRI、CT表现卵巢体积增大，卵巢正常结构消失，代之多发囊肿，囊壁薄或稍增厚，囊腔信号或密度不均匀，可见出血信号及密度影，盆腔合并积液。

【拓展病例】

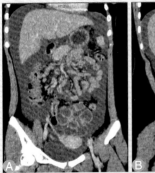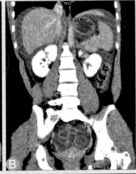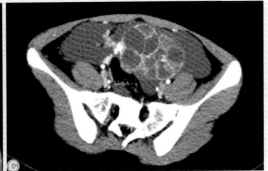

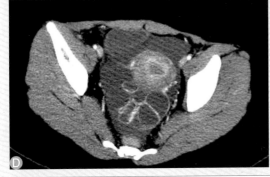

A、B.冠状位 CT 重建：右侧附件体积增大，正常结构消失，可见多发大小不等囊肿；C.横断位 CT 增强，左侧卵巢明显增大，可见多发囊肿，囊腔密度均匀，增强扫描壁可见强化；D.横断位 CT 增强，右侧卵巢明显增大，可见多发囊肿，囊腔密度均匀，增强扫描壁及分隔明显强化。

图3-32-3　患者女性，12岁，双侧卵巢过度刺激综合征

【诊断要点】

1.临床病史是诊断卵巢过度刺激综合征的主要特征。

2.卵巢体积增大，卵巢正常结构消失，可见多发囊肿，大小不等，部分较大者可达数厘米，囊肿CT呈薄壁低密度影，MRI T_2WI 呈混杂高信号，T_1WI 呈等低信号。

3.囊肿合并出血时，密度、信号复杂，可见出血密度、信号影。

——参考文献——

[1] 胡桂朗，吴杏仪，李惠甄，等.经腹部及阴道超声对卵巢过度刺激综合征的诊断价值[J].实用医技杂志，2020，27（3）：299-301.

[2] 张婕，桂娟，徐望明.自发性卵巢过度刺激综合征系统综述[J].中国计划生育和妇产科，2020，12（10）：56-59.

[3] 朱颖春，周建军，贺方方，等.超声预测卵巢过度刺激综合征患者腹腔积液量模型的建立及验证[J].中国医学影像技术，2017，33（11）：1680-1683.

（相世峰　杨朝湘）

病例33　卵巢浆液性囊腺瘤

【临床资料】

● 患者女性，68岁，下腹部不适。

● 超声提示右侧附件区包块。

【影像学检查】

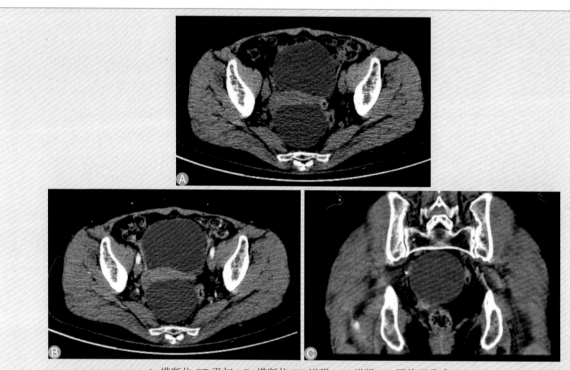

A. 横断位 CT 平扫；B. 横断位 CT 增强；C. 增强 CT 冠状面重建。

图3-33-1　盆腔CT平扫+增强

【分析思路】

老年女性，超声提示右侧附件来源病变，CT示右侧附件区病变，单发、大囊，壁薄，内密度均匀，未见分隔、实性部分及钙化，增强扫描后囊壁轻度强化。常见的卵巢病变有卵巢囊性畸胎瘤、子宫内膜异位囊肿、卵巢滤泡囊肿、卵巢浆液性/黏液性囊腺瘤。

■ **卵巢囊性畸胎瘤**

支持点：囊性病灶，壁薄。

不支持点：未见脂肪密度、脂-液平面、钙化等表现，囊壁不厚。

■ **子宫内膜异位囊肿**

支持点：囊性病灶，囊壁轻度强化。

不支持点：囊内密度较均匀，无液-液平面，囊壁不厚。

■ **卵巢滤泡囊肿**

支持点：均匀囊性病灶，壁薄。

不支持点：绝经后，体积较大。

■ **卵巢浆液性/黏液性囊腺瘤**

支持点：单囊，壁薄均匀，轻度强化。

不支持点：无囊中囊及分隔征象。

【病理诊断】

右卵巢浆液性囊腺瘤。

【讨论】

■ **临床概述**

卵巢浆液性囊腺瘤属卵巢上皮来源肿瘤，占卵巢良性肿瘤的20%~50%。多为单侧，亦可双侧发病。发病年龄跨度大，从幼儿到绝经后女性均可发生。多数患者无明显症状。病变较大时可出现腹胀、腹痛、尿频、尿急表现。少数情况下可继发卵巢蒂扭转。

■ **病理特征**

病变多为类圆形肿块，大小平均10 cm。单房，也可多房分隔。可分为单纯浆液性囊腺瘤和乳头状浆液性囊腺瘤。前者囊壁薄，内壁表面光滑，囊内容物透明、清亮；后者囊内可见乳头样结构，乳头状突起之间或部分囊壁可见沙砾样钙化。镜下见囊壁、乳头状结构衬覆单层或假复层上皮，上皮类似输卵管型上皮或卵巢表面上皮，瘤细胞无异型。

■ **影像学表现**

CT表现为边界清晰、囊壁薄、体积较大的囊性病变，囊内密度均匀，局部可见纤细分隔，增强扫描后囊壁及分隔轻度强化。有的可见囊壁单发或多发乳头样结构，局部可见斑点状钙化，增强扫描后乳头状结构多呈轻至中度强化。MRI上囊内容物多呈T_1WI低、T_2WI高信号。多房者囊内容物信号较一致。囊壁及分隔出现乳头状结构多小于5 mm，增强后多轻度强化。

【拓展病例】

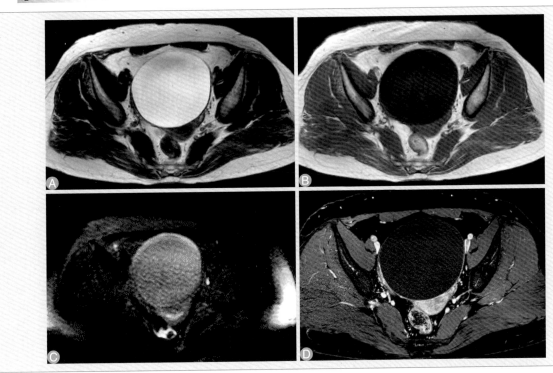

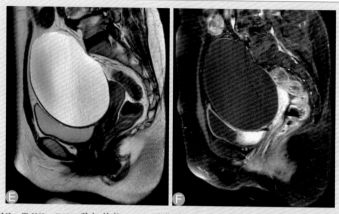

A～C、E.MRI 横断位 T$_2$WI、T$_1$WI、DWI 及矢状位 T$_2$WI 示盆腔巨大囊性病变，信号均匀，边界清晰，囊壁较薄；D、F.横断位及矢状位增强示病变囊壁轻度强化，囊内未见强化。

图3-33-2 患者女性，55岁，卵巢浆液性囊腺瘤

（病例由苏州大学附属第二医院张跃老师提供）

【诊断要点】

1.单发大囊、囊内信号较一致，边界清晰，囊壁薄而均匀，部分可见囊内分隔，少数囊壁及分隔可见单发或多发乳头状结构。乳头样结构或囊壁及分隔有时可见斑点状钙化。

2.增强扫描后囊壁、分隔及乳头样结构呈轻度强化或中度强化。

—— 参考文献 ——

[1] 柴红霞，葛艳，杨永秀.女性盆腔良性囊性病变的分类及其超声表现 [J]. 中国妇幼保健，2019，34（23）：5561-5563.

[2] 朱晴，唐文伟，田忠甫，等 . MRI 鉴别诊断卵巢浆液性交界性肿瘤与浆液性囊腺瘤 [J]. 中国介入影像与治疗学，2021，18（12）：726-730.

（席晶晶　杨朝湘　胡翼江）

病例34　卵巢黏液性囊腺瘤

【临床资料】

● 患者女性，70岁，自觉腹胀、下坠伴下腹隐痛4月余。

● 实验室检查：CEA、AFP、CA19-9、CA125、CA15-3均在正常范围。

【影像学检查】

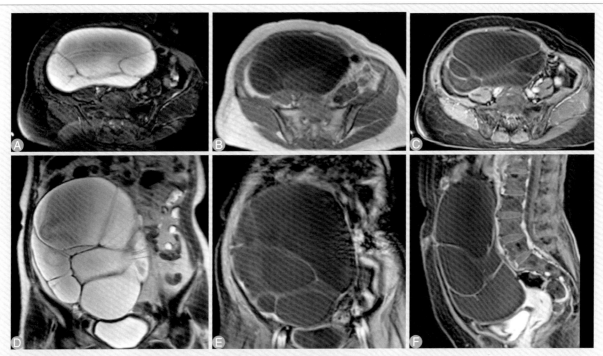

A. 横断位 T_2WI；B. 横断位 T_1WI；C. 横断位 T_1WI 增强；D. 冠状位 T_2WI；E. 冠状位 T_1WI 增强；F. 矢状位 T_1WI 增强。

图3-34-1　盆腔MRI平扫+增强

（病例由山东省立医院毕蕾老师提供）

【分析思路】

老年女性，肿瘤标志物阴性，MRI示右侧卵巢可见巨大囊性病变，囊中囊，各囊腔大小不一，呈蜂窝状改变，囊壁及囊内分隔厚薄大体均匀，边缘比较光整，各囊间信号不一致。增强扫描后囊壁及分隔可见强化，囊液无强化。常见疾病有卵巢浆液性囊腺瘤、子宫内膜异位囊肿、卵巢黏液性囊腺瘤。

■ 卵巢浆液性囊腺瘤

本例支持点：卵巢囊性病灶，囊壁及囊内分隔厚薄大体均匀。

不支持点：各囊间信号不一致，部分囊内 T_1WI 信号稍高。

■ 子宫内膜异位囊肿

本例支持点：卵巢囊性病灶，部分囊内 T_1WI 呈高信号。

不支持点：各囊间信号不一致，T_1WI 并非均呈高信号，囊壁较薄。

■ 卵巢黏液性囊腺瘤

本例支持点：卵巢多房囊性病灶，囊壁及囊内分隔厚薄大体均匀。各囊间信号不一致。

不支持点：无。

【病理诊断】

右侧卵巢黏液性囊腺瘤。

【讨论】

■ 临床概述

在卵巢肿瘤中的发生率仅次于浆液性囊腺瘤，好发年龄20～50岁，主要为单侧发病。常因肿块体积较大而引发压迫症状，如腹胀、尿频等。临床体格检查常可扪及较大、光滑、活动度较好的囊性肿块。

■ 病理特征

肿块体积较大，其切面为多房、囊腔大小不一，内部充满了胶冻样黏液，偶见乳头状结构。镜下囊壁及分隔衬覆单层高柱状黏液上皮或向宫颈分化的卵巢生发上皮。

■ 影像学表现

通常为单发、多房囊性病变，各囊间大小不一，信号不均，囊内含黏液蛋白成分较多而稠者在T_1WI上呈高信号，T_2WI以高信号为主，DWI上根据囊内成分的不同而多变，典型者呈"彩色玻璃征"。增强扫描后可见囊壁及分隔中等程度强化。

【拓展病例】

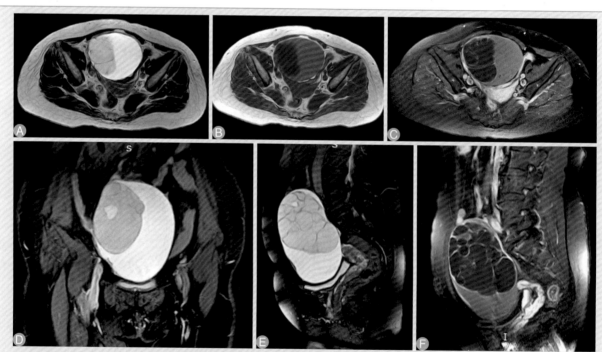

A、C.横断面及矢状位T_2WI示盆腔内见巨大单囊高信号影，内见多发小囊；B.横断面T_1WI示盆腔单发大囊性低信号病变，囊内信号不均；D～F.增强扫描后囊壁及分隔明显强化，囊内无强化。

图3-34-2 患者女性，72岁，左侧卵巢黏液性囊腺瘤

【诊断要点】

1.单发、多房囊性病变，呈囊内囊，各囊间信号不同，呈"彩色玻璃征"，并可见多发分隔，厚薄不均匀。

2.增强扫描后囊壁及分隔明显强化，囊内容物无强化。

—— 参考文献 ——

[1] 李宇明，唐文伟，程晖，等.卵巢囊腺瘤的 MRI 诊断及病理对照分析 [J]. 中国 CT 和 MRI 杂志，2018，16（10）：102-105.

[2] 陈文洁.卵巢黏液性囊腺瘤 CT 诊断分析与其鉴别诊断研究 [J]. 现代医用影像学，2022，31（10）：1920-1922.

（席晶晶　杨朝湘）

病例35　卵巢Brenner瘤

【临床资料】

● 患者女性，77岁，体检发现盆腔占位20天。

● 肿瘤指标阴性。

【影像学检查】

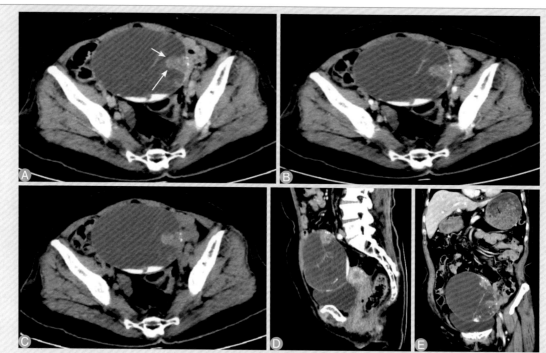

A. 横断位CT平扫；B、C. 横断位CT增强；D. 矢状位CT增强；E. 冠状位CT增强。

图3-35-1　盆腔CT平扫+增强

（病例由福建省肿瘤医院胡春森老师提供）

【分析思路】

老年女性，左侧附件区囊实性病变，以囊性为主，内见分隔，各囊间密度较均一。实性部分位于肿瘤边缘（图A箭头），并可见点、短条状钙化，增强扫描后囊壁、分隔及实性部分呈轻中度强化。常见病变有卵巢甲状腺肿、卵巢浆液性癌、卵巢Brenner瘤。

■ 卵巢甲状腺肿

本例支持点：囊实性肿块，实性成分内见钙化。

不支持点：各囊间密度较一致，无明显增高密度。增强扫描后实性部分呈中度强化，非早期明显强化。

■ 卵巢浆液性癌

本例支持点：卵巢囊实性占位，实性成分增强后中度强化。

不支持点：肿瘤指标阴性。一般实性部分少有钙化，无盆腔淋巴结肿大及周围侵犯和转移征象。

■ 卵巢Brenner瘤

本例支持点：老年女性，囊实性病变。实性部分内可见点、条状钙化，增强后呈中度强化。

不支持点：钙化形态欠典型。

【病理诊断】

免疫组化：CK7（部分+），CK20（-），Villin（-），PAX-8（-），p63（+），p40（+），CD56（-），CgA（-），Syn（-），uroplakin Ⅲ（-/+），p16（-），GATA3（个别+），WT-1（-），p53（部分+），Ki-67（约8%+）。

病理结果：左卵巢交界性Brenner瘤。

【讨论】

■ 临床概述

病变发生率较低，多数发生于50岁以上的女性。临床多无症状，肿瘤指标多阴性，常偶然发现。绝大多数为单发，少数双侧发病。较大者临床体格检查可扪及质硬肿块。

■ 病理特征

病理分为良性、交界性和恶性肿瘤，但绝大多数为良性。肿瘤实质部分质硬，常因含钙化成分而有沙砾感。部分合并其他卵巢肿瘤性病变，如浆液性/黏液性囊腺瘤、透明细胞癌等。

■ 影像学表现

典型CT表现为不均匀实性或囊实性病变，伴无定形状钙化，增强扫描后实性成分呈轻中度强化，囊性部分无强化；MRI上肿块实性部分T_1WI呈以等信号为主，T_2WI上因肿块实性部分富含纤维基质呈较低信号，DWI一般呈稍高信号，若呈明显弥散受限高信号则要考虑为交界性或恶性可能。增强扫描后实性部分轻中度强化，常可合并其他如囊腺瘤等囊性病变。少数病例可伴腹盆腔积液。

【拓展病例】

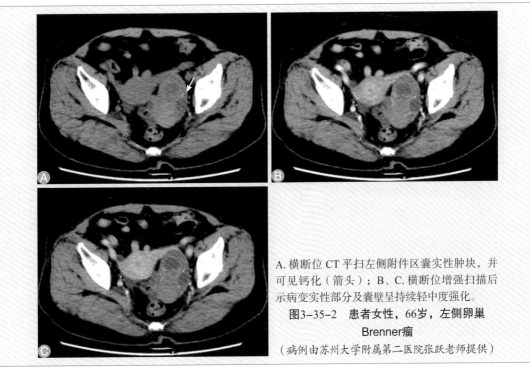

A. 横断位 CT 平扫左侧附件区囊实性肿块，并可见钙化（箭头）；B、C.横断位增强扫描后示病变实性部分及囊壁呈持续轻中度强化。

图3-35-2 患者女性，66岁，左侧卵巢Brenner瘤

（病例由苏州大学附属第二医院张跃老师提供）

【诊断要点】

1.CT上实性肿块内见散在点状、条片状或无定形状钙化为其特点。

2.MRI T$_2$WI上因肿块实性部分富含纤维基质而呈较低信号，可伴少量上皮组织成分或液化坏死高信号。

3.实性部分增强扫描后呈轻中度强化。

—— 参考文献 ——

[1] 李芸芝，钱吉芳，杨来虎，等.卵巢 Brenner 瘤 MRI 表现及病理对照研究 [J].卫生职业教育，2016，34（19）：149-151.

[2] 邝菲，颜志平，冯浩.卵巢 Brenner 瘤的 CT 和 MRI 表现 [J].功能与分子医学影像学（电子版），2016，5（2）：930-934.

（席晶晶　杨朝湘　施　彪）

病例36 卵巢囊腺纤维瘤

【临床资料】

● 患者女性，62岁，绝经10年，下腹隐痛半年余，无阴道异常流液、流血。

● 肿瘤指标阴性。

【影像学检查】

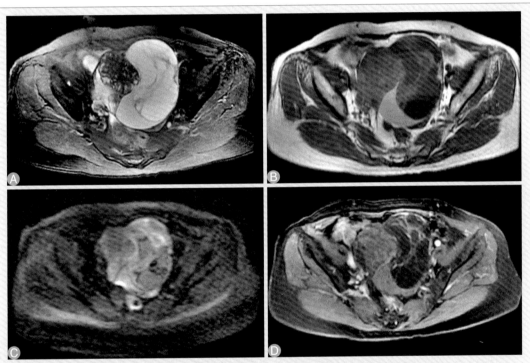

A. 横断位 T_2WI 压脂；B. 横断位 T_1WI；C. 横断位 DWI；D. 横断位 T_1WI 增强。

图3-36-1 盆腔MRI平扫+增强

（病例由上海交通大学医学院附属新华医院放射科赵书会老师提供）

【分析思路】

老年女性，肿瘤标志物阴性，盆腔内囊实性肿块，实性部分T_2WI以明显低信号为主，内见多发高信号小囊泡影。肿块囊性部分多发分隔、大小不一，且各囊信号不均一。T_1WI上部分囊内呈高或稍高信号，压脂后高信号无降低，考虑为黏液蛋白或出血可能。增强后实性部分呈中度强化。常见的病变有卵巢黏液性囊腺瘤、卵巢Brenner瘤、卵巢囊腺纤维瘤。

■ 卵巢黏液性囊腺瘤

本例支持点：肿块多房囊性，各囊信号不均一，部分囊在T_1WI上呈高信号。

不支持点：有较大的实性部分。

■ 卵巢Brenner瘤

本例支持点：老年女性，肿块实性部分呈低信号，增强后呈中度强化；并伴多房囊性部分。

不支持点：实性部分内见多发高信号小囊泡影；无明确钙化。

■ 卵巢囊腺纤维瘤

本例支持点：肿块实性部分呈明显低信号，并多发高信号小囊泡影，增强后呈中度强化；伴多房囊性部分。

不支持点：无。

【病理诊断】

免疫组化：ER（−），PR（−），CK7（+），CK20（−），vimentin（−），p16（部分+），CEA（−），CD10（−），EMA（+）。

病理结果：左卵巢黏液性囊腺纤维瘤。

【讨论】

■ 临床概述

卵巢囊腺纤维瘤可发生于任何年龄，以年长及绝经后妇女多见。肿瘤标志物多正常。常见临床症状为盆腔肿块和阴道异常出血。体格检查可扪及盆腔实性肿块，活动度较好。

■ 病理特征

囊腺纤维瘤为卵巢上皮来源较少见的肿瘤，既含有上皮成分又含有纤维间质成分，可分为浆液性、黏液性、子宫内膜样、透明细胞性及混合性，以前两者居多，囊液分别为浆液或黏液。肿块实性部分含有散在裂隙和小囊，囊性部分可伴乳头状结构。

■ 影像学表现

病变可呈囊性、囊实性及实性。实性病变部分在MRI T_2WI上呈很低的信号，可伴有多发小囊状高信号，称"黑海绵征"，为重要的影像特征。DWI实性部分多不受限，增强后多呈中度强化，少数可呈较明显强化。囊性部分局部囊壁增厚伴乳头样结构突起，多房者似蜂窝状、筛孔样改变。CT增强亦可见典型者的实性成分内有多发小囊样无强化区。囊性部分的囊壁及乳头样结构增强后呈轻中度强化。

【拓展病例】

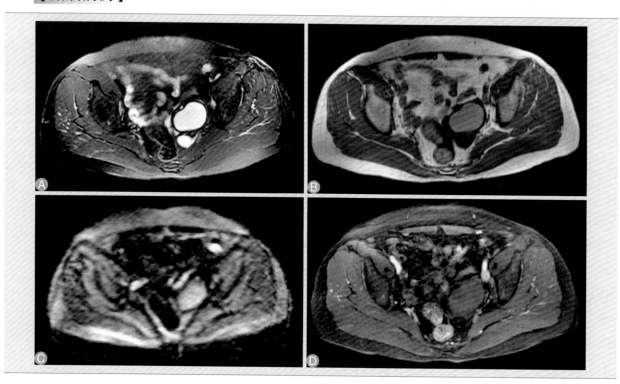

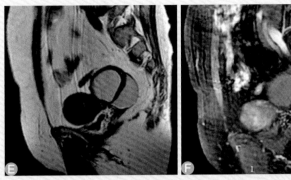

A.横断位 T_2WI 示左侧附件区囊实性病变，实性部分即囊壁及分隔呈 T_2WI 低信号，内可见小囊泡高信号；B.横断位 T_1WI 示部分囊性呈高信号；C.横断位 DWI 示稍高信号；D ~ F.横断位、矢状位 T_1WI 增强示实性部分及囊壁呈轻中度强化。

图3-36-2　患者女性，53岁，左卵巢浆液性囊腺纤维瘤

【诊断要点】

1.CT囊壁局部增厚，似"地毯征"，或实性成分内多发小囊样改变，增强扫描后呈蜂窝状、筛孔样改变。

2.实性部分T_2WI呈低信号，伴多发小囊样、裂隙样高信号，似"黑海绵征"。

——参考文献——

[1] 陆小燕，田忠甫，顾海磊，等.卵巢腺纤维瘤临床及 MRI 特征：21 例分析 [J].中国医学影像技术，2020，36（19）：1504-1507.

[2] 李艳，胡宁，郑晔，等.18 例卵巢纤维瘤的 MRI 表现与误诊分析[J].中国医疗器械信息，2021，27（23）：54-56.

（席晶晶　杨朝湘）

病例37　卵巢交界性浆液性肿瘤

【临床资料】

● 患者女性，24岁，体检发现左侧卵巢占位。

● 实验室检查：CA125 657 U/mL，余未见异常。

【影像学检查】

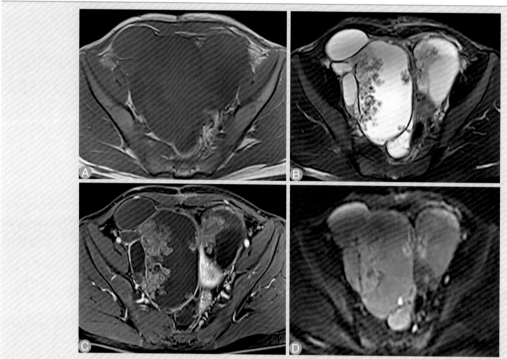

A. 横断位 T_1WI；B. 横断位 T_2WI 压脂；C. 横断位 T_1WI 压脂增强；D. 横断位 DWI。

图3-37-1　盆腔MRI平扫+增强

【分析思路】

年轻女性，CA125明显升高，双侧卵巢囊实性肿块，囊液呈T_1WI低信号、T_2WI高信号；囊壁可见多发乳头状结构，呈T_1WI等信号、T_2WI不均匀高信号；增强后乳头状结构呈明显强化，DWI呈等/稍高信号。常见病变有卵巢交界性肿瘤、恶性上皮性卵巢肿瘤及卵巢转移性肿瘤。

■ **卵巢交界性肿瘤**

本例支持点：年轻女性，双侧发生，肿块边界清晰；肿瘤表现为囊壁伴多发乳头状突起，呈T_2WI不均匀高信号，内见散在线样低信号影，代表乳头状结构内部的纤维轴心；DWI受限不明显，不支持恶性肿瘤的诊断。增强扫描实性成分明显强化。

不支持点：无。

■ **恶性上皮性卵巢肿瘤**

本例支持点：双侧肿瘤，CA125升高，囊实性病灶，肿瘤体积较大。

不支持点：肿瘤边界清晰，DWI信号不高，年龄较轻，未见明显种植转移灶及腹腔积液等征象。

■ **卵巢转移性肿瘤**

本例支持点：年轻女性，双侧发生，边界清晰。

不支持点：无原发肿瘤病史；胃癌来源的转移瘤一般表现为双侧发生的实性肿瘤伴其内囊肿样信号，黏液含量高时T_2WI肿瘤呈明显高信号，实性区常呈T_2WI较低信号；肠癌卵巢转移瘤一般为多房囊性肿块，囊液信号常不均匀，可伴明显出血，不会出现类似本例的乳头状结构。

【病理诊断】

病理结果：双侧卵巢交界性浆液性肿瘤，局部呈微乳头亚型/非浸润性低级别浆液性癌。

【讨论】

■ **临床概述**

好发于年轻女性，发病年龄较卵巢癌患者年轻10~15岁。临床多为早期病变，绝大多数患者为临床Ⅰ期，其次为Ⅲ期。半数以上患者的血清CA125水平不同程度升高，少数患者可同时出现血清CA19-9水平升高。患者的整体预后非常好，治疗方式首选手术治疗，年轻患者可选择保留生育功能的手术。

■ **病理特征**

33%~50%患者累及双侧卵巢。肿瘤大体形态可为囊性为主、囊实性、实性三种。囊性为主最多见，囊液多为水性或黏液性。70%的病例在囊内和（或）囊表面含有质软的白色至褐色菜花样乳头状结构，为其特征性表现。镜下可见乳头分支复杂，衬覆2~3层瘤细胞，有轻至中度细胞异型，无间质浸润，砂粒体沉着多见。乳头大小介于良性与恶性之间，与良性肿瘤中质硬而光滑的乳头相比，浆液性交界性肿瘤的乳头更为广泛。囊腔外出现乳头状结构容易合并腹膜种植和（或）淋巴结受累，常为非浸润性。

■ **影像学表现**

交界性浆液性肿瘤的特征性MRI征象如下：①双侧发生，形态多为卵圆形或不规则形，边界较为清晰，绝大多数患者可见同侧卵巢完全或部分显示；②乳头状结构：无论肿块是囊性为主、囊实性，还是实性，其内实性成分均由乳头状结构构成，以囊性为主的肿块表现为囊壁上单发或多发乳头状突起，实性肿块均表现为特征性的分支乳头状结构，囊实性肿块兼具上述两种；③T_2WI及DWI信号：乳头状结构在T_2WI上呈不均匀高信号、DWI图像上呈低—等信号，其病理学基础是乳头质地疏松伴间质水肿，常存在开放的筛状间隙，水分子的运动相对自由，此外，T_2WI高信号的乳头状结构内见低信号的纤维轴心，可提示交界性浆液性肿瘤的诊断，非常具有特异性，主要见于外生型、表面生长及微乳头亚型交界性浆液性肿瘤；④分房及囊液信号：单房多见，且囊液信号多均一，囊液为透亮浆液时，多呈T_1WI囊液低信号、T_2WI高信号，囊液为黄绿色较厚液体时，多呈T_1WI囊液稍高或高信号、T_2WI高信号；⑤Gd-DTPA增强：多数增强后明显强化，病理学基础可能为乳头状结构内含纤维基质，对比剂进入后容易积聚，此外，增强扫描能够发现囊壁上更多的细小乳头。

【拓展病例一】

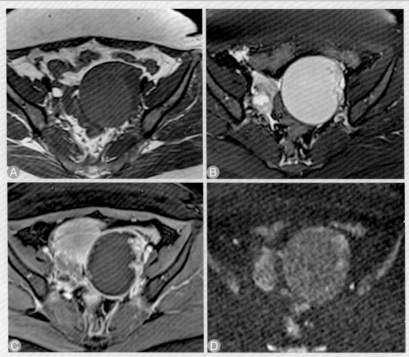

A. 横断位 T_1WI 示左侧卵巢类圆形肿块，囊液呈均匀稍高信号，实性部分呈等信号；B. 横断位 T_2WI 压脂示囊液呈均匀高信号，实性成分为乳头状结构，呈 T_2WI 不均匀高信号；C. 横断位 T_1WI 压脂增强示壁结节明显强化；D. DWI 示壁结节呈等信号。

图3-37-2　患者女性，35岁，左侧卵巢浆液性交界性肿瘤伴局灶微浸润，右侧卵巢浆液性交界性肿瘤（病灶较小）

【拓展病例二】

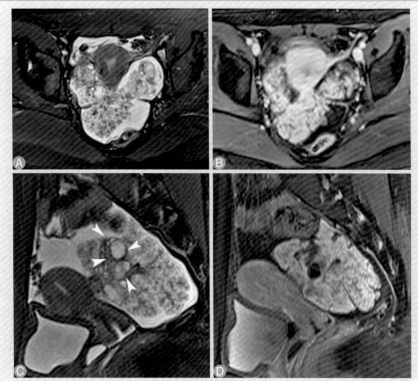

A. 横断位 T_2WI 压脂示双侧附件区实性肿块，呈 T_2WI 不均匀高信号，内见多发低信号影；B、D. 横断位及矢状位 T_1WI 压脂增强示肿瘤实性区明显强化，内部线样低信号区轻度强化；C. 矢状位 T_2WI 压脂示右侧卵巢组织被肿块所包绕（箭头）。

图3-37-3　患者女性，23岁，双侧卵巢交界性浆液性肿瘤伴局灶微浸润，部分呈外生性

【诊断要点】

1.年轻女性，CA125升高，易双侧发生，同侧卵巢部分或完全显示。

2.肿块内实性成分均表现为大小和形态不一的乳头状结构，T_2WI呈不均匀高信号，DWI等信号，增强后明显强化。

3.乳头状结构内T_2WI上可见低信号纤维轴心。

── 参考文献 ──

[1] LALWANI N，SHANBHOGUE A K，VIKRAM R，et al. Current update on borderline ovarian neoplasms[J]. AJR Am J Roentgenol，2010，194（2）：330-336.

[2] TANAKA Y O，OKADA S，SATOH T，et al. Ovarian serous surface papillary borderline tumors form sea anemone-like masses[J]. J Magn Reson Imaging，2011，33（3）：633-640.

[3] NAQVI J，NAGARAJU E，AHMAD S. MRI appearances of pure epithelial papillary serous borderline ovarian tumours[J]. Clin Radiol，2015，70（4）：424-432.

（李海明　杨朝湘）

病例38　卵巢交界性黏液性肿瘤

【临床资料】

- 患者女性，22岁，体检发现盆腔占位2个月。
- 实验室检查：CA125 216.7 U/mL，CA19-9 117.6 U/mL。

【影像学检查】

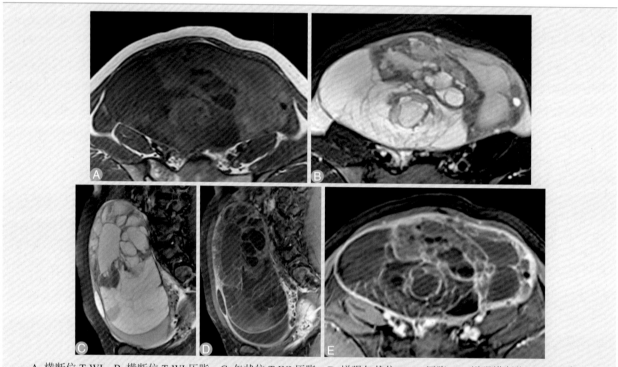

A. 横断位 T_1WI；B. 横断位 T_2WI 压脂；C. 矢状位 T_2WI 压脂；D. 增强矢状位 T_1WI 压脂；E. 增强横断位 T_1WI 压脂。

图3-38-1　盆腔MRI平扫+增强

【分析思路】

盆腔巨大多房囊性肿块，囊液信号混杂，T_1WI可见高信号囊液，局部可见蜂窝囊，增强后可见多发不规则增厚的分隔。常见病变有卵巢黏液性腺癌、卵巢转移性肿瘤、卵巢颗粒细胞瘤、交界性黏液性肿瘤。

■ 卵巢黏液性腺癌

本例支持点：单侧、体积巨大及不规则增厚的分隔。

不支持点：实性成分相对较少；此外，原发性卵巢黏液性腺癌发病率非常低，小于5%。

■ 卵巢转移性肿瘤

本例支持点：年轻女性，以多房囊性为主，边界清晰。

不支持点：无原发肿瘤病史，体积过大，转移瘤易双侧发生。

■ 卵巢颗粒细胞瘤

本例支持点：以多房囊性为主，信号混杂。

不支持点：体积较大，颗粒细胞瘤少见蜂窝状子宫；颗粒细胞瘤一般囊壁及分隔均匀性增厚伴中度/明显强化；未见子宫增大、内膜增厚及腹腔积液等继发征象。

■ 交界性黏液性肿瘤

本例支持点：年轻女性，体积巨大，多房囊性伴蜂窝囊出现，局部囊液呈T_1WI高信号/T_2WI低信号，囊壁及分隔不规则增厚，上述征象均符合交界性黏液性肿瘤的诊断。

不支持点：无。

【病理诊断】

免疫组化：CK7（＋），CK20（部分+），CEA（＋），PAX-8（局灶+），ER（–），PR（–），Ki-67（10%），p53（散在弱+），CDX-2（–）。

病理结果：右侧卵巢交界性黏液性肿瘤。

【讨论】

■ 临床概述

患者发病年龄较轻，平均约35岁。临床症状无特异性，多表现为下腹胀、腹痛或压迫症状，少数患者体检超声发现，90%以上肿瘤就诊时为临床Ⅰ期。CA19-9升高较CA125升高更多见。

■ 病理特征

黏液性交界性肿瘤以单侧卵巢发生为主，多数黏液性肿瘤为表面光滑的多囊性肿块，伴有不同程度的实性区域。肿瘤体积巨大，是所有卵巢肿瘤中最大的肿瘤。以多房囊性为主，可见结节状实性区域或厚分隔。同一肿瘤不同分房囊液性状多样，可为透亮或淡黄色黏液、透亮黏冻状黏液和白色半固态胶状。与浆液性交界性肿瘤不同，乳头状结构少见，仅少数肿瘤为致密的完全实性乳头状结构。

■ 影像学表现

交界性黏液性肿瘤的特征性MRI征象如下：①几乎均为单侧，如出现双侧黏液性肿瘤需首先考虑转移瘤，肿块体积较大，平均10～15 cm；②肿块质地：所有病灶均表现为以囊性为主肿块，大多数可见不规则增厚的分隔，少数出现囊壁结节；③分房及囊液信号：出现蜂窝房为特征性表现，可能的原因是交界性黏液性肿瘤细胞分裂相对活跃，产生较多的囊腔，分房内囊液信号多不一致，其病理基础为囊内黏液的信号变化与蛋白含量的多少密切相关，T_1WI上囊液主要呈不均匀低—高信号，T_2WI上囊液主要呈含低信号区或不均匀等—高信号，尤其是出现T_1WI高信号/T_2WI低信号的囊液，对应大体病理囊内含稠厚的胶冻样液体，诊断特异性非常高，本组此征象均出现于蜂窝状囊内；④伪实性区：部分交界性黏液性肿瘤在T_2WI上可见到类似实性成分的低信号区域，对应的T_1WI呈高信号，DWI等信号，增强扫描蜂窝状强化，我们认为出现此征象可提示交界性黏液性肿瘤的诊断，组织病理学上这种区域并非真正的实性区域，其内富含非常黏稠的黏液，呈细小蜂窝状，伴上皮不典型增生。

【拓展病例】

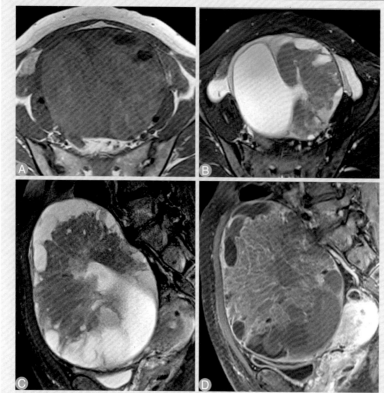

A. 横断位 T$_1$WI 示盆腔内类圆形肿块，呈不均匀稍高信号，边界清晰；B、C. 横断位及矢状位 T$_2$WI 压脂示肿块内分界明显的高信号区和低信号区；D. 增强矢状位 T$_1$WI 压脂示 T$_2$WI 低信号区呈蜂窝状强化。

图3-38-2　患者女性，52岁，左侧卵巢交界性黏液性肿瘤

【诊断要点】

1. 单侧发病，肿块体积大，边界清晰。

2. 以多房囊性为主肿块，尤其是出现 T$_1$WI 高信号/T$_2$WI 低信号的蜂窝状子宫时具有特征性，囊壁或分隔不规则增厚（≥5 mm）。

3. MRI上出现"伪实性区"，具体特异性，可提示交界性黏液性肿瘤的诊断。

——参考文献——

[1] LALWANI N，SHANBHOGUE A K，VIKRAM R，et al. Current update on borderline ovarian neoplasms[J]. AJR Am J Roentgenol，2010，194（2）：330-336.

[2] MA F H，ZHAO S H，QIANG J W，et al. MRI appearances of mucinous borderline ovarian tumors：pathological correlation[J]. J Magn Reson Imaging，2014，40（3）：745-751.

[3] 赵书会，强金伟，张国福，等 . MRI 鉴别卵巢良性与交界性黏液性囊腺瘤的价值 [J]. 中华放射学杂志，2012，46（4）：327-331.

（李海明　杨朝湘）

病例39　卵巢高级别浆液性腺癌

【临床资料】

- 患者女性，60岁，腹胀1个月。
- 实验室检查：CA125 321.2 U/mL，CA19-9 6.88 U/mL，HE-4 976 pmol/L。

【影像学检查】

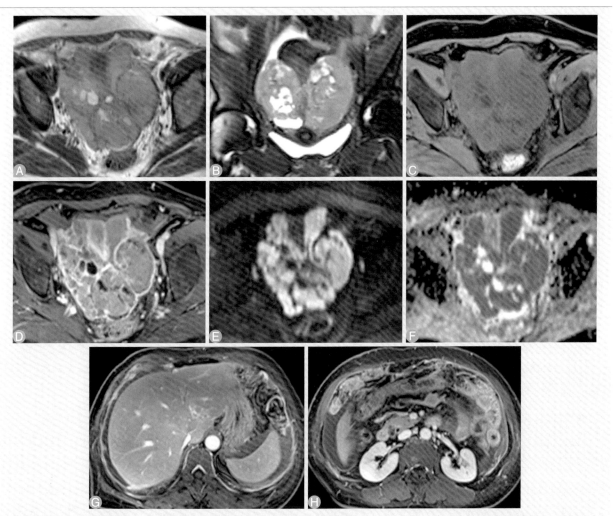

A. 横断位 T_2WI；B. 冠状位 T_2WI 压脂；C. 横断位 T_1WI 压脂；D. 增强横断位 T_1WI 压脂；E. 横断位 DWI；F. 横断位 ADC 图；G、H. 横断位 T_1WI 增强。

图3-39-1　盆腔+上腹部MRI平扫+增强

【分析思路】

老年女性，CA125升高，盆腔内双侧附件区不规则实性肿块，融合成团，境界欠清，DWI明显高信号，ADC图明显低信号，增强后实性成分中度强化；同时上腹部MRI扫描显示腹膜及网膜多发种植转移灶，腹腔积液。常见的病变有卵巢透明细胞癌、转移瘤、卵巢高级别浆液性腺癌。

■ 卵巢透明细胞癌

本例支持点：实性不规则肿块，内见囊变，DWI高信号。

不支持点：双侧多发病灶，腹膜、网膜种植（卵巢透明细胞癌少见）。

■ 转移瘤

本例支持点：多发及多处病灶、实性肿块伴囊变坏死、不均质中度强化。

不支持点：无原发病灶。

■ 卵巢高级别浆液性腺癌

本例支持点：双侧发病，实性成分强化明显，腹腔积液，腹膜及网膜种植转移。

不支持点：无。

【病理诊断】

免疫组化：ER（约80%+，强度：中—强），PR（约3%+，强度：弱—中），Ki-67（约40%+）。

病理结果：双侧卵巢高级别浆液性腺癌，左侧输卵管及周围平滑肌组织、子宫体肌壁浆膜面肌层内见癌浸润或转移，网膜见癌转移并形成多个癌结节。

【讨论】

■ 临床概述

多见于中老年女性，发病较为隐匿，约70%以上患者就诊时为进展期，预后较差，5年生存率约30%。临床症状无明显特异性，腹胀、盆腹部包块及胃肠道症状等在临床上较为常见。初始肿瘤细胞减灭术辅以术后基于铂的化疗仍是目前的标准治疗方案，经过这一治疗，绝大多数患者可实现完全缓解，但80%的患者经过不同的疾病无进展生存期会出现复发。对于术前评估无法实现满意减瘤的患者，可选择先进行新辅助化疗，降低肿瘤负荷后选择间歇性肿瘤细胞减灭术。肿瘤标志物CA125及HE-4常明显升高。

■ 病理特征

高级别浆液性腺癌是最常见的上皮性卵巢癌亚型。目前分子病理和免疫组化研究结果显示绝大多数高级别浆液性腺癌起源于输卵管伞端上皮。大体病理可分为4种类型：①以囊性为主，囊液为浆液性、浑浊性及血性液体，单房或多房，囊腔内含碎屑、柔软的乳头状突起（壁结节）；②囊实性；③完全实性，出血坏死多见；④完全外生性（浆液表面癌），卵巢正常或部分被肿瘤组织取代。典型大体病理表现为囊实性或实性肿块，伴出血、坏死。肿瘤组织柔软、易碎，双侧及表面受累多见。腹膜、大网膜及肠系膜可弥漫受累。

■ 影像学表现

高级别浆液性腺癌的典型MRI特征：①双侧性，约60%以上的患者表现为双侧疾病；②肿块大小，常为中等大小，直径多在6 cm以上，但约1/3进展期患者可表现为小肿块，甚至病灶不明显，而转移灶范围非常广泛；③肿瘤形态和边界，多为不规则形且边界不清晰，原发病灶常与周围转移灶融合成团而没有明确边界，邻近子宫及肠管容易受侵；④肿块质地，多数为实性或囊实性肿块，伴不同程度出血、坏死，亦可为以囊性为主伴壁结节；⑤增强扫描，实性区增强后可表现为不同程度的强化，多数为中度强化，不少病例也常为轻度强化；⑥DWI常呈明显高信号，ADC图明显低信号；⑦腹腔积液量，多数患者伴有不同程度腹腔积液，晚期患者常伴有中至大量腹腔积液；⑧腹膜种植转移，典型表现为腹盆腔腹膜不均匀增厚，如肝、脾周围包膜及膈肌的结节状增厚，大网膜的饼状肿块，小网膜囊及肠系膜浸润等；⑨淋巴结肿大，近1/3患者可见淋巴结肿大，常见部位为腹膜后、髂血管旁及横膈前组等。

【拓展病例】

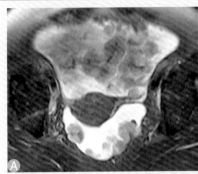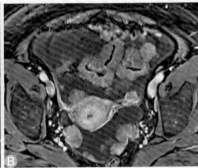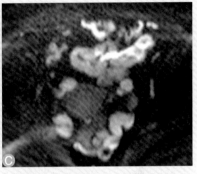

A.横断位 T₂WI 压脂示左侧附件区小结节，盆腔内多发大小不等结节影，网膜及系膜增厚，腹盆腔积液；B.横断位 T₁WI 压脂增强示左侧附件区强化小结节，盆腔及腹膜多发转移；C.横断位 DWI 示盆腔内多发病灶呈 DWI 明显高信号。

图3-39-2 患者女性，56岁，左侧卵巢高级别浆液性卵巢癌

【诊断要点】

1.双侧发病多见，肿块呈不规则形、边界欠清，CA125及HE-4常明显升高。

2.肿块多呈实性或囊实性，DWI显著高信号，ADC图显著低信号。

3.其他征象：容易伴发腹腔积液、腹膜广泛种植转移等。

—— 参考文献 ——

[1] 强金伟.妇科影像学[M].北京：人民卫生出版社，2016：295-325.

[2] BOGER-MEGIDDO I，WEISS N S. Histologic subtypes and laterality of primary epithelial ovarian tumors[J]. Gynecol Oncol，2005，97（1）：80-83.

[3] LI Y A，QIANG J W，MA F H，et al. MRI features and score for differentiating borderline from malignant epithelial ovarian tumors[J]. Eur J Radiol，2018，98：136-142.

（李海明 杨朝湘）

病例40　卵巢低级别浆液性腺癌

【临床资料】

● 患者女性，57岁，体检发现盆腔肿块。

● 实验室检查：CA125 156 U/mL，余未见明显异常。

【影像学检查】

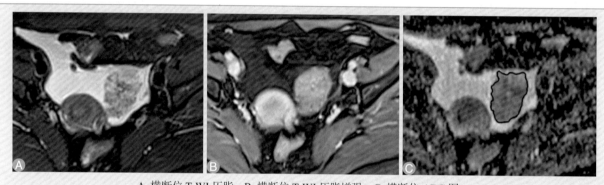

A. 横断位 T_2WI 压脂；B. 横断位 T_1WI 压脂增强；C. 横断位 ADC 图。

图3-40-1　盆腔MRI平扫+增强

【分析思路】

中老年女性，CA125升高，左侧附件区肿块，边界清晰，T_2WI 呈不均匀稍高信号，内似见低信号纤维轴心，ADC图低信号，增强后病灶明显强化，腹腔积液。常见病变有卵泡膜细胞瘤、卵巢低级别浆液性腺癌。

■ 卵泡膜细胞瘤

本例支持点：单侧卵巢类圆形肿块，边界清晰，伴腹腔积液。

不支持点：本例呈 T_2WI 不均匀高信号内伴散在低信号，而卵泡膜细胞瘤信号往往较均匀，呈稍低或稍高信号（由卵泡膜细胞的多少决定），增强后本例明显强化。

■ 卵巢低级别浆液性腺癌

本例支持点：T_2WI 呈不均匀稍高信号，内似见低信号纤维轴心，类似交界性黏液性肿瘤，但实性区ADC图呈稍低信号，而交界性肿瘤ADC图上信号常较高，同时见腹腔积液，因此，本例需考虑卵巢低级别浆液性腺癌，常由交界性肿瘤发展而来，约半数患者瘤内同时可见交界性成分。

不支持点：无。

【病理诊断】

免疫组化：CK7（++++），vimentin（+），CA125（++），ER（+），PR（+），p53（+++），Ki-67（50%+），WT-1（+++），p16（+++），CD31及D204（-）。

病理结果：左侧卵巢低级别外生性乳头状浆液性腺癌。

【讨论】

■ 临床概述

低级别浆液性腺癌约占浆液性癌的5%，平均发病年龄常较高级别浆液性腺癌约年轻10岁。临床上常无症状或体检时发现。疾病可表现为临床早期或进展期，进展期患者的转移方式类似高级别浆液性腺癌，但肿瘤的整体负荷较低。肿瘤标志物CA125常不同程度升高。

■ 病理特征

低级别与高级别浆液性腺癌被认为是两组不同的肿瘤。不少低级别浆液性腺癌患者呈合并浆液性交界性成分，镜下显示轻度或中度的核异型性，坏死较少出现，砂粒体较常见且核分裂象较低，常低于2 ~ 3个核分裂象/高倍镜视野。

■ 影像学表现

影像学上无明显特征性，交界性浆液性肿瘤为其癌前病变，因此肿瘤内常同时合并交界性肿瘤成分。约半数左右为双侧发生，以囊性为主，囊实性及实性肿块均可出现，不具特征性。实性成分常呈DWI高信号，但平均ADC值低于高级别浆液性腺癌，高于交界性肿瘤；如MRI上同时发现T_2WI低信号纤维轴心及DWI等信号的实性成分等征象时，可提示低级别浆液性腺癌的诊断。进展期患者转移方式类似高级别浆液性腺癌，如腹腔积液、腹膜种植转移及淋巴结转移等，但整体转移灶的范围及容积较小。

【拓展病例】

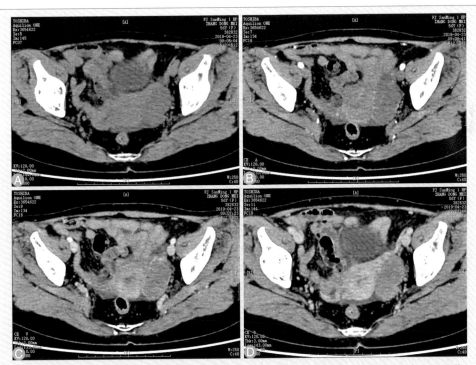

A. 横断位 CT 平扫示左侧附件区软组织肿块，边界清楚；B ~ C. 横断位 CT 增强呈均匀延迟强化。

图3-40-2　患者女性，56岁，右侧卵巢低级别浆液性腺癌

【诊断要点】

1.单侧或双侧均可发生，肿块可以囊性为主，囊实性和实性肿块均可出现。

2.MRI上如发现交界性浆液性的征象，且局部实性成分DWI呈高信号，有助于提示诊断。

3.CT能够显示肿瘤内砂粒体样钙化，具有一定特征性。

—— 参考文献 ——

[1] 强金伟 . 妇科影像学 [M]. 北京：人民卫生出版社，2016.

[2] LI H M，ZHANG R，GU W Y，et al. Whole solid tumour volume histogram analysis of the apparent diffusion coefficient for differentiating high-grade from low-grade serous ovarian carcinoma：correlation with Ki-67 proliferation status [J]. Clin Radiol，2019，74（12）：918-925.

（李海明　杨朝湘）

病例41 卵巢黏液性腺癌

【临床资料】

● 患者女性，63岁，子宫切除术后10年，发现盆腔肿块1年。

● 实验室检查：CA125 176.4 U/mL。

【影像学检查】

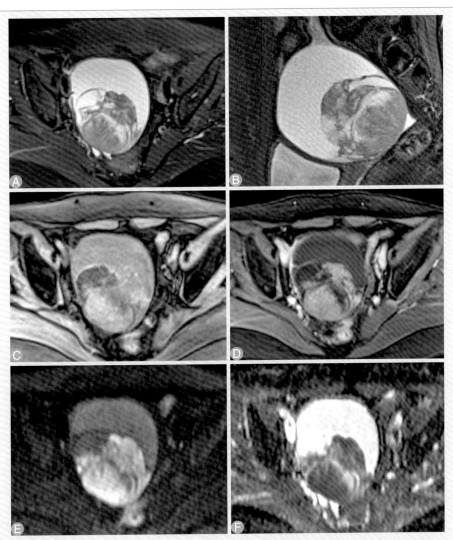

A. 横断位 T_2WI 压脂；B. 矢状位 T_2WI 压脂；C. 横断位 T_1WI 压脂；D. 横断位 T_1WI 压脂增强；E. 横断位 DWI；F. 横断位 ADC 图。

图3-41-1 盆腔MRI平扫+增强

【分析思路】

盆腔多房囊实性肿瘤，实性成分呈DWI高信号，ADC图低信号，增强后实性成分不均质强化。常见病变有交界性黏液性肿瘤、卵巢转移性肿瘤、卵巢黏液性腺癌。

■ **交界性黏液性肿瘤**

本例支持点：临床上较黏液性腺癌更常见，似见"伪实性区"。

不支持点：本例体积过小，囊液信号较为均匀，增强后可见明显强化的实性区，实性成分DWI明显高信号。

■ **卵巢转移性肿瘤**

本例支持点：多房囊实性肿块，边界清晰，实性成分DWI高信号，增强后明显强化。

不支持点：无原发肿瘤病史，单侧发生。

■ **卵巢黏液性腺癌**

本例支持点：多房囊实性肿块，实性区DWI高信号、ADC图低信号；黏液性腺癌多由交界性黏液性肿瘤恶变而来，本例似见后者的典型征象"伪实性区"。

不支持点：无。

【病理诊断】

免疫组化：CK7（+），CK20（-），ER（+），PR（+），p53（+），WT-1（-），CDX-2（-），Ki-67（30%+）。

病理结果：右侧卵巢中分化黏液性腺癌 I c期。

【讨论】

■ **临床概述**

在所有上皮性卵巢癌中发生率低于5%，可发生于任何年龄，发病年龄多为39～50岁。多数患者无特殊症状，肿瘤巨大时可尝试压迫症状。与其他类型上皮性恶性肿瘤相比，黏液性癌预后好，多为子宫内膜癌的国际妇产科联盟（Federation International of Gynecologyand Obstr，FIGO）I期，5年生存率可达90%。肿瘤标志物CA19-9常不同程度增高，CA125亦可增高。

■ **病理特征**

原发性卵巢黏液性癌大体表现为单侧、体积较大的多房囊性肿块，通常无卵巢表面受累或卵巢外浸润，内含数量不等的黏液，直径由8～40 cm不等（平均16～19 cm），实性成分或囊腔内壁结节较良性及交界性黏液性肿瘤更多见和常见。双侧时，需首先考虑卵巢转移性肿瘤，因为双侧原发性黏液性癌非常罕见。显微镜下，多数黏液性癌腺体分化良好，数量不等，周边可见黏液性囊腺瘤或黏液性交界性肿瘤区域，恶性黏液性上皮浸润间质，范围大于5 mm，增生腺体呈3种方式生长：①腺体过多合并在一起，称为"融合腺"；②含丰富嗜酸性胞浆的单个细胞簇状分布，细胞间隙清晰；③数量不等的腺体无规则性浸润间质。

■ **影像学表现**

多数黏液性癌与黏液性交界性肿瘤表现相仿，但前者实性区或厚分隔更多见。黏液性肿瘤是所有卵巢肿瘤中最大的肿瘤，直径通常大于10 cm，75%的肿瘤以囊性为主，其中大多数肿瘤为表面光滑的多房囊性肿瘤，分房大小不等，局部可呈蜂窝状改变，囊内分隔厚薄不等，局部可见壁结节向囊腔内突出。黏液性腺癌多从良性肿瘤经过交界性肿瘤发展而来，随着恶性程度的升高，肿瘤实性组织增多。囊液信号因含黏液、浆液或出血含量等不同而异，MR图像T_1WI呈中等信号、稍高和高信号或水样低信号，T_2WI呈程度不一的高信号或稍低信号，从而呈现"染色玻璃征"。实性成分T_1WI呈等或略高信号，T_2WI呈中等高信号，DWI呈高信号，有助于与交界性黏液性肿瘤鉴别。增强扫描实性成分（不规则增厚的分隔、壁结节及实质区）可见明显强化。

【拓展病例】

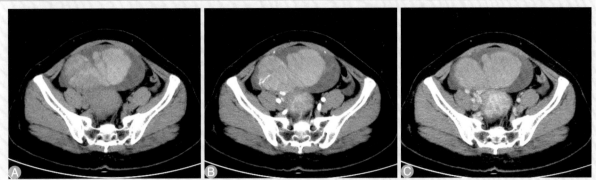

A. 左侧附件区巨大囊实性病变，局部囊内密度增高；B. 动脉期病灶实性成分中度强化，并可见迂曲血管影；C. 静脉期实性成分进一步强化，囊性区及高密度区未见强化。

图3-41-2　患者女性，49岁，右侧卵巢黏液性腺癌

【诊断要点】

1.单侧发病，肿块呈卵圆形，边界清晰，CA19-9升高更常见。

2.形态学上常表现为两种形式：①以多房囊性为主伴不规则增厚的分隔；②囊实性肿块。交界性黏液性肿瘤的形态与卵巢黏液性癌的相似，但卵巢黏液性腺癌实性成分明显增多。

3.需注意的是，如影像学检查发现双侧黏液性肿瘤，需首先考虑卵巢转移性肿瘤。

—— 参考文献 ——

[1] LALWANI N，PRASAD S R，VIKRAM R，et al. Histologic，molecular，and cytogenetic features of ovarian cancers：implications for diagnosis and treatment[J]. Radiographics，2011，31（3）：625-646.

[2] HART W R. Mucinous tumors of the ovary：a review[J]. Int J Gynecol Pathol，2005，24（1）：4-25.

[3] LI Y A，QIANG J W，MA F H，et al. MRI features and score for differentiating borderline from malignant epithelial ovarian tumors[J]. Eur J Radiol，2018，98：136-142.

（李海明　杨朝湘）

病例42　卵巢内膜样腺癌

【临床资料】

● 患者女性，37岁，腹痛1月余，检查发现盆腔占位。

● 实验室检查：CA125 86.8 U/mL，CA19-9 151.9 U/mL，余未见明显异常。

【影像学检查】

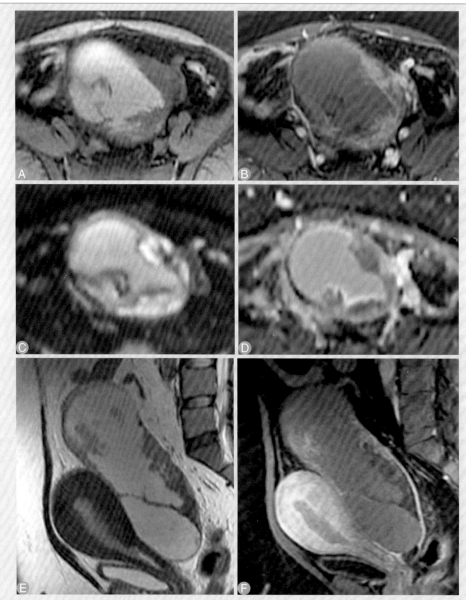

A. 横断位 T_1WI 压脂；B. 横断位 T_1WI 压脂增强；C. 横断位 DWI；D. 横断位 ADC 图；E. 矢状位 T_2WI；F. 矢状位 T_1WI 压脂增强。

图3-42-1　盆腔MRI平扫+增强

【分析思路】

年轻女性，CA125及CA19-9升高，以囊性为主的肿块伴多发结节，囊液呈T₁WI高信号，壁结节DWI高信号，ADC图低信号，同时可见子宫内膜增厚，增强后实性成分不均质强化。常见的病变有卵巢透明细胞癌、颗粒细胞瘤、卵巢内膜样腺癌。

■ 卵巢透明细胞癌

本例支持点：单侧肿块，以囊性为主伴壁结节，囊液T₁WI高信号，实性区DWI高信号、ADC图低信号。

不支持点：合并子宫内膜增厚少见，壁结节常较大。

■ 颗粒细胞瘤

本例支持点：子宫内膜增厚。

不支持点：肿瘤多呈实性肿块伴多发囊变及出血，少见囊伴壁结节样改变。

■ 卵巢内膜样腺癌

本例支持点：单侧、类椭圆形肿块，边界清晰，囊液呈T₁WI高信号，囊壁可见多发大小不等乳头状突起，实性成分呈DWI高信号、ADC图低信号，同时可见增厚的子宫内膜，符合卵巢内膜样腺癌的MRI表现。

不支持点：无。

【病理诊断】

免疫组化：CA125（部分+），CDX2（少量+），GPC3（−），CK20（−），CK7（+），ER（70%+），HNF-1β（+），Ki-67（密集区30%+），Napsin-A（−），p53（DO7）（−），PAX-8（部分弱+），PR（70%+++），Villin（−），vimentin（+），p40（−），p63（−）。

病理结果：左侧卵巢内膜样腺癌伴鳞化及坏死，FIGO Ⅱ级，起源于内膜样囊肿。

【讨论】

■ 临床概述

多发生于围绝经期或绝经后期妇女，平均发病年龄为55岁。多数患者早期无特殊症状，肿瘤较大时，可产生腹胀、腹部隐痛和自觉腹部包块伴压迫症状等。部分患者可出现一些特殊的临床表现，最常见的为不规则阴道出血，往往是由于合并同时发生的子宫内膜癌或子宫内膜增生。80%的患者CA125不同程度升高，半数以上患者CA19-9升高，少数患者CEA增高。

■ 病理特征

大体上，肿瘤多呈较大的表面光滑的肿块，有三类表现：①以囊性为主，囊内常含大量巧克力样液体伴壁结节；②囊实性，实性区质软、易碎，囊腔内多为血性液体，偶尔为黏液样或绿色的液体；③实性，大量出血坏死较少见。镜下，高分化者形成圆形、卵圆形或管状腺体，腺体由复层非黏液上皮细胞构成，也可出现筛状或绒毛状结构，部分出现鳞状细胞分化，常形成桑葚样结构；中分化及低分化者常呈实性生长伴显著出血、坏死，可见复杂的腺样或微腺样结构，核分裂象及异型性明显。

■ 影像学表现

MRI表现：常为卵圆形囊性为主型肿块，囊壁伴多发大小不等壁结节或乳头状突起；单房囊比多房囊更常见。囊液常呈T₁WI均匀等或高信号、T₂WI均匀高信号；实性成分常呈T₂WI不均匀高信号，DWI高信号，ADC图低信号；常见同时发生的子宫内膜癌、息肉及增生。少数可表现为完全实性肿块，囊实性肿块的表现介于囊性为主型与实性两者之间，增强扫描见实性成分明显或中度强化。多数患者可见少量腹腔积液，中等量或大量腹腔积液及腹膜种植少见。

【拓展病例】

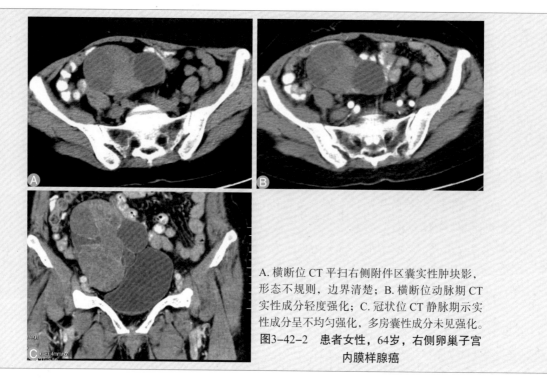

A.横断位 CT 平扫右侧附件区囊实性肿块影，形态不规则，边界清楚；B.横断位动脉期 CT 实性成分轻度强化；C.冠状位 CT 静脉期示实性成分呈不均匀强化，多房囊性成分未见强化。

图3-42-2　患者女性，64岁，右侧卵巢子宫内膜样腺癌

【诊断要点】

1.单侧发病多见，肿块呈卵圆形，边界清晰，CA19-9升高更常见。

2.以单房囊性为主肿块，囊壁伴多发壁结节，壁结节直径常小于卵巢透明细胞癌，囊液呈T_1WI均匀等或高信号。

3.其他征象：容易伴发子宫内膜癌或子宫内膜增生、息肉等。

—— 参考文献 ——

[1] LI H M，QIANG J W，XIA G L，et al. MRI for differentiating ovarian endometrioid adenocarcinoma from high-grade serous adenocarcinoma[J]. J Ovarian Res，2015，8：26.

[2] LI H M，QIANG J W，XIA G L，et al. Primary ovarian endometrioid adenocarcinoma：magnetic resonance imaging findings including a preliminary observation on diffusion-weighted imaging[J]. J Comput Assist Tomogr，2015，39（3）：401-405.

[3] KURATA Y，KIDO A，MORIBATA Y，et al. Diagnostic performance of MR imaging findings and quantitative values in the differentiation of seromucinous borderline tumour from endometriosis-related malignant ovarian tumour[J]. Eur Radiol，2017，27（4）：1695-1703.

（李海明　杨朝湘）

病例43 卵巢透明细胞癌

【临床资料】

● 患者女性，53岁，1个月前无明显诱因扪及下腹部包块。

● 实验室检查：CA125 1205 U/mL，CA19-9 137 U/mL。

【影像学检查】

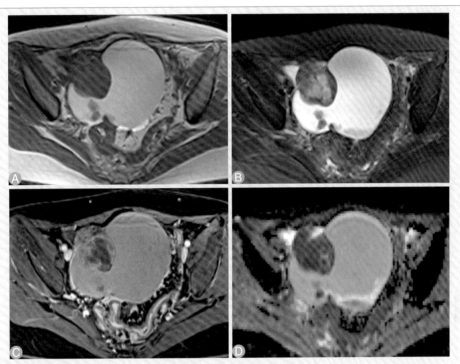

A. 横断位 T_1WI；B. 横断位 T_2WI；C. 横断位 T_1WI 增强；D. 横断位 ADC 图。

图3-43-1 盆腔MRI平扫+增强

【分析思路】

中老年女性，CA125及CA19-9均升高，盆腔内类圆形肿块，表现为囊性为主伴大小不等的壁结节，ADC图上壁结节呈明显低信号。常见的病变有高级别浆液性腺癌、卵巢透明细胞癌。

■ **高级别浆液性腺癌**

支持点：中老年女性，肿瘤标志物升高，以囊性为主伴壁结节，盆底种植转移。

不支持点：囊液呈T_1WI均匀高信号，单侧发病。

■ **卵巢透明细胞癌**

本例支持点：肿瘤标志物升高，以囊性为主伴较大壁结节，囊液呈T_1高信号，ADC图低信号；同时可见盆底散在种植小结节；符合透明细胞癌的MRI表现。

不支持点：无。

【病理诊断】

免疫组化：ER（部分+），PR（-），p53（部分+），WT-1（-），Ki-67（30%+），HER2（-），HNF-1β（部分+），Napsin-A（部分+），p16（+），PAX-8（+），IMP3（+）。

病理结果：右侧卵巢透明细胞癌，左侧卵巢子宫内膜异位症，腹盆腔多部位病灶：大网膜、阑尾、左结肠旁沟腹膜、盆底腹膜、乙状结肠系膜结节、直肠系膜表面结节、回盲部系膜结节、降结肠系膜结节均见癌累及。

【讨论】

■ 临床概述

透明细胞癌一般发生于成年妇女，平均发病年龄为48～58岁，25岁以下非常罕见。临床症状无特异性，常表现为腹胀、腹痛、腹部包块或尿频等，个别患者有阴道出血或排液，晚期常合并腹腔积液。目前普遍认为透明细胞癌与子宫内膜异位密切相关，尤其在亚洲女性中，合并内膜异位症的患者更多见。

■ 病理特征

绝大多数透明细胞癌单侧发病，典型大体特征为大而圆的囊实性肿块；以囊性为主时，表现为囊壁单发或多发的大圆乳头突向囊腔；也可表现为完全实性肿块。显微镜下，透明细胞癌由以下5种形态细胞组成：①典型的是透明细胞，圆形或多边形，胞质透明，含丰富糖原，瘤细胞呈实性片、巢、索、腺管或乳头状排列；②另一种为鞋钉细胞，细胞大而圆，核大、深染，胞浆少，形似鞋钉，呈管状分布；③嗜酸性细胞，细胞核偏心分布，胞浆嗜酸深染，圆形或菱形；④立方形细胞；⑤扁平细胞也常可见，沿囊壁或腺体分布。

■ 影像学表现

以单房囊性为主肿块伴单个或多个大小不等壁结节是透明细胞癌的最常见征象。约90%以上的卵巢透明细胞癌为单侧发生，形态以类圆形或椭圆形为主，文献报道透明细胞癌的囊壁结节较大，最大平均直径约为（5.06±0.4）cm。约半数以上的透明细胞癌合并盆腔或卵巢子宫内膜异位症。典型者囊液呈 T_1WI 高信号，壁结节呈DWI高信号、ADC图低信号，增强后常显著强化。腹膜种植灶、大量腹腔积液在透明细胞癌中少见，原因是绝大多数透明细胞癌诊断时病灶局限于卵巢，分期多为FIGO Ⅰ、Ⅱ期。部分肿瘤实性结节较大，肿瘤呈囊实混合性；约1/3透明细胞癌表现为实性肿块，实性成分类似"鱼肉状"，DWI上常呈相对均匀高信号；影像学上主要需与高级别浆液性腺癌鉴别，但后者实性区常不规则，内部坏死明显。

【拓展病例】

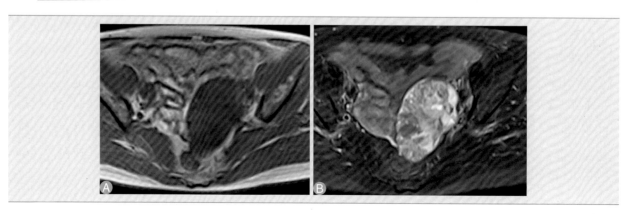

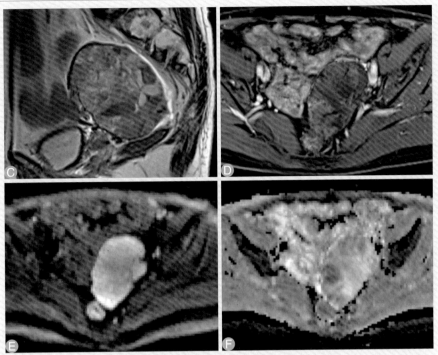

A. 横断位 T$_1$WI 示左侧附件区卵圆形肿块，呈不均匀等信号；B、C. 横断位 T$_2$WI 压脂序列及矢状位 T$_2$WI，示肿块呈实性、不均匀高信号；D. 横断位 T$_1$WI 增强示肿块呈不均匀强化，类似"鱼肉样改变"；E. 横断位 DWI 示肿块呈高信号；F. 横断位 ADC 图示肿块呈不均匀低信号。

图3-43-2　患者女性，62岁，左侧卵巢透明细胞癌

【诊断要点】

1.单侧、卵圆形、边界清晰。

2.单房囊性为主肿块，囊壁伴多发壁结节，壁结节直径常较大，典型者囊液呈T$_1$WI高信号。

3.其他征象：容易合并卵巢或者盆腔的子宫内膜异位症。

—— 参考文献 ——

[1] DEL C M，BIRRER M，SCHORGE J O. Clear cell carcinoma of the ovary：a review of the literature[J]. Gynecol Oncol，2012，126（3）：481-490.

[2] RAUH-HAIN J A，WINOGRAD D，GROWDON W B，et al. Prognostic determinants in patients with uterine and ovarian clear carcinoma[J]. Gynecol Oncol，2012，125（2）：376-380.

[3] MA F H，QIANG J W，ZHANG G F，et al. Magnetic resonance imaging for distinguishing ovarian clear cell carcinoma from high-grade serous carcinoma[J]. J Ovarian Res，2016，9（1）：40.

（李海明　杨朝湘）

病例44　卵巢纤维瘤

【临床资料】

● 患者女性，31岁，超声检查发现盆腔肿物3年。

● 实验室检查：肿瘤指标（－）。

【影像学检查】

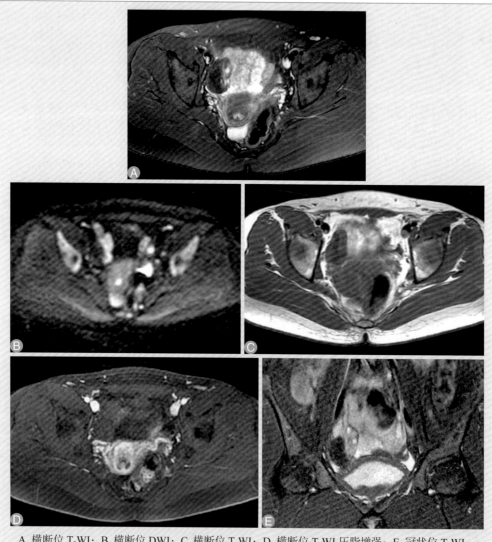

A. 横断位 T_2WI；B. 横断位 DWI；C. 横断位 T_1WI；D. 横断位 T_1WI 压脂增强；E. 冠状位 T_2WI。

图3-44-1　盆腔MRI平扫+增强

【分析思路】

青年女性，肿块与同侧卵巢（内可见小卵泡影）紧邻，其定位明确为右侧卵巢，肿块在T_1WI及T_2WI上均呈低信号，增强后强化不明显，提示肿块可能以纤维和（或）钙化成分为主。常见的病变有Brenner瘤、卵巢囊腺纤维瘤、卵巢纤维瘤。

■ Brenner瘤

本例支持点：肿块实性，T_1WI及T_2WI上均呈低信号，增强后无明显强化。

不支持点：多见于中老年女性。

■ 卵巢囊腺纤维瘤

本例支持点：肿块实性，T_2WI上呈低信号。

不支持点：常见囊性成分，实性部分增强后呈中等以上强化。

■ 卵巢纤维瘤

本例支持点：肿块呈完全实性，T_1WI及T_2WI上均呈低信号，增强后无明显强化。

不支持点：无Meigs综合征。

【病理诊断】

卵巢纤维瘤。

【讨论】

■ 临床概述

卵巢纤维瘤为最常见的性索间质肿瘤，占所有卵巢肿瘤的4%，几乎均无内分泌功能。可见于任何年龄，平均发病年龄在45~50岁，可发生于痣样基底细胞癌综合征。小的纤维瘤可无症状，较大者可出现盆腔不适及卵巢蒂扭转所致的急性腹痛。当合并Meigs综合征出现大量腹腔积液时，有点类似恶性表现。该征在肿瘤切除后可消失。

■ 病理特征

典型纤维瘤由形态一致的纺锤形纤维母细胞及产生的胶原性间质构成。瘤细胞胞质稀少，可含少量脂滴。瘤细胞排列呈束状或车辐状，核分裂象缺乏或罕见。细胞间有丰富的胶原、透明变性的斑块及不同程度的水肿。

■ 影像学表现

肿瘤平扫常表现为附件区边界清楚的实性肿块，病灶形态呈圆形、卵圆形或分叶状，单发多见，少数双侧发病。T_2WI上肿瘤呈低信号为其特征性改变，少数可夹杂少许斑片状稍高信号。T_1WI上肿瘤呈等—稍低信号。DWI上信号一般较低。增强扫描肿瘤无明显强化或仅轻度强化。典型纤维瘤多呈外向性生长，同侧卵巢常可见，伴或不伴腹腔积液。

【拓展病例】

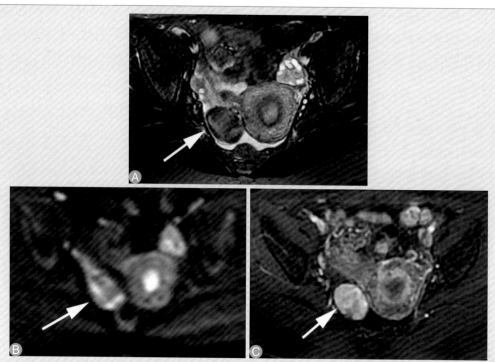

A.T₂WI 横断位示右侧附件区类圆形边界清楚占位（箭头），信号高—低不均，病变侧卵巢尚可见；B.DWI 横断位示病变信号不均，部分呈增高信号（箭头），对应于 T₂WI 上的高信号部分；C.增强后横断位示病变呈中度以上欠均匀强化，周缘可见线状低信号包膜（箭头）。

图3-44-2　患者女性，29岁，右侧卵巢纤维瘤

【诊断要点】

1.经典征象：典型卵巢纤维瘤各序列上均呈低信号，增强后无明显强化。

2.有提示意义的征象：肿瘤同侧的卵巢仍可见。

── 参考文献 ──

[1] HORTA M，CUNHA T M. Sex cord-stromal tumors of the ovary：a comprehensive review and update for radiologists[J]. Diagn Interv Radiol，2015，21（4）：277-286.

[2] 李艳, 胡宁, 郑晔, 等 .18 例卵巢纤维瘤的 MRI 表现与误诊分析 [J]. 中国医疗器械信息，2021，27(23)：54-56.

（王　会　杨朝湘）

病例45 卵巢卵泡膜细胞瘤

【临床资料】

- 患者女性，25岁，体检发现盆腔肿物1月余。
- 实验室检查：CA125 36.9 U/mL。

【影像学检查】

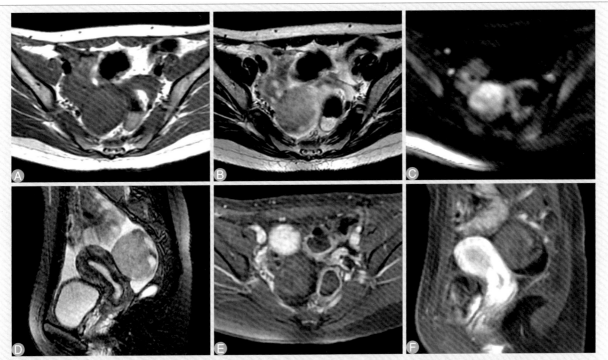

A.横断位 T_1WI；B.横断位 T_2WI；C.横断位 DWI；D.矢状位 T_2WI 压脂；E.横断位 T_1WI 压脂增强；F.矢状位 T_1WI 压脂增强。

图3-45-1 盆腔MRI平扫+增强

【分析思路】

青年女性，肿块位于子宫后方，呈实性，边界清楚，与同侧卵巢紧邻，定位为右侧卵巢，肿块在 T_1WI 上呈较均匀等信号，T_2WI 上呈不均匀高信号，DWI呈高信号，增强后强化程度中等，伴腹盆腔积液，提示性索-间质来源可能。常见病变有不典型纤维瘤、无性细胞瘤、卵泡膜细胞瘤。

■ 不典型纤维瘤

本例支持点：肿块同侧卵巢显示，伴有梅热综合征。

不支持点：T_2WI 及DWI上肿块信号较高，增强后强化较为明显。

■ 无性细胞瘤

本例支持点：患者年龄较轻，肿瘤呈实性，DWI信号较高。

不支持点：强化程度偏低，无纤维血管分隔征。

■ 卵泡膜细胞瘤

本例支持点：肿块T₂WI信号不均，DWI呈高信号，增强后有中度强化。

不支持点：患者年龄较轻。

【病理诊断】

右侧卵巢卵泡膜细胞瘤。

【讨论】

■ 临床概述

卵泡膜细胞瘤是源自卵泡的卵泡膜细胞的肿瘤，占卵巢原发肿瘤的0.5%～1%。典型的卵泡膜细胞瘤患者多发生于绝经后，平均年龄59岁。约50%的患者出现雌激素增高相关的症状，如子宫出血、内膜增厚，约20%的患者伴有子宫内膜腺癌。卵泡膜细胞瘤伴有腹盆腔积液时，常可见CA125升高。

■ 病理特征

典型的卵泡膜细胞瘤由一致的良性表型的瘤细胞构成。细胞核呈卵圆形或梭形，胞质丰富、淡染、空泡状、富含脂质，每个细胞周围有网状纤维包绕，核分裂象罕见或缺乏。黄素化的卵泡膜细胞瘤含有黄素细胞，黄素细胞以单个或呈巢状分布于卵泡膜细胞瘤的背景中。

■ 影像学表现

卵巢卵泡膜细胞瘤在T₁WI上一般呈与肌层等信号。T₂WI上与卵巢纤维瘤相比，信号更高，常不均匀，少数可见瘤内囊变，甚至以囊性为主。很多卵泡膜细胞瘤还可见T₂WI低信号包膜影。肿瘤在DWI上的信号较高而均匀。增强后肿瘤强化较纤维瘤更明显，多呈轻中度强化，强化可不均，少数可呈明显强化。与纤维瘤相似，卵泡膜细胞瘤所在侧的卵巢仍可见者并不少见，可伴Meigs综合征。

【拓展病例】

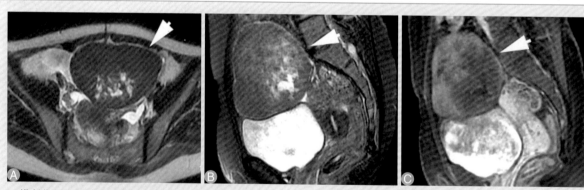

A.横断位T₂WI示左侧附件区边界清楚肿块（箭头），肿块中央可见囊变高信号区；B.矢状位T₂WI示肿块（箭头）信号高低不均，囊变部分呈更高信号；C.矢状位T₁WI增强示肿块（箭头）呈不均匀强化，囊变区不强化。

图3-45-2 患者女性，34岁，左侧卵巢卵泡膜细胞瘤

【诊断要点】

1.经典征象：肿瘤呈实性，DWI多呈增高信号；T₂WI可见低信号包膜，少数可见瘤内囊变；增强后轻中度强化。

2.有提示意义的征象：Meigs综合征。

—— 参考文献 ——

[1] HORTA M，CUNHA T M. Sex cord-stromal tumors of the ovary：a comprehensive review and update for radiologists[J]. Diagn Interv Radiol，2015，21（4）：277-286.

[2] 毛咪咪,石健,傅爱燕.卵巢卵泡膜细胞瘤的MRI特征分析[J].南通大学学报(医学版),2021,41(5):407-410.

（王　鑫　杨朝湘）

病例46　卵巢幼年型颗粒细胞瘤

【临床资料】

- 患者女性，18岁，月经未来潮并少量阴道褐色分泌物。
- 超声发现盆腔肿块。
- 实验室检查：内分泌8项及肿瘤指标阴性。

【影像学检查】

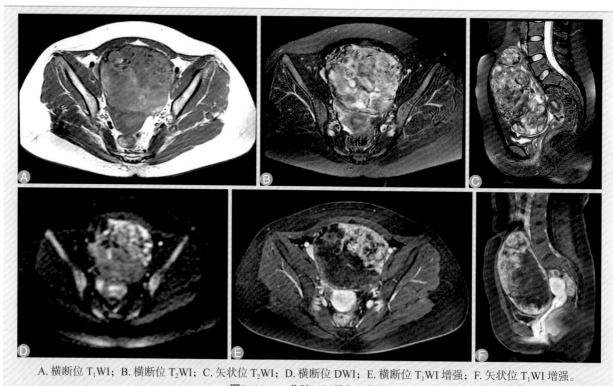

A.横断位 T_1WI；B.横断位 T_2WI；C.矢状位 T_2WI；D.横断位 DWI；E.横断位 T_1WI 增强；F.矢状位 T_1WI 增强。

图3-46-1　盆腔MRI平扫+增强

【分析思路】

青年女性，盆腔肿块较大呈实性，边界清楚，左侧卵巢无明确显示，考虑肿块来自左侧卵巢。肿块在 T_1WI 上可见灶内多发小斑片状出血高信号， T_2WI 上信号混杂，DWI上部分呈弥散受限高信号。增强后弥散受限高信号部分呈明显强化，而 T_1WI 上有出血的部分无明显强化。肿块似有包膜，边界较清楚，并伴少量盆腔积液。常见病变有性索-间质来源的幼年型颗粒细胞瘤、生殖细胞来源的无性细胞瘤。

■ 幼年型颗粒细胞瘤

本例支持点：患者年轻，肿块内分布有出血信号。增强后非出血坏死部分明显强化。

不支持点：缺乏性激素增高相关临床症状。

■ 无性细胞瘤

本例支持点：患者年轻，肿块呈实性，DWI可见弥散受限增高信号。

不支持点：缺乏纤维血管分隔征。

【病理诊断】

左侧卵巢幼年型颗粒细胞瘤。

【讨论】

■ 临床概述

幼年型颗粒细胞瘤较少见，仅约占所有颗粒细胞瘤的5%。90%的幼年型颗粒细胞瘤发生于30岁以内。颗粒细胞瘤是最为常见的可分泌雌激素的肿瘤。在儿童患者中，可致性早熟。还可出现子宫内膜过度增生。因肿瘤破裂和腹腔积血而致急腹症的发生率为10%，要高于其他卵巢肿瘤。

■ 病理特征

大体表现与成年型颗粒细胞瘤相同。囊实性最常见，囊内可含有血性液体；也可为实性或完全囊性变，后者常为多房，罕见单房；实性区常为黄褐色，偶尔可见广泛的坏死和（或）出血。

典型组织学表现为细胞丰富的实性肿瘤，瘤细胞呈结节样或弥漫性生长，伴局灶性滤泡结构形成。肿瘤也可以完全为实性或完全为滤泡。实性区通常以粒层细胞为主，常混有卵泡膜细胞。硬化和钙化罕见。

■ 影像学表现

幼年型颗粒细胞瘤常表现为单侧较大盆腔肿块，从实性至伴有实性成分的多房囊性，甚至纯囊性肿块，但呈均质实性和单房囊性较罕见。典型幼年型颗粒细胞瘤在MRI上呈多囊筛孔状。实性成分在T_2WI上常为等信号，囊间较厚的分隔可呈低信号。囊内可呈出血T_1WI高信号及液-液分层征象。DWI上，实性部分常呈弥散受限的高信号，增强后则明显强化。因雌激素持续增高的作用，可伴子宫内膜增厚、宫腔积血和子宫增大。

【拓展病例】

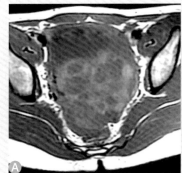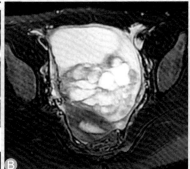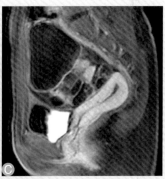

A.横断位 T_1WI 示右侧附件区不规则形肿块，呈囊实性，实性部分呈增高信号，提示出血可能，囊变区呈筛孔样分布；B.横断位 T_2WI 压脂示肿块内囊变区大小不一，其中最大者位于肿块前部；C.矢状位 T_1WI 增强示肿块向后推压子宫，肿块内实性部分明显强化，囊变区不强化。

图3-46-2 患者女性，10岁，右侧卵巢颗粒细胞瘤

【诊断要点】

1.经典征象：肿瘤呈囊实性，T_1WI上瘤内可见出血高信号；DWI上实性部分呈弥散受限增高信号，增强后明显强化。

2.有提示意义的征象："筛孔征"。

—— 参考文献 ——

[1] 郭晓霞, 许春伟, 张立英, 等. 卵巢幼年型颗粒细胞瘤临床病理观察[J]. 临床与病理杂志, 2016, 36（6）: 868-873.

[2] HORTA M, CUNHA T M. Sex cord-stromal tumors of the ovary: a comprehensive review and update for radiologists[J]. Diagn Interv Radiol, 2015, 21（4）: 277-286.

[3] YOUNG R H. Ovarian sex cord-stromal tumours and their mimics[J]. Pathology, 2018, 50（1）: 5-15.

（王长耿　杨朝湘）

病例47 卵巢成人型颗粒细胞瘤

【临床资料】

- 患者女性，50岁，尿频9月余，腹胀1月余。
- 实验室检查：CA125 119.1 U/mL，血雌二醇及睾酮水平不高。

【影像学检查】

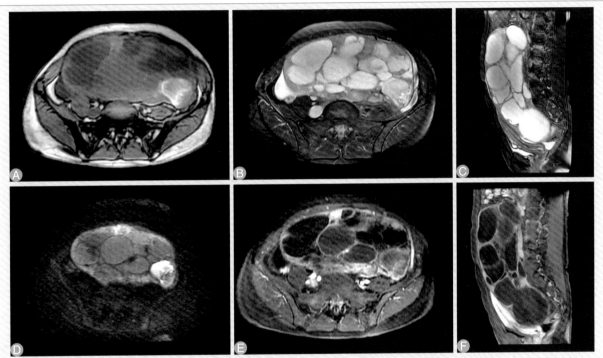

A. 横断位 T_1WI；B. 横断位 T_2WI；C. 矢状位 T_2WI；D. 横断位 DWI；E. 横断位 T_1WI 增强；F. 矢状位 T_1WI 增强。

图3-47-1 下腹部MRI平扫+增强

【分析思路】

围绝经期女性，盆腔肿块巨大，由压迫症状引发尿频和腹胀。MRI较具特点的征象：T_1WI上肿块内有明显出血高信号；肿块内多发囊变呈筛孔状、蜂窝状改变；增强后实性部分明显强化。常见病变有卵泡膜细胞瘤、卵巢囊腺瘤/囊腺癌、卵巢颗粒细胞瘤。

■ 卵泡膜细胞瘤

本例支持点：围绝经期女性，肿块实性伴多发囊变，边界较清。

不支持点：肿块内出血，囊变过多，实性部分强化过于明显。

■ 卵巢囊腺瘤/囊腺癌

本例支持点：肿块呈类似多房囊样改变。

不支持点：囊壁及分隔较厚，无典型囊套囊和子囊改变，缺乏壁结节及乳头状结构。

■ 卵巢颗粒细胞瘤

本例支持点：肿块内有明显出血T$_1$高信号；筛孔状、蜂窝状改变；增强后实性部分明显强化。

不支持点：缺乏性激素增高相关临床症状。

【病理诊断】

左侧卵巢成人型颗粒细胞瘤。

【讨论】

■ 临床概述

成人型颗粒细胞瘤是最为常见的可分泌雌激素的肿瘤，但也有少部分可分泌雄激素，其发病峰值年龄为绝经早期女性。临床主要表现为雌激素增高相关症状，如绝经后阴道出血和乳房胀痛，而生育期女性则常见月经紊乱，从无月经到月经过多。此外，还可出现子宫内膜过度增生和内膜癌，后者几乎都是低分级的内膜腺癌。成人型颗粒细胞瘤可致不孕和男性化症状，还是女性患乳腺癌的高风险因素。

■ 病理特征

成人型颗粒细胞瘤占所有颗粒细胞瘤的95%。组织学上表现为颗粒细胞增生伴纤维母细胞、卵泡膜细胞或黄素化卵泡细胞性的间质。瘤细胞排列成多种形式，最常见的为含Call-Exner小体的微滤泡结构，还可排列成内衬颗粒细胞的巨滤泡结构、岛状、梁状、弥漫浸润的、缎带样等形式。

■ 影像学表现

成人型颗粒细胞瘤和幼年型颗粒细胞瘤有着相近的影像学表现，典型者较大，瘤内多发囊变呈筛孔状、蜂窝状改变，囊变腔内可出现液-液分层。平扫T$_1$WI可于瘤内见出血高信号，增强后肿瘤实性部分明显强化。多数病例在诊断时为单侧发生且无腹腔种植，这不同于上皮来源的恶性肿瘤。另外，成人型颗粒细胞瘤一般不会出现囊内乳头状壁结节这样的表现，也罕见瘤内钙化。因雌激素持续增高，可伴子宫内膜增厚、宫腔积血和子宫增大。正因为内分泌症状明显，故多数成人型颗粒细胞瘤在早期即被发现。

【拓展病例】

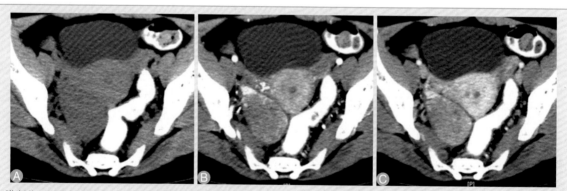

A. 横断位CT平扫示右侧附件区类椭圆形稍低密度肿块，边界清楚；B. 横断位CT增强动脉期示肿块不均匀强化，内隐见筛孔样改变；C. 横断位CT增强静脉期示肿块持续明显强化，筛孔样改变更趋明显。

图3-47-2　患者女性，36岁，右侧卵巢颗粒细胞瘤

【诊断要点 】

1.经典征象：T_1WI上瘤内出现出血高信号。T_2WI上瘤内多发囊变，囊变腔内可出现液–液分层。增强后实性部分明显强化。

2.有提示意义的征象："筛孔征"。

—— 参考文献 ——

[1] HORTA M，CUNHA T M. Sex cord-stromal tumors of the ovary：a comprehensive review and update for radiologists[J]. Diagn Interv Radiol，2015，21（4）：277-286.

[2] 罗小华，李欣欣，吕新胜 . 成人型卵巢颗粒细胞瘤影像学表现及鉴别诊断 [J]. 现代医用影像学，2022，31（6）：1015-1018，1022.

（王景学　杨朝湘）

病例48　卵巢硬化性间质瘤

【临床资料】

- 患者女性，27岁，3年前体检发现盆腔包块。
- 实验室检查：CA19-9 40.46 U/mL。

【影像学检查】

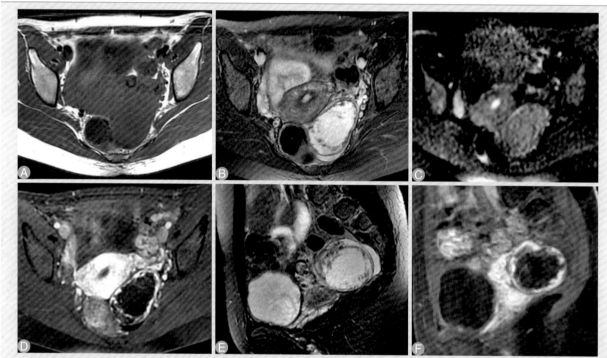

A. 横断位 T_1WI；B. 横断位 T_2WI；C. 横断位 DWI；D. 横断位 T_1WI 增强；E. 矢状位 T_2WI；F. 矢状位 T_1WI 增强。

图3-48-1　盆腔MRI平扫+增强

【分析思路】

青年女性，肿块发生于左侧卵巢，类圆形，边界清楚。信号不均，周缘可见线状T_2低信号包膜影，DWI上无弥散受限信号改变，增强后早期呈边缘明显强化，且持续强化，中央区不强化，强化区内缘凸凹不齐，散见小斑片状强化呈"湖岛征"，中后期有向心性强化趋势，提示为富血供卵巢肿瘤，性索-间质来源可能。常见病变有颗粒细胞瘤、卵泡膜细胞瘤或不典型纤维瘤、Sertoli-Leydig细胞瘤、硬化性间质瘤。

■ 颗粒细胞瘤

本例支持点：卵巢肿块明显强化，中央区不强化。

不支持点：无典型"筛孔样"影像学表现及性激素分泌过多相应临床症状。

■ 卵泡膜细胞瘤或不典型纤维瘤

本例支持点：卵巢肿块边界清楚，呈囊实性，中央区有囊变。

不支持点：年龄较轻。肿块强化太明显。

■ Sertoli-Leydig细胞瘤

本例支持点：肿块血供丰富，强化明显。

不支持点：无雄激素升高相关临床症状。

■ 硬化性间质瘤

本例支持点：肿块边缘明显强化，且持续强化，有向心性强化趋势，中央区不强化。

不支持点：未出现典型"湖岛征"。

【病理诊断】

卵巢硬化性间质瘤。

【讨论】

■ 临床概述

硬化性间质瘤相比于其他卵巢性索–间质肿瘤，在发病年龄上更轻，文献报道约80%的患者发病年龄小于30岁。有报道一些病例甚至可发生于初潮前。临床可表现为月经不调、经量增多、月经周期改变，部分患者有性激素异常表现。婴幼儿发生硬化性间质瘤可继发性早熟。

■ 病理特征

硬化性间质瘤起源于卵巢皮质中具有多向分化潜能的未分化间质细胞。组织学典型形态表现为细胞区域存在边界不清的不规则假小叶样结构，并被水肿伴胶原硬化的纤维间质所分隔。肿瘤内可伴有黏液分泌。假小叶内瘤细胞以圆形、卵圆形或多边形的类上皮细胞为主，夹杂数量不等的短梭形细胞，上皮样细胞呈"印戒样"。有的肿瘤细胞可形似黄素化卵泡膜细胞。

■ 影像学表现

硬化性间质瘤在T$_2$WI上呈不均匀混杂信号，实性成分呈等—稍低信号。增强后肿瘤周围实性成分明显强化，持续并逐渐向中心强化，而中央囊变区无强化，此为硬化性间质瘤的典型表现。当中央囊变区内出现小片状实性强化区域时，被称为"湖岛征"，也是硬化性间质瘤较具特征性的征象。

【拓展病例】

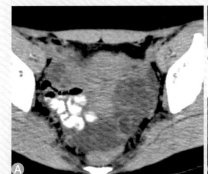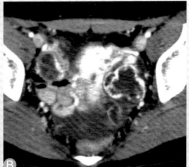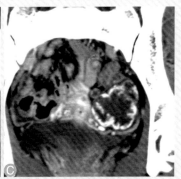

A. 横断位 CT 平扫示左侧附件区低密度肿块，内见分隔样影；B. 横断位 CT 增强示肿块周缘早期即明显环状强化，其中央部分无明显强化；C. 冠状位 CT 增强示肿块强化以周缘为主，呈花环状。

图3-48-2　患者女性，19岁，左侧卵巢硬化性间质瘤

【诊断要点】

1.经典征象：肿块周围实性成分增强早期显著强化，且持续强化、向心性强化。肿块中央囊变区域无强化。

2.有提示意义的征象："湖岛征"。

—— 参考文献 ——

[1] HORTA M，CUNHA T M. Sex cord-stromal tumors of the ovary：a comprehensive review and update for radiologists[J]. Diagn Interv Radiol，2015，21（4）：277-286.

[2] 黄佳佳，郑洪，谭娜，等 . 3 例卵巢硬化性间质瘤的临床病理分析 [J]. 临床与病理杂志，2020，40（1）：215-220.

（毛馨怡　杨朝湘）

病例49　卵巢Sertoli-Leydig细胞瘤

【临床资料】

- 患者女性，24岁，月经紊乱，月经频发、经量减少3年余。
- 实验室检查：血睾酮11.77 nmol/L。肿瘤指标阴性。

【影像学检查】

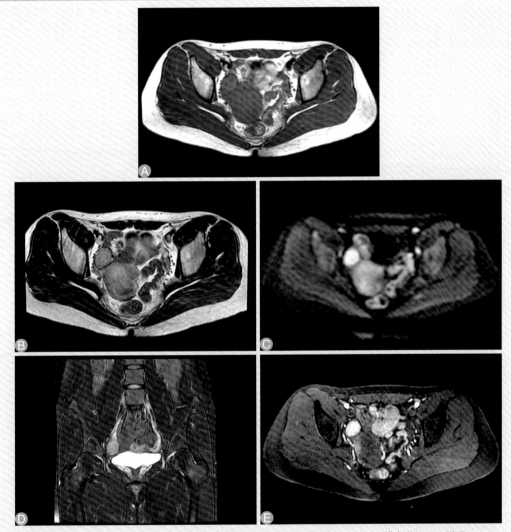

A. 横断位 T_1WI；B. 横断位 T_2WI；C. 横断位 DWI；D. 冠状位 T_2WI；E. 横断位 T_1WI 增强。

图3-49-1　盆腔MRI平扫+增强

【分析思路】

青年女性，雄激素增高。卵巢肿块呈类圆形，不大，边界清晰。MRI平扫肿块信号较均匀，周缘可见线状T_2WI低信号包膜；增强后早期即明显均匀强化并持续强化。常见的病变有卵巢类固醇细胞瘤、颗粒细胞瘤、Sertoli-Leydig细胞瘤。

■ 类固醇细胞瘤

本例支持点：雄激素增高，临床出现月经紊乱症状。增强后肿块早期即明显强化。

不支持点：未能明确肿块内有含脂成分。

■ 颗粒细胞瘤

本例支持点：临床有性激素异常增高和月经紊乱症状，肿块强化明显。

不支持点：肿块内无出血及囊变。

■ Sertoli-Leydig细胞瘤

本例支持点：年轻女性，雄激素增高。增强后肿块早期明显强化并持续强化。

不支持点：无。

【病理诊断】

右侧卵巢Sertoli-Leydig细胞瘤（高—中分化）。

【讨论】

■ 临床概述

Sertoli-Leydig细胞瘤为较罕见的混合性性索–间质肿瘤，约占所有卵巢肿瘤的0.5%。几乎所有的Sertoli-Leydig细胞瘤都是单侧发生。

Sertoli-Leydig细胞瘤多数发病年龄小于30岁，少数可发生于绝经后。Sertoli-Leydig细胞瘤是最常见的导致男性化的卵巢肿瘤，30%~50%可分泌雄激素，超过1/3的病例临床出现男性化症状，包括月经过少、闭经、乳房萎缩、痤疮、多毛、阴蒂肿大、声音加深和发际线退缩，还可伴有子宫内膜增生，甚至子宫内膜癌，但还有许多Sertoli-Leydig细胞瘤并无内分泌功能，少部分可分泌雌激素。无功能Sertoli-Leydig细胞瘤常可因腹胀和突发腹痛而被检查发现。在少数情况下，Sertoli-Leydig细胞瘤还可出现AFP水平升高，是卵巢非生殖细胞肿瘤中最多见的可引发AFP升高的肿瘤。

■ 病理特征

Sertoli-Leydig细胞瘤在组织学上是由类似男性Sertoli细胞和Leydig细胞的细胞按不同比例混合而成。根据瘤内Sertoli细胞所形成的管状结构的分化程度和原始性腺间质成分的多少，Sertoli-Leydig细胞瘤可分为高分化型、中分化型、低分化型、网状型4个亚型。后3个亚型可伴异源性成分，以中分化型最多见。异源性成分包括上皮性和间叶性，两者可单独存在，亦可混合存在。高分化型和低分化型（伴或不伴异源性成分）分别为良性和恶性肿瘤。中分化型和网状型（伴或不伴异源性成分）为交界性或无法确定生物学行为的肿瘤。

■ 影像学表现

Sertoli-Leydig细胞瘤既可表现为完全实性肿块，又可呈以囊性为主肿块。MRI上完全实性者在T$_2$WI上可为低、等或稍高信号，反映肿瘤内部的纤维间质成分。低分化Sertoli-Leydig细胞瘤细胞排列密集也是T$_2$WI信号较低的原因之一。增强后肿瘤实质多呈显著的均匀或不均匀强化，较具特征性。以囊性为主者的囊液呈水样信号。若内部合并出血，T$_1$WI上可表现为高信号。其实性成分为局部增厚的囊壁或分隔，或沿囊壁或分隔生长的宽基底实质区。增强后实性成分亦呈明显强化。

【拓展病例】

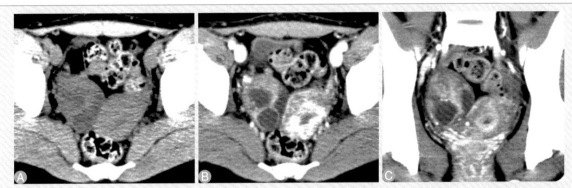

A.横断位 CT 平扫示右侧附件区密度不均匀囊实性肿块，内见分隔样影；B.横断位 CT 增强示肿块实性部分早期即明显强化，囊性部分无强化；C.冠状位 CT 增强示肿块实性部分多于囊性部分，实性部分持续明显强化。

图3-49-2　患者女性，16岁，右侧卵巢Sertoli-Leydig细胞瘤

【诊断要点】

1.Sertoli-Leydig细胞瘤临床多见性激素分泌异常，常致女性男性化。

2.经典影像征象为肿瘤实性部分增强后呈显著均匀或不均匀强化。

—— 参考文献 ——

[1] 蒋杰，李海明，强金伟，等.卵巢支持-间质细胞瘤的 MRI 表现及与病理对照 [J]. 中国医学计算机成像杂志，2016，22（3）：237-242.

[2] HORTA M，CUNHA T M. Sex cord-stromal tumors of the ovary：a comprehensive review and update for radiologists[J]. Diagn Interv Radiol，2015，21（4）：277-286.

（方　旭　杨朝湘）

第三章　女性盆底

病例50　卵巢类固醇细胞肿瘤

【临床资料】

● 患者女性，35岁，月经紊乱。

● 超声发现右附件实性占位。

● 肿瘤指标阴性。

【影像学检查】

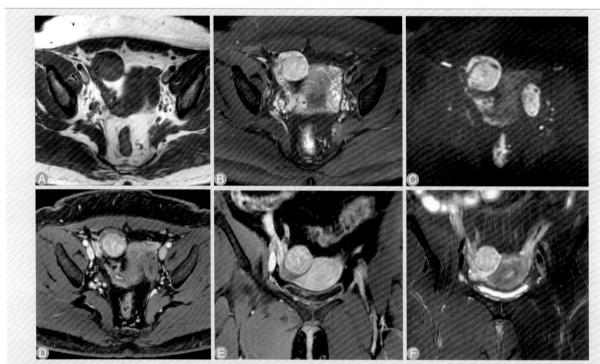

A. 横断位 T_1WI；B. 横断位 T_2WI；C. 横断位 DWI；D. 横断位压脂 T_1WI 增强；E. 冠状位 T_2WI；F. 冠状位 T_1WI 压脂增强。

图3-50-1　盆腔MRI平扫+增强

【分析思路】

青年女性，临床有月经紊乱症状，可能存在性激素分泌异常。右侧卵巢类圆形实性肿块，边界清晰。MRI平扫T_1WI肿块信号欠均匀，有部分信号稍高；T_2WI示肿块呈高信号，信号稍欠均匀。增强后明显均匀强化，并伴有周缘弧形条状相对低强化部分。常见的病变有卵巢Sertoli-Leydig细胞瘤、颗粒细胞瘤、类固醇细胞肿瘤。

■ Sertoli-Leydig细胞瘤

本例支持点：育龄期女性，月经紊乱。增强后肿块明显强化。

不支持点：缺乏明确的雄激素增高的实验室检查结果。

■ 颗粒细胞瘤

本例支持点：临床有月经紊乱症状，肿块强化明显。

不支持点：肿块内无出血及囊变。

■ 类固醇细胞肿瘤

本例支持点：临床出现月经紊乱症状。T₁WI上肿块内部分信号稍高。增强后肿块明显强化。

不支持点：未能明确肿块内T₁WI信号稍高部分是否为含脂成分。

【病理诊断】

右侧卵巢类固醇细胞肿瘤。

【讨论】

■ 临床概述

类固醇细胞肿瘤较为罕见，约仅占卵巢肿瘤的0.1%。其中80%为非特异性类固醇细胞瘤。大多单侧发生，双侧者约占5%。

类固醇细胞肿瘤可发生于任何年龄，以20～50岁多见，平均发病年龄为43岁。肿瘤常分泌雄激素。临床常见男性化症状，包括月经稀少、闭经、阴蒂肿大、不孕、声音低沉、乳房萎缩等。有的可表现为高雌激素血症，出现阴道不规则流血及子宫内膜增生，甚至发生子宫内膜癌。

■ 病理特征

肿瘤多为实性，一般呈球形，少数可呈分叶状。较大肿瘤可出现坏死和囊性变。肿瘤主要由两种细胞构成：一种为嗜酸性细胞，胞质内无Reinke结晶，这是其与Leydig细胞瘤不同之处；另一种为透明细胞。两种细胞混杂存在。

■ 影像学表现

类固醇细胞肿瘤多表现为单侧卵巢实性肿瘤。肿块MRI信号特点取决于肿瘤纤维间质及脂性成分含量的比例。T₂WI上肿块内纤维间质的信号较低，而稍高信号部分与间质水肿及缺乏纤维成分相关。肿块内含脂性成分部分在T₁WI上呈增高信号，正/反相位序列可有助于明确诊断。肿瘤实性部分增强后明显强化是类固醇细胞肿瘤较具特征性的表现。少数类固醇细胞肿瘤可较大，除表现为实性外，也可呈无壁结节的多房囊性肿块。

【拓展病例】

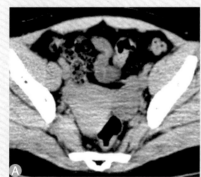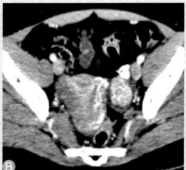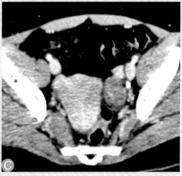

A. 横断位 CT 平扫示左侧附件区椭圆形稍低密度肿块，密度稍欠均匀；B. 横断位 CT 增强动脉期示肿块早期明显强化，强化程度超过子宫肌层；C. 横断位 CT 增强静脉期示肿块强化程度有所减退，略低于子宫肌层。

图3-50-2　患者女性，27岁，左侧卵巢类固醇细胞肿瘤

【诊断要点】

1.临床上常出现血肿、雄激素水平增高及相关临床症状。有的表现为高雌激素血症。

2.经典征象：肿块呈实性，类圆形。T_1WI和正/反相位序列可见肿块内脂性成分。肿块增强后显著强化。

—— 参考文献 ——

[1] 赵建英，杨喆，张欢，等.卵巢非特异性类固醇细胞瘤临床病理分析[J].诊断病理学杂志，2020,27(2)：81-84.

[2] 王悦人，郭启勇，王威，等.卵巢类固醇细胞瘤的影像学表现及鉴别诊断[J].放射学实践，2018,33(10)：1043-1047.

[3] HORTA M，CUNHA T M. Sex cord-stromal tumors of the ovary：a comprehensive review and update for radiologists[J]. Diagn Interv Radiol，2015，21（4）：277-286.

（方　珍　杨朝湘）

病例51　卵巢成熟性畸胎瘤

【临床资料】

● 患者女性，31岁，发现盆腔包块13天，质硬。
● 实验室检查：血常规正常，AFP 7.4 μg/L。

【影像学检查】

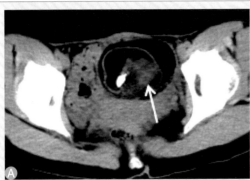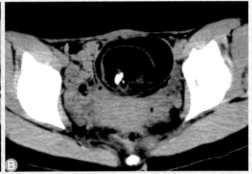

A、B.横断位 CT 平扫。
图3-51-1　盆腔CT平扫

【分析思路】

育龄期妇女，左侧附件区囊实性混杂密度病变（箭头），以脂肪成分为主。并见含钙密度的囊壁结节（Rokitansky结节），与囊壁呈锐角相交，常规考虑成熟性畸胎瘤。表现典型，无须鉴别。

■ 成熟性畸胎瘤

本例支持点：左侧附件区囊实性混合密度病灶，以脂肪成分为主，见囊内Rokitansky结节，结节内可见钙化和软组织密度。

不支持点：无。

【病理诊断】

左侧卵巢成熟性畸胎瘤。

【讨论】

■ 临床概述

卵巢畸胎瘤属生殖细胞肿瘤，起源于异位具有多向分化潜能的干细胞，系胚胎发育时期原始生殖细胞从卵黄囊向泌尿生殖嵴迁移失败、脱落聚集所致。可发生于任何年龄，以育龄妇女常见，可为单侧及双侧。临床通常无症状，少数患者可继发卵巢蒂扭转而引发腹痛。

■ 病理特征

卵巢畸胎瘤成熟性畸胎瘤由外、中、内多胚层组织构成，也可只含1～2个胚层成分。当肿瘤成分以外胚层为主，又称皮样囊肿。肿瘤以单囊为主，也可为多囊，囊内含毛发和皮脂样物。囊壁常可见有一个或数个结节状突起，呈类圆形，与囊壁呈锐角相交，内可见脂肪、肌肉、骨质或牙齿，并可见毛发附着，称为Rokitansky结节。

■ **影像学表现**

CT表现为囊性或含有脂肪、钙化、骨骼或牙齿及软组织的混合密度肿块，有的可见脂-液平面，以及重力依赖性球形漂浮物（浮球征），也可见Rokitansky结节，内含牙齿、骨、肌肉软组织和脂肪组织。增强后软组织成分轻中度强化。

MRI上肿块所含脂肪成分在T₁WI和T₂WI上均呈高信号，压脂信号降低；钙化或牙齿位于Rokitansky结节内或囊壁上，T₁WI和T₂WI均呈低信号；未脱落毛发附着在囊壁或Rokitansky结节表面呈束状分布，T₁WI和T₂WI均呈低信号；增强后软组织成分轻中度强化。

【拓展病例】

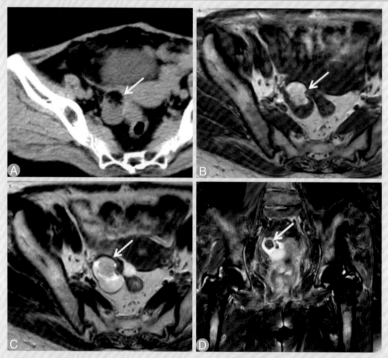

A. 横断位 CT 平扫示右侧附件区低密度病灶（箭头），边缘清楚，密度不均，其内有脂肪成分；B、C. 横断位 MRI 示 T₁WI 高低混杂信号（图 B 箭头），T₂WI 高及稍高混杂信号（图 C 箭头）；D. 冠状位 T₂WI 示病灶内高信号压脂变为低信号（箭头）。

图3-51-2　患者女性，31岁，右侧卵巢成熟性畸胎瘤

【诊断要点】

1.脂肪、钙化及Rokitansky结节为其特征性的影像学表现。
2.病灶边界与子宫分界清楚。

——参考文献——

[1] 张继军，王隽，苏明，等.卵巢成熟囊性畸胎瘤误诊或漏诊 CT 表现分析 [J]. 实用放射学杂志，2017，33（12）：1895-1897.

[2] 曹登攀.卵巢成熟囊性畸胎瘤伴蒂扭转的 CT 诊断 [J]. 浙江临床医学，2020，22（8）：1191-1193.

[3] 吴梦楠,黄志明,王若凝,等.MR 多参数成像对卵巢成熟囊性畸胎瘤影像征象分析[J]. 医学影像学杂志，2019，29（9）：1521-1525.

（陈川梅　杨朝湘）

病例52　卵巢成熟性畸胎瘤恶变

【临床资料】

● 患者女性，69岁，下腹胀痛伴胃胀2个月，食欲欠佳。

● 肿瘤标志物：SCC 16.8 ng/mL、CA125 42.4 U/mL、CA19-9 823.68 U/mL、CEA 15.99 ng/mL。

【影像学检查】

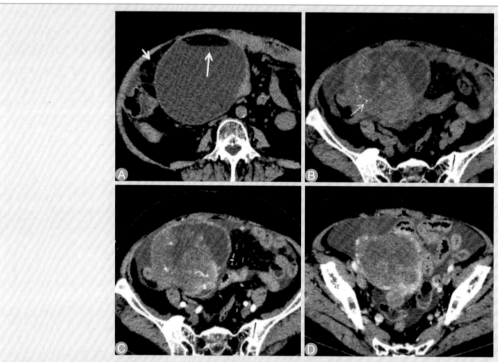

A、B. 横断位 CT 平扫；C、D. 横断位 CT 增强。

图3-52-1　盆腔CT平扫+增强

【分析思路】

老年女性，右下腹及盆腔内囊实性病变（图A短箭头），其内见脂肪（图A长箭头）及斑点状钙化（图B箭头），囊壁较厚。病灶下方见较大壁结节样实性成分，增强后明显强化，其内可见血管穿行，病灶后方见软组织结节及肿块，明显强化，与肠壁分界不清。常见的病变有卵巢甲状腺肿、混合性生殖细胞瘤、畸胎瘤恶变。

■ 卵巢甲状腺肿

本例支持点：卵巢囊实性占位，增强后实性部分明显强化。

不支持点：老年女性，病灶内有明显脂肪成分，肿瘤标志物正常。

■ 混合性生殖细胞瘤

本例支持点：卵巢囊实性病灶，其内见脂肪及钙化，实性软组织成分明显强化。

不支持点：老年女性，血清AFP无明显升高。囊性部分较大、较规整。

■ 畸胎瘤恶变

本例支持点：囊实性病灶，其内见脂肪及钙化，增强后实性成分明显强化，肿瘤标志物如SCC、CA125、CA19-9、CEA升高。病灶旁见转移灶并侵犯肠道。

不支持点：无。

【病理诊断】

右卵巢囊性畸胎瘤恶变，浸润性高、中分化鳞状细胞癌。

【讨论】

■ 临床概述

卵巢成熟性畸胎瘤1%～2%会发生恶变，临床表现无特异性，以腹痛、腹胀、腹部包块多见。多见于绝经后女性，且恶变概率随年龄增大而增加。通常患者年龄＞45岁、肿瘤最大径＞10 cm、肿瘤生长速度较快。常伴肿瘤标志物，如SCC、CA125、CA19-9、CEA等升高。

■ 病理特征

恶变以鳞状细胞癌最多见，其他类型有腺癌、类癌、肉瘤及黑色素瘤等；畸胎瘤内Rokitansky结节是恶变的好发部位。

■ 影像学表现

以囊性为主或囊实混合性肿块，单侧多见。肿块较大，多在10 cm以上，多呈不规则或分叶状，瘤内可见脂肪及钙化。其中脂肪成分在CT上呈明显脂性低密度。T_1WI及T_2WI呈高信号，压脂信号衰减。肿块内实性软组织成分呈不规则状或分叶状，囊壁或分隔不规则增厚（最厚处≥3 mm），DWI上弥散受限，为提示恶变的重要征象。增强后明显强化。肿块包膜可破裂，并可直接侵犯周围组织或腹膜种植转移。

【拓展病例】

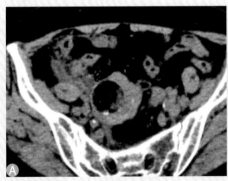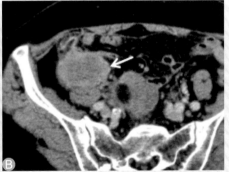

A.横断位CT平扫示右侧附件区见混杂密度病灶，其内见脂肪成分及钙化灶；B.横断位CT增强于右侧髂窝见实性播散病变（箭头），呈明显不均匀强化，侵犯小肠系膜。

图3-52-2　患者女性，65岁，右卵巢囊性畸胎瘤恶变

【诊断要点】

1.肿块体积较大，多在10 cm以上，单侧多见，以囊性为主或囊实混合性肿块。

2.肿块内见脂肪及钙化成分。

3.实性部分呈不规则状或分叶状，囊壁或分隔不规则增厚（最厚处≥3 mm），DWI上弥散受限，增强后明显强化。

—— 参考文献 ——

[1] KOE S，TAPISIZ O L，TURAN T，et al. Malignant transformation of mature cystic teratoma of the ovary：a case series[J]. J Exp Ther Oncol，2015，11（1）：11-16.

[2] YODER N，MARKS A，HUI P，et al. Low-grade astrocytoma within a mature cystic teratoma in an adolescent patient[J]. J Pediatr Adolesc Gynecol，2018，31（3）：325-327.

[3] 容豫，王金清，郭应坤，等. 卵巢恶性畸胎瘤的 CT 表现 [J]. 中国医学影像学杂志，2019，27（4）：316-319.

（陈川梅　杨朝湘）

病例53　卵巢未成熟性畸胎瘤

【临床资料】

- 患者女性，22岁，发现腹部包块3月余，腹痛2次。
- 肿瘤标志物：CA19-9 218.80 U/mL，CA125 159.00 U/mL。

【影像学检查】

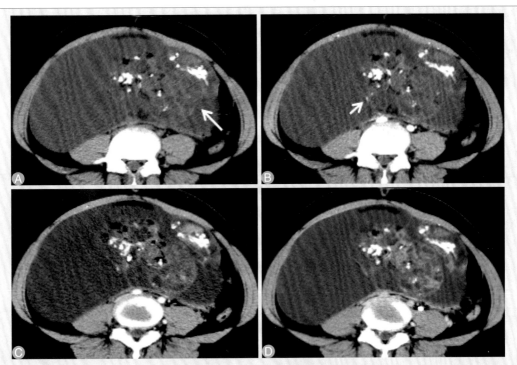

A. 横断位 CT 平扫；B ～ D. 横断位 CT 增强。

图3-53-1　下腹部CT平扫+增强

【分析思路】

　　年轻女性，肿瘤指标增高。腹盆腔内大的囊实性病变，实性成分呈片絮状（图A箭头），内见散在不规则、裂隙状、斑片状脂肪密度及钙化密度影（图B箭头）。增强后实性成分及囊壁呈轻中度渐进性强化，边缘可见包膜。常见的病变有成熟性畸胎瘤、未成熟性畸胎瘤。

■ 成熟性畸胎瘤

　　支持点：囊实性病灶，实性软组织密度不均，内可见散在不规则、裂隙状、簇状脂肪密度及不规则形、条形、点线状钙化影。

　　不支持点：可发生于任何年龄，以育龄妇女常见，病灶较大，实性软组织成分较多。

■ 未成熟性畸胎瘤

　　支持点：年轻女性，较大囊实性病变，实性软组织密度不均，内可见散在不规则、裂隙状、簇状脂肪密度及不规则形、条形、点线状钙化影；增强扫描实性成分及囊壁呈渐进性强化，其内见增粗、穿行的肿瘤血管影。

不支持点：无。

【病理诊断】

左侧卵巢未成熟畸胎瘤，Ⅰ级。

【讨论】

■ 临床概述

未成熟性畸胎瘤占卵巢畸胎瘤1%～3%，多见于年轻女性，绝经后罕见。临床表现为腹痛、腹胀、盆腔包块和阴道出血。一般单侧发生。肿瘤标志物如CA125、AFP、CA19-9、HCG升高对诊断有一定的价值。肿瘤可经破裂的包膜向邻近部位直接蔓延、腹腔种植及淋巴结转移，常伴有腹腔积液。

■ 病理特征

肿瘤通常较大，多大于10 cm，呈实性或囊实性。实性部分内可见脂肪、钙化、坏死和出血。瘤组织除来源于3个胚层成熟组织外，如软骨及骨组织、皮肤、毛发等，还可见未成熟组织，主要为原始神经组织。

■ 影像学表现

表现为较大实性或囊实性肿块，实性软组织密度不均，CT上肿块内脂肪密度及钙化密度影呈不规则形散在分布，一般不会出现如成熟性畸胎瘤那样大片而集中分布的脂肪影。增强后实性部分及囊壁呈轻中度渐进性强化，并见增粗的肿瘤血管影。在MRI上，实性部分呈混杂信号，其内散在分布大小不等的水样小囊和少量脂肪信号影，以及钙化及出血信号。增强后实性部分呈不均匀中度以上强化。此外，MRI还可观察肿瘤有无发生腹膜转移及其程度和范围。

【拓展病例】

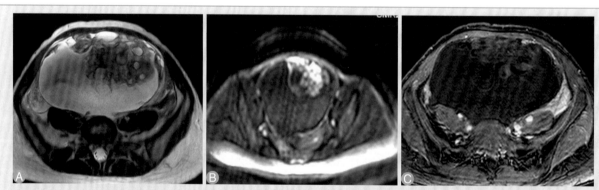

A.横断位 T_2WI 示盆腔巨大囊实性肿块混杂信号影，囊内局部结节状低信号影，内见多发小囊影；B.横断位 DWI 实性成分呈高信号；C.横断位 T_1WI 增强示病灶实性成分不均质强化。

图3-53-2　患者女性，17岁，左卵巢未成熟畸胎瘤（Ⅱ级）
（病例由常州市第二人民医院王涛老师提供）

【诊断要点】

1.为较大囊实性肿块（＞10 cm），伴肿瘤指标增高。肿瘤实性部分散在分布不规则、裂隙状、斑片状脂肪密度及钙化影。一般不会出现如成熟性畸胎瘤那样大片而集中分布的脂肪影。

2.增强扫描实性部分呈轻中度或明显渐进性强化，并常可见增粗的肿瘤血管影。

—— 参考文献 ——

[1] HINCHCLIFF E，RAUH-HAIN J A，CLEMMER J T，et a1. Racial disparities in survival in malignant germ cell tumors of the ovary[J]. Gynecol Onco1，2016，140（3）：463-469.

[2] JORGE S，JONES N I，CHEN I，et a1. Characteristics：treatment and outcomes of women with immature ovarian teratoma 1998-2012[J]. Gynecol Oncol，2016，142（2）：261-266.

[3] 于海瑞，李志茹，杨琳，等 . 8 例卵巢恶性畸胎瘤病例报道和文献复习 [J]. 中国计划生育和妇产科，2019，11（3）：94-95.

（陈川梅　杨朝湘）

病例54　卵巢甲状腺肿

【临床资料】

- 患者女性，39岁，体检发现左附件占位1周余。
- 实验室检查：CA125升高。

【影像学检查】

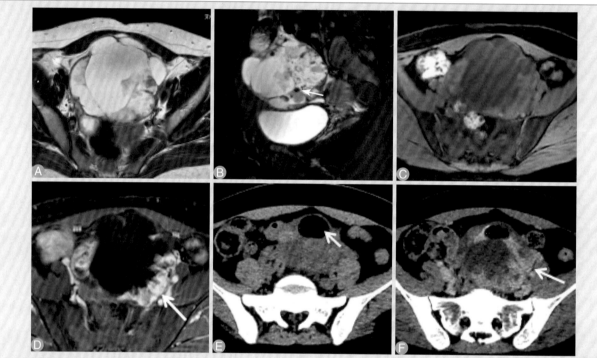

A. 横断位 T_2WI；B. 矢状位 T_2WI 压脂；C. 横断位 T_1WI 压脂；D. 横断位 T_1WI 压脂增强；E. 横断位 CT 平扫；F. 横断位 CT 增强。

图3-54-1　全腹部CT平扫+增强

【分析思路】

　　盆腔内以囊性为主的囊实性肿块，来自左侧卵巢。T_2WI上肿块囊性部分以多房高信号为主，部分囊腔呈极低信号（图B箭头）。肿块边缘的实性成分在T_1WI上呈等信号，增强后呈早期明显强化（图D箭头）。CT上于肿块前上部局部见脂肪低密度（图E箭头），增强后实性成分明显强化（图F箭头）。常见的病变有卵巢癌、卵巢畸胎瘤、卵巢甲状腺肿。

■ 卵巢癌

支持点：卵巢以囊性成分为主肿块，伴边缘部实性成分。CA125升高。

不支持点：肿块实性成分增强后早期明显强化。

■ 卵巢畸胎瘤

支持点：卵巢病变内有明确脂肪成分。

不支持点：部分囊腔呈极低信号。实性成分增强后早期明显强化。

■ 卵巢甲状腺肿

本例支持点：以囊性成分为主，并可见脂肪成分。囊腔间信号不一，部分囊腔呈极低信号。增强后实性部分早期明显强化。

不支持点：无。

【病理诊断】

左侧卵巢甲状腺肿（甲状腺成分约占95%）。

【讨论】

■ 临床概述

卵巢甲状腺肿（struma ovafii，SO）占卵巢肿瘤的0.3%～1%。95%的SO为良性。好发于30～50岁女性，临床上多数因腹盆腔肿块就诊，少数也可因月经不调、绝经后流血等非特异性症状就诊。可伴CA125升高和腹腔积液。5%的患者伴发有甲状腺功能亢进。

■ 病理特征

SO是一种单胚层高度特异性成熟型卵巢畸胎瘤，其中的甲状腺组织占50%以上。肿瘤呈实性、囊实性或完全囊性。病灶内可含油脂性成分、出血或坏死。镜下肿瘤主要由成熟甲状腺组织构成，滤泡大小不一，内含多少不等的均质粉染的甲状腺胶质，并衬覆单层立方上皮或柱状上皮细胞。

■ 影像学表现

多为单侧附件区肿块，形状为分叶状或类圆形，肿块多为囊实性或多房囊性，完全实性较少。实性部分在CT上呈高密度。囊性部分多为多房囊腔，囊腔间信号/密度不一。当部分囊内呈T_2WI极低信号/高密度时，提示囊内容物为高黏度胶状物质，有助于诊断。实性成分因含血运丰富的甲状腺组织，而于增强后早期明显强化。肿块内还可含有钙化或脂肪成分。可伴假Meigs综合征，即伴有腹腔积液及胸腔积液。

【拓展病例】

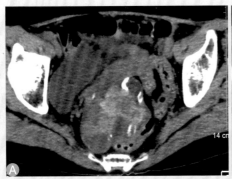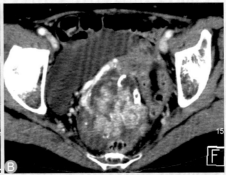

A. 横断位CT平扫示左卵巢囊实性肿块，实性部分呈高密度，并见点线状钙化影；B. 横断位CT增强示肿块实性部分呈明显早期强化，并见粗大血管影。

图3-54-2　患者女性，71岁，左卵巢甲状腺肿

【诊断要点】

1. 部分囊腔在MRI上呈T_2WI极低信号，在CT上呈明显高密度。

2. 实性成分CT平扫呈高密度，增强CT/MRI呈早期明显强化。

—— 参考文献 ——

[1] 林娜，熊美连，方如旗，等.卵巢甲状腺肿 MRI 和 CT 表现 [J].中国医学影像技术，2018，34（5）：719-722.

[2] 邱勇刚，楼存诚，王明亮，等.卵巢甲状腺肿的 MDCT 和 MRI 表现 [J].医学影像学杂志，2020，30（3）：436-440.

[3] FUJIWARA S，TSUYOSHI H，NISHIMURA T，et al. Precise preoperative diagnosis of struma ovarii with pseudoMeigs' syndrome mimicking ovarian cancer with the combination of 131 I scintigraphy and 18 F-FDG PET：case report and review of the literature[J]. Journal of Ovarian Research，2018，11（1）：11.

（陈川梅　杨朝湘）

病例55　卵巢无性细胞瘤

【临床资料】

● 患者女性，18岁，发现右下腹包块2个月，近1年来月经周期延长至2~3个月。

● 实验室检查：血清β-HCG、LDH升高。

【影像学检查】

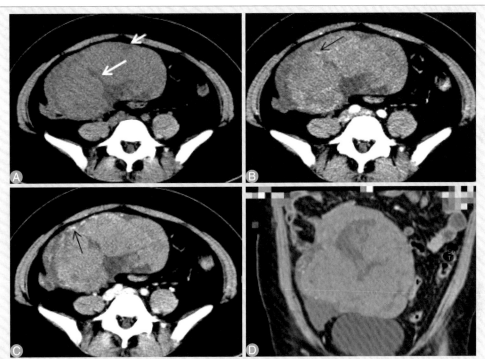

A. 横断位 CT 平扫；B、C. 横断位 CT 增强；D. 冠状位 CT 增强。

图3-55-1　全腹部CT平扫+增强

【分析思路】

年轻女性，右侧卵巢来源实性占位病灶（图A短箭头），边缘清楚，浅分叶。病灶内见裂隙状及条片状低密度影（图A长箭头），增强后见多发血管强化（纤维血管分隔）（图B、图C黑箭头），实性部分呈持续明显强化。常规考虑卵巢生殖细胞来源肿瘤，常见病变有卵黄囊瘤、无性细胞瘤。

■ 卵黄囊瘤

本例支持点：年轻女性，增强后卵巢占位灶内可见明显肿瘤血管影。

不支持点：血清AFP阴性。

■ 无性细胞瘤

本例支持点：年轻女性，血清β-HCG升高。卵巢占位灶内见呈裂隙状及条片状纤维血管分隔影。

不支持点：无。

【病理诊断】

免疫组化：CD34（脉管+），Ki-67（60%+），LCA（–），p53（–），CD117（+），CD30（–），PLAP（+），AFP（–），CK20（–），CK（–），vimentin（–），CK（–）。

病理结果：右侧附件恶性肿瘤，结合HE及免疫组化结果，支持无性细胞瘤。

【讨论】

■ 临床概述

无性细胞瘤（dysgerminoma）是由单一原始生殖细胞增生所构成的低—中度卵巢恶性肿瘤，是最常见的卵巢恶性生殖细胞肿瘤，占卵巢原发肿瘤的1.0%～2.0%，占卵巢恶性生殖细胞肿瘤的32.8%～37.5%。好发于青春期及育龄期女性，发病年龄平均约20岁。临床症状主要有腹胀、腹痛、停经及自觉腹部包块等非特异性表现。血生化检查可有血清β-HCG、LDH或碱性磷酸酶升高，以前两者多见。

■ 病理特征

分为单纯型和混合型，混合型常合并绒癌、畸胎瘤或卵黄囊瘤成分。光镜下可见肿瘤通常由片状、巢状的圆形或多边形瘤细胞组成，其间可见宽细不一的血管纤维间隔，常伴有淋巴细胞浸润。

■ 影像学表现

病灶单侧多见，肿块较大，大多呈分叶状，边缘清楚，有包膜。肿块密度不均，钙化少见，部分肿块内可见囊变坏死。典型者实性肿块内可见裂隙状、条片状纤维血管分隔。部分病例肿块呈囊实性，CT上病灶内见斑片状或不规则形低密度坏死区。MRI可更清楚显示肿瘤内条索状纤维血管分隔及周边低信号包膜，增强后纤维血管分隔内可见多发线条状血管影，血管走行较自然，肿瘤实性部分呈明显持续强化。混合型无性细胞瘤多表现为囊实性，囊变坏死区无强化，囊壁及囊内分隔厚薄不均，增强后呈轻度强化。

【拓展病例】

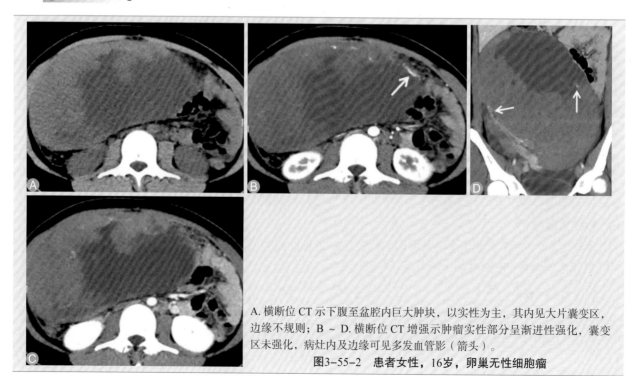

A.横断位CT示下腹至盆腔内巨大肿块，以实性为主，其内见大片囊变区，边缘不规则；B～D.横断位CT增强示肿瘤实性部分呈渐进性强化，囊变区未强化，病灶内及边缘可见多发血管影（箭头）。

图3-55-2　患者女性，16岁，卵巢无性细胞瘤

【诊断要点】

1.年轻女性，可有血清β-HCG、LDH升高。

2.肿瘤实性为主者病灶内见裂隙状及条片状纤维血管分隔改变。肿瘤囊实性者病灶内见不规则片状低密度囊变坏死区。增强后实性部分呈明显持续强化，纤维血管分隔及实性部分内见肿瘤血管走行。

—— 参考文献 ——

[1] 蒋黎，刘焱，楼俭茹，等.卵巢单纯型无性细胞瘤及转移瘤的CT、MRI表现[J].中国CT和MRI杂志，2016，14（9）：94-97.

[2] SUBOYAMA T，HORI Y，HORI M，et a1. Imaging findings of ovarian dysgerminoma with emphasis oil multiplicity and vascular architecture：pathogeniim plications[J]. Abdom Radiol，2018，43（7）：1515-1523.

[3] 胡悦林，高秋，施全，等.儿童及青少年卵巢生殖细胞恶性肿瘤的影像表现及临床病理特征[J].中国临床医学影像杂志，2020，31（6）：429-433.

（陈川梅　杨朝湘）

<h1 style="text-align:center;">病例56　卵巢卵黄囊瘤</h1>

【临床资料】

● 患者女性，16岁，无明显诱因出现下腹痛、腹胀1周，加重伴发热3天。

● 实验室检查：WBC 13.65×10^9/L，CA19-9 8.30 U/mL，CA125 13.9 U/mL，AFP 25 345 ng/mL，CEA 5.94 ng/mL。

【影像学检查】

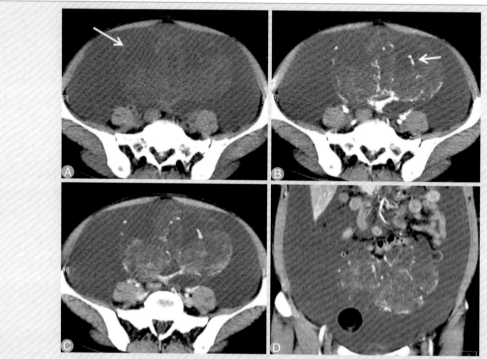

A. 横断位 CT 平扫；B、C. 横断位 CT 增强；D. 冠状位 CT 增强。

图3-56-1　全腹部CT平扫+增强

【分析思路】

青少年女性，AFP显著升高。大量腹盆腔积液。卵巢来源的囊实性肿块（图A箭头），囊性部分散在，大小不一，边界不清。增强后肿块内见多发粗细不均肿瘤血管（图B箭头）。囊性区无强化而实性部分不均匀渐进性强化，呈丝瓜瓤样/蜂窝状改变。常见病变有混合性生殖细胞肿瘤、卵巢卵黄囊瘤。

■ **混合性生殖细胞肿瘤**

本例支持点：年轻女性，血清AFP升高，卵巢肿块。

不支持点：无脂肪钙化成分。增强后较多粗细不均肿瘤血管，实性部分呈丝瓜瓤样渐进性强化。

■ **卵黄囊瘤**

本例支持点：年轻女性，血清AFP明显升高，囊实性肿块。增强后肿瘤血管丰富、粗细不均，实性部分呈丝瓜瓤样/蜂窝状不均匀渐进性强化。

不支持点：无。

【病理诊断】

免疫组化：PLAP（灶+），NSE（−），vimentin（+），CD117（部分+），CK（+），AFP（+），AAT（+），CEA（−），CD30（+），EMA（部分+），Inhibin-α（−）。

病理结果：右侧卵巢生殖细胞恶性肿瘤，结合HE及免疫组化结果支持卵黄囊瘤。

【讨论】

■ 临床概述

卵巢卵黄囊瘤（yolk sac tumor）又称内胚窦瘤，属于恶性的生殖细胞肿瘤，恶性程度高，易出现转移和复发，预后较差。发病年龄多较轻，以儿童及年轻女性多见。临床表现无特异性，多为腹部坠胀、腹部疼痛、盆腔包块。血清AFP显著升高较具特征性，是诊断卵黄囊瘤及病情监测的重要标志物。

■ 病理特征

肿瘤一般较大，多以实性或囊实性为主，表面光滑有包膜。切面常呈黏液样或鱼肉状，伴小囊，囊内可见出血。瘤内常可见出血和坏死。镜下肿瘤组织结构复杂，形态多样，可有疏松的网状结构、内胚窦瘤小体（S-D小体）、嗜酸性小体、腺泡样及腺管状结构、实体细胞团结构及多种结构混合存在。

■ 影像学表现

单侧多见，瘤体较大，边界相对较清，可见完整或不完整包膜。肿瘤为实性或囊实性，囊性部分分布无规律性，可呈蜂窝状改变。可见瘤内出血。增强扫描肿块呈不均匀渐进性强化似丝瓜瓤样内，并可见较多扭曲的肿瘤血管粗细不均、可迂曲成团，较具特征性。肿瘤侵袭性强，较易侵犯周围组织器官致边界不清。包膜破裂时，可出现腹腔积液及腹腔内种植。

【拓展病例】

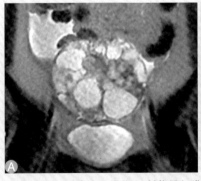
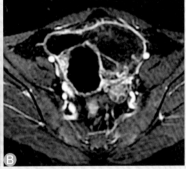

A.冠状位 T₂WI 示肿块呈囊实性，周缘隐见线状 T₂ 低信号包膜影，囊性部分呈蜂窝状分布；B.横断位增强后厚薄不均的囊壁及分隔明显强化。

图3-56-2　患者女性，17岁，右卵巢卵黄囊瘤

【诊断要点】

1.青少年或年轻女性。血清AFP显著升高。

2.肿块多密度不均，易坏死、囊变，可见蜂窝状改变。

3.增强后见肿瘤血管丰富、扭曲、粗细不均、可迂曲呈团，为本病较具特征性的影像学表现。

—— 参考文献 ——

[1] 余祥冬，倪观太.卵巢卵黄囊瘤诊疗进展[J].国际妇产科学杂志，2017，44（2）：137-141.

[2] 徐炼，王巍，何英，等.卵巢卵黄囊瘤46例临床病理分析[J].四川大学学报（医学版），2018，49（4）：680-682.

[3] 叶小剑，徐荣全，黄春燕，等.卵巢卵黄囊瘤的超声及临床、病理特征[J].中国医学影像技术，2017，33（7）：1029-1032.

（陈川梅　杨朝湘）

病例57　卵巢转移瘤

【临床资料】

- 患者女性，32岁，经量减少，腹胀。
- 超声发现双附件区肿块。
- 肿瘤指标不高。

【影像学检查】

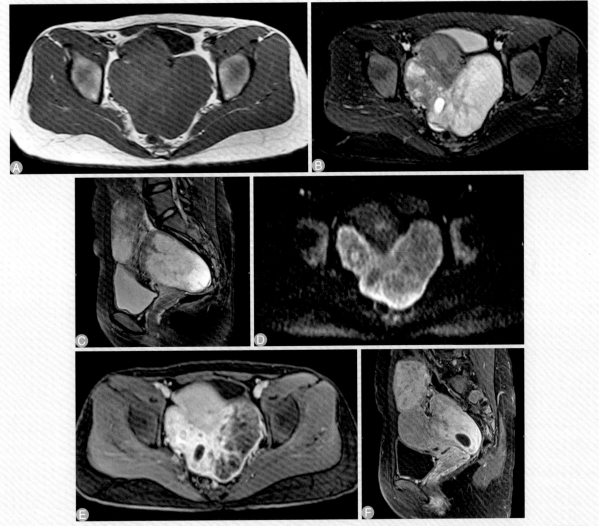

A. 横断位 T_1WI；B. 横断位 T_2WI 压脂；C. 冠状位 T_2WI；D. 横断位 DWI；E. 横断位 T_1WI 压脂增强；F. 冠状位 T_1WI 压脂增强。

图3-57-1　盆腔MRI平扫+增强

【分析思路】

子宫双侧附件区均可见较大肿块，呈囊实性，边缘光整，信号不均，内可见多发小斑片状T_1WI高信号；T_2WI示肿块信号高低混杂，右侧者有较多低信号，并伴有类圆形囊肿样信号。DWI上部分实性区域可见弥散受限。增强后实性部分明显强化，以右侧附件区肿块为著。双侧卵巢附件区占位相对较少，常见的病变有卵巢癌、卵巢淋巴瘤、卵巢转移瘤。

■ 卵巢癌

本例支持点：附件区囊实性肿块。DWI上肿块内有弥散受限增高信号，增强后肿块实性区明显强化。

不支持点：双侧发生，肿瘤指标阴性。

■ 卵巢淋巴瘤

本例支持点：双侧附件区肿块。

不支持点：肿块呈囊实性，增强后明显强化。

■ 卵巢转移瘤

本例支持点：双侧肿块。肿块实性区呈低信号，伴有类圆形囊肿样信号，增强后肿块实性区明显强化。

不支持点：缺乏明确的原发肿瘤史。

【病理诊断】

双侧卵巢转移性低分化腺癌（原发癌为胃癌）。

【讨论】

■ 临床概述

卵巢是转移瘤的好发部位。原发瘤除女性生殖道恶性肿瘤外，较常见的还有消化道癌，尤其是胃癌和结肠癌转移，称之为Krugenberg瘤。卵巢转移瘤患者年龄一般较原发性卵巢癌患者轻，多数在30～50岁。

临床上，患者多表现为原发肿瘤症状，如胃癌表现为食欲减退、恶心和呕吐。少数首发症状可由卵巢转移瘤引发，表现为腹痛、腹胀、腹盆腔包块等。CA125、CA19-9和CEA等肿瘤指标可有不同程度升高。值得注意的是，很多卵巢转移瘤内存在有分泌功能的间质，因此具有内分泌功能。曾有报道呈实性的胃癌卵巢转移瘤分泌雄激素，致血浆睾酮水平升高。

■ 病理特征

卵巢转移瘤的病理取决于原发肿瘤。一般累及双侧卵巢，表面种植，多结节状生长，浸润卵巢间质，侵犯血管、淋巴管。镜下见肿瘤呈单一形态的细胞浸润，瘤细胞团漂浮在黏液中。如发现胶样癌或印戒细胞癌形态时，即基本可除外卵巢原发癌。

■ 影像学表现

卵巢转移瘤的影像学特点为双侧发生，边缘多清楚光整。胃癌转移在MRI上多表现为以实性为主或完全实性肿块。肠癌转移则多以囊性为主，实性肿块少见。转移瘤在T_1WI上可见瘤内斑片状高信号，提示瘤内存在出血或黏液成分。T_2WI上信号常不均匀，低信号区为肿瘤细胞及胶原间质反应，高信号区为水肿或含黏液部分，并可见单个或多个类圆形囊肿样信号。肿块实质区低信号及囊肿样信号有一定特征性，有助于卵巢转移，特别是胃癌转移的诊断。DWI上转移瘤实质区呈弥散受限高信号，增强后则明显均匀强化。若伴腹腔转移，则表现为腹腔积液、腹腔内种植灶、大网膜结节或肿块。

【拓展病例】

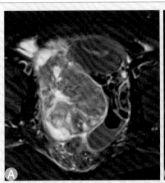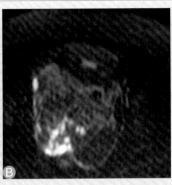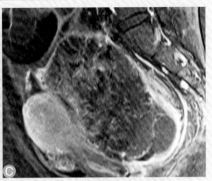

A.横断位 T₂WI 压脂示右侧附件区类圆形肿块，呈混杂信号，以低信号为主；B.横断位 DWI 示肿块局部呈弥散受限增高信号；C.矢状位增强示病变大部分无明显强化，肿块周缘及内部可见线状及分隔状强化。

图3-57-2　患者女性，58岁，肠癌卵巢转移瘤

【诊断要点】

1.双侧附件肿块。

2.T₂WI上见肿块实质区低信号及囊肿样信号。

3.肿块增强后实质区显著强化。

—— 参考文献 ——

[1] TANAKA Y O，SAIDA T S，MINAMI R I，et al. MR findings of ovarian tumors with hormonal activity, with emphasis on tumors other than sex cord-stromal tumors[J]. European Journal of Radiology，2007，62（3）：317-327.

[2] 邹光辉，邓满红，章淑兰，等.胃肠道来源卵巢转移瘤的CT诊断与鉴别 [J].现代医用影像学，2022，31（8）：1425-1430.

（朱芳梅　杨朝湘）

病例58 输卵管积液

【临床资料】

● 患者女性，47岁，下腹痛半月余，发现盆腔包块9天。

● 彩色超声检查：双附件区探及迂曲管状回声，考虑输卵管积液。

【影像学检查】

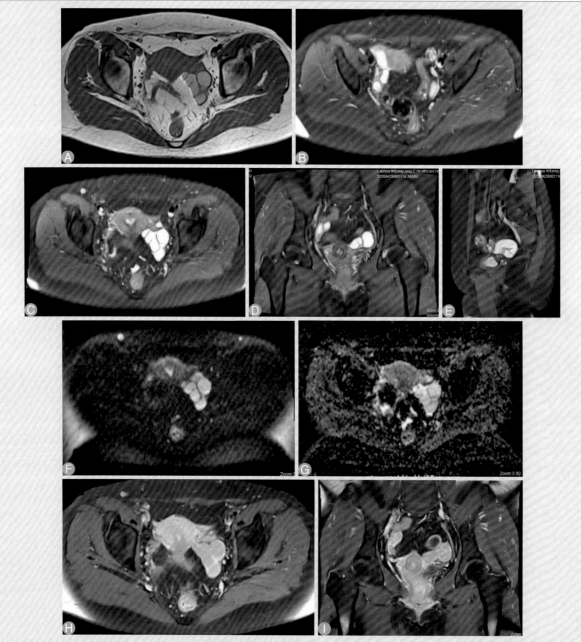

A.横断位 T_1WI；B、C.横断位 T_2-FS；D.冠状位 T_2-FS；E.矢状位 T_2-FS；F.横断位 DWI；G.ADC 图；H.横断位 T_1WI 增强；I.冠状位 T_1WI 增强。

图3-58-1 盆腔MRI平扫+增强
（病例由莱州市妇幼保健院李承老师提供）

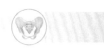

【分析思路】

MRI检查示双侧附件区迂曲管状异常信号影，T$_1$WI呈稍高信号，T$_2$WI呈明显高信号，弥散不受限，与两侧子宫角部相连，增强扫描病变边缘线样强化，内部无明显强化，病变境界清楚，边缘光滑，常见的双侧输卵管囊性病变有输卵管结核、输卵管子宫内膜异位、输卵管积液。

■ **输卵管结核**

本例支持点：双侧附件迂曲管状异常信号，与两侧子宫角部相连，增强管壁强化，内部无强化。超声提示双侧输卵管积液。

不支持点：无结核中毒症状，无肺部结核病史；病变边缘清楚光滑，盆腔内无渗出，周围脂肪间隙清晰；腹部和盆腔淋巴结无肿大及钙化。

■ **输卵管子宫内膜异位**

本例支持点：双侧输卵管积液，且T$_1$WI信号较高。

不支持点：MRI无不同时期的出血表现，盆腔无卫星囊，无痛经史。

■ **输卵管积液**

本例支持点：MRI示双侧附件迂曲管状异常信号，与两侧子宫角部相连，病变边缘清晰，增强内部无强化。

不支持点：T$_1$WI信号偏高。

【病理诊断】

双侧慢性输卵管炎伴输卵管积液。

【讨论】

■ **临床概述**

输卵管炎常由逆行感染所致，病因与性传播微生物有关，特别是沙眼衣原体、淋病奈瑟菌、生殖道支原体，以及革兰阴性细菌等微生物感染。非典型病原体（如结核杆菌和放线菌）也可引起，但发病率较低。年轻、多性伴侣、妇科手术史和使用宫内节育器是输卵管炎的最常见危险因素。病原体沿阴道、子宫上行，引起输卵管急慢性炎症，并可进一步引起盆腔炎。临床上急性期主要表现为下腹痛、发热、月经紊乱、白带异常等，慢性期可无自觉症状，也可因不孕及盆腔包块等就诊。

■ **病理特征**

各种感染致输卵管间质充血、水肿、渗出，输卵管上皮发生退变或成片脱落，引起输卵管黏膜粘连，导致输卵管管腔及伞端闭塞，浆液性渗出物积聚形成输卵管积液；若输卵管急性炎症未及时治疗，则可形成输卵管积脓，当感染累及输卵管间质部时可有血性渗出液。在炎症消退后，炎细胞被巨噬细胞吞噬，脓液逐渐被蛋白水解酶转变为浆液性液体；脓液吸收后，浆液性液体也可继续由管壁渗出至管腔，形成输卵管积液。

■ **影像学表现**

输卵管在系膜内迂曲外行，当存在输卵管积液时，由于系膜长度固定，输卵管不能随积液囊壁的扩张做相应的变化，因此积液扩张的输卵管向系膜侧弯曲，同时盆腔炎性粘连、瘢痕牵拉，致输卵管卷曲向后，是输卵管积液的典型表现。影像上主要表现为盆腔附件区腊肠样改变，部分可呈走行迂曲的"曲颈瓶状"、串珠状、长管状等；部分输卵管多囊状积液在不同截面上呈现不同的形态，可类似多房状结构，内可见线样分隔，以增强检查更为明显，但常为不完全性分隔，其分隔可能为扭曲折叠的输卵管壁，这是输卵管积液的特异性征象。

MRI显示积液的输卵管大多T_2WI呈高信号，T_1WI则信号多变，可呈低、等、高信号。当积液伴有血性液体或蛋白含量较高时，可出现液-液分层信号，在DWI上则显示为高信号，这是输卵管积脓的典型表现，而慢性输卵管炎合并输卵管积液时在各序列上的信号明确且单一，MRI表现为均匀的T_1WI低信号、T_2WI高信号，增强扫描后可见囊壁明显均匀强化，并可延迟持续强化，囊壁薄，内外壁均清晰光滑，无强化壁结节，有分隔者可见分隔轻度强化。

【拓展病例】

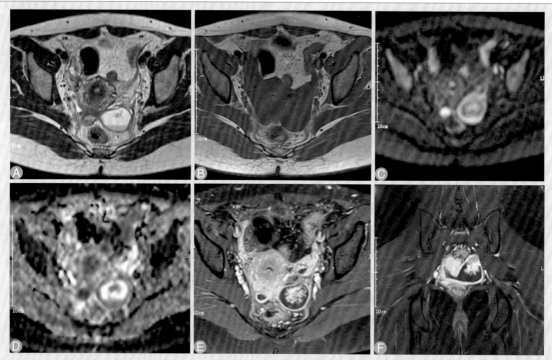

A. 横断位 T_2WI 子宫后方病变略呈葫芦状，以高信号为主，中间小片状稍低信号，可见液 - 液平面；B. 横断位 T_1WI 示病变呈稍低信号，边缘较清楚；C. 横断位 DWI 中心及外层呈高信号，其间为稍低信号；D. 横断面 ADC 图与 DWI 信号相反，中心及外层为低信号，其间为明显高信号；E、F. 为增强横断位、冠状位，病变全貌显示较清楚，呈囊实性，壁明显强化，病变左前上一菜花样壁结节明显强化。

图3-58-2　患者女性，35岁，左输卵管急慢性炎症伴积液
（病例由安徽省庐江县人民医院汪大武老师提供）

【诊断要点】

1.影像上常呈腊肠样、"曲颈瓶状"、串珠状、长管状结构。

2.积液多为水样信号，当含较多蛋白时，MRI上T_1WI及T_2WI可呈低、等、高信号等，DWI为高信号。

3.不完全的分隔和卵巢的显示是诊断输卵管积液的重要依据。

——参考文献——

[1] 东强，史婧，储成凤，等 . 输卵管积液的 MRI 诊断及其临床应用价值 [J]. 实用放射学杂志，2015，31（7）：1144-1147.

[2] 周浩，李小双，陈晓，等 . 输卵管积液的 CT 和 MRI 表现及误诊分析 [J]. 临床放射学杂志，2015，34（10）：1622-1626.

[3] 陆燕，赵振国，丁俞江 . 输卵管积水的 MSCT 和 MRI 征象分析 [J]. 实用放射学杂志，2016，32（7）：1070-1072.

（刘　祥　杨朝湘）

病例59　输卵管结核

【临床资料】

● 患者女性，22岁，腹胀、腹痛1周。

● 外院超声发现盆腔占位。

【影像学检查】

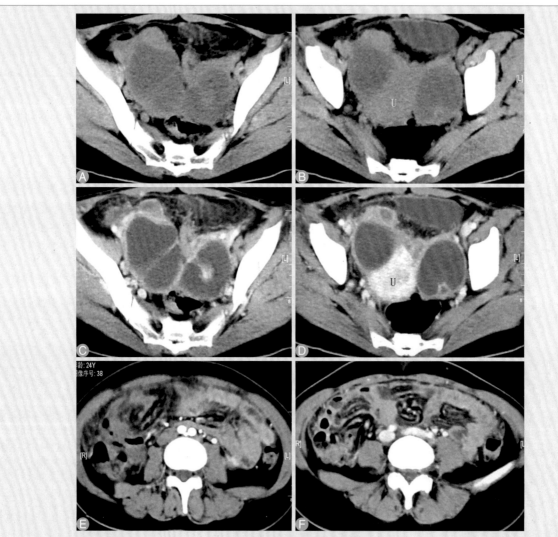

A、B.盆腔层面横断位CT平扫；C、D.盆腔层面横断位CT增强；E、F.中腹部层面横断位CT增强。U为子宫。

图3-59-1　盆腔CT平扫+增强

【分析思路】

青年女性，子宫两侧囊性病变，左侧囊内有少许片状软组织影，增强明显强化，中腹部腹膜也可见片状及条索状密度增高影，中腹部于右髂总动脉起始部水平前方见一团块状影，增强强化较明显。常见的病变有卵巢交界性囊腺瘤或卵巢癌、子宫内膜异位症、卵巢转移瘤、子宫输卵管结核。

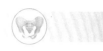

■ **双侧卵巢交界性囊腺瘤或卵巢癌**

本例支持点：双侧附件区囊性肿块，右侧囊内有分隔，左侧囊内片状软组织影并强化。

不支持点：实性成分偏少，患者年龄偏小。

■ **子宫内膜异位症**

本例支持点：以双侧附件区囊性为主的病变。

不支持点：无卫星囊，临床无痛经史。

■ **双侧卵巢转移瘤**

本例支持点：以双侧卵巢囊性为主的病变，需要想到转移性肿瘤特别是胃肠道来源的转移瘤。

不支持点：无原发肿瘤病史。

■ **输卵管卵巢结核伴腹膜结核**

本例支持点：盆腔双侧囊性病变，位于子宫两侧，囊壁厚薄大致均匀，增强囊壁及右侧囊内分隔强化，左侧囊内片状强化，腹膜增厚，呈片状稍高密度影，即污垢样改变，另见团块状软组织强化影及条索状稍高密度。

不支持点：无明显结核中毒症状，无肺部结核病史。但结合患者年龄及影像表现，首考虑输卵管卵巢结核伴腹膜结核。

【最后诊断】

1.双侧输卵管结核性脓肿。

2.结核性腹膜炎。

【讨论】

■ **临床概述**

女性生殖系统结核是由结核分枝杆菌引起的生殖系统特异性炎症，又称结核性盆腔炎，其中输卵管结核占90%～100%。输卵管结核常继发于身体其他部位的结核，如肺结核、肠结核等，约34%的女性结核患者并发输卵管结核，约50%的输卵管结核同时伴有结核性腹膜炎。女性生殖器结核多发生于20～40岁的育龄女性，也可见于绝经后的老年女性患者，卵巢及输卵管结核可导致患者不孕、月经失调、闭经、下腹坠痛等，5%～10%的不孕症因生殖系结核引起。合并腹膜结核者表现为发热（以低热常见）、盗汗、乏力、消瘦、腹腔积液、腹胀、腹部肿块、低蛋白血症等。实验室检查可见血沉增快及PPD试验阳性，CA125可升高。

■ **病理特征**

病理上可分为渗出型、增生粘连型和干酪坏死型，3种病理表现常混合存在。输卵管内液体及纤维素渗出，同时有增生粘连，形成囊性包块，较大的增生结节形成肉芽肿性结节，内常有干酪样坏死，中心为红染无结构的颗粒状物，结节内有炎细胞、朗汉斯多核巨细胞及类上皮细胞浸润，外周可见淋巴细胞及成纤维细胞聚集。

■ **影像学表现**

输卵管结核CT表现为输卵管增粗、管壁增厚、管腔狭窄，边缘毛糙呈混杂密度的"C"形及"S"形弯曲或烟斗嘴、烧瓶样、腊肠样改变，部分可见粟粒结节，表现为子宫附件区囊性、囊实性或实性肿块，以囊实性和实性肿块多见，部分呈厚壁囊实性肿块，增强扫描囊性肿块边缘环形强化，壁厚薄可均匀或不均匀，实性部分一般轻度强化，也可呈蜂窝状强化；囊腔内底部可见片絮状强化影，可能是包裹性积液纤维素沉着所致。病灶内可见沙砾状或不定形钙化。输卵管结核的MRI表现为腊肠样或多房囊实性肿块，T_1WI呈等、低混杂信号，T_2WI呈不均匀高信号，增强扫描囊壁、不完全分隔及肉芽肿形成的附壁结节均明显强化，具有一定特征性。

　　由于盆腔腹膜结核多并发输卵管结核，腹膜、网膜、肠系膜可出现不同程度的异常改变，可见腹膜均匀弥漫性增厚，或为大网膜、肠系膜污迹样改变，大网膜增厚、变硬、卷曲成肿块状，同时伴腹腔积液；附件区的环状和蜂窝状强化及肝门区、肠系膜根部及腹膜后淋巴结、盆腔淋巴结的环状与蜂窝状强化，以及卵巢、子宫、盆腔内散发的钙化灶，具有特征性，常提示结核病的诊断，但附件区出现钙化灶的概率较低。

【拓展病例】

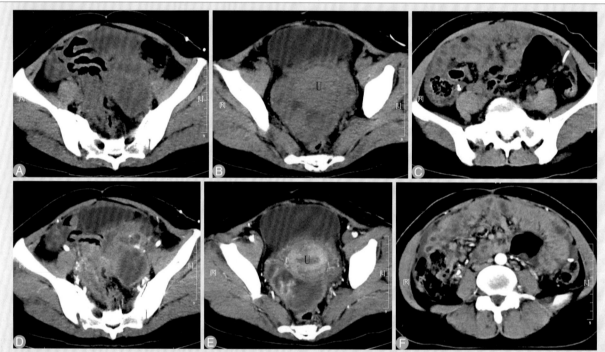

A.横断位CT平扫示左侧输卵管较大囊性变位于子宫左上方，密度欠均匀；B.右侧输卵管的囊实性变位于子宫右后方；C.盆腔上部层面横断位CT平扫示右侧腹膜密度增高；D.横断位CT增强示左侧输卵管壁强化，内见分隔，其余呈液体密度无强化；E.横断位CT增强示右侧输卵管壁强化，后壁一片状实性成分明显强化；F.横断位CT增强示增厚的腹膜强化不均呈污垢样改变，左下腹可见引流管，腹腔内少量积液。U为子宫。

图3-59-2　患者女性，31岁，双侧输卵管结核伴结核性腹膜炎

【诊断要点】

　　1.输卵管增粗、管壁增厚、边缘毛糙呈混杂密度（信号）的"C"形及"S"形弯曲或烟斗嘴、烧瓶样、腊肠样改变。

　　2.病变呈囊性、囊实性或实性肿块，增强扫描边缘环形强化，也可呈蜂窝状强化，强化呈延迟特征。

　　3.病灶内可见沙砾状或不定形钙化，卵巢、子宫、腹膜受累后也可钙化；肝门区、肠系膜根部及腹膜后淋巴结、盆腔淋巴结的环状与蜂窝状强化，有提示作用。

　　4.腹膜增厚呈污垢样改变、腹盆腔积液。

—— 参考文献 ——

[1] 王成艳，孙美玉.输卵管疾病的 CT 和 MRI 诊断现状与进展 [J].放射学实践，2019，34（11）：1212-1218.

[2] 宋侠，陈祖华.女性盆腔结核的 CT、MR 表现 [J].中国介入影像与治疗学，2015，12（11）：673-676.

（刘　祥　杨朝湘）

病例60　输卵管浆液性癌

【临床资料】

● 患者女性，59岁，绝经9年，阴道不规则出血3月余。

● 实验室检查：肿瘤指标阴性。

【影像学检查】

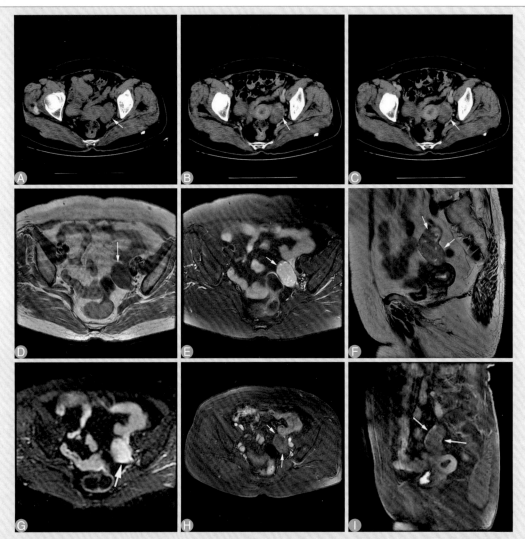

A～C.分别为横断位CT平扫、增强动脉期、增强静脉期；D.横断位T₁WI；E.横断位T₂-FS；F.矢状位T₂WI；G.横断位
DWI（b=800）；H.横断位T₁WI增强；I.矢状位T₁WI增强。

图3-60-1　盆腔增强CT及增强MRI扫描

【分析思路】

中年女性，盆腔左侧软组织肿块影（箭头）与左侧子宫角部相连，MRI矢状位示肿块呈弯曲腊肠样，因此定位左侧输卵管或阔韧带来源。密度/信号欠均匀，MRI示弥散明显受限。增强扫描不均匀强化，病变以实性为主，肿块边缘较清楚，考虑为肿瘤性病变。常见病变有阔韧带肌瘤、子宫内膜间质肉瘤、输卵管癌。

■ **阔韧带肌瘤**

本例支持点：盆腔左侧软组织密度肿块影，边界较清楚，增强扫描不均匀强化，强化程度低于子宫肌层。

不支持点：肿块T$_2$WI信号偏高，弥散明显受限。

■ **子宫内膜间质肉瘤**

本例支持点：实性肿块，内见小囊变，DWI高信号。

不支持点：强化程度较低。

■ **输卵管癌**

本例支持点：盆腔左侧软组织肿块，与左侧子宫角紧密相连，提示可能为输卵管或阔韧带肿瘤，增强扫描不均匀强化，DWI示弥散明显受限；临床症状支持。

不支持点：肿瘤标志物不高，肿块边缘较光滑，可能会误认为良性病变。

【病理诊断】

左侧输卵管高级别浆液性癌累及宫角（侵及肌层）。

免疫组化：ER（＋），PR（＋），vimentin（灶＋），p53（－），WT-1（弱＋），PAX-8（＋），p16（3+），CEA（－），CKpan（灶＋），Ki-67（约70%＋）。

【讨论】

■ **临床概述**

原发性输卵管癌（primary fallopian tube carcinoma，PFTC）起源于输卵管远端，既往认为输卵管癌罕见，但近年来病理学、分子学，以及遗传学证据显示，40%～60%被诊断为高级别浆液性卵巢癌和腹膜癌可能来源于输卵管伞端。因此，2014年更新的FIGO分期将卵巢癌、输卵管癌和腹膜癌进行了合并。

PFTC可发生于18～80岁，多发于绝经后妇女，高峰年龄是50～60岁。经典的输卵管癌"三联症"包括：阴道排液或流血、下腹痛、盆腔肿块，但仅约15%的病例可以同时出现，大多数仅有1个或2个症状，其他还有腹胀等。大约80%输卵管癌患者血清CA125升高，是早期较敏感的指标。

■ **病理特征**

单纯PFTC极少见，占女性生殖系统恶性肿瘤的0.14%～1.80%，其中90%是浆液性癌或高级别子宫内膜样腺癌，其他少见的病理类型包括黏液性癌、透明细胞癌、未分化癌、移行细胞癌、混合性癌和癌肉瘤等。此外，根据生物学行为将浆液性癌分为低级别浆液性癌和高级别浆液性癌两类。病理诊断标准：①肿瘤主要位于输卵管并起源于输卵管内膜；②组织学类型为输卵管黏膜上皮；③若管壁有侵犯，则可见良性上皮向恶性上皮转化的移行带；④卵巢和子宫内膜正常，或虽有肿瘤但体积小于输卵管肿瘤。

■ **影像学表现**

PFTC的影像学表现为附件区"C"形、"S"形或腊肠样肿块，呈囊性、实性或囊实性。在CT上实性病变常呈分叶状肿块，密度与软组织密度接近，另外也可表现为囊实性肿块，特别是出现腊肠样实性肿块、管壁伴乳头样突起，同时伴输卵管积水时是输卵管癌的典型表现，增强扫描实性部分强化稍低于子宫肌层。在MRI上PFTC常表现为实性肿块或带有乳头状突起的囊实性肿块，实性肿块或肿块的实性部分呈稍长T$_1$WI、等或稍长T$_2$WI信号，DWI呈明显高信号。输卵管积水是PFTC最重要的一个间接征象，但只有3%～14%的病例会出现这一征象。此外，还可见患侧子宫圆韧带较对侧增粗，但走行自然，增强后均匀强化，病理上子宫圆韧带并未受到侵犯，可能由于肿瘤长时间压迫输卵管的淋巴系统，导致淋巴系统回流受阻，从而引起肿胀。

总之，当发现附件为囊性、实性或囊实性肿块，部分病例出现腊肠样囊实性肿块，伴输卵管积水、患侧子宫圆韧带增粗等，强烈提示原发性输卵管癌的诊断。

【拓展病例】

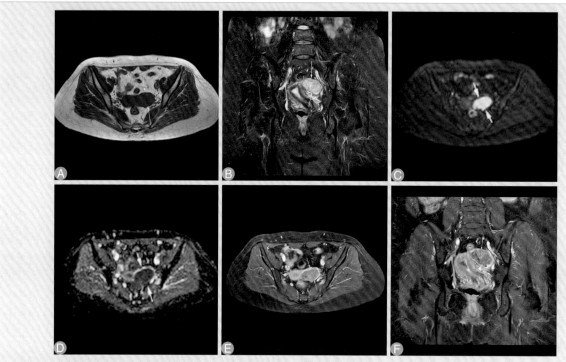

MRI示左侧附件区条块状肿块（箭头）。A. 横断位T₁WI示左侧附件区条块状肿块，与子宫接近等信号；B. 矢状位T₂WI压脂呈不均匀高信号；C、D. 横断位DWI及ADC图示弥散明显受限；E、F. 横断位及冠状位增强扫描肿块强化稍低于子宫肌层，其内少许裂隙状坏死区未强化呈低信号。

图3-60-2　患者女性，55岁，左侧输卵管高级别浆液性癌

【诊断要点】

1.盆腔附件区"U"形、"C"形、"S"形肿块，可呈囊性、实性或囊实性，囊性者可见不完全的分隔。

2.患侧输卵管积液或子宫圆韧带的增厚是重要的间接提示征象。

3.临床"三联症"：阴道排液或流血、下腹痛、盆腔肿块。

4.绝大多数患者血清CA125升高。

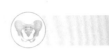

——参考文献——

[1] 孙洺洺，包灵洁，易晓芳，等.101例原发性输卵管癌临床特点及预后影响因素分析[J].中国癌症杂志，2019，29（9）：723-729.

[2] 李晶，吴妙芳，林仲秋.《FIGO 2018妇癌报告》——卵巢癌、输卵管癌、腹膜癌诊治指南解读[J].中国实用妇科与产科杂志，2019，35（3）：304-314.

[3] 李洁，吴晶涛，陈文新.不典型原发性输卵管癌与卵巢囊腺癌的CT特征[J].中国医学影像学杂志，2015，23（11）：854-857.

（刘　祥　杨朝湘）

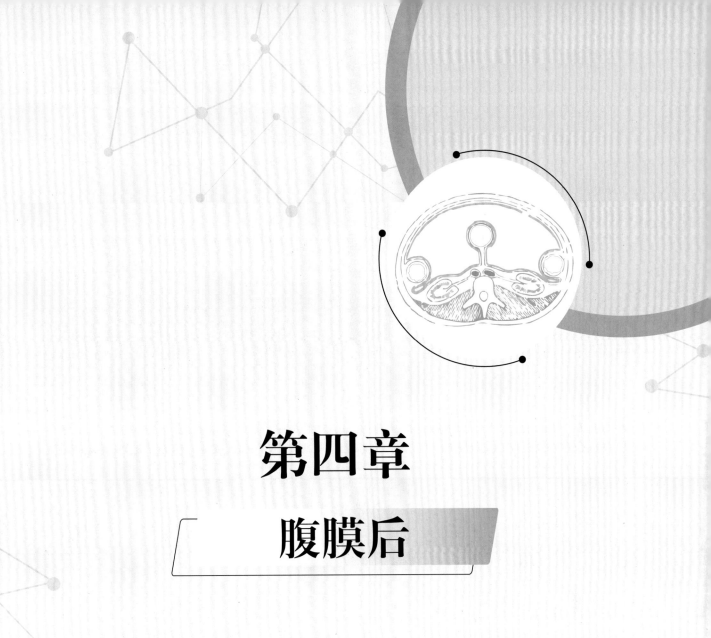

第四章

腹膜后

病例1 副神经节瘤

【临床资料】

● 患者女性，31岁，反复中上腹痛1年余。

● 实验室检查：血常规、CRP正常，乙肝表面抗原（＋），肿瘤标志物（－），血压正常。

【影像学检查】

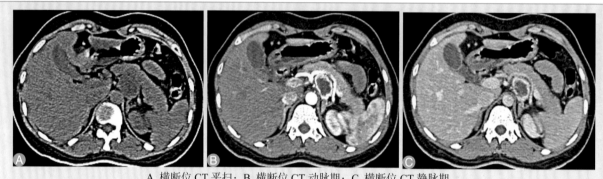

A.横断位CT平扫；B.横断位CT动脉期；C.横断位CT静脉期。

图4-1-1 上腹部CT平扫+增强

【分析思路】

年轻女性，中上腹痛1年余。腹膜后主动脉旁类圆形低密度影，边界尚清，增强扫描动脉期病灶边缘呈明显强化，强化程度与腹主动脉相近，病灶中央囊变区未见强化，静脉期病灶边缘强化略减退，内部囊变区未见强化。常见腹膜后富血供病变有副神经节瘤、去分化脂肪肉瘤、平滑肌肉瘤、Castleman病。

■ 副神经节瘤

本例支持点：形态较规则，坏死囊变区、实性成分动脉期明显强化，静脉期强化程度稍减退。

不支持点：囊变区较彻底、病灶中央无明显实性成分或分隔影，且病灶内未见明显强化血管影，没有临床高血压等症状。

■ 去分化脂肪肉瘤

本例支持点：腹膜后单发肿块、囊变坏死明显、实性成分强化明显。

不支持点：年龄偏小，肿瘤体积较小，病灶内及周围未见脂肪成分，周围组织结构没有明显浸润及转移。

■ 平滑肌肉瘤

本例支持点：坏死囊变区明显，实性成分动脉期明显强化，静脉期强化程度稍减退。

不支持点：肿瘤体积较小且形态较规则，与血管关系不够密切。

■ Castleman病

本例支持点：形态规则、强化明显（透明血管型强化程度与邻近血管相近）。

不支持点：透明血管型囊变少见，未见分支样钙化，周围没有明显渗出性改变。

【病理诊断】

后腹膜肿物：大小约3.5 cm×2.5 cm，切面囊实性，囊区最大径约2.5 cm，实性区灰黄、灰红，质软。

免疫组化：肿瘤细胞CgA（强+），Syn（+），CD56（+），vimentin（+），S-100（－），支持细胞（+），CD99、Inhibin-α、CD10、TFE3、PAX-8、Melan-A、HMB45、desmin、calponin及CKpan均阴性，Ki-67（<1%+）。

病理诊断：副神经节瘤。

【讨论】

■ 临床概述

副神经节瘤（paraganglioma，PGL）全身各处均可发生，当发生于腹膜后时主要位于腹主动脉周围、肾门及肠系膜动脉分支周围，沿交感链长轴生长为其特点；好发于30~50岁，无明显性别差异，临床主要表现为发作性高血压、头痛、心悸、出冷汗等，如血或尿中儿茶酚胺的测定结果升高可协助诊断。

■ 病理特征

副神经节瘤的肿瘤细胞主要包括主细胞和支持细胞。主细胞较多，呈圆形或多边形，细胞质丰富，嗜酸，呈颗粒状，细胞核圆形、椭圆形，位于中央，排列呈弥漫状、腺泡状或器官样；支持细胞呈梭形，围绕主细胞单层排列。纤维血管性的肿瘤间质，血管丰富，窦状扩张。

■ 影像学表现

1.位置：好发于肾动脉至腹主动脉分叉水平的主动脉旁区域，最常发生于ZuckerkandI体，即肠系膜下动脉起始处与腹主动脉分叉之间。

2.形态：类圆形或分叶状，边界清楚。

3.CT平扫：软组织肿块，囊变、坏死、出血多见，有时可见液平，钙化多见。

4.MRI：实性成分T₁WI呈等低信号，T₂WI和DWI均呈高信号（可能与副神经节瘤细胞胞质丰富高度相关，周围有丰富的毛细血管与纤维，间隙狭窄，其成分复杂导致水分子自由扩散运动受到限制），囊变坏死T₁WI呈低信号，T₂WI呈高信号，出血T₁WI呈高信号，T₂WI信号混杂。

5.增强扫描：肿块血供丰富，病灶周围或病灶内可见迂曲增粗的血管影，实性成分动脉期明显强化，少部分肿瘤因坏死明显呈轻度强化，较大瘤体边缘内部坏死呈"破网征"。

【拓展病例一】

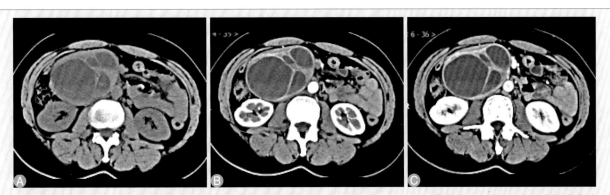

A.横断位CT平扫示右侧腹膜后囊实性肿块，囊内见稍高密度液平，提示出血；B、C.横断位CT增强示病灶实性成分动脉期中度至明显强化，静脉期持续强化，囊性区未见强化。

图4-1-2 患者女性，48岁，右侧腹膜后副神经节瘤

【拓展病例二】

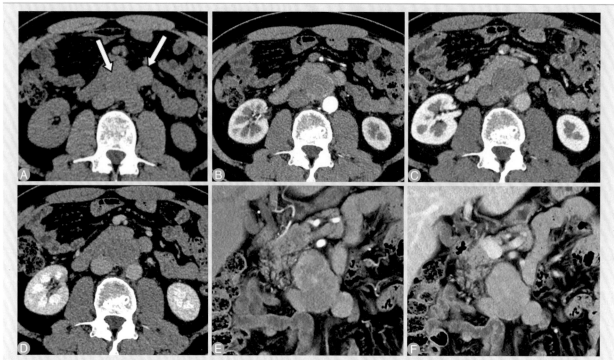

A.横断位 CT 平扫示腹膜后腹主动脉旁见 2 枚软组织肿块（箭头）；B ~ D.横断位 CT 增强动脉期及静脉期轻中度强化，稍欠均匀，延迟期强化程度减低；E、F.冠状位 CT 增强 MPR

图4-1-3　患者男性，48岁，腹膜后多发副神经节瘤

（病例由重庆市人民医院宋祖华老师提供）

【诊断要点】

1.腹膜后腹主动脉旁肿块、形态规整、边界尚清。

2.囊变、坏死、出血多见，有时可见液平，钙化多见。

3.周围及内部多发增粗血管，实性部分明显且持续性强化，较大瘤体边缘内部坏死呈"破网征"。

—— 参考文献 ——

[1] 侯丹玮，刘海洋.原发腹膜后副神经节瘤的影像及临床病理特点分析 [J].实用放射学杂志，2019，35（12）：1962-1965.

[2] 刘爽，赵惠玲，张巨波，等.肾上腺外副神经节瘤 15 例临床病理分析 [J].诊断病理学杂志，2015，22（11）：701-703，708.

（何小波　黄日升　贺秀莉）

病例2　腹膜后肾上腺外节细胞神经瘤

【临床资料】

● 患者男性，41岁，反复腰痛4月余，加重7天。

● 腹部CT：中下腹腔内囊性病变，建议进一步检查。

【影像学检查】

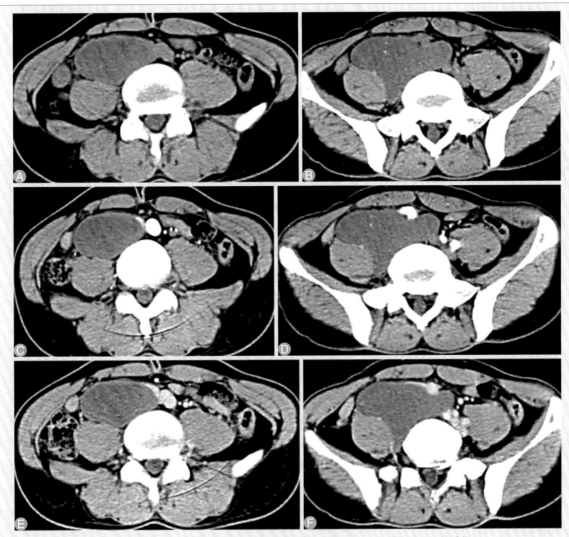

A、B.横断位CT平扫；C、D.横断位CT增强动脉期；E、F.横断位CT静脉期。

图4-2-1　上腹部CT平扫+增强

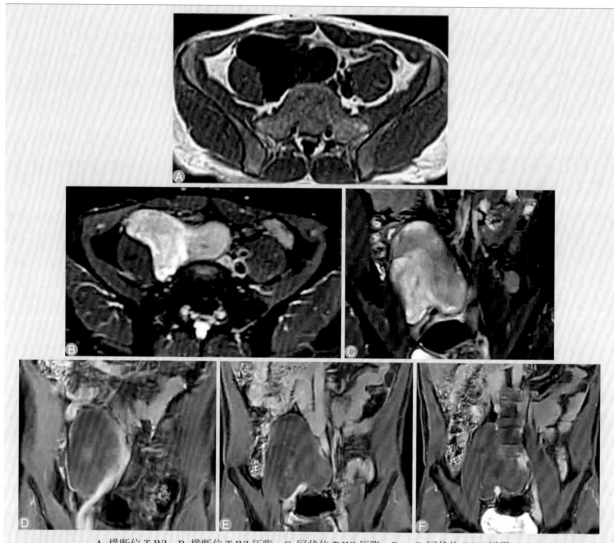

A. 横断位 T₁WI；B. 横断位 T₂WI 压脂；C. 冠状位 T₂WI 压脂；D ~ F. 冠状位 T₁WI 增强。

图4-2-2　上腹部MRI平扫+增强

（病例由长沙市中心医院陈丹老师提供）

【诊断思路】

中年男性，右侧腹膜后占位，质地软，塑形生长，黏液变性明显，有点状钙化，增强不均匀轻度强化。常见病变有神经鞘瘤、脉管瘤、淋巴瘤、皮样/表皮样囊肿、黏液型脂肪肉瘤、节细胞神经瘤。

■ 神经鞘瘤

支持点：质地软，有黏液变性。

不支持点：本例强化偏弱。

■ 脉管瘤

支持点：质地软，塑形生长。

不支持点：多呈液性密度，本例为黏液变性，CT平扫密度稍高，脉管瘤分隔及囊壁轻度强化，与本例表现不相符。

■ 淋巴瘤

支持点：质地软，塑形生长。

不支持点：T₁WI呈等或稍低信号、T₂WI呈等或稍高信号，与本例不符合，本例强化偏弱，故不支持。

■ **皮样/表皮样囊肿**

支持点：质地软，塑形生长。

不支持点：多无强化。

■ **黏液型脂肪肉瘤**

支持点：位于腹膜后，富含黏液。

不支持点：年龄多比较大，大多数比较圆，有一定张力，强化相对明显，故不支持。

■ **节细胞神经瘤**

支持点：形态柔软，呈塑形样生长，边界清楚，密度较均匀，增强扫描呈轻度强化，边缘包膜样强化。MRI表现为T₁WI为均匀低信号，T₂WI呈不均匀性高信号，内部及边缘条状的低信号区，提示含有胶原纤维成分，增强扫描后病灶呈不均匀轻度强化。

【病理诊断】

肉眼所见：肿物一个，大小13 cm×9.5 cm×5.5 cm，包膜完整，呈双结节状或双分叶状，表面可见3根条索样物，长1.5～11 cm，直径0.2～0.4 cm，肿物切面灰白、淡黄，均质质中。

免疫组化：vimentin（＋），Ki-67（个别+），CD57（－），S-100（＋），CD34（血管+），CD117（－），NSE（＋），Calponin（－），CKpan（－），EMA（＋）。

病理诊断（腹膜后）：符合节细胞神经瘤。

【讨论】

■ **临床表现**

节细胞神经瘤（ganglioneuroma，GN）是起源于原始交感神经嵴细胞的罕见良性肿瘤，文献报道52%发生于腹膜后区（包括肾上腺），39%来源于后纵隔，9%位于颈部和盆腔。GN可发生于任何年龄，但以较大儿童及中青年人较多见。由于大部分GN不分泌生物活性物质，一般无任何临床症状，仅因肿瘤过大压迫产生相应的临床表现。少部分可分泌生物活性物质，如儿茶酚胺、血管活性肠肽、雄性激素等而出现相应的临床表现，如高血压、腹泻及女性男性化等。

■ **病理表现**

GN大体病理切面呈黄白色半透明状或胶冻状，质地较软。GN主要由分化好的神经节细胞、Schwann细胞、神经纤维及大量黏液基质组成，主要好发于脊柱两旁的交感神经丛分布区及肾上腺髓质的交感神经节细胞。

■ **影像学表现**

1.位置：多位于脊柱旁的交感神经链。

2.形态、生长方式：多表现为水滴状或葫芦形，有包膜，境界清楚，病灶质地柔软，可沿周围组织器官间隙呈嵌入性、钻孔样生长，对病灶周围血管包绕但不侵犯，血管形态正常。

3.CT平扫：呈低密度、等或略低密度，病灶大多密度均匀，部分病灶密度不均，病理基础为病灶分化好、内胞浆丰富、大量黏液基质与细胞成分的比例不同，文献报道节细胞神经瘤常有钙化，钙化率为20%～42%，位于肿瘤内部者多表现为斑点状或短条状钙化，位于边缘者多为弧形钙化。

4.MRI：肿瘤T₁WI为等低信号，T₂WI为等或高信号，这需由肿瘤内含有大量黏液基质及细胞成分的比例所决定，肿瘤内神经纤维成分、成熟的节细胞、黏液基质3种成分比例的变化，与肿瘤的信号强度、强化方式密切相关。在T$_1$WI、T$_2$WI上出现"漩涡征"是本病在MRI较为特征性的征象，病理为节细胞神经瘤内神经节细胞和胶原纤维相互交织呈编织状改变。

5.增强：多表现为轻度均匀或不均匀渐进性强化，其强化方式可能与肿瘤内富含神经纤维成分和黏液基质、对比剂逐渐弥散积聚有关，少数中度至明显强化。

【拓展病例一】

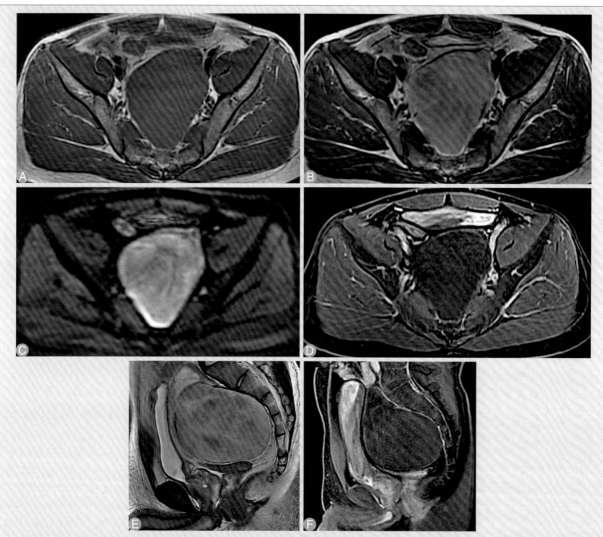

A.横断位 T$_1$WI 示盆腔腹膜后肿块，T$_1$WI 呈等信号；B.横断位 T$_2$WI 病灶呈高信号，其内见小片状稍低信号；C.横断位 DWI 呈高信号；D.横断位 T$_1$WI 增强扫描示病灶内见小片状轻微强化；E.矢状位 T$_2$WI 可见"漩涡征"；F.矢状位 T$_1$WI 增强示病灶呈水滴状。

图4-2-3　患者男性，36岁，腹膜后节细胞神经瘤
（病例由福建省肿瘤医院胡春森老师提供）

【拓展病例二】

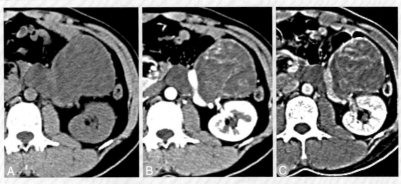

A. 横断位 CT 示左侧腹膜后巨大肿块, 呈稍低密度影; B、C. 横断位 CT 增强示病灶呈不均匀轻度渐进性强化, 包绕邻近血管。

图4-2-4　患者男性, 35岁, 左侧腹膜后节细胞神经瘤

（病例由长沙市中心医院陈丹老师提供）

【诊断要点】

1.腹膜后脊柱旁, 质软, 塑形生长, 有包膜。

2.多数T_1WI为低信号, T_2WI为高信号, 出现 "漩涡征" 是本病特征性的征象。

3.增强轻中度不均匀渐进性强化, 包绕血管。

—— 参考文献 ——

[1] 黄丽莹,曾裕镜,林翠君,等.节细胞神经瘤的影像诊断及病理分析[J].医学影像学杂志,2020,30(4): 666-670.

[2] 赵越, 杨斌.节细胞神经瘤的 CT 及 MRI 表现[J].放射学实践, 2019, 34 (3): 316-321.

（田兆荣　张文坦）

<h1 style="text-align:center">病例3 神经鞘瘤</h1>

【临床资料】

- 患者男性，44岁，发现盆腔肿物3年。
- 实验室检查：血常规、CRP正常，肿瘤标志物（−）。

【影像学检查】

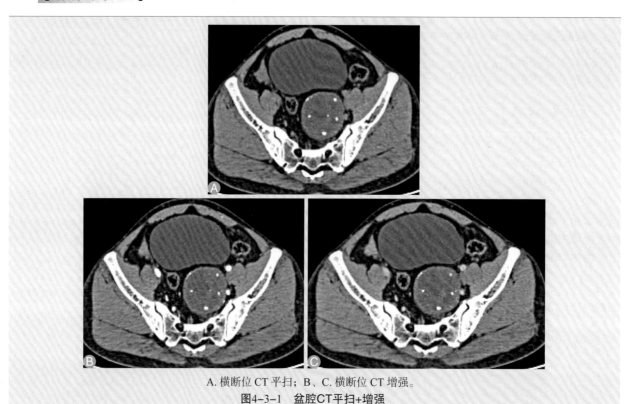

A. 横断位 CT 平扫；B、C. 横断位 CT 增强。

图4-3-1 盆腔CT平扫+增强

【分析思路】

中年男性，CT示盆腔左侧骶前类圆形软组织肿块，边界清楚，内部密度不均，见多发斑点状钙化，增强扫描病灶呈轻度不均匀性强化。盆腔左侧病灶有实性成分、黏液、钙化及包膜。常见病变有神经鞘瘤、神经纤维瘤、孤立性纤维性肿瘤、胃肠道外间质瘤。

■ 神经鞘瘤

本例支持点：位于骶前，有黏液成分、钙化，实性密度略低于肌肉密度；增强轻度渐进性强化。

■ 神经纤维瘤

本例支持点：位于骶前，一般形态规则、有包膜；强化呈轻度进行性强化。

不支持点：相对少见，病灶往往多发、钙化少见，一般合并其他神经纤维瘤病表现。

■ 孤立性纤维性肿瘤

本例支持点：形态规则、边界清楚，有黏液成分、钙化。

不支持点：周围及内部常有增粗血管影。

■ 胃肠道外间质瘤

本例支持点：形态规则，实性成分接近于肌肉密度，病灶内有钙化影。

不支持点：病灶常有出血、囊变，增强扫描实性部分中度至明显强化，本例不支持。

【病理诊断】

肉眼：盆腔肿瘤灰红、卵圆形结节组织一枚，大小8 cm×5 cm×4.5 cm，切面呈多房性，内含灰黄胶冻样物质，包膜尚完整。

结合免疫标记符合神经鞘瘤。

免疫组化结果：GFAP（–），CD34（–），CKpan（–），S-100（+），SMA（–），STAT-6（–）。

【讨论】

■ 临床概述

神经鞘瘤（schwannoma）又称施万细胞瘤，腹膜后神经鞘瘤是腹膜后较常见的良性肿瘤，与发生于头颈部或四肢的神经鞘瘤比较，腹膜后神经鞘瘤体积相对较大，容易出现囊变、坏死及出血。好发于30～50岁，男女发病率差异不明显，临床表现缺乏特异性，肿瘤较小时一般无明显临床症状，肿瘤较大时可压迫邻近组织而出现相应临床表现。

■ 病理特征

镜下肿瘤内可见Antoni A区和Antoni B区2种组织类型。Antoni A区细胞成分较丰富，排列密集，细胞境界不清，不易发生囊变；Antoni B区细胞排列较疏松，呈网状结构，细胞间有较多液体存在，常发生黏液变、囊变或出血。

■ 影像学表现

1.位置：腹膜后神经鞘瘤与腹膜后神经关系密切，大多位于脊柱周围的腹膜后间隙内（椎旁＞肾周＞骶前）。

2.形态：一般为圆形、类圆形、哑铃形或葫芦状，边界清楚，有包膜。

3.CT平扫：密度多不均匀，易发生囊变、坏死及出血，可有钙化。

4.MRI：Antoni A区呈实性信号，T_1WI与肌肉等信号，T_2WI上信号较肌肉略高，而Antoni B区接近囊性信号。当 Antoni A区主要位于病变中心，而Antoni B区位于周边时，T_2WI可表现为"靶征"。此外，肿瘤纤维含量也影响 T_2WI 信号强度，富纤维区T_2WI信号偏低，DWI呈高信号。

5.增强扫描：大多呈渐进性延迟强化，动脉期以轻至中度强化为主，病灶内可见细线状血管影，延迟扫描呈轻度或中度强化。

6.恶变征象：形态不规则，包膜不完整，边缘棘突样改变、侵犯周围组织，部分或全部包绕血管，肿瘤Antoni A区、Antoni B区交界面不规则，邻近淋巴结肿大。

【拓展病例一】

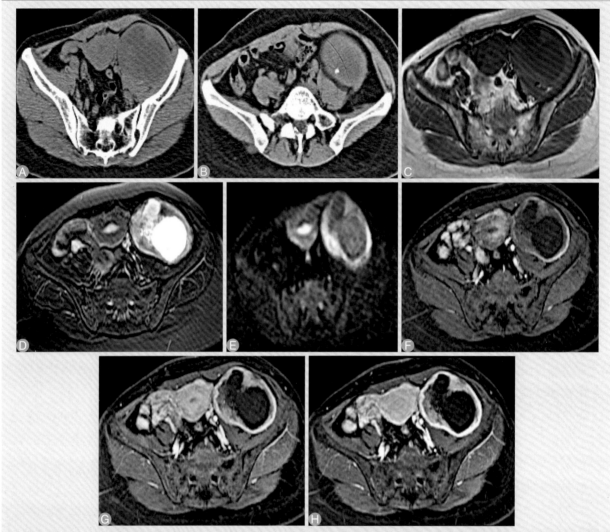

A、B.横断位CT平扫示腹膜后软组织肿块，密度不均，内见囊变、坏死及钙化；C.横断位T₁WI病灶呈等、低信号；D.横断位T₂WI呈高、稍高信号；E.横断位DWI示实性成分呈高信号；F～H.横断位T₁WI增强实性成分呈渐进性强化，囊性部分不强化。

图4-3-2　腹膜后神经鞘瘤

【拓展病例二】

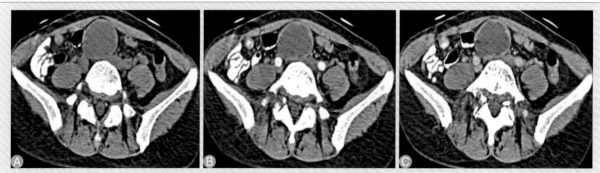

A.横断位CT平扫示腹膜后低密度影，见完整的包膜；B、C.横断位CT增强示病灶实性部分呈轻中度渐进性强化，囊性部分不强化。

图4-3-3　腹膜后神经鞘瘤

【拓展病例三】

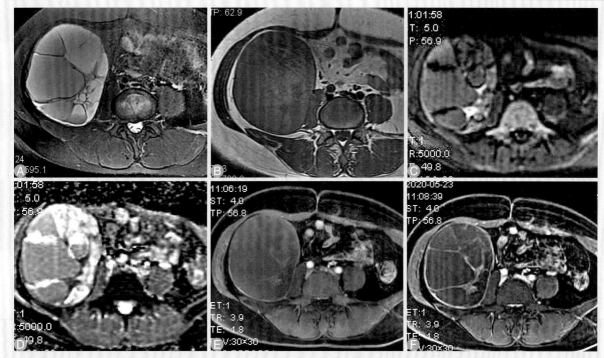

A. 横断位 T$_2$WI 压脂示右侧腹膜后多房囊性病灶，囊液呈高或低信号，部分可见液平面，提示有出血，实性成分呈等或稍低信号；B. 横断位 T$_2$WI 示病灶囊性成分呈稍高信号，实性成分呈等信号；C、D. 横断位 DWI、ADC 图示病灶囊性成分扩散不受限，实性成分扩散受限；E、F. 横断位 T$_1$WI 增强示囊性成分未见强化，实性成分中度渐进性强化。

图4-3-4 患者女性，36岁，右腹膜后神经鞘瘤
（病例由厦门市中医院张鹏老师提供）

【诊断要点】

1.腹膜后脊柱旁肿块；单发、圆形或类圆形肿块，有包膜、边缘清。

2.实性、黏液、囊变、出血、钙化。

3.实性部分呈进行性延迟强化，Antoni A区强化程度较Antoni B区明显。

—— 参考文献 ——

[1] 纪仁浩，樊页川，王斌.原发腹膜后副神经节瘤与神经鞘瘤的 CT 表现对比研究 [J].中国医学计算机成像杂，2017，23（3）：207-211.

[2] ALVENTOSA MATEU C，CASTILLO LÓPEZ G A，ALBERTANTEQUERA C.Retroperitoneal schwannoma[J].Rev Esp Enferm Dig，2018，110（9）：597.

（何小波 黄日升 骆逸凡）

病例4　腹膜后畸胎瘤

【临床资料】

- 患者男性，35岁，体检发现左上腹部肿块。
- 实验室检查：肿瘤标志物阴性。

【影像学检查】

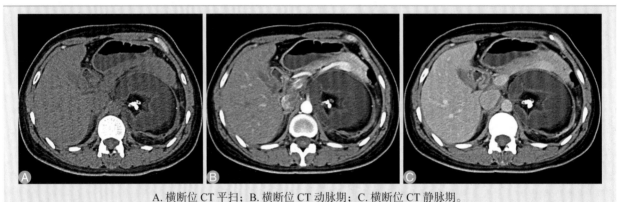

A.横断位 CT 平扫；B.横断位 CT 动脉期；C.横断位 CT 静脉期。

图4-4-1　上腹部CT平扫+增强

【分析思路】

青壮年男性，左侧腹膜后肾上腺区类圆形肿块，边界清楚，内部密度不均匀，病灶以囊性为主，内部见小斑片状钙化及脂肪密度，增强扫描病灶未见强化。常规病变有髓样脂肪瘤、畸胎瘤、脂肪肉瘤、血管平滑肌脂肪瘤。

■ 髓样脂肪瘤

本例支持点：位于左侧肾上腺区、含脂肪、钙化。

不支持点：肿瘤多较小，主要成分为脂肪及软组织密度的髓样造血组织，增强后轻度强化，本例未见强化，另外本例囊性成分较多，故不支持。

■ 畸胎瘤

本例支持点：含脂肪、钙化，以及液体密度，增强未见强化。

不支持点：原发于腹膜后罕见。

■ 脂肪肉瘤

本例支持点：腹膜后病灶内部含脂肪成分。

不支持点：多见于老年男性，本例年龄较轻，且增强未见实性强化成分，故不支持。

■ 血管平滑肌脂肪瘤

本例支持点：年轻男性，无临床症状，腹膜后肿块，含有脂肪成分。

不支持点：增强病灶多强化明显，内部可见增粗血管，另外钙化少见，故不支持。

【病理诊断】

病理结果：腹膜后畸胎瘤。

【讨论】

■ 临床概述

原发性腹膜后畸胎瘤（primary retroperitoneal teratoma，PRT）是生殖细胞来源肿瘤，比较罕见，原发性腹膜后畸胎瘤女性多发，其发病呈"双峰样"曲线，常在出生6个月内或刚成年时起病，30岁以后起病者少于20%。本病一般无症状，大多数为体检时发现，少数因肿瘤较大出现压迫症状就诊。

■ 病理特征

病理学上畸胎瘤分为成熟、不成熟及恶性畸胎瘤，均为混杂肿物，易出血及囊变。①成熟畸胎瘤为边缘清楚的分叶状肿物，可见皮肤、毛发、皮肤附件、软骨、脂肪、肌肉，囊性区内衬呼吸或消化道上皮，一般无恶变，WHO Ⅰ级；②不成熟畸胎瘤，含有3个胚层不成熟组织及成熟组织，包括软骨、骨、肠黏膜、平滑肌，以及原始神经外胚层组织，常见出血与坏死。巨大者常见于胎儿或新生儿，常伴死胎，手术死亡率高；③恶性畸胎瘤，常为不成熟畸胎瘤转变所致，可见横纹肌肉瘤或未分化肉瘤成分。

■ 影像学表现

1.成熟性囊性畸胎瘤：囊性为主，囊内脂肪密度影为特异性表现，部分可见钙化或牙齿，脂肪成分在MRI压脂序列上信号明显减低，钙化或骨化各序列均呈低信号，增强扫描肿瘤内软组织及包膜可有强化表现，而脂肪和液体、钙化及骨骼组织无增强改变。

2.未成熟畸胎瘤：巨大实性肿块，呈分叶状，实性、液性、脂肪、钙化相互混杂，脂肪含量较少，增强实性成分中度至明显强化，部分可沿腹膜种植。

【拓展病例一】

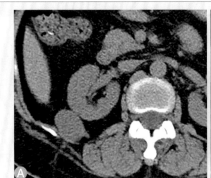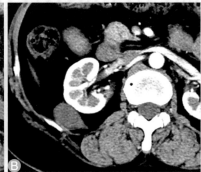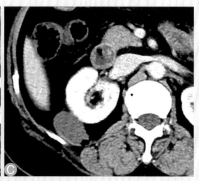

A. 横断位 CT 示右侧腹膜后椭圆形囊性灶；B、C. 横断位 CT 增强示病灶未见强化。

图4-4-2　患者女性，54岁，右侧腹膜后畸胎瘤

（病例由徐州市中心医院李苏芹老师提供）

【拓展病例二】

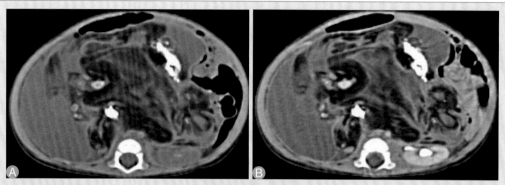

A.横断位CT平扫示腹膜后肿块，内见脂肪密度、钙化及软组织密度影；B.横断位增强扫描病灶软组织密度影轻度强化，脂肪及钙化影未见强化。

图4-4-3　腹膜后畸胎瘤

【拓展病例三】

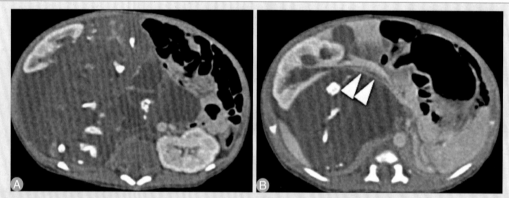

A、B.横断位CT增强示右侧腹膜后巨大肿块，可见实性、囊性及钙化灶，增强实性成分有强化，箭头示被推移的右肾血管。

图4-4-4　患者男性，2天，腹膜后未成熟畸胎瘤

［病例来源：PEDIATR INT. 2016-12-01；58（12）：1363-1364.］

【诊断要点】

1.脂肪成分为特征性表现。

2.钙化或骨化。

3.增强扫描无强化，或软组织及包膜可有强化表现。

—— 参考文献 ——

[1] 王孝勇，陈新亚，周彦娟.小儿腹膜后畸胎瘤的CT与MRI表现特征及其诊断价值[J].实用癌症杂志，2022，37（3）：501-504.

（薛秀昌　黄日升　秦　雷）

病例5 孤立性纤维性肿瘤

【临床资料】

● 患者女性，40岁，右下腹肿物2年，艾滋病抗病毒治疗5年。

● 查体：右下腹髂前上棘内侧大小约8 cm×5 cm肿物，相对固定，轻压痛，边界尚清。

● 实验室检查：血常规、生化全套正常，肿瘤指标阴性。

【影像学检查】

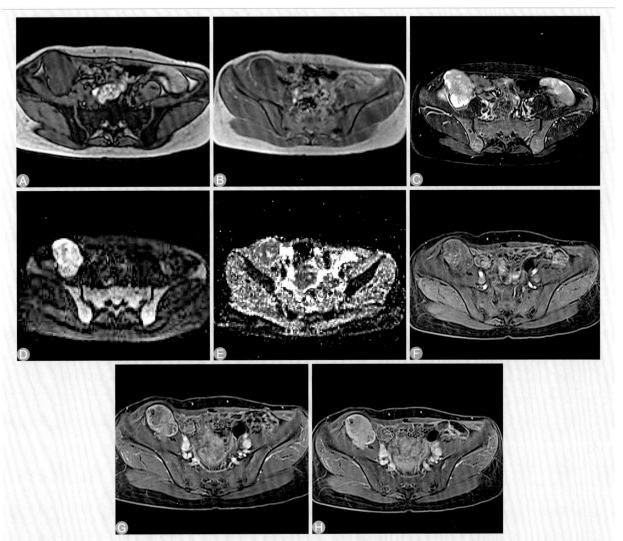

A. 横断位反相位 T_1WI；B. 横断位同相位 T_1WI；C. 横断位 T_2WI 压脂；D. 横断位 DWI；E. 横断位 ADC 图；F ~ H. 横断位 T_1WI 增强。

图4-5-1 盆腔MRI平扫+增强

【分析思路】

中年女性，右侧腹膜后见一类椭圆形的肿块，边界清楚，边缘光滑，对周围组织无侵犯，T_1WI呈等、低信号，T_2WI呈不均匀性高信号，内部斑片状更高信号区，提示有囊变坏死，扩散受限，增强扫描呈渐进性强化，内部见增粗血管影，边缘可见假包膜。常见病变有Castleman病、炎性肌纤维母细胞瘤、孤立性纤维性肿瘤。

■ Castleman病

支持点：类椭圆形肿块，DWI明显高信号，ADC图低信号，增强呈中度强化，假包膜。

不支持点：本例内部多发迂曲血管影，强化程度偏低，病灶内信号不均匀，故不支持。

■ 炎性肌纤维母细胞瘤

支持点：右下腹肿块与邻近髂肌的界限欠清，增强病灶内见迂曲的血管影。

不支持点：病灶周围脂肪间隙尚清，患者也无明显的感染症状。

■ 孤立性纤维性肿瘤

支持点：病灶内部密度及信号欠均匀，见多发小囊变区，增强扫描病灶呈中度强化，内部多发增粗血管影。

【病理诊断】

大网膜梭形细胞瘤，结合HE形态及免疫组化结果，符合孤立性纤维肿瘤。

免疫组化：vimentin（+），CD34（+），CD99（+），Ki-67（约3%+），desmin（−），Bcl-2（+），SMA（−），S-100（−）。

病理结果：孤立性纤维性肿瘤。

【讨论】

■ 临床概述

孤立性纤维性肿瘤（solitary fibrous tumor，SFT）是一种少见的梭形细胞肿瘤，近年来有学者认为它是起源于CD34$^+$的树突状间叶细胞性肿瘤，具有成纤维细胞及成肌纤维细胞分化特征。孤立性纤维性肿瘤被认为是一种交界性肿瘤，其中大部分为良性，10%~15%为恶性或潜在恶性，有出血、坏死、组织浸润倾向。孤立性纤维性肿瘤可发生于全身各部位，最常见于脏层胸膜，其次为头颈，发生于腹膜后间隙较少见，孤立性纤维性肿瘤可发生于任何年龄，40~60岁多见，无明显性别差异。多以长期腹部不适、腹部包块或腹痛就诊，少数因胰岛素样生长因子分泌过多可出现低血糖、骨关节痛及杵状指等症状。

■ 病理特征

大体病理：孤立性软组织肿块，多有包膜，切面呈灰白、灰黄或灰褐色，表面光滑，质中或质硬，可呈分叶状或多结节状。

镜下病理：由细胞密集区和疏松区构成居多，细胞密集区富有薄壁的"鹿角状"分支血管，胶原较少呈网状穿插于细胞间，细胞疏松区可见致密胶原纤维及黏液变性区或梭形、短梭形或卵圆形的瘤细胞与胶原纤维随机混合排列，无特征性结构。

■ 影像学表现

1.形态：多为类圆形或分叶状，可见包膜或假包膜。

2.大小：大小差异较大，多数较大。

3.CT平扫：多为等密度或略低密度软组织肿块，肿块较小时密度可均匀，随着肿瘤增大可因囊变坏死及黏液样变性出现斑片状低密度区，一般无钙化，当肿瘤体积较大或恶变时可有少量钙化。

4.MRI：肿瘤体积较小时，T₁WI信号多较均匀，呈等信号或稍低信号；肿瘤较大时易发生黏液样变性、出血、坏死、囊变，T₁WI信号多不均匀，呈等或稍低信号，伴有小片状更低信号区。肿瘤在T₂WI上信号多不均匀，大部分以高信号为主，中间夹着斑片状低信号是其特征性表现。信号混杂主要与肿瘤细胞密集度及肿瘤变性有关，高信号反映肿瘤黏液样变、坏死、囊变区，略高信号反映肿瘤细胞密集区，低信号区反映致密胶原纤维。部分肿瘤外周见低信号包膜。DWI信号受细胞密度、核浆比、细胞外间隙及坏死囊变等多因素影响，呈不均匀高信号。

5.增强扫描：强化方式多样，可表现为轻度、中度及显著均匀或不均匀性强化，与肿瘤血管、瘤内细胞密集度、致密胶原的分布及囊变坏死的发生密切相关。细胞密集区强化明显，细胞稀疏区与胶原纤维束玻璃样变区域强化相对较弱，多发区域混杂存在，呈典型的"地图样"强化；动脉期病灶边缘或内部见粗大、紊乱或蛇纹状血管影是孤立性纤维性肿瘤的特征之一。

6.提示恶变征象：包膜不完整，境界欠清，周围侵犯；肿大淋巴结；大片状不规则囊变、坏死、黏液变性及不规则钙化。

【拓展病例一】

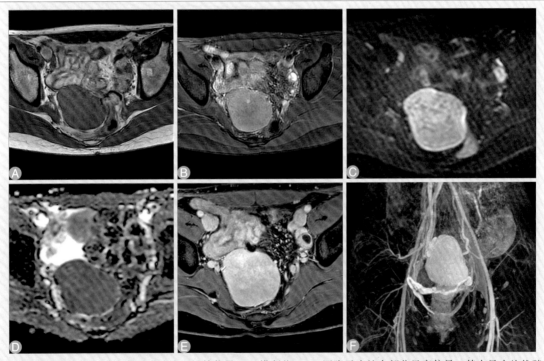

A.横断位 T₁WI 示右侧腹膜后类圆形肿块，呈等信号；B.横断位 T₂WI 压脂示病灶大部分呈高信号，其内见小片状稍低信号，提示纤维成分，斑片状更高信号，提示囊变或黏液变性；C、D.横断位 DWI、ADC 图示病灶扩散明显受限；E.横断位 T₁WI 增强示病灶明显强化，较均匀；F.血管 MIP 重建示病灶由髂内动脉供血，边缘及内部可见增粗血管影。

图4-5-2　患者女性，23岁，盆腔右侧腹膜后孤立性纤维性肿瘤

【拓展病例二】

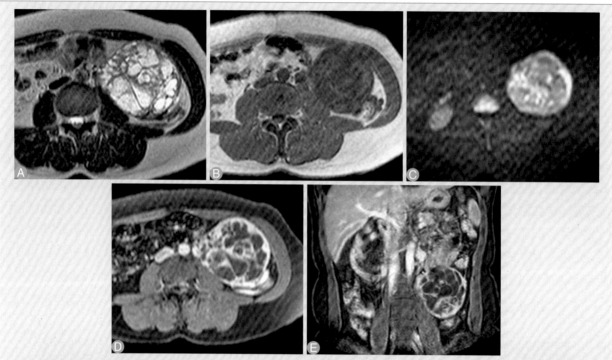

A. 横断位 T₂WI 示左侧腹膜后囊实性肿块，实性成分 T₂WI 呈稍高信号，囊性成分呈高信号；B. 横断位 T₁WI 实性成分呈等信号，囊性成分呈低信号；C. 横断位 DWI 示病灶呈不均匀高信号；D、E. 横断位、冠状位 T₁WI 增强示病灶实性成分明显强化，囊性成分未见强化。

图4-5-3 左侧腹膜后交界性孤立性纤维性肿瘤

【拓展病例三】

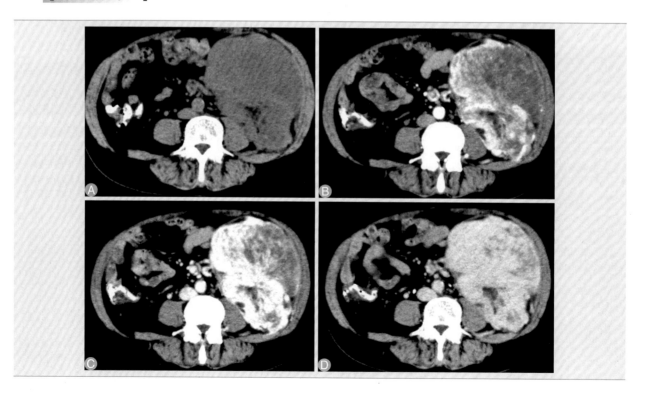

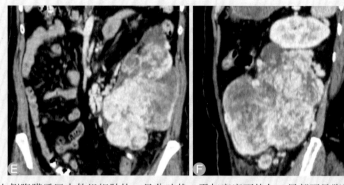

A. 横断位 CT 平扫示左侧腹膜后巨大软组织肿块，呈分叶状，平扫密度不均匀，局部可见脂肪密度影；B ~ D. 横断位 CT 增强示病灶明显不均匀强化，并渐进性强化；E、F. 冠状位、矢状位 CT 增强 MPR 示病灶周围及内部多发迂曲增粗血管影，左肾受压向上移位。

图4-5-4 患者女性，55岁，左侧腹膜后孤立性纤维性肿瘤
（病例由福建省肿瘤医院胡春淼老师提供）

【诊断要点】

1.多数体积较大，类圆形或分叶状，有包膜。

2.密度/信号均匀或者不均匀，有囊变坏死、黏液变性及纤维成分，少部分可有钙化、脂肪。

3.强化方式多样，多数显著并持续性强化，瘤内及瘤周常有迂曲增粗血管影。

—— 参考文献 ——

[1] 刘德丰，崔玉杰，黄聪，等.盆腔孤立性纤维性肿瘤的临床病理特点及 MRI 分析 [J]. 医学影像学杂志，2020，30（6）：1045-1047，1051.

[2] 李玉林，黄送，康其伟，等.孤立性纤维性肿瘤的影像学表现及临床病理学特征 [J]. 医学影像学杂志，2020，30（3）：453-455，466.

（田兆荣 张文坦）

病例6　腹膜后血管周上皮样细胞肿瘤

【临床资料】

● 患者男性，68岁，发现左下腹包块半年。

● 实验室检查：CEA、AFP正常。

【影像学检查】

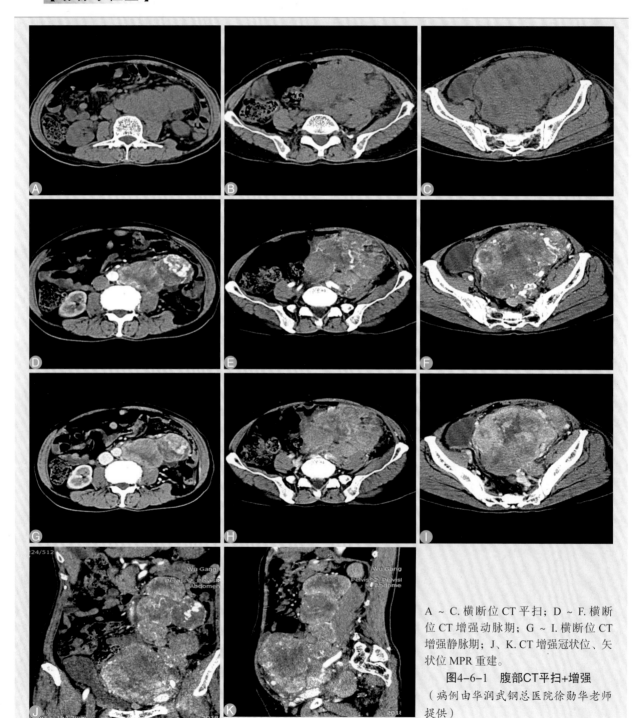

A～C.横断位CT平扫；D～F.横断位CT增强动脉期；G～I.横断位CT增强静脉期；J、K.CT增强冠状位、矢状位MPR重建。

图4-6-1　腹部CT平扫+增强

（病例由华润武钢总医院徐勋华老师提供）

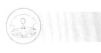

【分析思路】

老年男性，左侧腹膜后多发团块状软组织肿块，密度不均匀，增强扫描动脉期明显不均匀强化，静脉期进一步强化，病灶内及周围可见多发迂曲增粗血管影。常见病变有副神经节瘤、孤立性纤维性肿瘤、平滑肌肉瘤、脂肪肉瘤、血管周上皮样细胞肿瘤、转移瘤。

■ 副神经节瘤

本例支持点：病灶位于脊柱旁，多发，富血供，密度不均匀，有囊变坏死，病灶内部及周围多发迂曲增粗血管。

不支持点：副神经节瘤囊变坏死多数较显著，无高血压等临床症状支持。

■ 孤立性纤维性肿瘤

本例支持点：富血供，密度不均匀，病灶内部及周围多发迂曲增粗血管。

不支持点：大多数为孤立性肿块。

■ 平滑肌肉瘤

本例支持点：与大血管关系密切，富血供，囊变坏死，病灶内部及周围多发迂曲增粗血管。

不支持点：多见于中老年女性，本例为老年男性；分叶多较明显，本例病灶分叶不明显，平滑肌肉瘤远处转移更多见，故不考虑。

■ 脂肪肉瘤

本例支持点：老年男性，腹膜后多发肿块，密度不均匀。

不支持点：未见明确脂肪成分，病灶内部及周围迂曲增粗血管影不符合。

■ 血管周上皮样细胞肿瘤

本例支持点：富血供，密度不均匀，病灶内部及周围多发迂曲增粗血管。

不支持点：多见于中年女性，本例为老年男性。

■ 转移瘤

本例支持点：老年男性，多发，密度不均匀。

不支持点：无原发肿瘤病史支持。

【病理诊断】

华中科技大学同济医学院附属同济医院会诊结果：左侧腹膜后血管周上皮样细胞肿瘤。

免疫组化：HMB45（+），Melan-A（+）（散在+），Cathepsin（+），EMA（散在少许+），SMA（–），Inhibin-α（–），CgA（–），Syn（–），GATA-3（–），PCK（–），PAX-8（–），p53（散在+），MCM2（边缘约20%+），Ki-67（Li：约5%）。

【讨论】

■ 临床概述

血管周上皮样细胞肿瘤（perivascular epithelioid cell tumor，PEComa）是在组织学和免疫组织化学上具有血管周上皮样细胞特征的间叶源性肿瘤，与血管关系密切。血管周上皮样细胞肿瘤多发生于子宫、肝脏、盆腔、肾脏等部位，原发于腹膜后者非常罕见。腹膜后血管周上皮样细胞肿瘤以中年女性多见，临床多无特殊症状，可有腹痛、腹胀、腹部肿块等症状。

■ 病理特征

血管周上皮样细胞是一种在厚壁血管周围放射状排列的上皮样或梭形细胞，胞浆透明或者呈弱嗜酸颗粒状，同时表达黑色素标志物（如HMB45、Melan-A等）和平滑肌标志物（SMA最常见，还有Calponin

等）。血管周上皮样细胞肿瘤家族包括血管平滑肌脂肪瘤、肺透明细胞糖瘤、淋巴管肌瘤病和非特指性血管周上皮样细胞肿瘤。

■ 影像学表现

1.位置：腹膜后血管周上皮样细胞肿瘤多位于盆腔髂血管旁，其次为肾周。

2.大小、形态：体积多数较大，形态较为规则，呈类圆形，境界清楚。

3.CT平扫：多数为实性，也可为囊实性或囊性。由于血管周上皮样细胞肿瘤在组织学形态上主要由血管、梭形或上皮样肿瘤细胞、脂肪3种成分构成，不同细胞构成比例及形态上的不同，导致影像学表现差异巨大，实性成分呈稍低密度影，囊性成分呈低密度影，可有出血，钙化较少见。

4.MRI：实性成分T_1WI呈等信号，T_2WI呈高信号，DWI呈高信号，囊性成分T_1WI呈低信号，T_2WI呈高信号，DWI呈低信号，出血则信号混杂。

5.增强扫描：多数呈不均匀强化，血管成分较多时则强化较明显，有文献认为肿瘤内粗大血管显影是血管周上皮样细胞肿瘤的特征性表现。典型者动脉期病灶周边扩散受限区域呈高强化，中央扩散不受限区呈低强化或无强化，静脉期持续强化，延迟期强化程度减低。

【拓展病例一】

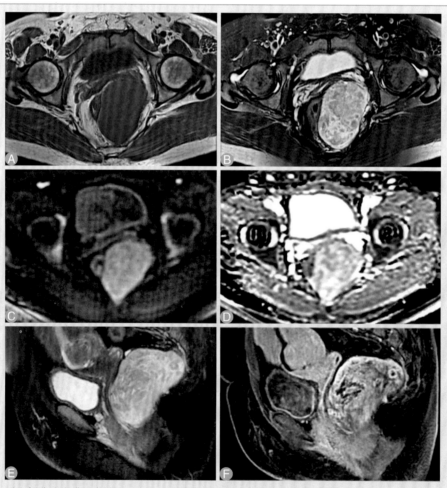

A.横断位T_1WI示左侧盆腔腹膜后类椭圆形病灶，呈等信号；B.横断位T_2WI病灶信号不均匀，呈等、稍高信号；C、D.横断位DWI、ADC图示病灶扩散受限不明显；E.矢状位T_2WI压脂示病灶形态规整，境界清楚，宫颈受压向前推移；F.矢状位T_1WI增强示病灶明显不均匀强化。

图4-6-2　患者女性，48岁，左侧腹膜后血管周上皮样细胞肿瘤

（病例由安化县第二人民医院周文老师提供）

【拓展病例二】

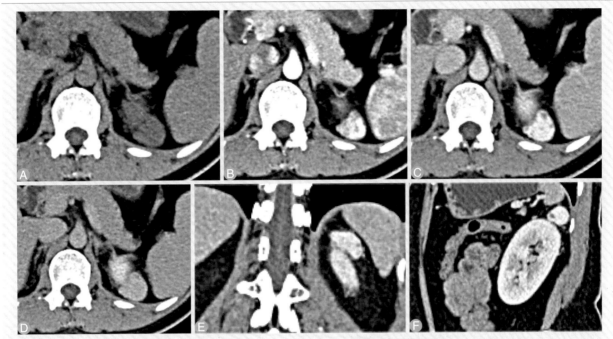

A. 横断位 CT 平扫示左侧肾周见一新月形病灶，呈等密度影；B～D. 横断位 CT 增强示病灶动脉期明显不均匀强化，静脉期持续强化，延迟期强化程度减低；E、F. 冠状位、矢状位 CT 增强重建示病灶位于肾周，与左肾境界清楚。

图4-6-3　患者女性，38岁，左侧腹膜后血管周上皮样细胞肿瘤

【诊断要点】

1.好发于中年女性，腹膜后血管周上皮样细胞肿瘤多位于髂血管旁、肾周。

2.多数体积较大，可有/无脂肪成分。

3.多数不均匀明显强化，肿瘤内及周围可见粗大血管影。

—— 参考文献 ——

[1] 户彦龙，张晖，吴清武，等.原发性腹膜后血管周上皮样细胞瘤临床病理及影像特征分析 [J].实用癌症杂志，2018，33（11）：1791-1794.

[2] 阮娇妮，宋黎涛.腹膜后 PEComa CT 及 MRI 误诊一例 [J].影像诊断与介入放射学，2019，28（5）：382-384.

（李建业　张文坦）

病例7　淋巴管肌瘤病

【临床资料】

● 患者男性，57岁，患者2个月前无明显诱因出现腹痛，位置不固定，主要位于上腹部及脐周，伴腹胀、大便习惯改变。

【影像学检查】

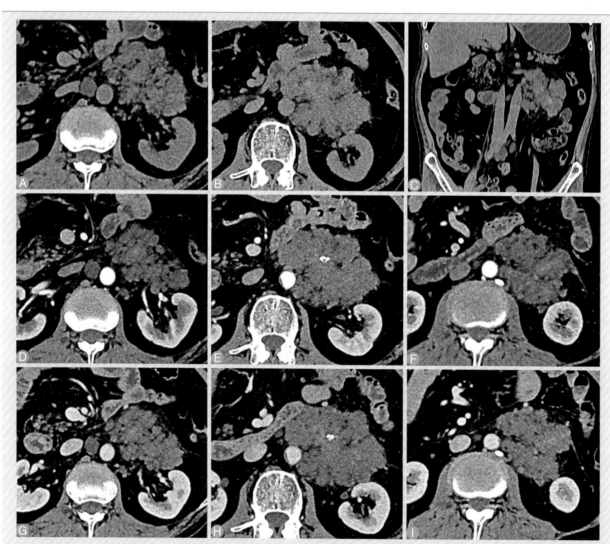

A、B.横断位 CT 平扫；C.冠状位 CT 平扫 MPR；D ~ F.横断位 CT 增强动脉期；G ~ I.横断位 CT 增强静脉期。

图4-7-1　腹部CT平扫+增强

【分析思路】

中老年男性，腹膜后腹主动脉旁见不规则形病灶，呈堆积样改变，部分伴钙化，增强扫描不均匀轻度强化，腹膜后另见多发肿大淋巴结。疾病谱有脉管瘤、脂肪肉瘤、淋巴管肌瘤病。

■ 脉管瘤

本例支持点：有脂肪、钙化，质地软。

不支持点：多位于肠系膜，腹膜后少见，多为囊性或囊实性，本例以实性为主，多结节堆积样形态亦不符合，多发肿大淋巴结亦不支持。

■ 脂肪肉瘤

本例支持点：中老年男性，腹膜后，有脂肪，多发肿大淋巴结。

不支持点：本例为多结节堆积样改变，病灶比较松散，增强轻度强化。

■ 淋巴管肌瘤病

本例支持点：腹膜后腹主动脉旁，多结节堆积样改变，肿大淋巴结。

不支持点：绝大多数发生于中年女性，本例为男性，淋巴管肌瘤病多为囊性或囊实性，增强延迟期多明显强化。

【病理诊断】

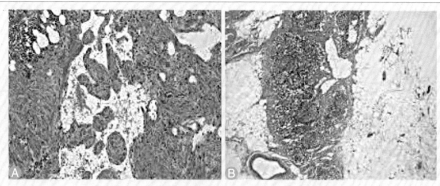

A.H&E 染色，×100；B.H&E 染色，×40。文后彩图 4-7-2。

图4-7-2　病理检查

肉眼所见：后腹膜呈灰黄脂肪瘤样组织，大小1 cm×1 cm×0.3 cm；腹膜后肿瘤呈灰黄结节样物，大小9 cm×5 cm×5 cm，包膜结构不清，多切面切开灰黄、灰红、质中，局部可见钙化。

免疫组化：CD34（＋），D2-40（＋），desmin（＋），SMA（＋），HMB-45（－），Melanoma（－）。另送检后腹膜组织，镜下主为脂肪组织，见少许淋巴组织及平滑肌炎组织。

病理诊断：腹膜后淋巴管平滑肌瘤。

【讨论】

■ 临床概述

淋巴管肌瘤病（lymphangioleiomyomatosis，LAM）属于血管周上皮样细胞肿瘤家族谱系，可累及多个系统，最常见的原发部位为肺部，腹膜后淋巴管肌瘤病较为罕见，淋巴管肌瘤病绝大多数发生于育龄期或绝经前期妇女，临床表现无特异性，多数为腹痛、腹胀、乳糜腹、腹部包块等。

■ 病理特征

病理特点主要是淋巴管及其周围平滑肌的异常增生，造成淋巴管壁增厚、扩张及淋巴结肿大，淋巴管液外渗形成腹腔或胸腔积液。

■ 影像学表现

1.位置：常位于腹膜后的肾周间隙、腹主动脉旁，多沿着淋巴干走行区域分布。

2.形态、质地：串珠状、多结节堆积样，质地较软，可包绕血管。

3.CT平扫：囊性或囊实性多见，实性呈软组织密度影，囊性成分呈低密度影。

4.MRI：实性成分T_1WI呈等或稍低信号，T_2WI呈稍高信号，囊性成分T_1WI呈低信号，T_2WI呈高信号，实性成分DWI呈稍高信号。

5.增强扫描：动态增强后早期轻度强化，随着时间延长，造影剂因淋巴回流受阻无法排泄，慢慢积聚于肿块内，造成肿块在延迟期整体明显强化，对于怀疑淋巴管肌瘤病患者，可在15 min后增加延迟扫描序列。

6.常伴有肺部淋巴管肌瘤病、肿大淋巴结。

7.文献报道，盆腹部淋巴管肌瘤体积早晚变化，即下午体积要比早上大，平均相差140%，与淋巴液的餐后回流、肌肉活动有关。

【拓展病例】

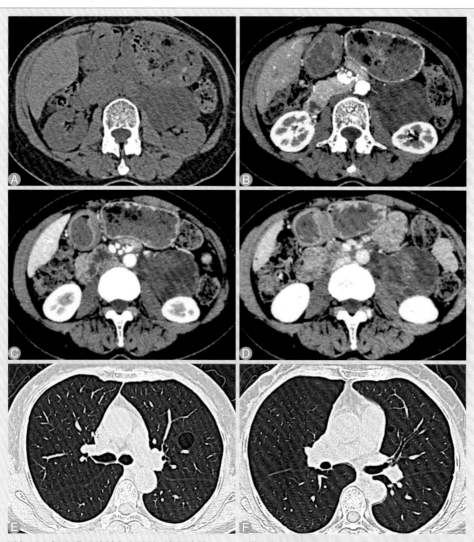

A.横断位CT平扫示左侧腹膜后稍低密度肿块，境界清楚；B ~ D.横断位CT增强示病灶呈囊实性，实性成分轻中度延迟强化，囊性成分未见强化；E、F.横断位CT肺窗示双肺多发含气囊腔，壁薄，提示肺部淋巴管肌瘤病。

图4-7-3　患者女性，50岁，左侧腹膜后淋巴管肌瘤病

（病例由襄阳市中心医院张瑞老师提供）

【诊断要点】

1.绝大多数好发于育龄期妇女。

2.常位于腹膜后腹主动脉旁，沿着淋巴干走行区域分布。

3.多为囊性或囊实性，质地柔软，包绕血管，延迟强化。

4.常伴有肺部淋巴管肌瘤病、肿大淋巴结。

—— 参考文献 ——

[1] 罗昌达，朱飞鹏 . 淋巴管肌瘤病的腹部 CT 表现 [J]. 医药前沿，2020，10（35）：128-129.

（李建业 张文坦）

病例8　炎性肌纤维母细胞瘤

【临床资料】

● 患者女性，48岁，发现盆腔包块1天。既往有右侧卵巢畸胎瘤剥除术。

● 外院CT检查：盆腔左侧椭圆形高低混杂密度肿块，考虑占位。彩色超声：左侧卵巢外上方混合回声灶，边界清晰，其内见较丰富血流信号。

● 血红蛋白108 g/L，CA125、CA19-9、CEA、NSE、CA124、HE4、β-HCG等正常。

【影像学检查】

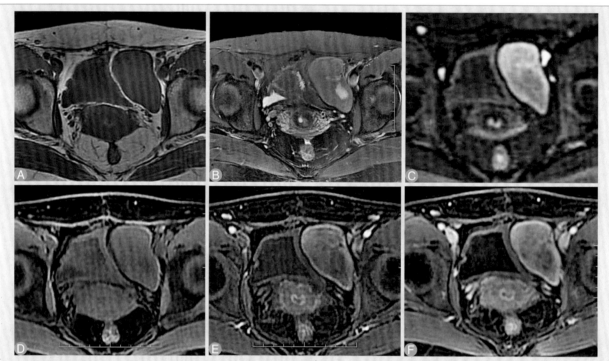

A. 横断位 T_1WI；B. 横断位 T_2WI 压脂；C. 横断位 DWI；D. 横断位 T_1WI 压脂平扫；E、F. 横断位 T_1WI 压脂增强。

图4-8-1　盆腔MRI平扫+增强

【分析思路】

中年女性，肿瘤标志物正常，盆腔膀胱左侧腹膜后间隙椭圆形肿块，T_1WI、T_2WI呈低信号，提示富含纤维或平滑肌成分，不均匀渐进性强化，中央T_2WI高信号区轻度渐进性强化，提示为黏液。常见病变有神经鞘瘤、孤立性纤维性肿瘤、炎性肌纤维母细胞瘤、韧带样纤维瘤病、平滑肌瘤。

■ 神经鞘瘤

本例支持点：有包膜，含有黏液，增强呈不均匀渐进性强化。

不支持点：肿块实性部分动脉期强化程度较弱，肿块内部纤维成分较多。

■ 孤立性纤维性肿瘤

本例支持点：肿瘤有完整的包膜，见黏液成分及较多的纤维成分。

不支持点：肿瘤内及周围未见明显增粗血管影。

■ 炎性肌纤维母细胞瘤

本例支持点：有纤维及黏液成分，增强呈不均匀渐进性强化。

不支持点：周围境界较清晰，无明显临床症状。

■ 韧带样纤维瘤病

本例支持点：中年女性，有手术病史，有纤维及黏液成分，增强呈不均匀渐进性强化。

不支持点：多无包膜，呈浸润性生长，腹膜后较少见，手术区位于右侧盆腔，病灶位于左侧腹膜后。

■ 平滑肌瘤

本例支持点：T_1WI、T_2WI呈低信号，有黏液成分，实性强化程度与子宫肌层相仿。

不支持点：腹膜后较少见。

【病理诊断】

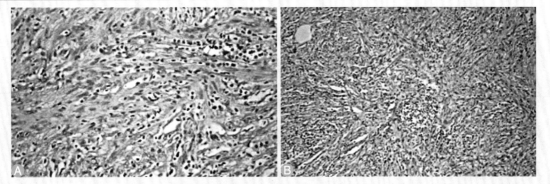

A.H&E 染色，×200；B.H&E 染色，×100。文后彩图 4-8-2。
图4-8-2 病理检查

病理诊断：腹膜后梭形细胞肿瘤胶原化较明显，多层淋巴细胞浸润，细胞分化尚好，轻度不典型性，局部扩张疏松血管，综合考虑为炎性肌纤维母细胞瘤。

免疫组化：SMA（++），ALK（－），CD34（血管+），β-catenin（部分+），CK（－），CD35（－），S-100（－），DOG-1（－），Ki-67（20%+）。

【讨论】

■ 临床概述

炎性肌纤维母细胞瘤（inflammatory myofibroblastic tumor，IMT）是一种临床较少见的以梭形细胞增生为主的间叶组织来源的真性肿瘤。既往文献命名较多，如炎性假瘤、浆细胞肉芽肿、纤维黄色肉芽肿、纤维组织细胞瘤、黏液样错构瘤等。炎性肌纤维母细胞瘤可发生于任何年龄，文献报道以儿童和青少年居多。目前病因及发病机制仍未明确，文献报道可能与感染、创伤、异常修复、免疫抑制、放化疗、激素治疗及相关的细胞遗传学异常有关。炎性肌纤维母细胞瘤可发生于身体的任何部位，以肺部多见，肺外常见于大网膜、肠系膜及腹膜后。临床可有发热、体重下降、疼痛、贫血等，多数症状病变切除后消失。

■ 病理特点

炎性肌纤维母细胞瘤的诊断是在组织学分析的基础上进行，组织学上病变主要以梭形细胞（肌纤维母细胞）增生为主，由不等量淋巴细胞、组织细胞及浆细胞组成，伴出血、坏死及黏液变性。Coffin等提出3种组织学分型：①黏液/血管型，肿瘤内黏液成分丰富，伴大量增生的血管；②梭形细胞型，梭形细胞丰富，包括不等量的炎性细胞；③少细胞纤维型，以致密的胶原纤维为主。

免疫组化：SMA、MSA阳性，vimentin弥漫性阳性。

■ 影像学表现

1.大小、形态：多为单发，腹膜后病灶直径多>5 cm，呈类圆形或不规则形。

2.境界：部分沿腹膜后间隙呈浸润性生长，较大者有侵袭性，多数边缘模糊，周围可见"晕状"、小片状渗出，亦可伴肾前筋膜和侧椎筋膜增厚、少量腹腔积液。

3.CT平扫：较小者，密度多均匀，较大者密度多不均匀，病灶内呈斑片状低密度区，可能与肿瘤发生黏液性坏死有关，可有出血，少部分可见钙化。

4.MRI：瘤内各组织学成分的多少影响MRI信号强度的表达，T_1WI呈低或稍低信号，T_2WI呈高低混杂信号，T_2WI低信号提示富含纤维组织和梭形细胞，T_2WI呈高信号提示为黏液、坏死或者脓液。DWI呈不均匀高信号。

5.增强扫描：①梭形细胞密集型：增强扫描表现为以实性成分为主的富血供肿块，中心无强化坏死区范围较小，门脉期及延迟期呈持续性强化；②黏液样/血管型：多表现为囊实性肿块，实性部分呈明显不均匀强化，囊性部分为无强化坏死区；③少细胞纤维型：表现为实性低密度肿块，增强扫描表现为无明显强化或轻度延迟强化；④混合型：兼具上述两种或两种以上病理类型特征，其影像学表现及强化方式更具多样化；⑤有学者认为"血管穿行征"有一定诊断价值；⑥部分腹膜后炎性肌纤维母细胞瘤可伴有淋巴结反应性增生或肿大，容易与其他腹膜后恶性肿瘤混淆。

【拓展病例】

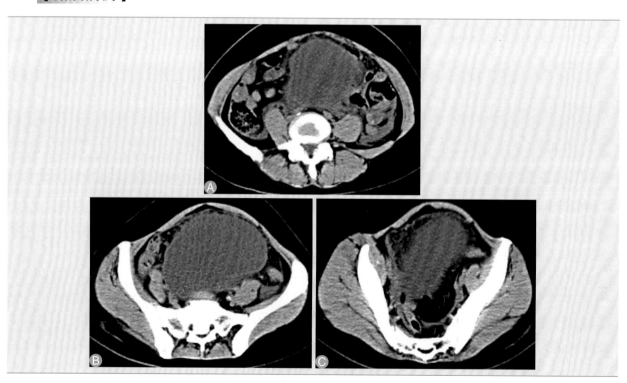

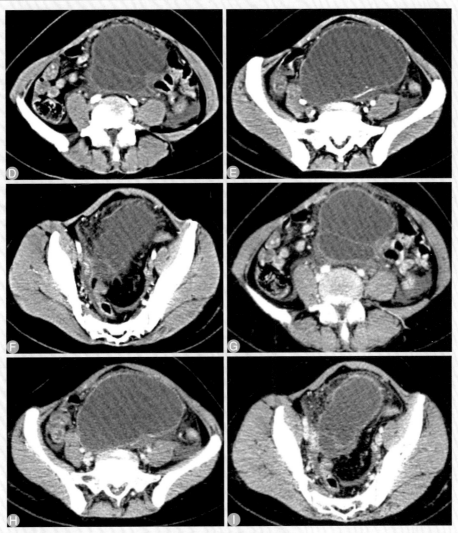

A ~ C.横断位 CT 平扫示腹膜后见一囊性为主的肿块，周围脂肪间隙模糊；D ~ I.横断位 CT 增强动脉期、静脉期示囊变及分隔中度渐进性强化。囊性部分未见强化。腹盆腔少量积液。

图4-8-3　患者女性，51岁，腹膜后炎性肌纤维母细胞瘤
（病例由长沙市中心医院陈丹老师提供）

【诊断要点】

1.肿块多较大，形态不规则，周围脂肪间隙模糊。

2.含有纤维、黏液成分，囊变坏死，部分可有钙化。

3.增强扫描强化方式多样，多"快进慢出"、渐进性强化。

4."血管穿行征"有一定诊断价值。

—— 参考文献 ——

[1] 陈亚男，杨智明，王甜，等.炎性肌纤维母细胞瘤的影像及病理对照分析[J].放射学实践,2018,33(3)：294-298.

[2] 张克宇.腹膜后炎性肌纤维母细胞瘤的影像学诊断进展[J]，医学影像学杂志，2020，30（8）：1490-1493.

[3] 陈玉珊，李红婴，郑顺勇，等.炎性肌纤维母细胞瘤的影像表现与病理研究[J].现代医用影像学，2021，30（1）：38-41.

（田兆荣　张文坦）

病例9　平滑肌肉瘤

【临床资料】

● 患者女性，67岁，发现腹腔包块15天。

● 实验室检查：肿瘤指标阴性。

【影像学检查】

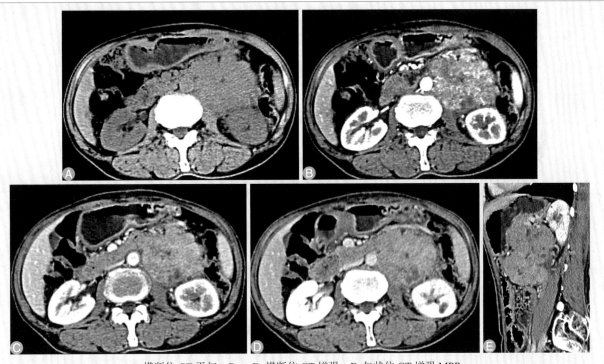

A.横断位CT平扫；B～D.横断位CT增强；E.矢状位CT增强MPR。

图4-9-1　中腹部CT平扫+增强

【分析思路】

老年女性，左侧腹膜后巨大软组织肿块，边缘可见分叶，增强扫描动脉期明显不均匀强化，其内部及周围见多发迂曲血管影，静脉期及延迟期持续强化，病灶内部见多发斑片状无强化囊变坏死区。常见病变有副神经节瘤、胃肠道间质瘤、Castleman病、孤立性纤维性肿瘤、平滑肌肉瘤。

■ 副神经节瘤

本例支持点：位于腹膜后腹主动脉旁，富血供，病灶内部及周围多发血管，有囊变坏死。

不支持点：囊变坏死程度多数更明显，形态多较规则，无高血压等临床病史支持。

■ 胃肠道间质瘤

本例支持点：位于左侧腹膜后十二指肠旁，富血供，有囊变坏死。

不支持点：邻近十二指肠肠壁未见增厚及高强化，提示定位非十二指肠来源。

■ Castleman病

本例支持点：富血供，病灶内部及周围多发血管。

不支持点：形态多较规整，囊变坏死较少见，故不支持。

■ **孤立性纤维性肿瘤**

本例支持点：富血供，病灶内部及周围多发血管，呈"快进慢出"强化方式，有囊变坏死。

不支持点：未见假包膜。

■ **平滑肌肉瘤**

支持点：老年女性，左侧腹膜后，矢状位显示病灶与左肾门区血管关系密切，边缘分叶，富血供，病灶内部及周围多发血管，呈"快进慢出"强化方式，有囊变坏死。

【病理诊断】

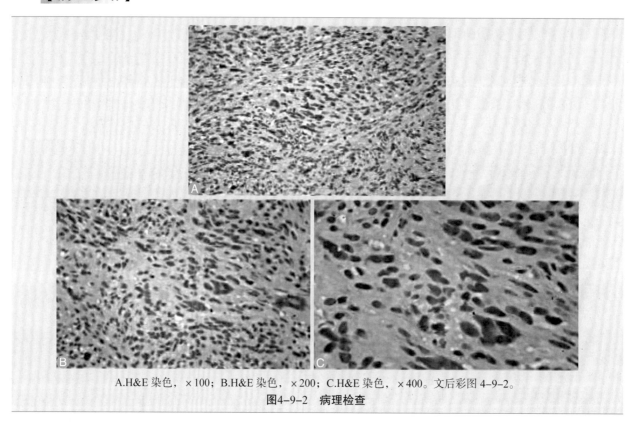

A.H&E 染色，×100；B.H&E 染色，×200；C.H&E 染色，×400。文后彩图 4-9-2。

图4-9-2　病理检查

镜下：肿瘤细胞浸润性生长，编织状、束状排列，肿瘤细胞呈梭形，大小不一，异型性明显，可见瘤巨细胞，以及少量核分裂象。

免疫组化：vimentin部分（+），SMA强（+），desmin部分（+），S-100个别细胞（+），NDM2（胞浆+），MyoD1（-），Myogenin（-），p16（+），CD34血管（+），Ki-67（约45%+）。

病理结果：结合免疫组化，考虑平滑肌肉瘤。

【讨论】

■ **临床概述**

腹膜后平滑肌肉瘤是一种少见的软组织肉瘤，主要来源于腹膜后间隙血管壁上的平滑肌细胞，它是第二常见原发性腹膜后肉瘤，肝、肺是最常见远处转移部位。多发生于50～60岁，女性多见。早期腹膜后平滑肌肉瘤多无明显临床症状，体检发现或瘤体增大出现压迫症状时瘤体直径一般>5 cm。可能与肿瘤的恶性增殖及腹膜后肿瘤发生隐蔽、缺乏临床特异性症状而就诊时间较晚有关。肿瘤隐匿性生长于相对宽大疏松腹膜后间隙，肿瘤较小而无周围脏器侵犯时常无明显的临床症状和体征，腹痛是肿瘤体积较大时最早出现的症状，最主要、最常见的临床表现为腹部包块，这也是最早出现的体征。

■ **病理特征**

肿瘤大体表现为灰白色鱼肉状外观，组织学表现多样，肿瘤细胞呈梭形，境界清楚，胞质丰富，常含有与核长轴平行的肌源性纤维，瘤细胞平行排列，较大时容易出血、坏死及囊变。

免疫组化：SMA、结蛋白和h-Caldesmon（＋）。

■ **影像学表现**

1.数量、形态、境界：单发多见，呈分叶状或形态不规则，有包膜时境界清楚，无包膜时常与周围脏器、组织分界不清。

2.位置、大小、生长方式：多数位于腹膜后大血管旁，与血管关系密切，以下腔静脉和肾静脉多见；多数肿块较大，常大于5 cm；位于血管腔内（最少见）、血管腔内外、血管腔外（最多见）。

3.CT平扫：多呈软组织密度影，较小时密度均匀，较大时密度不均匀，实性成分密度接近肌肉密度，囊变坏死呈低密度，囊变坏死呈相对均匀的散在灶性分布，类似豹纹样改变，称为"豹纹征"，但是随着肿瘤的增大，其内的囊变坏死区可以不均衡扩大，甚至可出现大片坏死液化区，但是剩余部分肿瘤仍然可见散在灶性坏死灶，可能与肿瘤局部生长不均衡有关。出血呈高密度，文献报道钙化少见。

4.MRI：实性成分T_1WI呈等或稍低信号，T_2WI呈稍高信号，囊变坏死区T_1WI呈低信号，T_2WI呈高信号，出血T_1WI呈高信号，T_2WI呈低或高信号，实性成分DWI呈明显高信号。

5.增强扫描：中度以上强化，呈持续渐进性强化，肿瘤多起源于静脉血管平滑肌可能是静脉期持续强化的原因，动脉期病灶内大多可见粗细不等的迂曲血管影，说明平滑肌肉瘤细胞具有很强的诱导生成血管的能力。内皮细胞和平滑肌细胞的相互作用是血管重构的关键环节，内皮细胞能够通过释放某些细胞因子促进血管平滑肌细胞的增殖和分泌，而血管平滑肌肉瘤细胞的异常增殖可能增强血管内皮细胞的活性从而促进肿瘤血管生成。

6.远处转移常见肝、肺，淋巴结转移少见。

【拓展病例一】

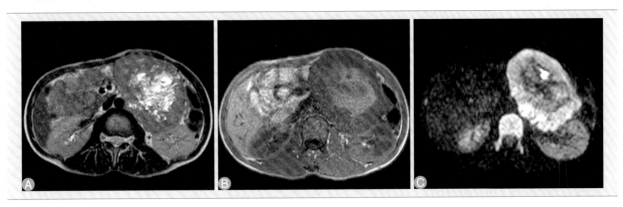

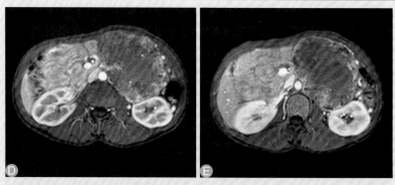

A. 横断位 T_2WI 示左侧腹膜后见一巨大肿块，信号不均匀，实性成分呈稍高信号，中央可见不规则形高信号；B. 横断位 T_1WI 示实性成分呈稍低信号，中央见不规则形高信号，提示为出血；C. 横断位 DWI 示病灶呈不均匀高信号；D、E. 横断位 T_1WI 增强扫描示病灶呈中度不均匀渐进性强化，病灶内及周围可见多发血管影，中央区无强化。

图4-9-3　患者女性，45岁，左侧腹膜后平滑肌肉瘤

【拓展病例二】

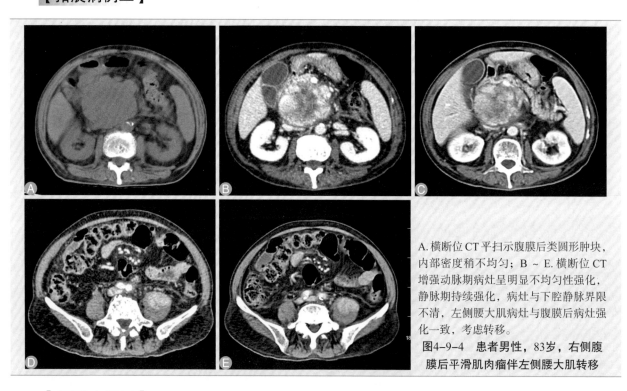

A. 横断位 CT 平扫示腹膜后类圆形肿块，内部密度稍不均匀；B ~ E. 横断位 CT 增强动脉期病灶呈明显不均匀性强化，静脉期持续强化，病灶与下腔静脉界限不清，左侧腰大肌病灶与腹膜后病灶强化一致，考虑转移。

图4-9-4　患者男性，83岁，右侧腹膜后平滑肌肉瘤伴左侧腰大肌转移

【拓展病例三】

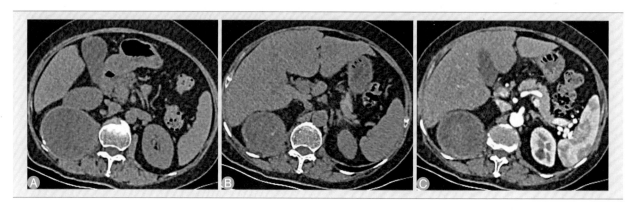

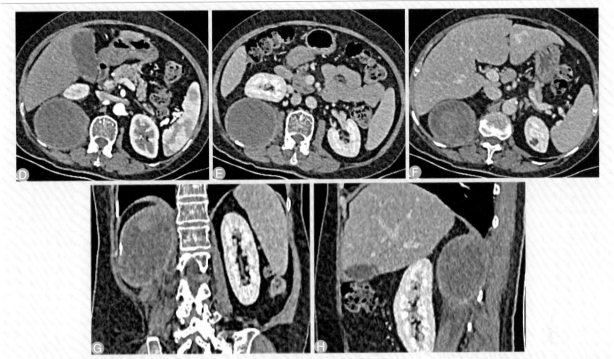

A、B. 横断位 CT 平扫示右侧腹膜后肿块，呈囊实性，边缘及内部见斑片状钙化；C ~ F. 横断位 CT 增强动脉期示病灶边缘及实性成分轻度强化，静脉期进一步强化，囊变坏死区未见强化；G、H. 冠状位、矢状位 CT 增强 MPR 示病灶与右侧腰大肌境界不清，局部腰大肌萎缩。

图4-9-5患者女性，76岁，右侧腹膜后平滑肌肉瘤

【诊断要点】

1.好发于中老年女性，多数与下腔静脉、肾静脉关系密切。

2.肿块多数较大，密度不均匀，囊变、坏死、出血多见。

3.中度以上强化，呈持续渐进性强化，内部及周围见增多血管影。

—— 参考文献 ——

[1] 钟欢欢，梁译文，张丽芝.原发性肾上腺平滑肌肉瘤的 CT 影像特征 [J].华西医学，2020，35（7）：833-838.

[2] 王卫国，朱琴，龙海菲.腹膜后平滑肌肉瘤的临床特征、CT 表现及病理特点分析 [J].临床医学研究与实践，2020，5（32）：136-137.

[3] 邵世虎，吴志远，王忠敏，等.腹膜后平滑肌肉瘤 CT、MRI 诊断与病理对比分析 [J].中国医学计算机成像杂志，2018，24（3）：224-228.

（田兆荣　张文坦）

病例10　脂肪肉瘤

【临床资料】

● 患者男性，71岁，体检发现右侧腹膜后占位1月余。

● 实验室检查：血常规、生化、肿瘤标志物（－）。

● 彩色超声提示右侧腹膜后团块混杂回声。

【影像学检查】

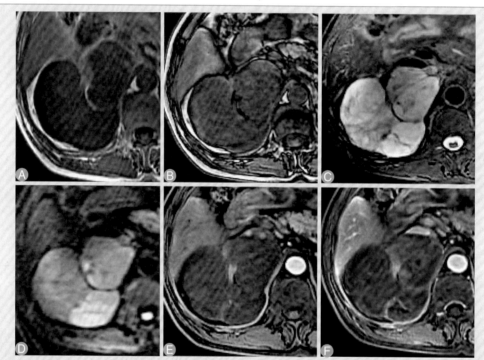

A. 横断位同相位 T_1WI；B. 横断位反相位 T_1WI；C. 横断位 T_2WI 压脂；D. 横断位 DWI；E、F. 横断位 T_1WI 增强。

图4-10-1　上腹部MR平扫+增强

【分析思路】

老年男性，右侧腹膜后（肾上腺区）团块占位，含成熟脂肪，增强不均匀渐进性强化。常见病变有脂肪肉瘤、脂肪瘤、畸胎瘤、肾上腺髓脂瘤、肾血管平滑肌脂肪瘤。

■ 脂肪肉瘤

本例支持点：病灶定位明确右侧肾上腺区、中央见裂隙状纯脂肪成分，故考虑为含脂肪的肿瘤性病变；病灶边界清楚，呈分叶状，增强扫描病灶呈不均匀渐进性强化及分隔样强化，倾向分化较好的肿瘤，高分化脂肪肉瘤可能。

■ 脂肪瘤

本例支持点：含脂肪成分。

不支持点：脂肪瘤信号较均匀，几乎完全由脂肪组成，部分病灶见少许条索影，本例实性成分偏多，暂不考虑。

■ **畸胎瘤**

本例支持点：含脂肪成分。

不支持点：畸胎瘤较容易出现钙化或骨化成分且常表现为多房性脂肪液体交界液平，本例此征象不明确，且实性成分较多。

■ **肾上腺髓脂瘤**

本例支持点：肾上腺区含脂渐进性强化，边界清晰。

不支持点：肾上腺髓脂瘤大部分呈卵圆形，病灶分叶较不明显，少有呈现多发结节及分隔改变。

■ **肾血管平滑肌脂肪瘤**

本例支持点：含脂肪成分，不均匀渐进性强化。

不支持点：肾血管平滑肌脂肪瘤可见病灶起源于肾及肾动脉供血为主，病灶内多可见迂曲增粗血管影，本例不支持。

【病理诊断】

大体标本：呈结节团块状灰白、灰黄，局部偏软伴透明状和局部偏硬，呈灰黄色。

免疫组化：P16（＋），CDK4（＋），MDM2（＋），p53（散在+），CD34（－），S-100（－），SMA（－），desmin（－），CD117（－），Ki-67阳性指数约5%。

病理诊断：倾向硬化性脂肪肉瘤（高分化脂肪肉瘤）。

【讨论】

■ **临床概述**

脂肪肉瘤（liposarcoma）是起源于间叶组织的软组织恶性肿瘤，可发生于全身各个部位，以腹膜后及四肢躯干软组织多见。本病的高发年龄为50～70岁，男性多见，早期无明显临床症状，随着肿块的增大，肿瘤大小、位置及对周围组织的推压或侵犯出现相应症状。

■ **病理特征**

WHO将脂肪肉瘤分为高分化型、黏液型、去分化型、多形性。

高分化型脂肪肉瘤又可分为脂肪瘤样脂肪肉瘤、硬化性脂肪肉瘤、炎性脂肪肉瘤。①脂肪瘤样型脂肪肉瘤：成熟脂肪组织、少量散在的脂肪母细胞、散在的核深染、不规则形的异型细胞。②硬化性脂肪肉瘤：致密胶原纤维化区域、少量多泡状脂肪母细胞、散在深染的异型细胞。③炎性脂肪肉瘤：脂肪瘤样脂肪肉瘤或硬化性脂肪肉瘤伴有结节状分布的淋巴细胞及浆细胞浸润。

黏液型脂肪肉瘤：大量黏液样基质、圆形间叶细胞、小印戒样脂肪母细胞、毛细血管网。

去分化型脂肪肉瘤：高分化型脂肪肉瘤+分化差的非脂肪源性肉瘤（如多形性未分化肉瘤、纤维肉瘤、横纹肌肉瘤、平滑肌肉瘤、软骨肉瘤、骨肉瘤等）。

多形性脂肪肉瘤：高级别、多形性、未分化肉瘤为背景，含有不同比例的多形性脂肪母细胞。

■ **影像学表现**

1.高分化型脂肪肉瘤：表现为肿瘤呈脂肪信号，并间有不规则增厚的间隔，或表现为以脂肪信号为主的不均匀肿块，增强扫描软组织轻度渐进性强化。

2.黏液性脂肪肉瘤：表现为以囊性为主的肿块，囊性密度高于液体、低于软组织密度，T_1WI呈低信号，T_2WI呈高信号，增强扫描呈不均匀渐进性网格状或片状延迟强化。

3.多形性脂肪肉瘤：分化差，瘤体内少有成熟的脂肪成分，易发生坏死，增强中度以上不均匀强化。

4.去分化型脂肪肉瘤：高分化的肿瘤组织与分化差的肿瘤组织并存于同一瘤体内，增强扫描随其不同的组织学成分可呈不均匀强化。

【拓展病例一】

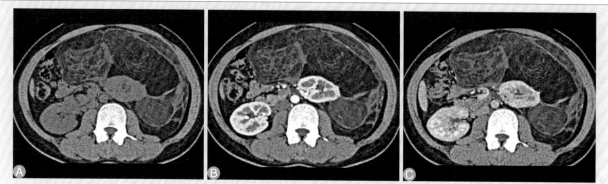

A. 横断位 CT 平扫示中上腹部巨大混杂密度影，密度不均以脂肪密度为主，其内夹杂结节状、网格状软组织密度影，左肾受压向前内侧推移；B、C.横断位 CT 增强示病灶实性部分呈不均匀渐进性轻中度强化。

图4-10-2　高分化型脂肪肉瘤

【拓展病例二】

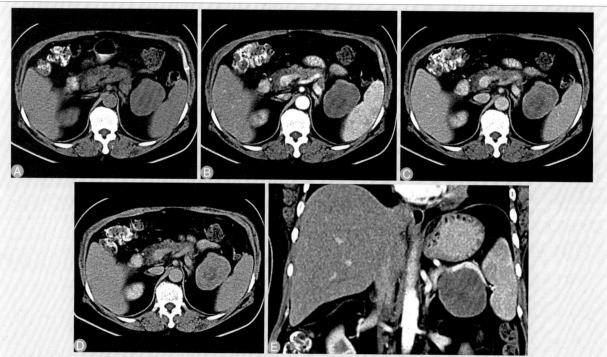

A. 横断位 CT 平扫示左侧腹膜后类圆形肿块；B ~ D.横断位 CT 增强示病灶呈轻中度不均匀渐进性强化；E.冠状位 CT 增强 MPR 示病灶向上推挤脾动脉。

图4-10-3　患者女性，56岁，腹膜后黏液型脂肪肉瘤
（病例由黄石爱康医院邬涌老师提供）

【拓展病例三】

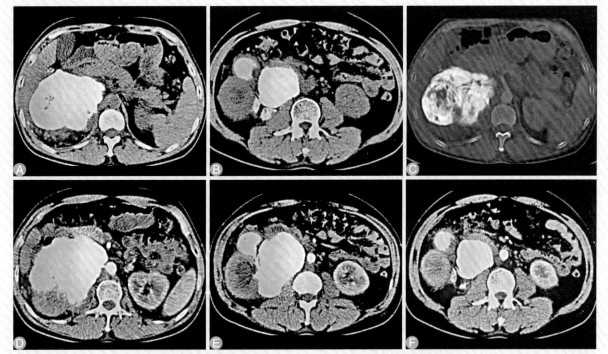

A ~ C.横断位 CT 平扫示右侧腹膜后巨大团块状病灶，大部分伴有骨化，密度高于相同层面椎体，并有少量软组织密度影；
D ~ F.横断位 CT 增强示软组织密度有轻度强化。

图4-10-4 患者男性，46岁，右侧腹膜后去分化型脂肪肉瘤（去分化成分为骨肉瘤）
（病例由广东省中医院刘玉品老师提供）

【诊断要点】

1.含有明确的成熟脂肪组织。

2.单发或多发结节、团块，病变范围较大，边界相对清晰。

3.病变内常见条索状分隔及小结节影，倾向高分化型脂肪肉瘤；若病变分隔增厚、结节增多增大、实性成分增多，则倾向富含高分化成分的去分化型脂肪肉瘤。

4.若不含明确成熟脂肪成分的诊断相对困难，具有提示意义的征象：①单发或多发囊性肿块，病变较大，结节内可见分隔及小结节影，增强扫描其内可见明显强化及增粗扭曲供血血管；②多发实性及囊性结节堆积而成，密度或信号混杂，强化不均匀；③多发实性结节堆积而成，病变范围巨大，结节内密度不均匀，周围组织受侵犯明显。

—— 参考文献 ——

[1] 冯元春，李晶英，王波，等.不同分化类型的腹膜后脂肪肉瘤病理及影像学特征分析 [J].基因组学与应用生物学，2018，37（9）：4124-4131.

[2] 李元歌，陈武标，郁成，等.脂肪肉瘤CT及MRI的影像特征与病理分型的对照分析[J].医学影像学杂志，2020，30（2）：303-307.

（林钱森 黄日升 贾 迪）

病例11　未分化多形性肉瘤

【临床资料】

- 患者女性，65岁，腹胀不适1个月，近2个月体重减轻约10 kg。
- 查体：左下腹部触及一巨大包块，质硬，表面光滑，固定，轻压痛，无反跳痛及肌紧张。
- 外院超声示腹部包块。
- 实验室检查无明显异常。

【影像学检查】

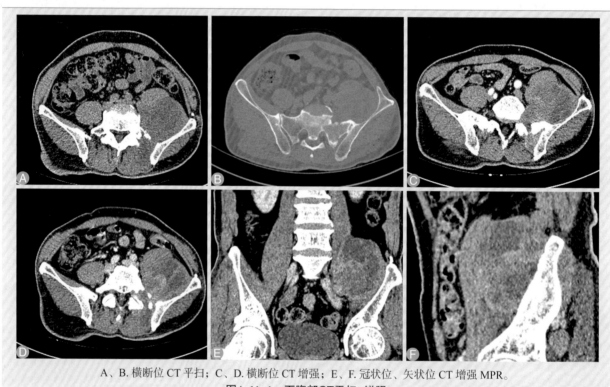

A、B.横断位 CT 平扫；C、D.横断位 CT 增强；E、F.冠状位、矢状位 CT 增强 MPR。

图4-11-1　下腹部CT平扫+增强

【诊断思路】

老年女性，左下腹肿块，邻近肠管受压向前推挤，定位腹膜后，病灶与左侧腰大肌及髂腰肌界限不清，并向前推挤腰大肌，平扫密度不均，其内见片状囊变坏死区，增强扫描后呈不均匀性轻中度渐进性强化，考虑恶性肿瘤，间叶源性肿瘤。常见病变有脂肪肉瘤、平滑肌肉瘤、横纹肌肉瘤、未分化多形性肉瘤。

■ 脂肪肉瘤

支持点：巨大肿块伴明显囊变坏死，增强病灶呈不均匀中度强化。

不支持点：病灶内未见明确脂肪成分，囊变坏死明显的多为去分化型脂肪肉瘤或多形性脂肪肉瘤，强化多较明显。

■ 平滑肌肉瘤

支持点：老年女性，巨大肿块伴明显囊变坏死，呈不均匀强化，病灶与腰大肌关系密切。

不支持点：平滑肌肉瘤多中度以上强化，且病灶内部及周围常见迂曲血管影，病灶多与邻近大血管关系密切。

■ 横纹肌肉瘤

支持点：左下腹肿块平扫密度较低，邻近骨质结构受侵犯。

不支持点：发病年龄一般在20岁以下，病灶呈明显均匀或不均匀强化，强化程度高，有微血管现象。

■ 未分化多形性肉瘤

支持点：肿块边界欠清，内部密度不均，其内见斑片状的坏死区，增强扫描后呈不均匀渐进性强化，病灶呈浸润性生长。

【病理诊断】

病理诊断：（腹膜后）肿瘤性组织，瘤细胞形态为卵圆形及不规则形，呈弥漫分布，瘤细胞异型性明显，病理性核分裂象易见，部分区域可见多核瘤巨细胞，部分区域肿瘤组织明显坏死。结合免疫组化结果，符合未分化多形性肉瘤。FNCLCC分级为：3+1+2=6。

免疫组化结果：desmin（－），Myoglobin（－），MyoD1（－），TFE3（个别+），CD68（+），CD34（－），SMA（+），CKpan（+），S-100（－），Ki-67（index60%），HMB45（－），vimentin（+），CD117（－），DOG-1（－），Calretinin（－），Bcl-2（+）。

【讨论】

■ 临床概述

未分化多形性肉瘤（undifferentiated pleomorphic sarcoma，UPS）既往被称为恶性纤维组织细胞瘤（malignant fibrous histiocytoma，MFH），是间叶组织来源的软组织肉瘤，中老年人多见，男性多于女性，多见于四肢及腹膜后，腹膜后未分化多形性肉瘤临床表现无特异性，包括腹痛、发热、腹部包块等，可继发于化疗，未分化多形性肉瘤恶性程度高，具有侵袭性且生长迅速，容易转移及复发，常见的转移部位为肺、淋巴结、肝、骨。

■ 病理特征

2016年WHO软组织肿瘤分类，按重新定义后的未分化多形性肉瘤分为以下3种组织学亚型，分别为：①高级别未分化多形性肉瘤/未分化高级别多形性肉瘤；②巨细胞未分化多形性肉瘤/伴有巨细胞的未分化多形性肉瘤；③炎症性未分化多形性肉瘤/伴有显著炎症的未分化多形性肉瘤。2020年WHO分类中不再区分各种亚型。未分化多形性肉瘤肿瘤细胞及细胞核具有明显的多形性，梭形和多角形肿瘤细胞呈席纹状或车幅状排列，核分裂易见，可见病理性核分裂，还可见慢性炎症细胞、黄色瘤细胞、瘤巨细胞和广泛坏死。

■ 影像学表现

1.大小、形态：因未分化多形性肉瘤恶性程度较高，生长迅速，肿块多数较大，形态呈类圆形或者不规则形。

2.境界：由于肿瘤侵袭性强，多呈侵袭性生长，少部分未分化多形性肉瘤呈膨胀性生长，周围有纤维包膜而境界清楚。

3.CT平扫：多呈混杂密度影，实性成分密度与肌肉软组织相似，囊变坏死多见，呈低密度，肿瘤越大，坏死囊变越明显，部分呈厚壁囊肿样，出血呈高密度，部分可见钙化，钙化常位于肿瘤周边。

4.MRI：实性成分T_1WI呈稍低信号，T_2WI呈稍高信号，DWI呈明显高信号，ADC图呈低信号，囊变坏死T_1WI呈低信号，T_2WI呈高信号，亚急性出血呈短T_1、长T_2信号，陈旧性出血含有含铁血黄素，T_2WI呈低信号，分隔、假包膜T_2WI呈低信号。

5.增强扫描：强化轻度至明显强化，呈"快进慢出或渐进性强化"，与肿瘤内血管、纤维成分及坏死程度有关，呈不均匀性强化，文献报道分隔状强化（强化的肿瘤实体呈条状，由肿块周边向中心延伸或纵横交错形如轨道，其间为不规则无强化区）具有一定特征性。

【拓展病例】

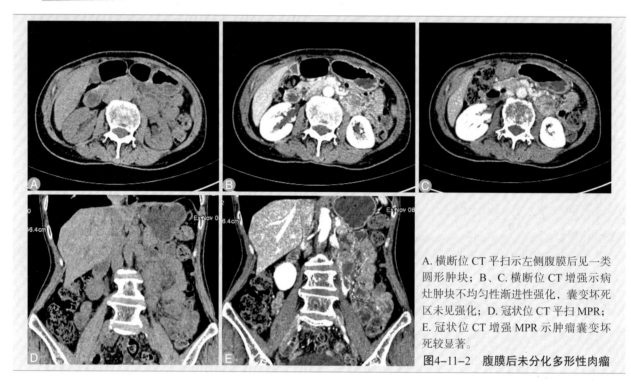

A. 横断位 CT 平扫示左侧腹膜后见一类圆形肿块；B、C. 横断位 CT 增强示病灶肿块不均匀性渐进性强化，囊变坏死区未见强化；D. 冠状位 CT 平扫 MPR；E. 冠状位 CT 增强 MPR 示肿瘤囊变坏死较显著。

图4-11-2　腹膜后未分化多形性肉瘤

【诊断要点】

1.肿块多较大，生长迅速。

2.肿瘤内部易囊变、坏死和出血，周围组织易受侵犯。

3.增强扫描不均匀渐进性强化，呈"分隔状强化"，可轻度至明显强化。

—— 参考文献 ——

[1] 刘向，陈英敏，李思佳.腹膜后多形性未分化肉瘤 1 例 [J].医学影像学杂志，2022，32（1）：132，137.

[2] 江文辉，温江妹，许春伟，等.未分化多形性肉瘤的临床病理分析 [J].临床与病理杂志，2020，40（4）：837-842.

（田兆荣　张文坦）

病例12 腹膜后淋巴瘤

【临床资料】

● 患者男性，52岁，小便困难、便秘3天。
● 实验室检查：血常规、生化大致正常，AFP、CEA、CA19-9、SCC、CA72-4正常，乙肝表面抗原（+）。

【影像学检查】

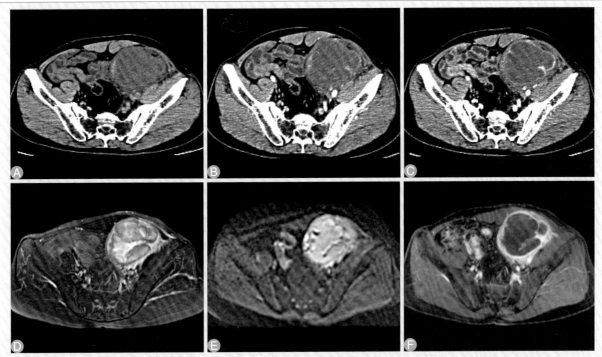

A.横断位CT平扫；B、C.横断位CT增强；D.横断位T_2WI压脂平扫；E.横断位DWI；F.横断位T_1WI增强。

图4-12-1 下腹部CT、MRI平扫+增强

【分析思路】

中老年男性，左侧腹膜后髂外动脉旁囊实性肿块，病灶较大，边缘欠清，周围有渗出改变，中央明显坏死，囊性成分T_2WI呈不均匀低信号，提示有出血，增强扫描强化明显。常规考虑淋巴瘤、神经鞘瘤、淋巴结结核、转移瘤和未分化多形性肉瘤。

■ 淋巴瘤

本例支持点：髂血管旁肿块，弥散明显受限，血管包绕。

不支持点：病灶单发，周围未见肿大淋巴结；囊变坏死明显、有出血，实性部分明显强化。

■ 神经鞘瘤

本例支持点：囊实性肿块，见囊变坏死，强化不均匀。

不支持点：部位不典型，多位于脊柱旁沟，有包膜、边界清楚，T_2WI上呈明显高信号。

■ 淋巴结结核

本例支持点：环状强化、"多房样"改变，DWI高信号，周围渗出。

不支持点：淋巴结结核较少累及腹主动脉周围下部淋巴结，本例无结核中毒症状，病灶无钙化，ADC图稍低。

■ **转移瘤**

本例支持点：坏死囊变明显，强化不均匀且较明显，呈分隔样强化。

不支持点：无原发肿瘤病史，病灶常多发。

■ **未分化多形性肉瘤**

本例支持点：中老年男性，腹膜后，病灶较大，形态不规则，其内坏死、囊变、出血，明显不均匀强化。

【病理诊断】

肉眼所见：腹膜后肿物一枚，大小9 cm×6 cm×5 cm，包膜完整，切面灰黄、淡棕、实性、质软，与周围界限尚清，局灶出血、坏死。

镜下所见：送检肿瘤组织大部分坏死，仅残余小灶异型淋巴样细胞增生，细胞中等至大，核呈卵圆形，可见小核仁，核分裂象易见。

免疫组化：CD20（+++），CD79α（+），PAX-5（+），Bcl-6（+），Bcl-2（+），C-myc（15%+），CD3、CD43、CD10、mum-1、CD5、CD23、CD21、SOX11、CyclinD1、ALK、CD30、CD15、AE1/AE3、vimentin、S-100均阴性，Ki-67指数约80%，EBER（－）。

病理诊断：符合非霍奇金淋巴瘤，弥漫大B细胞淋巴瘤（Hans分型：GCB样亚型）或EBV阳性的弥漫大B细胞淋巴瘤非霍奇金淋巴瘤。

【讨论】

■ **临床概述**

淋巴瘤起源于淋巴结和淋巴组织，按照病理组织学改变，可分为霍奇金淋巴瘤和非霍奇金淋巴瘤两大类。霍奇金淋巴瘤常见于青年人，女性稍多于男性。非霍奇金淋巴瘤则以中老年人多见，男性稍多于女性。腹膜后淋巴瘤与其他部位类似，以非霍奇金淋巴瘤多见，临床症状多无特异性，多表现为全身症状，如低热、腹痛、腹胀、消瘦、乏力等，少数伴有浅表淋巴结肿大。

■ **病理特征**

霍奇金淋巴瘤大体病理为淋巴结肿大，早期无粘连、可活动，后期可发生粘连、纤维化，内部可见坏死灶；镜下瘤灶由R-S细胞、炎性细胞和间质成分组成。非霍奇金淋巴瘤的分类较多，在我国主要以周围T细胞淋巴瘤常见。该型的病理学特点：受累淋巴结结构破坏，血管增生，瘤细胞具有多样性。文献报道，在组织病理上弥漫大B细胞淋巴瘤常出现坏死。

■ **影像学表现**

1.位置：多见于腹膜后大血管周围。

2.形态：广泛性的淋巴结增大，并融合成均质的分叶状肿块，边缘较清楚。

3.CT平扫：多数密度均匀，与肌肉软组织密度相似，出血及钙化较罕见。

4.MRI：T_1WI呈等或稍低信号灶，与肌肉信号大致相似，T_2WI呈稍高信号灶，较肌肉信号高，DWI常呈明显高信号，ADC图呈明显低信号。

5.增强扫描：多呈均匀轻中度强化，弥漫大B细胞淋巴瘤常有囊变、坏死，坏死境界多清晰。病灶包绕邻近血管，与强化的血管形成典型的"三明治征"或"血管漂浮征、血管包埋征"，静脉内瘤栓较罕见。

【拓展病例一】

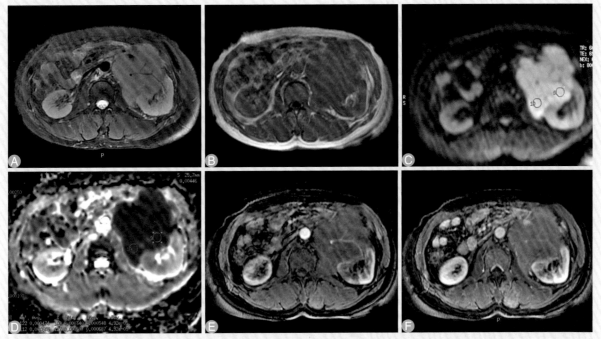

A. 横断位 T_2WI 压脂示左侧腹膜后巨大软组织肿块，呈稍高信号，信号均匀，与左肾境界不清；B. 横断位 T_1WI 示病灶呈等信号；C. 横断位 DWI 示病灶呈明显高信号；D. 横断位 ADC 图示病灶呈明显低信号，ADC 值约（0.474 ~ 0.647）× $10^{-3}mm/s^2$；E、F. 横断位 T_1WI 增强扫描示病灶呈轻度强化，可见"血管漂浮征"。

图4-12-2　患者男性，50岁，左侧腹膜后弥漫大B细胞淋巴瘤

【拓展病例二】

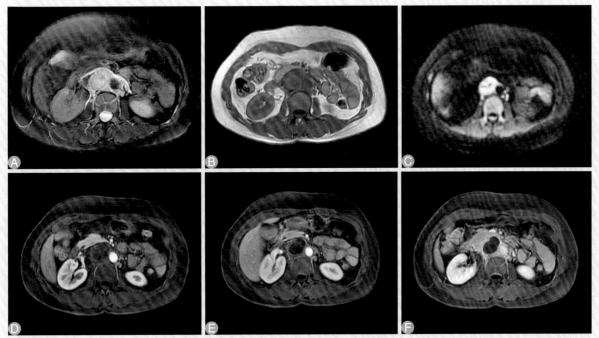

A. 横断位 T_2WI 压脂示右侧腹膜后肿块，呈不均匀稍高信号，腹主动脉旁另见多发小淋巴结；B. 横断位 T_1WI 示病灶呈稍低信号；C. 横断位 DWI 示病灶呈不均匀高信号；D ~ F. 横断位 T_1WI 增强示病灶呈环形强化，其内囊变坏死明显。

图4-12-3　患者女性，50岁，右侧腹膜后大B细胞淋巴瘤

（病例由新沂市人民医院姜增传老师提供）

【诊断要点】

1.常位于腹膜后大血管周围。

2.多结节状、融合成团，周围多发肿大淋巴结。

3.呈"血管漂浮征"或"三明治征"。

4.多数密度/信号较均匀，增强扫描后病灶多呈均匀轻至中度强化。

5.出血、钙化罕见。

6.扩散明显受限。

—— 参考文献 ——

[1] 冯京京，滑炎卿 .CT、MRI 在原发性腹膜后肿瘤诊断中的应用 [J]. 实用放射学杂志，2016，32（4）：632-634.

[2] 武宝华，吴列秀，任转勤，等 .腹膜后原发肿瘤的影像学特征与病理学的相关性 [J]. 实用癌症杂志，2020，35（5）：837-840.

[3] 晏耀文，周建军，章力，等 .腹膜后平滑肌肉瘤：多排螺旋 CT 动态增强表现及其病理基础 [J]. 实用肿瘤杂志，2015，30（6）：543-546.

（潘灿玉　黄日升　夏　军）

病例13 腹膜后海绵状血管瘤

【临床资料】

● 患者女性，55岁，腹部不适反复约5个月。

【影像学检查】

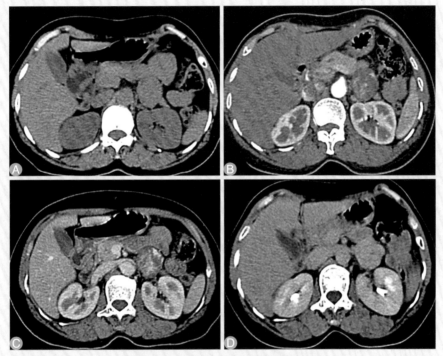

A. 横断位 CT 平扫；B ~ D. 横断位 CT 增强。
图4-13-1 上腹部CT平扫+增强
（病例由萍乡市第二人民医院江发良老师提供）

【分析思路】

中老年女性，左侧肾上腺区类圆形肿块，左侧肾上腺呈受压推挤改变，定位左侧腹膜后非肾上腺来源，边界清楚，CT平扫内部密度较均匀，增强扫描动脉期病灶边缘呈结节状强化，静脉期及延迟期逐渐向病灶中央填充，延迟期病灶呈均匀性明显强化。常见病变有副神经节瘤、神经鞘瘤、Castleman病、海绵状血管瘤。

■ 副神经节瘤

本例支持点：左侧肾上腺区肿块，富血供。

不支持点：无高血压临床表现，无明显囊变坏死。

■ 神经鞘瘤

本例支持点：腹膜后边界清晰的类圆形肿块，渐进性延迟强化。

不支持点：易发生囊变、坏死和出血，肿瘤内部可见Antoni A区和Antoni B区，本例比较均匀，强化呈填充式。

■ Castleman病

本例支持点：腹膜后类圆形肿块，血供丰富。

不支持点：富血供多为"快进慢出"，本例为填充式强化。

■ **海绵状血管瘤**

本例支持点：左侧腹膜后类圆形肿块，边界清楚，填充式强化，符合血管瘤影像学表现。

不支持点：原发于腹膜后较为罕见。

【病理诊断】

病理诊断（腹膜后肿物）：腹膜后间叶源性肿瘤组织，可见多量腔隙性血管，瘤细胞呈圆形、卵圆形围绕于血管周围，考虑为海绵状血管瘤。

免疫组化结果：瘤细胞CD68（部分弱+），lysozyme（－），SMA（血管+），desmin（部分弱+），vimentin（＋），Calponin（部分血管+），CD34（血管+），S-100（个别+），HMB45（－），CKpan（－），Ki-67（＜1%）。

【讨论】

■ **临床概述**

腹膜后血管瘤是原发性腹膜后肿瘤中一种较为罕见的良性肿瘤。常见于中老年人，性别没有明显差异，女性略多见一些。临床表现与肿瘤位置、大小有关。由于在腹膜后潜在间隙较大，肿瘤体积较小时，临床上没有症状，不易被发现。肿瘤体积增大时，与腹膜后其他肿物一样可压迫邻近结构而引起相应临床症状，如腹部隐痛不适、腹胀、腹部肿块等。也有在检查其他疾病时偶然发现。

■ **病理特征**

血管瘤是一种起源于间叶组织较常见的先天性良性肿瘤或血管畸形，起源于残余的胚胎成血管细胞。肝脏海绵状血管瘤较常见，后腹膜的血管瘤相对罕见，国内外目前仅见少数个案及文献总结报道。病理上分毛细血管瘤、海绵状血管瘤、混合型血管瘤及蔓状血管瘤等类型。病理标本切面如海绵状，可见大小不等的血窦，其间有间隔，内部充满血液。腔内可有血栓形成，腔外间质中有纤维结缔组织和基质，可发生黏液变，偶见钙化。病理学组织成分的复杂多样，决定了影像学表现的不典型性。

■ **影像学表现**

1.形态：多呈圆形或类圆形，肿块较大时边缘可有分叶。

2.CT平扫：较小时密度均匀，较大时容易合并坏死囊变、瘢痕、出血和血栓形成等，密度不均，瘤内点状静脉石为特征性表现。

3.MRI：T_1WI呈低低信号，T_2WI呈高信号，DWI呈高信号，ADC图呈高信号。

4.增强扫描：表现为两种方式。一类为类似肝脏海绵状血管瘤，动脉期病灶边缘或中心结节状明显强化，门脉期及延迟期呈渐进性向心性填充；另一类表现为病灶实性部分动脉期呈轻度强化，延迟期呈不均匀斑片状及结节状中度强化，强化幅度不高，病灶内低密度区无强化，不具有典型血管瘤的强化方式而易于误诊，可能与病灶的玻璃样变及血栓形成有关。也有个案报道腹膜后血管瘤内出现分隔及多腔改变，甚至出现较明显的出血坏死，内部结构消失，形成囊状，增强无强化而被误诊为囊性病变合并出血。

【拓展病例一】

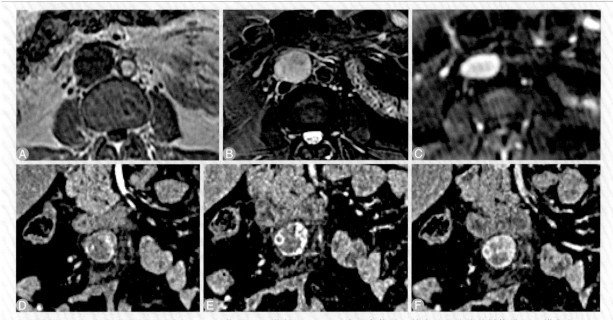

A. 横断位 T₁WI 示腹膜后类圆形病灶，呈低信号；B. 横断位 T₂WI 压脂呈高信号，其内见斑片状稍低信号；C. 横断位 DWI 呈高信号；D ~ F. 冠状位 CT 增强 MPR 示动脉期边缘呈结节状强化，静脉期及延迟期强化逐渐向中央填充。

图4-13-2 患者女性，53岁，腹膜后血管瘤

【拓展病例二】

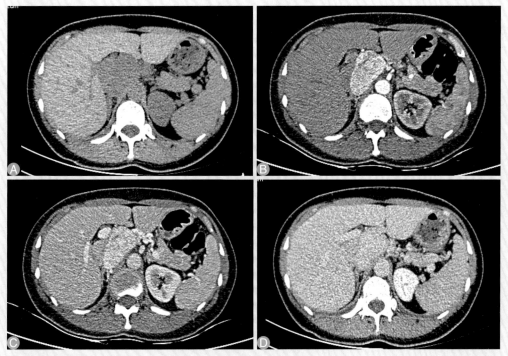

A. 横断位 CT 平扫示腹膜后低密度肿块，边界清楚，内部密度均匀；B ~ D. 横断位 CT 增强动脉期肿块明显不均匀性强化，静脉期持续性强化，延迟期病灶呈等密度，与肝脏密度相近。

图4-13-3 腹膜后海绵状血管瘤

【诊断要点】

1. 瘤内点状静脉石为特征性表现。

2. 典型者增强类似肝血管瘤，填充式强化。

—— 参考文献 ——

[1] 孟令志，王琪，谢梦琦，等 . 腹膜后浸润性巨大海绵状血管瘤伴腰骶神经侵袭 1 例 [J]. 临床军医杂志，2020，48（9）：1119-2020.

[2] 郑义，孟清丽，芦钺 . 腹膜后血管瘤样纤维组织细胞瘤 1 例 [J]. 中国医学影像技术，2020，36（11）：1756.

（田兆荣　张文坦）

病例14 腹内型精原细胞瘤

【临床资料】

- 患者女性，32岁，已婚，生育史为0-0-0-0，因腹胀2个月入院。

- 妇科检查：肛腹诊，外阴、大小阴唇发育欠佳，阴道为盲端，长约5 cm，宫颈未见，腹膨隆，子宫触诊不满，脐下2指可触及一囊性块，质中，边界清楚，无压痛。

- 实验室检查：染色体46XY。肿瘤标志物：糖类抗原15-3 25.4 U/mL，糖类抗原19-9 264.1 U/mL。生殖激素：黄体生成素47.71 IU/L，卵泡雌激素10.09 IU/L，睾酮29.3 nmol/L，雌二醇119.00 pmol/L，绒毛膜促性腺激素218.1 IU/L。血常规、生化、甲状腺功能等未见明显异常。

【影像学检查】

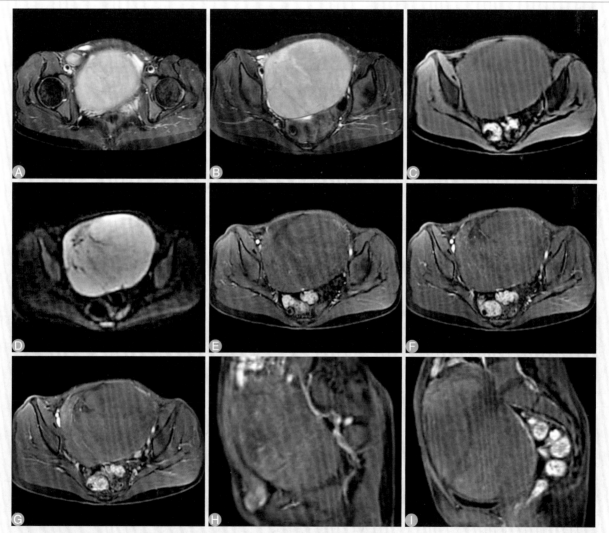

A、B. 横断位 T_2WI 压脂；C. 横断位 T_1WI；D. 横断位 DWI；E ~ G. 横断位 T_1WI 增强；H、I. 矢状位 T_1WI 增强。

图4-14-1 盆腔MRI平扫+增强

【分析思路】

青年女性，外阴、大小阴唇发育欠佳，阴道为盲端，染色体46XY，MRI示子宫、卵巢未见，提示为男性假两性畸形。盆腔巨大肿块，境界清楚，T_1WI呈低信号，T_2WI呈高信号，其内见低信号纤维间隔，DWI呈不均匀高信号，增强扫描轻中度渐进性强化，可见明显强化的纤维血管间隔。右侧腹股沟管另有一结节影，强化与盆腔内病灶类似。常见病变有平滑肌瘤、淋巴瘤、无性细胞瘤、精原细胞瘤。

■ **平滑肌瘤**

支持点：盆腔巨大肿块，增强扫描轻中度渐进性强化。

不支持点：T_2WI多呈稍低信号，本例为高信号，另右侧腹股沟管结节亦不能用一元论解释。

■ **淋巴瘤**

支持点：盆腔巨大肿块，大部分信号较均匀，DWI呈高信号，增强扫描轻中度渐进性强化。

不支持点：病灶内见明显强化纤维血管间隔，故不支持。

■ **无性细胞瘤**

支持点：盆腔实性肿块伴囊变坏死，DWI呈高信号，增强扫描轻中度渐进性强化，增强扫描轻中度渐进性强化。

不支持点：患者染色体46XY，MRI示子宫、卵巢未见。

■ **精原细胞瘤**

支持点：男性假两性畸形，实性肿块伴囊变坏死，DWI呈高信号，增强扫描轻中度渐进性强化，增强扫描轻中度渐进性强化，右侧腹股沟管另见一结节，信号与增强及盆腔病灶类似，提示转移或者隐睾恶变。

【病理诊断】

术中所见：腹腔内见少量淡黄色游离液体。无子宫，正常卵巢缺如。左侧性腺组织增大，直径约20 cm，右侧腹股沟管入口处可见直径约5 cm白色性腺组织。

病例结果：左侧性腺组织精原细胞瘤，右侧性腺组织精原细胞瘤。

【讨论】

■ **临床概述**

精原细胞瘤（seminoma）起源于原始生殖细胞，是睾丸最常见的恶性肿瘤，占睾丸生殖细胞肿瘤的40%～50%。病因尚不清楚，原发于睾丸的精原细胞瘤可能与隐睾、尿道下裂、腹股沟疝、母体雄激素过高、基因突变、家族遗传性等因素有关。隐睾患者的睾丸恶性肿瘤发病率是非隐睾人群的5～10倍，约10%的男性睾丸生殖细胞肿瘤都有隐睾病史。生殖腺外的精原细胞瘤可能是由于胚胎时期异位于生殖腺以外的精原细胞发生，主要位于人体靠近中线部位，如纵隔、腹膜后、松果体等，多发生于中青年男性，腹内型精原细胞瘤多无临床症状，多有一侧或两侧隐睾病史，部分为体检发现，肿瘤较大时可引起腹痛、腹胀或其他压迫症状。

■ **病理特征**

经典型精原细胞瘤占精原细胞瘤的80%～90%，其典型特征是形态单一的淡染肿瘤细胞被含有淋巴细胞的纤维间隔分割。肿瘤细胞大小较一致，圆形或多角形，胞界明显，胞质丰富透亮，核大深染，位于中央，染色质细颗粒样，可见一个或多个中央大核仁。

■ **影像学表现**

1.大小：肿块多数较大，可能与腹部所受的限制较少、营养血管丰富、肿瘤生长缓慢，较少对周围组织侵犯有关。

2.形态：肿瘤呈椭圆形或不规则形，多有包膜。

3.位置：中下腹至盆腔位于睾丸下降途径，其长轴多上下走行，与腰大肌、髂腰肌及腹股沟管长轴一致，右侧多于左侧，与右侧隐睾发生率高于左侧有关。

4.CT平扫：密度多不均匀，中央见不规则的低密度坏死区，可有出血及钙化，肿瘤的大小与它的囊变坏死程度不成比例。

5.MRI：T_1WI呈低或稍低信号，T_2WI呈高信号，囊变坏死T_1WI呈低信号，T_2WI呈高信号，纤维血管分隔T_1WI呈低信号，T_2WI呈低信号，DWI病灶呈不均匀高信号。

6.增强扫描：增强扫描肿块呈不均匀轻至中度强化，并可见明显强化的纤维血管间隔。CTA可以较清晰显示肿瘤供血动脉和引流静脉，其中腹腔内型多以睾丸动脉供血，同时睾丸静脉增粗，腹膜后型可见髂外动脉分支供血。

7.病灶同侧阴囊空虚。

【拓展病例一】

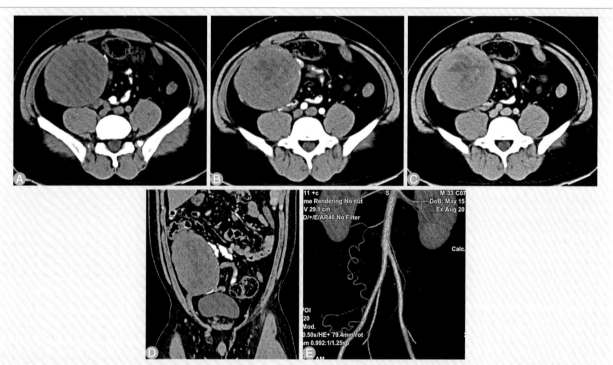

A.横断位CT平扫示右侧腹腔内巨大肿块，平扫密度欠均匀；B、C.横断位CT增强示病灶呈轻度强化，其内见无强化坏死区；D.冠状位CT平扫MPR示病灶长轴沿着上下走行，病灶下缘与右侧腹股沟管见残留睾丸引带，右侧精索远端缺失；E.CTA示右侧睾丸动脉迂曲、增粗。文后彩图4-14-2E。

图4-14-2　患者男性，33岁，右侧腹内型精原细胞瘤

【拓展病例二】

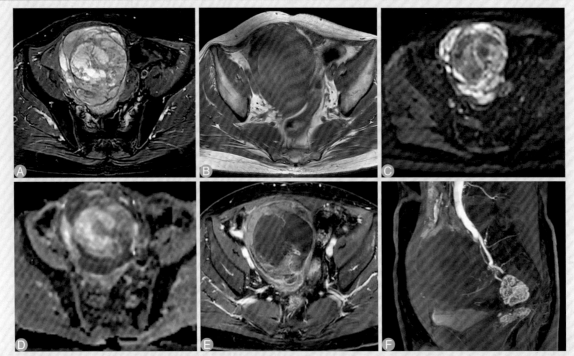

A. 横断位 T₂WI 示盆腔内巨大囊实性肿块，实性成分呈稍高信号，囊性成分呈高信号；B. 横断位 T₁WI 示实性成分呈等信号，囊性成分呈高信号，提示为出血；C、D. 横断位 DWI、ADC 图示实性成分扩散明显受限；E. 横断位 T₁WI 增强示病灶呈明显不均匀强化；F. 矢状位动脉期 MIP 示病灶由髂外动脉分支供血。

图4-14-3　患者男性，37岁，右侧盆腔精原细胞瘤，有隐睾病史
（病例由新乡医学院第一附属医院李学坤老师提供）

【诊断要点】

1.多数有隐睾病史，多位于睾丸下降途径，其长轴多上下走行。

2.不均匀轻至中度强化，其内有明显强化的纤维血管间隔。

3.腹腔内型多以睾丸动脉供血，同时睾丸静脉增粗。

—— 参考文献 ——

[1] 王刚，郑晓林，吴依芬，等 .CT/ 磁共振成像分型在睾丸精原细胞瘤诊断及鉴别诊断中的价值研究 [J]. 实用医学影像杂志，2019，20（3）：245-247.

[2] 简远熙，王家平 .睾丸生殖细胞肿瘤的影像表现与肿瘤标记物及病理对照分析 [J]. 临床放射学杂志，2019，38（5）：859-863.

[3] 吴晓兵，张宏彬，丁文，叶正武，孙璐，徐小华 .腹内型隐睾继发精原细胞瘤 MSCT 表现与病理分析 [J]. 医学影像学杂志，2020，30（2）：277-279.

（田兆荣　张文坦）

病例15 原发性腹膜后黏液性囊腺瘤

【临床资料】

● 患者女性，12岁，外院体检彩色超声发现左肾病变。

● 实验室检查：白细胞升高（16.89×10⁹/L），CRP升高（120 mg/L），CA19-9、CA125、CA15-3、AFP均正常。

【影像学检查】

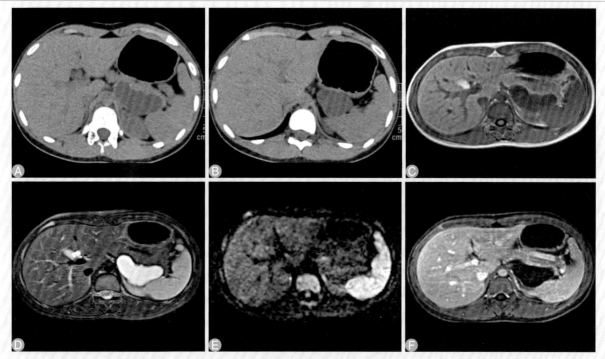

A、B. 横断位 CT 平扫；C. 横断位 T₁WI；D. 横断位 T₂WI 压脂；E. 横断位 DWI；F. 横断位 T₁WI 增强。

图4-15-1 上腹部CT平扫和上腹部MRI平扫+增强

【分析思路】

青少年女性，左侧腹膜后（左肾前间隙）囊性病灶，囊壁见斑点钙化，增强扫描囊腔内未见强化，囊壁轻度强化。常见病变有支气管源性囊肿、腹膜后黏液性囊腺瘤、囊性畸胎瘤、肠重复畸形、囊性淋巴管瘤。

■ 支气管源性囊肿

本例支持点：腹膜后囊性灶，囊壁伴钙化，增强囊壁轻度强化。

不支持点：平扫密度多稍高，张力较大，故本例先不考虑。

■ 腹膜后黏液性囊腺瘤

本例支持点：女性患者，腹膜后囊性灶，囊壁伴钙化，增强囊壁轻度强化。

不支持点：罕见，多位于一侧腹膜后外侧间隙。

■ 囊性畸胎瘤

本例支持点：女性患者，腹膜后囊性灶，囊壁伴钙化，增强囊壁轻度强化。

不支持点：典型者常伴有脂肪成分。

■ 肠重复畸形

支持点：囊性病灶，增强囊腔无强化。

不支持点：病变不位于肠系膜侧，横行囊性病灶，走行不与肠管一致。

■ 囊性淋巴管瘤

本例支持点：腹膜后，囊性病灶，增强囊腔无强化，张力较低。

不支持点：淋巴管瘤为多房囊性结构，该病例为单房病灶。

【病理诊断】

病理诊断（左腹膜后肿物）：黏液性囊腺瘤，腺上皮为胃型，未见明显异型，异位或胚胎残余可能。

【讨论】

■ 临床概述

黏液性囊腺瘤多见于卵巢、胰腺和阑尾等部位，发生于腹膜后较少见。关于原发性腹膜后黏液性囊腺瘤（primary retroperitoneal mucinous cystadenoma，PRMC）的发生机制尚不清楚，目前主要有来源于异位卵巢组织和多向潜能的间皮组织化生两种学说。原发性腹膜后黏液性囊腺瘤多见于女性，好发年龄为30～50岁，临床表现无特异性，早期通常无症状，肿块增大后则出现压迫症状，如腹胀伴或不伴隐痛、腰部酸痛等；术前诊断较难，易与发生于腹膜后的其他囊性病变相混淆，腹膜后黏液性囊性肿瘤的治疗与卵巢黏液性囊性肿瘤基本一样，完整切除肿瘤非常重要。当肿瘤的组织学类型不清时应避免腹腔镜手术切除。肿瘤具有恶变潜能，少部分可发展为交界性黏液性囊性肿瘤或者囊腺癌。

■ 病理特征

肿瘤呈卵圆形、类圆形，边界清楚，呈灰白色，切面为单房或多房囊性，内壁光滑，内容物为胶冻状黏液，囊壁偶见结节状突起。

镜下内衬高柱状上皮伴透明胞浆，细胞核位于基底，细胞排列整齐，大小形态一致。

■ 影像学表现

1.部位：多数位于一侧腹膜后外侧间隙。

2.大小：体积一般较大，多在10 cm以上。

3.CT平扫：单房或多房囊性病变，囊液多为低密度影，蛋白含量高则囊内密度增高，部分壁上有小结节，文献报道囊壁钙化有一定价值。

4.MRI：囊性成分T_1WI多呈低信号，T_2WI呈高信号，蛋白含量高则T_1WI呈等或高信号，T_2WI呈等、低或高信号，囊壁及纤维分隔T_1WI呈等或稍低信号，T_2WI呈稍低信号，囊壁及纤维分隔厚度小于3 mm，部分壁上小结节，多小于5 mm。

5.增强扫描：囊壁及纤维分隔轻度强化，囊壁及分隔厚薄一致，较光整。

6.恶变征象：病灶短期增大，较大的壁结节，囊壁增厚、厚薄不均，囊内出血，实性成分扩散受限等。

【拓展病例一】

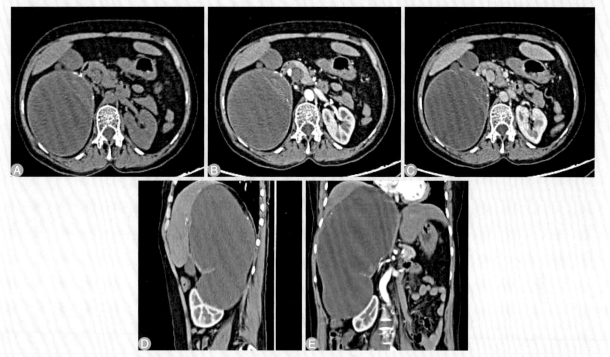

A. 横断位 CT 平扫示右侧腹膜后低密度影，内见分隔，壁薄，边缘见钙化；B、C. 横断位 CT 增强示病灶内部未见强化，壁轻度强化；D、E：矢状位及冠状位增强 CT 示右肾明显受压、变形，肝脏受压移位。

图4-15-2　腹膜后黏液性囊腺瘤

【拓展病例二】

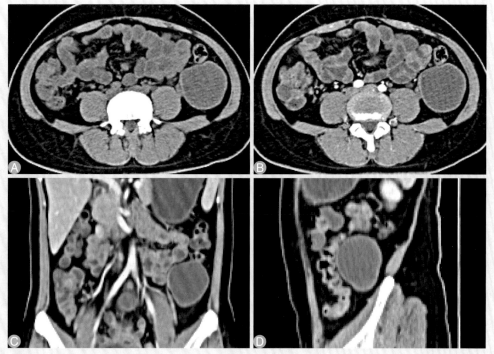

A. 横断位 CT 平扫示腹膜后类圆形低密度影，壁薄；B. 横断位 CT 增强动脉期示腹膜后病灶未见强化；C、D. 矢状位及冠状位增强 CT 示病灶与周围脏器分界清楚，增强未见强化。

图4-15-3　患者女性，33岁，腹膜后黏液性囊腺瘤

【诊断要点】

1.多见于女性，多数位于一侧腹膜后外侧间隙，单房或多房囊性病变，囊壁钙化多有一定提示意义。

2.囊壁及分隔轻度强化。

—— 参考文献 ——

[1] LEE S Y，HAN W C.Primary retroperitoneal mucinous cystadenoma[J].Ann Coloproctol，2016，32（1）：33.

[2] BARKA M，MALLAT F，MABROUK M B，et al. Primary retroperitoneal benign mucinous cystadenoma in a male[J].Int J Case Rep Imag，2015，6（4）：198-202.

（赵育财　黄日升）

病例16　腹膜后Castleman病

【临床资料】

● 患者女性，48岁，右眼闭合不全、口角歪斜1天。

● 彩色超声提示腹膜后占位。

【影像学检查】

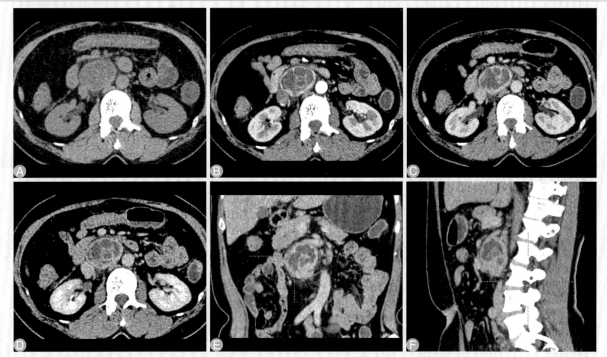

A. 横断位 CT 平扫；B ~ D. 横断位 CT 增强；E、F. 冠状位、矢状位 CT 增强延迟期 MPR。

图4-16-1　中腹部CT平扫+增强

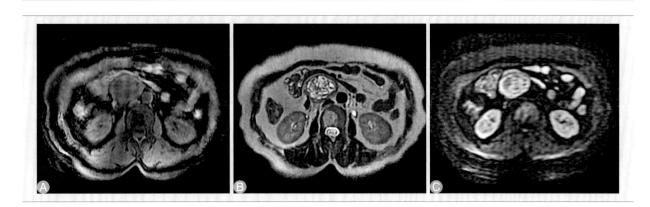

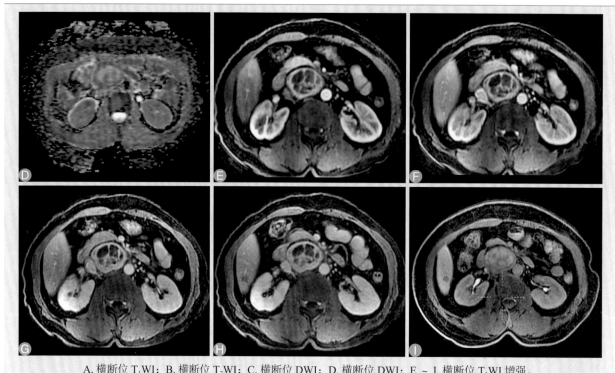

A. 横断位 T₁WI；B. 横断位 T₂WI；C. 横断位 DWI；D. 横断位 DWI；E ~ I. 横断位 T₁WI 增强。

图4-16-2　中腹部MRI平扫+增强

（病例由南平市第一医院张远辉老师提供）

【分析思路】

中年女性，右侧腹膜后肿块，境界稍模糊，T_1WI呈等或低信号，T_2WI呈等或高信号，扩散不均匀受限，扩散受限区域增强扫描动脉期明显不均匀强化，静脉期及延迟期持续强化，扩散不受限区域呈延迟强化。常见病变有副神经节瘤、炎性肌纤维母细胞瘤、Castleman病、孤立性纤维性肿瘤、胃肠道外间质瘤、平滑肌肉瘤、神经鞘瘤。

■ 副神经节瘤

本例支持点：腹膜后腹主动脉旁，富血供，T_2WI呈明显不均匀高信号。

不支持点：副神经节瘤易囊变坏死，本例T_2WI高信号区域有延迟强化。

■ 炎性肌纤维母细胞瘤

本例支持点：T_2WI呈明显不均匀高信号，增强扫描呈明显不均匀强化并持续强化，周围脂肪间隙稍模糊。

不支持点：表现为信号不均匀，多为黏液样/血管型，多有囊变坏死，本例T_2WI高信号区有延迟强化。

■ Castleman病

本例支持点：动脉期明显强化，静脉期及延迟期持续性强化，实性区域扩散受限，T_2WI高信号区有延迟强化，提示可能为滤泡增生及玻璃样变性，病灶周围脂肪间隙稍模糊。

不支持点：T_2WI呈明显不均匀高信号。

■ 孤立性纤维性肿瘤

本例支持点：富血供，信号不均匀。

不支持点：周围脂肪间隙稍模糊，周围及病灶内部未见明显增粗血管影。

■ 胃肠道外间质瘤

本例支持点：富血供，信号不均匀。

不支持点：间质瘤边界多清晰锐利，本例周围稍模糊，容易囊变坏死，本例T₂WI高信号区域有延迟强化。

■ 平滑肌肉瘤

本例支持点：中年女性，病灶邻近下腔静脉，T₂WI呈明显不均匀高信号，实性区域扩散受限，富血供。

不支持点：容易囊变坏死，本例T₂WI高信号区域有延迟强化，周围及病灶内部未见明显增粗血管影。

■ 神经鞘瘤

本例支持点：腹膜后，似有Antoni A区、Antoni B区。

不支持点：周围脂肪间隙稍模糊，增强强化幅度较高。

【病理诊断】

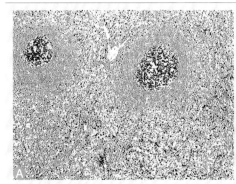
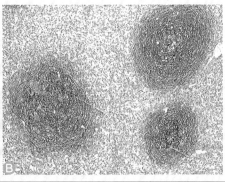

A.Ki 67，×40；B.CD23，×100。文后彩图4-16-3。

图4-16-3 病理检查

病理结果（腹膜后）：免疫组化结果支持Castleman病，透明血管型。

免疫组化诊断观察结果记录：CD20 B区（+++），CD3 T区（+++），CD21，FDC+，CD38（+）；CD68（++），CD23，FDC+，Ki-67生发中心70%，非生发中心30%。

【讨论】

■ 临床概述

卡斯尔曼病（Castleman disease，CD）又称为巨大淋巴结增生症、淋巴结错构瘤、血管淋巴滤泡增生症，是一种少见的良性淋巴结增生性疾病，1956年由Castleman首先报道，其命名较为混乱，曾命名为血管滤泡性淋巴结增生症、巨淋巴结增生症、淋巴结错构瘤、良性巨淋巴结、血管瘤样淋巴结增生症等。其发病机制不明确，目前认为与病毒感染、淋巴结错构瘤或间变性有关，也有人认为是多克隆导致的免疫反应过度所致的淋巴细胞增生。本病可发生于任何年龄，发病年龄高峰为单中心型30~40岁，多中心型40~55岁，儿童亦可发病，无明显性别优势。纵隔为最常见发生部位，占70%，此外尚可见于腹腔、腹膜后、盆腔、颈部、腋窝等，脾脏、眼眶亦见有个例报道。临床上依据分布分为单中心型卡斯尔曼病（unicentric CD，UCD）和多中心型卡斯尔曼病（multicentric CD，MCD）。单中心型卡斯尔曼病仅有同一淋巴结区域内的1个或多个淋巴结受累，大多数单中心型卡斯尔曼病患者无明显症状，少部分有压迫症状、全身症状如发热、体重下降、贫血等或合并副肿瘤天疱疮、闭塞性细支气管炎、血清淀粉样蛋白A型淀粉样变等。多中心型卡斯尔曼病有多个（大于2个）淋巴结区域受累，淋巴结短径≥1 cm，常伴有全身症状，如发热、盗汗、乏力、体重下降、贫血、全身水肿、胸腔积液、腹腔积液等。单中心型卡斯尔曼病主要为透明血管型，手术切除预后良好，多中心型卡斯尔曼病主要为浆细胞型，预后差。

■ 病理特征

病理学上按组织学特征分为透明血管型、浆细胞型和兼有二者特征的混合型。

透明血管型镜下表现为淋巴滤泡增生，生发中心变小或消失，滤泡间可见增生毛细血管，管壁玻璃样变及树突状细胞和嗜酸性粒细胞浸润，周围小淋巴细胞增生，围绕生发中心呈同心圆排列，表现为特征性"洋葱皮样"或"棒棒糖样"结构。

浆细胞型侵袭性强，易恶变，病理可见明显增生的淋巴滤泡和浆细胞，相对透明细胞型小血管成分少，玻璃样变不明显，常见片状排列的成熟浆细胞。

混合型的组织学特征介于上述两型之间。

■ 影像学表现

1.UCD：

（1）多呈圆形或类圆形，相对较小时往往保存淋巴结椭圆形形态。

（2）单发肿块，少数可有邻近区域轻度肿大淋巴结，部分病灶周缘可见条絮状渗出性改变。

（3）CT平扫为软组织密度（与肌肉相似），囊变坏死少，部分病例可见特征性位于病灶中心的散在或簇状分布的分支样、斑点状钙化或位于病灶边缘的包壳样钙化。

（4）MRI：T_1WI呈稍低信号，T_2WI呈高信号，中央可见裂隙状低信号，代表纤维成分、钙化、血管等，病灶DWI呈高信号。

（5）增强扫描：透明血管型明显持续性强化，与大血管类似，其内可见裂隙状低密度影渐进性强化，边缘可见包膜样强化，病灶内部及周围可见增粗血管影。浆细胞型多轻中度、均匀强化，较大者早期呈轻度环形强化，动态增强呈周边向中央渐进性强化方式，强化程度始终低于腹主动脉。

2.MCD：多表现为多部位淋巴结增大，多沿腹膜后或腹腔肠系膜淋巴链分布，腹膜增厚，腹腔积液。

【拓展病例】

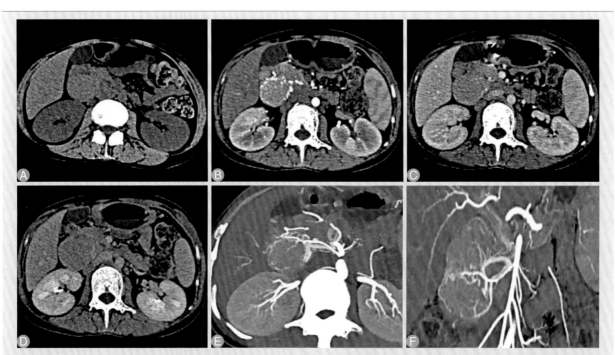

A. 横断位CT平扫示右侧腹膜后类圆形软组织肿块；B ~ D. 横断位CT增强动脉期示病灶内及周围可见多发迂曲血管影，边缘包膜样强化，增强呈轻度强化，未见明显坏死囊变；E、F. 冠状位、矢状位MIP示病灶内及周围多发迂曲增粗血管影。

图4-16-4　患者女性，25岁，浆细胞型CD

【诊断要点】

1.孤立性肿块，可有邻近区域轻度肿大淋巴结，部分病灶周缘渗出性改变。

2.病灶内散在或簇状分布的分支样、斑点状钙化。

3.增强后明显强化并持续强化。

4.部分病灶内或者周围见明显增粗、迂曲的滋养血管影。

—— 参考文献 ——

[1] 李小荣，钱民，李向东，等.腹部透明血管型 Castleman 病的 CT 表现[J].实用放射学杂志，2018，34（9）：1390-1392.

[2] 李佩玲，常妙，刘婷，等.巨淋巴结增生症的多层螺旋 CT 表现[J] 中华放射学杂志，2013，47（1）：64-67.

[3] 吴建峰，王胜裕，丁庆国，等.胸部 Castleman 病的 CT 表现特点[J].医学影像学杂志，2016，26（9）：1599-1601.

（高中辉　袁文文　赵　欢）

病例17 腹膜后淋巴管瘤

【临床资料】

- 患者男性，73岁，患者有肺癌伴脑转移手术治疗史。
- 实验室检查：肿瘤指标阴性。

【影像学检查】

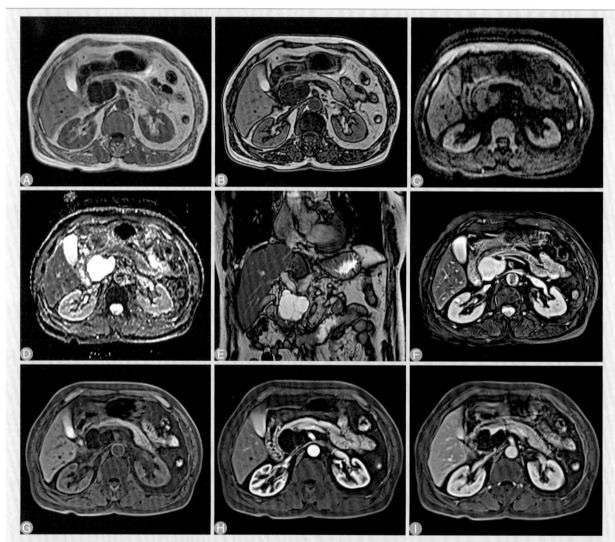

A、B.横断位同反相位 T_1WI；C.横断位 DWI；D.ADC 图；E.冠状位 T_2WI；F.横断位 T_2WI 压脂；G.横断位 T_1WI；H、I.横断位 T_1WI 增强。

图4-17-1 上腹部MRI平扫+增强

（病例由丽水市中心医院杨伟斌老师提供）

【分析思路】

老年男性，病灶位于胰头后方，紧贴胰头，胰头受压推移，胆总管位于病灶前方，提示病灶位于胰腺外，下腔静脉亦见受压改变，初步定位腹膜后，囊性病灶，其内见分隔，增强未见明显强化。常见病变有淋巴管瘤、皮样囊肿、苗勒管囊肿、黏液性囊腺瘤。

■ 淋巴管瘤

本例支持点：多房长T_1、长T_2囊性病灶，其内伴有纤细分隔，增强未见明显强化。

不支持点：淋巴管瘤常见儿童，本例为老年男性。

■ 皮样囊肿

本例支持点：囊性病灶，增强扫描明显强化。

不支持点：未见明显脂肪信号。

■ 苗勒管囊肿

本例支持点：多房长T_1、长T_2囊性病灶，信号均匀，无强化。

不支持点：苗勒管囊肿多单房，腹膜后少见，多位于盆腔，上腹部以肾脏周围相对多见。

■ 黏液性囊腺瘤

本例支持点：多房长T_1、长T_2囊性病灶，信号均匀。

不支持点：腹膜后囊腺瘤大多为黏液性囊腺瘤，增强囊壁及实性成分多有轻度强化改变，多为女性，本例为老年男性，多位于一侧腹膜后外侧间隙，故不支持。

【病理诊断】

病理结果：腹膜后淋巴管瘤。

【讨论】

■ 临床概述

淋巴管瘤是一种起源于淋巴系统的罕见良性病变，先天者由异常增生的淋巴管形成，后天者多由炎症、外伤等各种原因所致的淋巴液回流受阻、淋巴管闭塞扩张而形成，病灶虽为良性病变，但生长方式具有一定侵袭性，最常见于头颈部区域，腹膜后淋巴管瘤（retroperitoneal lymphangioma）较少见，主要发生于儿童，临床早期通常无症状，只有增长到一定程度压迫邻近的血管、神经或者合并感染、出血时，才会出现相应的症状或体征，通常表现为腹痛、腹胀或腹部包块等。

■ 病理特征

病理类型主要有：①单纯性淋巴管瘤，又称毛细血管型，由大小为毛细血管样管道组成，多见于皮肤及黏膜；②海绵状淋巴管瘤，含有扩张的淋巴管，多见于四肢及腋窝；③囊状淋巴管瘤，由异常扩张的淋巴管组成，内衬以扁平内皮细胞，壁内为平滑肌、血管、脂肪及淋巴管基质，可单发或多发，多见于颈部、纵隔及后腹膜。

■ 影像学表现

1.位置：可发生于淋巴管分布区的任一位置，理论上肾上腺区淋巴管分布更为集中，发生率更高，但后天者往往与外伤、手术部位有关。

2.大小、形态：大小不一，可呈单房、多房改变，单房者相对较小，呈圆形、卵圆形改变，多数因淋巴管较多吻合支及胶原纤维性间隔而呈多房改变，肿瘤在相对疏松的腹膜后间隙呈"见缝就钻"塑形生长，从而导致血管、胃肠腔、肌肉等被包绕其中而无破坏，为其较具特征性征象。

3.密度/信号：腹膜后淋巴管瘤密度/信号与囊液成分有关，多数呈低密度，长T_1、长T_2信号，当囊液含黏液蛋白性物质较多、合并感染或出血时，则密度、信号出现相对改变。淋巴管瘤内的胶原纤维性间隔可发生钙化，而使病灶内出现线样分布的斑点钙化，具有一定提示意义。

4.增强扫描：增强后囊液不强化，囊壁及分隔可出现轻度强化。

【拓展病例一】

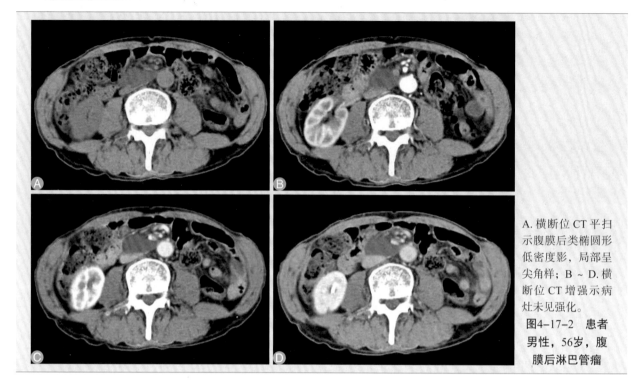

A. 横断位 CT 平扫示腹膜后类椭圆形低密度影，局部呈尖角样；B～D. 横断位 CT 增强示病灶未见强化。

图4-17-2　患者男性，56岁，腹膜后淋巴管瘤

【拓展病例二】

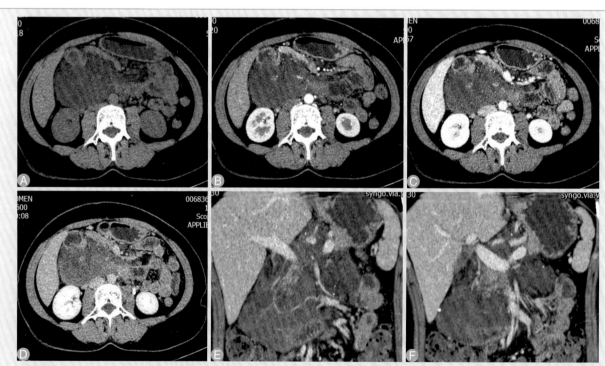

A. 横断位 CT 平扫示腹膜后巨大不规则低密度影，十二指肠、胰腺推挤移位并分界不清；B～D. 横断位 CT 增强示病灶动静脉期未见明显强化，延迟期轻度强化；E、F. 冠状位 CT 重建示病灶在腹膜后区蔓延生长。

图4-17-3　患者女性，35岁，腹膜后淋巴管瘤，累及十二指肠、胰腺

（病例由武汉市红十字会医院杨玲老师提供）

【诊断要点】

1.病灶形态多呈单房卵圆形、多房分叶状改变，具有"见缝就钻"塑形生长趋势。

2.病灶若出现散在或线样分布的斑点钙化有一定提示意义。

3.病灶包绕血管、肌肉、胃肠腔而无破坏时具有一定特征性。

—— 参考文献 ——

[1] 高龙，雷弋.腹膜后囊性淋巴管瘤 1 例并文献复习 [J].大理大学报，2020，5（4）：52-55.

[2] 江永芳，朴金明，窦乐，等.淋巴管瘤病累及纵隔、脾脏及腹膜后 1 例 [J].中国医学影像技术，2019，35（11）：1765.

[3] HUBLI P，ROHITH M，SACHIN B M，et al.A giant retroperitoneal lym phangioma： a case report[J].J Clin Diagn Res，2016，10（7）：PD14-PD15.

（高中辉　袁文文）

病例18　胃肠道外间质瘤

【临床资料】

● 患者女性，36岁，无明显诱因出现间断性下腹部痛，伴憋胀感，疼痛剧烈，可自行缓解。

● 外院超声提示左侧附件区囊实性占位。

【影像学检查】

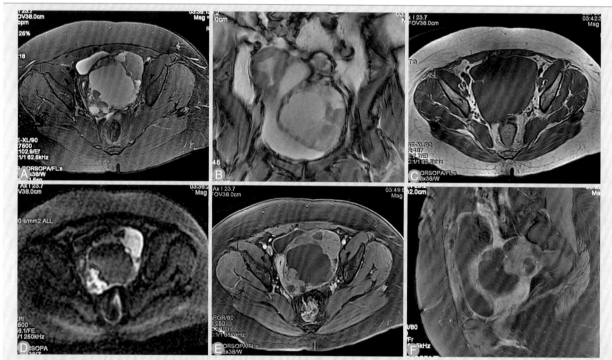

A. 横断位 T₂WI 压脂；B. 冠状位 T₂WI；C. 横断位 T₁WI；D. 横断位 DWI；E. 横断位 T₁WI 增强；F. 矢状位 T₁WI 增强。

图4-18-1　盆腔MRI平扫+增强

【分析思路】

青年女性，左侧盆腔囊实性肿块，子宫及膀胱向右前上方推移，冠状位T₂WI见左侧卵巢位于病灶上方，故定位腹膜后来源，实性成分DWI呈明显高信号，增强扫描明显不均匀强化。常见病变有子宫肌瘤变性、左侧卵巢来源肿瘤、副神经节瘤、孤立性纤维性肿瘤、平滑肌肉瘤、胃肠道外间质瘤。

■ **子宫肌瘤变性**

本例支持点：年轻女性，病灶位于子宫旁，实性T₂WI信号类似子宫肌层，增强强化程度接近子宫肌层。

不支持点：实性成分DWI呈明显高信号，与子宫之间未见桥血管。

■ **左侧卵巢来源肿瘤**

本例支持点：病灶呈囊实性，实性DWI呈明显高信号，部分呈结节状改变，增强明显不均匀强化，类似影像学表现可有卵巢上皮来源恶性肿瘤如囊腺癌、透明细胞癌、子宫内膜样癌、性索间质肿瘤如颗粒细胞瘤等。

不支持点：左侧卵巢可见，病灶与左侧卵巢有脂肪间隙存在，患者较年轻，上述肿瘤患者年龄多较大，未见腹腔积液、肿大淋巴结等间接征象支持。

■ 副神经节瘤

本例支持点：位于盆腔腹膜后，囊实性，明显不均匀强化。

不支持点：无高血压等临床病史支持。

■ 孤立性纤维性肿瘤

本例支持点：位于盆腔腹膜后，囊实性，明显不均匀强化。

不支持点：病灶较大，由于存在纤维、黏液、出血等，信号可能更不均匀，病灶内及周围未见明显增粗血管影。

■ 平滑肌肉瘤

本例支持点：位于盆腔腹膜后，囊实性，实性DWI呈明显高信号，明显不均匀强化。

不支持点：多与大血管关系密切，病灶内及周围未见增粗血管影。

■ 胃肠道外间质瘤

本例支持点：囊实性，实性DWI呈明显高信号，明显不均匀强化，病灶境界较清楚，周围未见明显侵犯。

不支持点：胃肠道外间质瘤好发于肠系膜区，腹膜后少见，多位于中上腹部腹膜后区。

【病理诊断】

肉眼所见：灰红色不规则肿物1块，体积9 cm×7 cm×3 cm，包膜欠完整，切面囊实性，大部分区域坏死，囊壁上附着直径约0.8 cm囊状组织。

镜下：腹膜后肿瘤组织，瘤细胞卵圆形，呈片巢状、弥漫性分布，细胞体积中等，大小较一致，间质可见血管增生、扩张、充血并出血。

免疫组化：CKpan（-），CD117（+），CD34（血管+），vimentin（部分+），LCA（-），SMA（平滑肌+），S-100（-），DOG-1（-），PDGFR-a（+），CgA（-），CD56（散在+），Syn（散在+），Ki-67（index约25%），p53（-），PD-1（-），PD-LI（-）。

病理结果：结合免疫组化结果，符合胃肠道外间质瘤，核分裂象＞10个/50HPF；复发危险度分级：高。建议行C-kit基因检测。

【讨论】

■ 临床概述

胃肠道外间质瘤（extra-gastrointestinal stromal tumor，EGIST）是指发生在胃肠道外，与胃肠道间质瘤具有相似组织病理学和分子特征的一种间叶来源性肿瘤，多位于肠系膜、网膜、腹膜后、胰腺、肝脏、胆囊、膀胱、胸膜、前列腺、精囊、盆骨和阴道等部位，以肠系膜多见。

胃肠道外间质瘤的临床表现取决于肿瘤位置和大小。胃肠道外间质瘤不是起源于胃肠道，除非病灶压迫或侵蚀肠管，通常如呕吐、吐血、肠梗阻等胃肠道间质瘤相关消化系统症状罕见。胃肠外间隙较大亦造成胃肠道外间质瘤相对胃肠道间质瘤瘤体较大，患者往往多因较大瘤体对周围组织出现压迫症状或偶然体检而发现。恶性者可出现贫血、体质下降等消耗性症状。与胃肠道间质瘤相比，胃肠道外间质瘤危险程度多为中高危级别，预后相对较差，手术是首选治疗手段。

■ **病理特征**

胃肠道外间质瘤组织起源目前存在争议，可能起源于发育异常的肠壁（肠重复）或异位cajal细胞。其大体病理表现为边界清楚的类圆形、分叶状包块，多数无真正包膜，切面主要为灰白色，多数质嫩似鱼肉状。依据细胞形态主要分3类：梭形细胞型、上皮样细胞型、混合型。免疫组化与胃肠道间质瘤相似，特征性地表达DOG-1和CD117，并且，CD34、DOG-1和CD117阳性表达率接近100%，CD34阳性表达率约80%，局灶或不表达肌源性和神经标志物。

■ **影像学表现**

1.大小：胃肠道外间质瘤因肠系膜或腹膜后有足够肿瘤生长的潜在腔隙，患者多数症状不明显，故就诊时，肿瘤通常较大。肿瘤形态以圆形或卵圆形多见，较大时，可呈塑形生长，可以有分叶或呈不规则形状改变。

2.境界：肿瘤大体标本通常为灰白色至白色的膨胀性生长肿瘤，常被覆假包膜，所以病灶边界一般比较清晰，周围脂肪组织无渗出、浸润改变。病灶非起源于胃肠道，所以亦不与胃肠道相通。

3.密度/信号：肿瘤血供丰富，生长速度较快，致肿瘤血供分布不均，常易发生坏死、囊变，甚至出血，故病灶密度、信号常不均匀。肿瘤内钙化少见，偶可见斑点样钙化灶。

4.增强扫描：因肿瘤丰富的血供而强化明显，多表现为实性成分呈明显不均匀或分隔样持续强化，尤以边缘强化为甚，部分病灶可见明显供血动脉及引流静脉，动脉期见动静脉瘘样明显强化灶，静脉、延迟期趋于均匀。

5.肿瘤转移以肝脏和腹膜播散转移为主，少见腹腔积液及淋巴结转移。

【**拓展病例**】

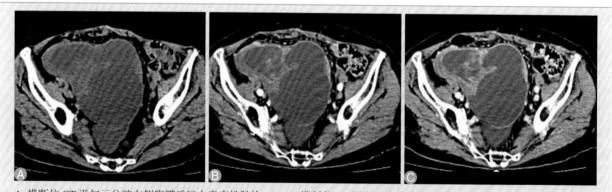

A.横断位 CT 平扫示盆腔右侧腹膜后巨大囊实性肿块；B、C.横断位 CT 增强示病灶实性成分中度强化，囊性成分未见强化。

图4-18-2 患者女性，82岁，盆腔右侧腹膜后间质瘤

【**诊断要点**】

1.胃肠道外间质瘤瘤体往往相对较大。

2.肿瘤不与胃肠道相通。

3.肿瘤内常见囊变、坏死，可有出血。

4.增强后实性成分强化明显，多边缘强化为著。

—— 参考文献 ——

[1] 张鹏,曾祥宇,陶凯雄.2021V1美国国家综合癌症网络胃肠间质瘤诊疗指南更新解读[J].临床外科杂志, 2022,30（1）：13-16.

[2] 章再军,章建国,何鑫,等.原发性胃肠道外间质瘤12例临床病理特征分析[J].交通医学,2020,34(5): 448-450,454,438.

[3] 蒋明巧,韩福刚,罗丽.胃肠道间质瘤的CT表现分型及意义初探[J].临床放射学杂志,2020,39（3）： 497-500.

（高中辉　袁文文　赵国千）

病例19　支气管源性囊肿

【临床资料】

- 患者男性，53岁，阵发性高血压2年。
- 实验室检查：血常规、生化（－）。
- 彩色超声提示左侧肾上腺区低回声。

【影像学检查】

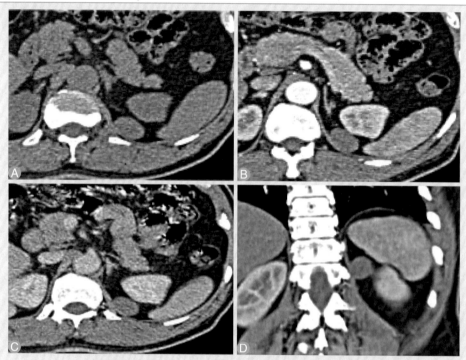

A. 横断位 CT 平扫；B、C. 横断位 CT 增强；D. 冠状位 CT 增强 MPR。

图4-19-1　中腹部CT平扫+增强

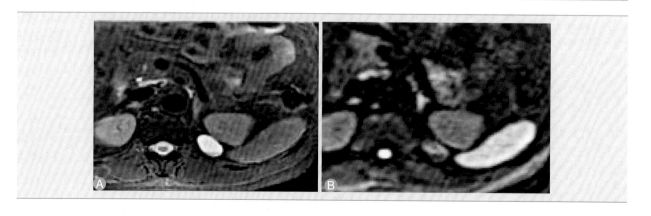

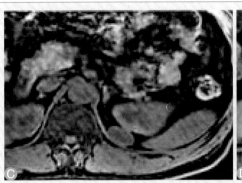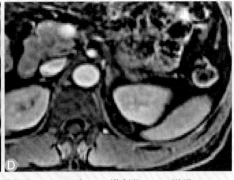

A. 横断位压脂 T_2WI；B. 横断位 DWI；C. 横断位 T_1WI 压脂；D. 横断位 T_1WI 增强。

图4-19-2　中腹部MRI平扫+增强

【分析思路】

中老年男性，左侧腹膜后（左肾后间隙），囊性病灶，CT平扫密度稍高，提示富含蛋白，T_2WI内见低信号液平，提示有出血，增强扫描囊腔未见强化，囊壁轻度强化。常见病变有支气管源性囊肿、神经鞘瘤、副神经节瘤、囊性畸胎瘤、囊性淋巴管瘤、左肾囊肿。

■ 支气管源性囊肿

本例支持点：腹膜后，囊性病灶，囊腔内含黏液或蛋白成分，CT值较高，T_2WI及DWI信号不均。

不支持点：腹膜后较少见。

■ 肿瘤囊变（如神经鞘瘤、副神经节瘤）

本例支持点：腹膜后，囊壁有强化，囊内有出血。

不支持点：囊壁光滑且规则、未见壁结节。

■ 囊性畸胎瘤

本例支持点：囊性，囊液密度高，囊壁有轻度强化。

不支持点：未见明确脂肪成分及钙化或骨化成分。

■ 囊性淋巴管瘤

本例支持点：囊性，囊壁轻度强化。

不支持点：常多分隔，囊腔常为水样密度，该病例囊腔密度较高。

■ 左肾囊肿

本例支持点：左肾附近，囊性病灶。

不支持点：该病例与左肾分界清，定位腹膜后来源。

【病理诊断】

病理结果：左腹膜后肿物符合支气管源性囊肿。

【讨论】

■ 临床概述

支气管源性囊肿（bronchogenic cysts，BC）是一类少见的发育异常性疾病，是胚胎发育时期前肠来源气管支气管树异常出芽所形成的一种先天发育异常，多为良性，常发生于肺实质或后纵隔，发生于腹膜后较少见。可发生于任何年龄段，该囊肿性别差异大，女性患者明显多于男性，常为偶然发现，多无临床症状，少数因压迫肾上腺可出现高血压、低血钾表现。腹膜后支气管源性囊肿常位于肾上腺区附近，当囊肿逐渐增大引起继发性感染、囊肿破裂或压迫周围组织时，可产生腰痛、腹痛、进食后不适、恶心、呕吐、发热等症状。

■ 病理特征

支气管源性囊肿主要由假复层纤毛柱状上皮细胞排列组成，且包括浆液黏液腺体、平滑肌细胞或透明软骨中至少一种成分。

■ 影像学表现

1.位置：多存在于腹膜后由腹中线、脾静脉及左侧膈脚围成的三角区内，多发生于左侧肾上腺区域或胰周区域，其原因可能与胚胎发生中尾侧原始前肠和中肠行自左向右的逆时针转位有关，而脱落的胚芽因其游离并未随之转移而残留在左侧。

2.形态：一般为圆形、类圆形囊实性肿物，壁薄。

3.CT平扫：囊壁可伴钙化，囊壁出现软骨被认为是支气管源性囊肿特征性表现；由于囊肿被覆上皮细胞具有持续性分泌功能，囊内容物常含蛋白质，稠厚的黏蛋白或出血，有时可呈现高密度，CT值可较高，可达30~100 HU，可被误诊为实性肿块，这与一般的囊肿存在区别。

4.MRI：多数囊肿T_1WI显示等同或高于肌肉信号，T_2WI显示高信号。

5.增强扫描：囊内容物无强化，囊壁可呈均匀强化。

【拓展病例】

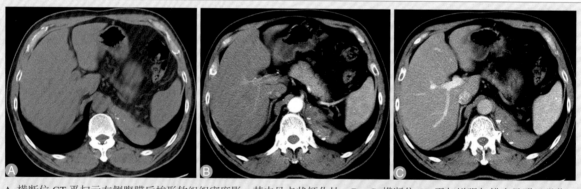

A.横断位CT平扫示左侧腹膜后梭形软组织密度影，其内见点状钙化灶；B、C.横断位CT平扫增强扫描未见明显强化。

图4-19-3　患者男性，53岁，左侧腹膜后支气管源性囊肿

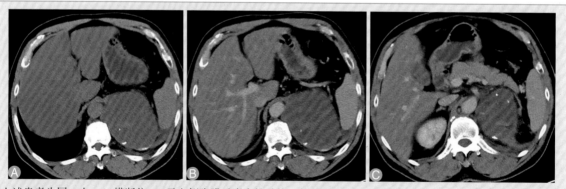

与上述患者为同一人。A.横断位CT示左侧腹膜后囊实性肿块，较前增大；B、C.横断位CT增强示病灶未见明显强化，病灶与左侧膈肌关系密切，周围脂肪间隙稍模糊。

图4-19-4　3年后，患者因左侧腰背部疼痛1周入院

（病例由昆山市第一人民医院方军老师提供）

【诊断要点】

1.囊内CT值一般较高，可达30～100 HU。

2.囊壁可见钙化，囊壁可轻度强化。

—— 参考文献 ——

[1] TERASAKA T，OTSUKA F，OGURA-OCHI K，et al. Retroperitoneal bronchogenic cyst：a rare incidentaloma discovered in a juvenile hypertensive patient[J]. Hypertens Res，2014，37（6）：595-597.

[2] 黄厚锋，刘广华，李汉忠，等.腹膜后支气管源性囊肿临床特点分析 [J].中华外科杂志，2015，53（11）：856-859.

[3] 张繁，伏文皓，彭洋，等.腹腔异位支气管囊肿的影像学表现及文献复习 [J].中华放射学杂志，2020，54（4）：368-371.

（赵育财　黄日升）

病例20　腹膜后淋巴结结核

【临床资料】

● 患者男性，53岁，左侧腰背部疼痛1周。

● 超声提示双侧腋下淋巴结偏大，胸部CT平扫未见异常征象。

● 实验室检查：肿瘤标志物阴性。

【影像学检查】

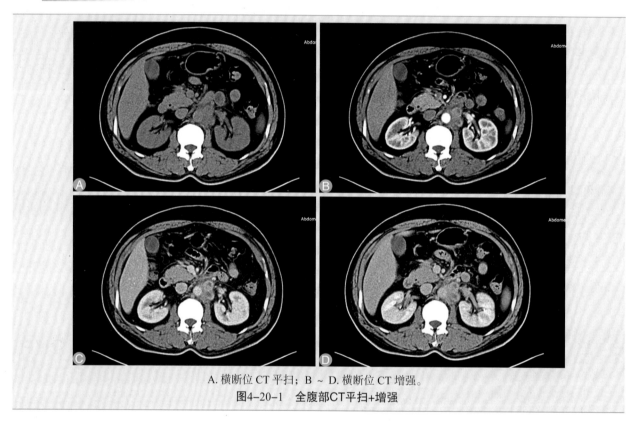

A. 横断位 CT 平扫；B ~ D. 横断位 CT 增强。

图4-20-1　全腹部CT平扫+增强

【分析思路】

中老年男性，左侧腹膜后多发肿大淋巴结，增强环形强化，周围脂肪间隙模糊。常见疾病有淋巴瘤、淋巴结结核、淋巴结炎/炎性反应性增生淋巴结、淋巴结转移。

■ 淋巴瘤

本例支持点：多发肿大淋巴结，常有融合趋势，部分包绕腹主动脉。

不支持点：增强后呈环形强化，内有无强化囊变坏死区，周围脂肪间隙模糊。

■ 淋巴结结核

本例支持点：肿大淋巴结明显环形强化，周围渗出。

不支持点：胸部CT正常，临床无结核性发热、盗汗等全身性症状。

- **淋巴结炎/炎性反应性增生淋巴结**

本例支持点：主动脉旁淋巴结肿大伴明显强化，周围少量渗出，血管未见侵犯改变。

不支持点：多比较均匀，形态呈椭圆形，本例为圆形，增强后环形强化。

- **淋巴结转移**

本例支持点：主动脉旁淋巴结肿大伴明显环形强化。

不支持点：既往无肿瘤病史支持，肿瘤标志物阴性，周围脂肪间隙模糊。

【病理诊断】

两腋下淋巴结穿刺病理诊断：右腋窝淋巴结淋巴组织增生。

免疫组化：CK（－），CD20（部分＋），CD79α（部分＋），CD3（部分＋），CD43（部分＋），Ki-67（15%＋）。

患者结核杆菌抗体阳性，随后行抗结核治疗1年后复查，腹膜后病灶明显缩小。

最后诊断：腹膜后淋巴结结核。

【讨论】

- **临床概述**

腹膜后淋巴结结核少见，一般由血行播散、非血行播散而来，以后者多见，多数由十二指肠、小肠、右半结肠结核及盆腔结核蔓延而来，少数由血行播散而来，也可来源于全身其他器官结核。年老体弱、糖尿病、艾滋病等机体免疫力下降的人群为易感人群，最常见的临床症状是高热、寒战，伴有腹痛、腹胀、腰背部酸痛、恶心、呕吐，体温可达39～40℃，呈弛张热或稽留热改变。腹部压痛、反跳痛，肌紧张不明显，可有肠梗阻等征象。此外，可有肺结核或骨结核等其他器官结核病史。

- **病理特征**

淋巴结结核病理分干酪型结核、增殖型结核、混合型结核、无反应性结核4类，淋巴结一般程度肿大，可融合成团，其内可有干酪样坏死、寒性脓肿，纤维化过程中可出现钙化。显微镜所见随病理发生过程不同而不同，早期为非特异性炎性反应，主要为中性粒细胞、炎性粒细胞浸润，并可见病菌。结核性肉芽肿由上皮样细胞和多核巨细胞组成，中央干酪样坏死，周围绕以炎性细胞。

- **影像学表现**

1.位置：腹部、腹膜后淋巴结结核优先累及肠系膜、门腔间隙、肝十二指肠韧带、肝胃韧带和第二腰椎水平以上腹主动脉周围淋巴结，其次少见胰腺周围淋巴结。

2.大小：受累淋巴结可正常大小或轻度肿大，大小为2～3 cm，部分病灶可融合呈较大病灶。

3.密度/信号：早期仅表现为淋巴结轻度肿大，密度、信号均匀；干酪样坏死时，淋巴结中央密度稍减低，T_1WI信号减低，T_2WI信号稍低，DWI呈高信号；纤维化愈合过程中，可见钙化出现。淋巴结边界多模糊，可有少许渗出改变。

4.增强扫描：早期淋巴结结核呈均匀明显强化，干酪样坏死可出现典型环形强化改变，纤维化愈合过程强化程度减低，呈轻度强化或不强化改变。

【拓展病例一】

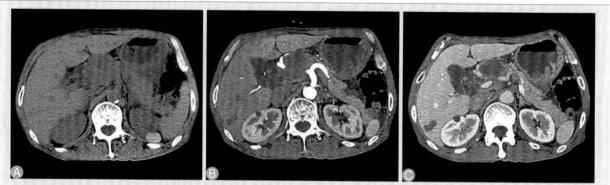

A. 横断位 CT 平扫示胰腺头颈部周围多发类圆形稍低密度影，边界较清；B、C. 横断位 CT 增强示病灶呈薄壁环形强化，部分病灶内纤维分隔，肝右叶见一低密度影，边缘似有环形强化。

图4-20-2　患者男性，69岁，胰周淋巴结结核、肝右叶结核

【拓展病例二】

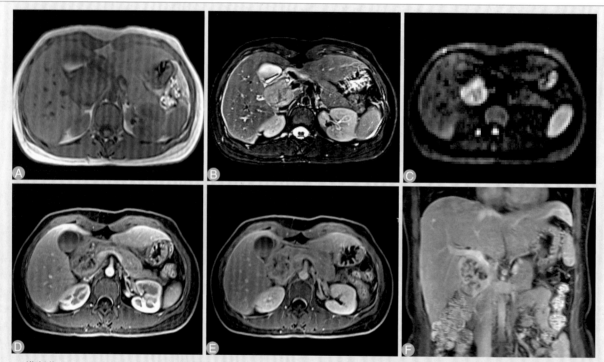

A. 横断位 T$_1$WI 示右侧腹膜后类圆形肿块，呈等及稍高信号；B. 横断位 T$_2$WI 压脂示病灶呈稍高及中央斑片稍低信号，肝周及脾周少量积液；C. 横断位 DWI 呈不均匀高信号；D、E. 横断位 T$_1$WI 增强示病灶呈不均匀渐进性强化；F. 冠状位 T$_1$WI 增强示病灶内呈筛孔状改变。

图4-20-3　患者女性，27岁，右侧腹膜后淋巴结结核

【诊断要点】

1.腹膜后多发轻度肿大淋巴结，部分可融合，境界模糊。

2.病灶中央多见干酪样坏死物，T$_2$WI 呈稍低信号，DWI 呈高信号。

3.增强扫描呈环形强化。

4.多有肺部结核病史。

── 参考文献 ──

[1] 张菊，梁蕊，刘佩，等.胰腺结核MRI表现一例及文献复习[J].磁共振成像，2020，11（10）：920-921.

[2] 王小娟，梁树辉，刘清.胰腺结核19例临床分析[J].胃肠病学，2020，25（4）：226-228.

（高中辉　袁文文）

病例21　腹膜后纤维化

【临床资料】

● 患者男性，47岁，发现左腹部肿块20天余。

● 实验室检查：血常规提示血红蛋白120 g/L。肝肾功能提示谷丙转氨酶58 U/L，谷草转氨酶42 U/L，谷草/谷丙0.72，总蛋白56.3 g/L，白蛋白35.6 g/L。

【影像学检查】

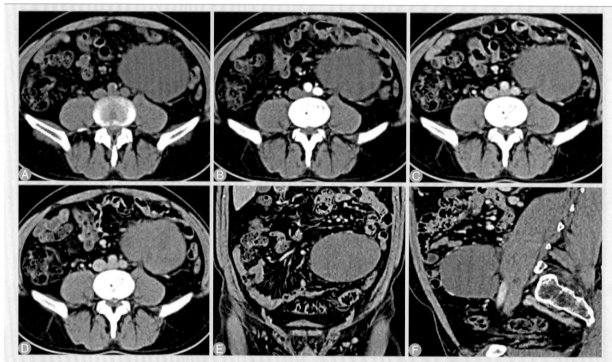

A.横断位 CT 平扫；B ~ D.横断位 CT 增强；E、F.冠状位、矢状位 CT 增强 MPR。

图4-21-1　全腹部CT平扫+增强

【分析思路】

中年男性，病灶位于左侧中下腹部，前缘可见肠系膜血管推移紧贴，左半结肠位置如常，病灶对左侧腰大肌有牵拉收缩改变，提示病灶位于左侧腹膜后间隙。平扫密度均匀，增强轻度渐进性强化，病灶后缘局部凹陷。常见病变有淋巴瘤、神经鞘瘤、精原细胞瘤、腹膜后纤维化、炎性肌纤维母细胞瘤、韧带样纤维瘤病。

■ 淋巴瘤

本例支持点：均匀稍低密度，增强轻度强化。

不支持点：淋巴瘤多对邻近组织器官包绕、推挤，罕见牵拉浸润征象，本例腰大肌有牵拉，周围未见明显肿大淋巴结亦不支持。

■ 神经鞘瘤

本例支持点：左侧脊柱旁均匀低密度占位，边界清晰，轻度渐进性强化。

不支持点：未见明显Antoni A区及Antoni B区，富于细胞型神经鞘瘤则强化更明显，病灶内可见血管影。

■ **精原细胞瘤**

本例支持点：中年男性，左侧腹膜后睾丸静脉走行区肿块，轻度强化。

本例不支持点：未见明显强化纤维血管间隔，未见增粗的睾丸动脉及引流的睾丸静脉，双侧精索对称。

■ **腹膜后纤维化**

本例支持点：中年男性，病灶位于腹膜后、轻度强化，对左侧腰大肌有牵拉收缩改变，提示含有一定纤维成分。

不支持点：肿块型十分罕见。

■ **炎性肌纤维母细胞瘤**

本例支持点：炎性肌纤维母细胞瘤强化方式多样，可表现为轻度持续强化。

不支持点：炎性肌纤维母细胞瘤病灶多数边缘模糊，可有炎性渗出或对周围组织的浸润，此例边界清晰锐利，较大者密度多不均匀，亦不支持。

■ **韧带样纤维瘤病**

本例支持点：韧带样纤维瘤病形态多样，可规则、不规则、分叶状，部分可见蟹足征，形态可符合；增强病灶轻度强化可符合。

不支持点：韧带样纤维瘤病好发于10~40岁女性，腹膜后较少见。

【**病理诊断**】

病理结果：特发性腹膜后纤维化。

免疫组化：CD117（－），CD34（－），desmin（－），DOG-1（－），S-100（－），SMA（少量+），Ki-67（3%+）。

【**讨论**】

■ **临床概述**

腹膜后纤维化（retroperitoneal fibrosis，RPF）是一种发生在腹膜后的慢性非特异性炎症，腹膜后增生硬化的纤维化组织包绕牵拉腹膜后组织器官而产生不同临床症状，其中多以腹部大血管、输尿管受累最常见，也可见于盆腔腹膜后，侵及直肠中下部，发生在纵隔包绕胸主动脉。腹膜后纤维化中2/3为特发性，即特发性腹膜后纤维化，此外自身免疫性疾病、动脉粥样硬化、恶性肿瘤、感染、药物及放射病亦可引起本病，近年来，IgG4相关疾病现被认为是原发性或腹膜后纤维化已得到公认。腹膜后病理分良性、恶性两种，良性者为腹膜后一种慢性纤维化过程，恶性者多继发于肿瘤转移。腹膜后纤维化发病率低，好发于50~60岁的人群，男性发病率为女性的2~3倍，腰背部疼痛、腹痛、输尿管梗阻积水为常见首发症状。实验室检查中常有红细胞沉降率增快、白细胞计数增多、不同程度的贫血和偶有嗜酸性粒细胞增多，蛋白电泳α及λ球蛋白增加。

■ **病理特征**

腹膜后纤维化根据早晚期阶段不同而病理表现不同，早期为不成熟纤维化，纤维母细胞、炎细胞和毛细血管网分布于疏松的胶原纤维网内，组织液较多；晚期纤维化，胶原纤维玻璃样变性，细胞减少，包绕血管和输尿管。

■ 影像学表现

1.位置：腹膜后纤维化主要位于腹膜后大血管、输尿管周围，并沿之蔓延，多沿腹主动脉长轴分布。

2.大小、形态：腹膜后纤维化可大可小，可表现为弥漫不规则或局限性肿块，以弥漫不规则肿块形多见，边界可清楚、可模糊，包绕腹膜后大血管、输尿管，不推移、不侵犯，病灶常因纤维化牵拉输尿管引起积水梗阻改变。病灶可两侧对称或不对称，当累及单侧输尿管时，往往以左侧多见。局限性肿块型周围常有边界清楚的鞘膜，伴有周围脂肪间隙模糊。

3.密度/信号：腹膜后纤维化因纤维化进程不同，其密度/信号有差别，CT通常表现为软组织密度，MRI急性期表现为长T_1、长T_2信号，慢性期纤维化呈长T_1、短T_2信号。

4.血供：腹膜后纤维化增强程度与纤维化进程密切相关，急性期因病灶内有丰富毛细血管网而明显强化，慢性期则轻度延迟强化或不强化。

【拓展病例】

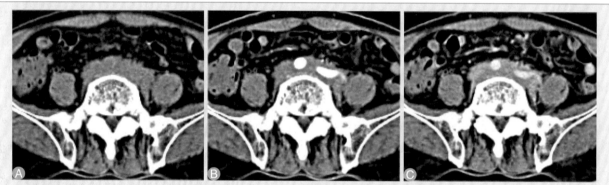

A.横断位CT平扫示脊柱前方、髂血管周围片状软组织密度影；B.横断位CT增强动脉期示病灶轻度强化，包绕髂动脉；C.横断位CT增强静脉期示病灶轻度持续性强化。

图4-21-2　患者男性，70岁，腹膜后纤维化

【诊断要点】

1.主要位于腹膜后大血管、输尿管周围，并沿之蔓延，多沿腹主动脉长轴分布。

2.病灶包绕牵拉输尿管致输尿管积水扩张。

3.增强后多轻度持续性强化。

参考文献

[1] 刘爱武，张春燕，赵绵松.40例腹膜后纤维化临床资料回顾 [J].武警医学，2020，31（8）：703-706，710.

[2] 黄杰，王绍武，李相文，等.多层螺旋CT评价特发性腹膜后纤维化炎症活动性可行性的初步研究 [J].浙江医学，2020，42（3）：236-239.

（高中辉　袁文文　胡亚彬）

病例22　正中弓状韧带综合征

【临床资料】

● 患者男性，72岁，20余小时前无明显诱因出现中上腹疼痛，呈持续性，伴有腰背部放射痛。

● 血常规：白细胞5.94×10⁹/L，红细胞5.48×10¹²/L，血红蛋白测定165.0 g/L，血小板292.0×10⁹/L，中性粒细胞百分率45.1%。

● 腹部CT平扫：脾脏等密度灶，脾梗死考虑。

【影像学检查】

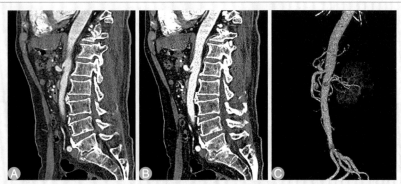

A、B.腹主动脉矢状位 CTA 重组图；C.VR 重建图。文后彩图 4-22-1C。

图4-22-1　腹主动脉CTA检查

【分析思路】

老年男性，腹腔干起始处重度狭窄。常见疾病有腹腔干动脉硬化性狭窄、大动脉炎、正中弓状韧带综合征。

■ 腹腔干动脉硬化性狭窄

本例支持点：腹痛病史，腹腔干起始处重度狭窄。

不支持点：狭窄处未见钙化或非钙化性粥样硬化斑块。

■ 大动脉炎

本例支持点：腹痛病史，腹腔干起始处重度狭窄。

不支持点：腹腔干起始段以远部分、腹主动脉、肠系膜上动脉等大动脉未见明显多发狭窄、扩大改变。

■ 正中弓状韧带综合征

本例支持点：腹痛病史，腹腔干起始处"钩形"重度狭窄，脾梗死，肠系膜上动脉扩张并与腹腔干有交通，腹主动脉前见带状膈肌脚结构（即正中弓状韧带）。

不支持点：老年男性患者。

【最后诊断】

正中弓状韧带综合征。

【讨论】

■ 临床概述

正中弓状韧带（median arcuate ligament，MAL）是连接主动脉裂孔和两侧膈肌脚的纤维韧带，构成主动脉裂孔的前缘，质韧，无弹性。腹腔干于第11胸椎上1/3与第12胸椎上1/3之间从腹主动脉发出，如果腹腔干在腹主动脉发出位点过高或两侧膈肌脚附着点过低，就会导致腹腔干受到位于腹腔干前上方的正中弓状韧带压迫而狭窄，引起上腹部脏器供血减少，出现腹痛、恶心、呕吐、体重下降等一组症状群，被称为正中弓状韧带综合征（median arcuate ligament syndrome，MALS），又称腹腔干压迫综合征。

正中弓状韧带综合征的临床症状不典型，好发于20~40岁女性，体格偏瘦者多见。主要的临床表现有：腹痛（主要是餐后隐痛）、体重下降、恶心、呕吐、腹胀等。正中弓状韧带综合征诊断主要依赖影像学检查，早期腹腔干造影为诊断金标准，因其为有创操作，限制了临床的广泛应用，CTA检查具有创伤小、能够准确评价腹腔干狭窄及侧支循环情况的优点，现已成为临床诊断正中弓状韧带综合征的主要检查方法。

■ 影像学表现

1.腹腔干上方、腹主动脉前方带状正中弓状韧带。

2.腹腔干近端狭窄，"V"形凹陷，狭窄后血管扩张，呈典型鱼钩样改变，未见粥样硬化改变。

3.肠系膜上动脉与腹腔干之间侧支循环的建立。常见的侧支循环有3种类型：胰十二指肠动脉弓型、胰背动脉型和肝内型，以胰十二指肠动脉弓型最常见。

【拓展病例】

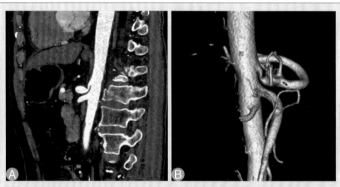

A.腹主动脉矢状位 CTA 示腹腔干重度狭窄，腹腔干上方、腹主动脉前方带状膈肌脚组织（MAL）；B.腹主动脉 VR 示腹腔干起始处钩状重度狭窄。文后彩图 4-22-2B。

图4-22-2 患者男性，64岁，正中弓状韧带综合征

【诊断要点】

1.腹腔干上方、腹主动脉前方膈肌脚组织。

2.腹腔干近端"V"形凹陷狭窄，呈典型鱼钩样改变，未见粥样硬化改变。

3.肠系膜上动脉与腹腔干之间侧支循环的建立。

—— 参考文献 ——

[1] 王光辉．肝移植受体合并正中弓状韧带综合征时的动脉重建研究（附 6 例报告）[D]．长春：吉林大学，2020.

[2] HORTON K M，TALAMINI M A，FISHMAN E K.Median arcuate ligament syndrome：evaluation with CT angiography[J].Radiographics，2005，25（5）：1177-1182.

[3] KIM E N，LAMB K，RELLES D，et al.Median Arcuate Ligament Syndrome-Review of This Rare Disease[J].JAMA Surgery，2016，151（5）：471-477.

（高中辉　袁文文）

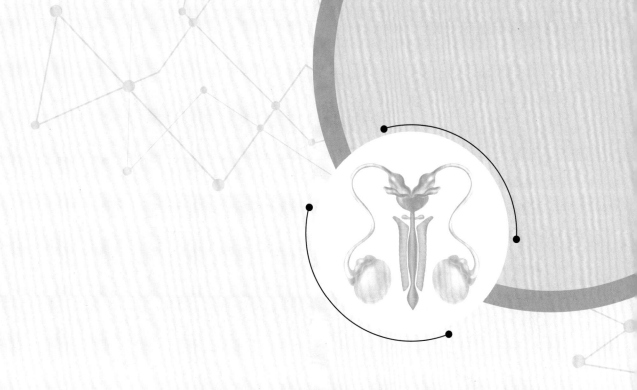

第五章

男性生殖系统

病例1 前列腺囊腺瘤

【临床资料】

● 患者男性，62岁，进行性排尿困难7年，急性尿潴留3周。

● 实验室检查：PSA 5.34 ng/mL。

【影像学检查】

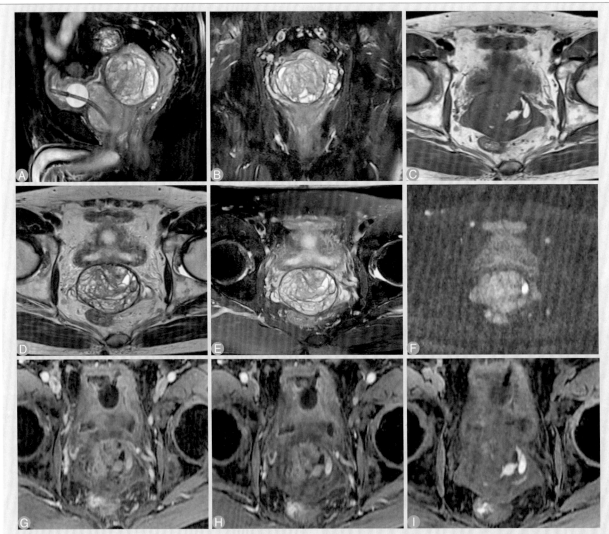

A.矢状位 T_2WI 压脂；B.冠状位 T_2WI 压脂；C.横断位 T_1WI；D.横断位 T_2WI；E.横断位 T_2WI 压脂；F.横断位 DWI；G～I.横断位 T_1WI 增强。

图5-1-1 盆腔MRI平扫+增强

【分析思路】

老年男性，盆腔囊实性肿块，有出血，实性成分中度强化，有包膜，疾病谱有前列腺肉瘤、前列腺癌、苗勒管囊肿、前列腺囊腺瘤。

■ 前列腺肉瘤

本例支持点：DWI上呈不明显高信号，有出血，实性成分中度强化。

不支持点：发生率低，好发于儿童及青年，本例为老年男性，肿块多大于5 cm，多为实性肿块伴坏死，本例为囊实性，故不支持。

■ 前列腺癌

本例支持点：老年男性，前列腺不均质肿块，DWI呈高信号。

不支持点：前列腺癌增强方式呈快进快出，本例持续强化，多为实性浸润性生长，本例为囊实性，有包膜，先不考虑。

■ 苗勒管囊肿

本例支持点：常伴有尿潴留及尿路感染等症状，病变起源于苗勒管的残余，位于前列腺尿道的上半部后方的中线部位，呈膨胀性生长，可见假包膜。

不支持点：增强无实性强化成分，故不支持。

■ 前列腺囊腺瘤

本例支持点：有明显包膜，与周围结构境界清晰，增强扫描囊性部分无强化，囊壁及分隔呈持续性强化。

不支持点：较罕见，多较巨大。

【病理诊断】

术中所见：肿瘤位于膀胱正后方、直肠前方，膀胱后壁与肿瘤之间粘连明显，但肿瘤仍有完整包膜。左右精囊受压，形态正常。

病理结果：前列腺囊腺瘤。

【讨论】

■ 临床概述

前列腺囊腺瘤（prostatic cystadenoma，PC）是一种前列腺组织来源的罕见良性肿瘤。本病发生于成年男性。前列腺囊腺瘤体积较小时，一般无临床症状，多为体检时偶然发现。当瘤体增大并压迫周边邻近器官时，才会出现膀胱刺激征、尿潴留、血尿，甚至腹部肿块等相关临床症状。

■ 病理特征

组织学特点：立方上皮组成的腺样及囊样结构，周围少细胞纤维基质，上皮细胞PSA染色阳性，虽为良性，但也可局部侵袭，与周边脏器粘连。

■ 影像学表现

1.位置：病灶与邻近组织分界清楚，无浸润征象，发现时肿瘤较大多表现为精囊腺、膀胱等受压移位。

2.大小：体积多大于5.0 cm，通常由于巨大肿瘤压迫，患者产生明显尿路梗阻症状后才就医所致，因此，发现病灶时往往较大。

3.形态：类圆形囊实性肿块，为多房囊实性结构，以囊性成分为主，囊壁及分隔厚薄较均匀，有明显包膜。

4.信号：囊性部分大小不等，排列杂乱，信号不一，T_2WI以高信号为主，T_1WI以低信号为主，部分小囊内T_1WI呈高信号，考虑为潴留分泌液含黏蛋白成分不一所致；实性部分T_2WI呈稍高信号，T_1WI呈稍低信号，考虑为增生腺体组织。DWI病灶整体信号增高不明显，病灶内水分子弥散受限程度较轻。

5.血供：增强扫描囊性部分无强化，囊壁及分隔呈持续强化，动态增强曲线呈缓慢上升型，提示病灶内肿瘤血管较为成熟。

【拓展病例】

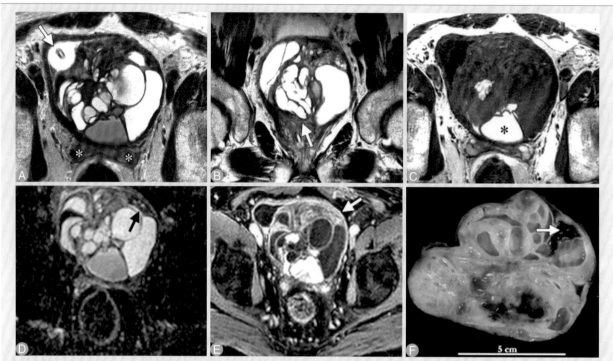

A. 横断位 T₂WI 示前列腺多房囊性肿块，囊液信号不均匀，膀胱（箭头）、精囊腺（星号）受压移位；B. 冠状位 T₂WI 示病灶位于前列腺（箭头）上方；C. 横断位 T₁WI 示实性呈等信号，囊性呈低信号及高信号（星号），提示部分囊内有出血；D. 横断位 ADC 图示病灶实性成分（箭头）扩散未见受限；E. 横断位 T₁WI 示病灶实性成分（箭头）中度强化；F. 大体标本巨大肿块内有大小不等的囊腔，周围有纤维间质，部分囊腔内有出血内容物（箭头）。文后彩图 5-1-2F。

图5-1-2　患者男性，55岁，前列腺囊腺瘤

[病例来源：RADIOGRAPHICS. 2015-01-01；35（4）：1051-5.]

【诊断要点】

1. 多房状囊实性结构。

2. 有明显包膜。

3. 与周围结构境界清晰，肿瘤较大时可压迫邻近组织。

4. 增强扫描囊性部分无强化，囊壁及分隔呈持续强化。

5. 局部侵袭征象是除外前列腺囊腺瘤的关键点。

——参考文献——

[1] 冯润林，陶燕萍，袁志伟，等. 前列腺囊腺瘤 1 例 [J]. 临床与实验病理学杂志，2020，36（2）：237.

[2] 蒋学文，陈军，张兆存，等. 前列腺囊腺瘤的临床特征分析 [J]. 山东大学学报（医学版），2015，3（53）：81-86.

[3] 于保婷，刘硕，赵儒全，等. 前列腺囊腺瘤 MRI 表现 1 例 [J]. 中国医学影像技术，2018，34（12）：1824.

（贾云生　陈　雷）

病例2　前列腺癌

【临床资料】

- 患者男性，69岁，排尿困难5月余，伴尿频、尿急及夜尿增多，加重半月余。
- 实验室检查：PSA 30.33 ng/mL，f-PSA 1.42 ng/mL。

【影像学检查】

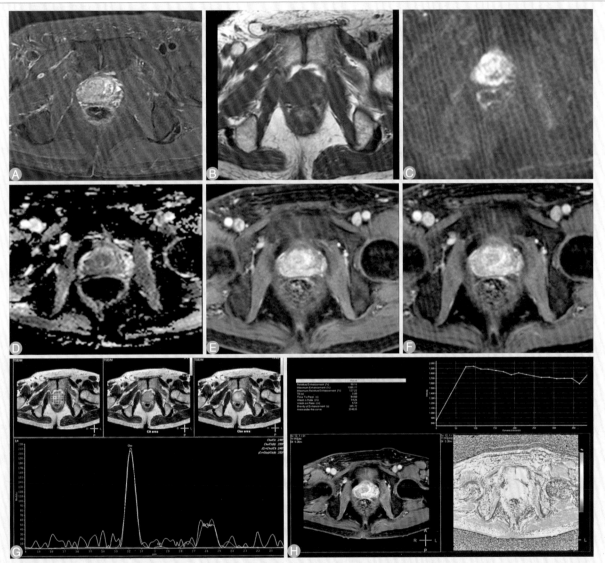

A. 横断位 T_2WI 压脂；B. 横断位 T_1WI；C.DWI；D.ADC 图；E. 横断位 T_1WI 压脂增强动脉期；F. 横断位 T_1WI 增强延迟期；
G. 横断位 ^1H-MRS；H. 横断位 PWI 图。文后彩图 5-2-1G，文后彩图 5-2-1H。

图5-2-1　前列腺MRI平扫+增强、MRS

【分析思路】

老年男性，PSA 30.33 ng/mL，f-PSA 1.42 ng/mL。外围叶及右外围带T_2WI信号降低，DWI呈高信号，ADC图呈低信号；MRS示CHO峰升高，与Ci峰呈倒置，PWI呈流出型曲线。首先考虑前列腺癌，其次前列腺增生。

■ 前列腺癌

本例支持点：PSA 30.33 ng/mL，f-PSA 1.42 ng/mL。前列腺结节T_2WI低信号，DWI高信号，ADC图低信号，边界不清，MRS呈Ci/Cho+Cr倒置表现，增强扫描呈流出型曲线。

■ 前列腺增生

本例支持点：增生结节T_2WI低信号。

不支持点：DWI高信号，ADC图呈低信号，增强扫描呈流出型，MRS示Cho峰升高，Ci/Cho+Cr值倒置。

【病理诊断】

病理结果：前列腺癌。

【讨论】

■ 临床概述

前列腺癌（prostatic cancer，PCa）是好发于老年男性的生殖系统恶性肿瘤。我国前列腺癌发病率明显低于欧美国家，但发病率有明显增高趋势。

■ 病理特征

在解剖上，前列腺癌绝大多数为腺癌，占95%，起自边缘部的腺管及腺泡。其余类型包括移行细胞癌、大导管乳头状癌、内膜样癌、鳞状细胞癌，均很少见。前列腺癌通常多发生在周围带（占70%）、腺体的被膜下，其中后叶占75%，侧叶占10%，前叶占15%。多发病灶约占85%。

■ 影像学表现

T_1WI对PCa与正常前列腺组织很难分辨，T_2WI对外周带PCa的敏感性较高，呈低信号，但特异性并不高。DWI高信号，ADC图呈低信号且ADC值明显降低，ADC值为$(1.38 \pm 0.32) \times 10^{-3}$ mm^2/s。前列腺癌的DCE-MRI呈"快进快出"的流出型强化方式。MRS最显著的代谢变化是Cit明显下降和Cho水平的升高，（Cho+Cre）/Cit比值约3.07。

前列腺癌侵犯包膜的MRI指征：①病变侧前列腺外缘不规则膨出，边缘不光整；②肿瘤向后外侧突出或成角，双侧神经血管丛不对称；③肿瘤直接穿破包膜，进入周围高信号的脂肪内，表现为神经血管丛内或前列腺直肠陷凹内的脂肪消失等。

前列腺癌侵犯精囊的指征：①低信号的肿瘤从前列腺的基底部进入和包绕精囊腺，导致正常T_2WI高信号的精囊腺内出现低信号灶，以及前列腺精囊角消失；②肿瘤沿着射精管侵入精囊腺，精囊壁消失；③囊内有局灶性低信号区。

MRI对发现盆腔内淋巴结转移较敏感，一般最小直径＞1.0 cm可以考虑淋巴结转移，但病理结果显示＜1.0 cm的淋巴结中也有相当数量存在转移。

临床上经典的扫描方法是多参数MRI，使用高通道相控阵线圈（可联合直肠内接收线圈），扫描序列包括3个正交方位的T_2WI、横断位DWI（b值≥1000）和动态对比增强（DCE-MRI）。

根据前列腺成像报告和数据系统2.1版（prostate imaging reporting and data system version 2.1，PI-

RADS v2.1）评分标准可仅通过使用T₂WI 和DWI 标准来识别MRI 阴性病例（PI-RADS评分为1分和2分）。多数MRI阳性病例也可单独使用T₂WI和DWI标准来识别，尤其是PI-RADS 5分的较大肿瘤和相当一部分PI-RADS 4分病变。DCE-MRI的作用是检出在T₂WI和DWI上不太明显或隐匿的小癌灶，或用于当存在髋关节假体等使DWI图像质量不佳时。

【拓展病例】

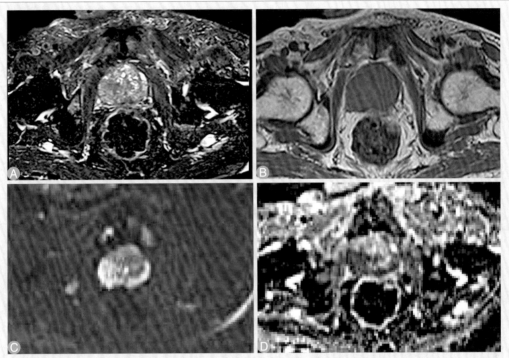

A. 横断位 T₂WI 示前列腺右后缘结节状低信号病灶，右侧坐骨、耻骨联合斑片状高信号；B. 横断位 T₁WI 病灶呈等信号，其内可见片状短 T₁ 高信号；C、D. 横断位 DWI、ADC 图提示前列腺及右侧坐骨、耻骨联合病灶弥散受限。

图5-2-2 患者男性，59岁，前列腺癌

【诊断要点】

1.前列腺增生结节，T₂WI呈低信号，DWI高信号，ADC图低信号，增强扫描时间信号曲线呈流出型。

2.50岁以上男性，PSA常升高，有尿频、尿急及排尿困难。

—— 参考文献 ——

[1] WEINREB J C，BARENTSZ J O，CHOYKE P L，et al. PI-RADS Prostate Imaging-Reporting and Data System：2015，Version 2[J].European association of urology，2016，69（1）：16-40.

[2] BARENTSZ J O，WEINREB J C，VERMA S，et al. Synopsis of the PI-RADS V2 Guidelines for Multiparametric Prostate Magnetic Resonance Imaging and Recommendations for Use[J]. European association of urology，2016，69（1）：41-49.

（郝金钢 欧鸿儒）

病例3 前列腺增生

【临床资料】

● 患者男性，68岁，进行性排尿困难3年，肉眼血尿1周，无尿急、尿痛，PSA19.9 ng/mL，f-PSA6.27 ng/mL。

【影像学检查】

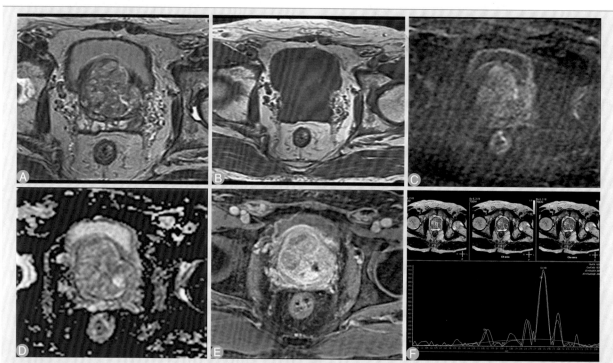

A. 横断位 T_2WI；B. 横断位 T_1WI；C. 横断位 DWI；D. 横断位 ADC 图；E. 横断位 T_1WI 增强；F. 横断位 ^{1}H-MRS。文后彩图 5-3-1F。

图5-3-1 前列腺MRI平扫+增强

【分析思路】

老年男性，PSA19.9 ng/mL，f-PSA6.27 ng/mL，前列腺增大，多发结节，首先考虑前列腺增生，其次前列腺癌。

■ 前列腺增生

本例支持点：本例增生结节 T_2WI 低信号，DWI等信号，ADC图呈稍高信号，增强扫描呈平台型，MRS示Cho峰未见升高，Ci/Cho+Cr值未见倒置。

■ 前列腺癌

本例支持点：PSA19.9 ng/mL，f-PSA6.27 ng/mL，前列腺结节 T_2WI 低信号。

不支持点：结节DWI弥散不受限，MRS未见Ci/Cho+Cr值倒置，增强扫描呈平台型曲线。

【病理诊断】

病理结果：前列腺增生。

【讨论】

■ 临床概述

前列腺增生（benign prostatic hyperplasia，BPH）是中老年男性常见的以排尿障碍为主的慢性病，是泌尿男科临床诊疗中最为常见的疾病之一。一般发生在40岁以后，发生率随年龄的增长而逐年增加，51～60岁男性人群中约20%会发生，61～70岁男性人群中前列腺增生的发生率达50%，81～90岁时高达83%。血清PSA水平作为前列腺增生临床进展的危险因素之一，可以预测前列腺体积的增加。

■ 病理特征

前列腺增生大多来源于移行带，表现为中央腺的增大，边缘清楚，根据增生结节的成分大致可将前列腺增生分为2种类型：腺体增生为主型和肌纤维增生为主型。腺体增生为主型显示含有大量扩张的腺管成分和潴留囊肿，基质成分较少；以胶原和肌纤维成分的增生病理示增生结节含有较多的胶原和基质细胞（包括成纤维细胞和平滑肌细胞），腺体成分较少。增生结节可以出现不同程度的坏死囊变，前列腺增生外周带不同程度受压变扁变薄，严重者外周带呈包膜样改变，形成所谓的"外科假包膜"。

■ 影像学表现

1.增生结节成分不同，信号表现不同。T_2WI若增生结节以腺体成分为主则表现为高信号，若以胶原和肌纤维成分为主则表现为低信号，增生结节周围可见低信号环的假包膜形成。

2.MRS表现腺体增生型Cit峰较高，（Cho+Cr）/Cit比值与正常周围带接近，肌纤维增生为主型Cho峰升高，Cit峰降低，（Cho+Cr）/Cit比值和前列腺癌接近，容易误诊。

3.当增生以腺体成分为主时，由于其内含有大量扩张的腺管成分和潴留囊肿，液体含量高，水分子运动受限少，ADC值较高，DWI表现为低信号，相应ADC图表现为高信号；当增生以间质成分为主时，增生结节内多为胶原和基质细胞，腺管结构少，液体含量低，水分子自由运动相对受限，ADC值降低，DWI表现为稍高信号，相应ADC图表现为稍低信号。

【拓展病例】

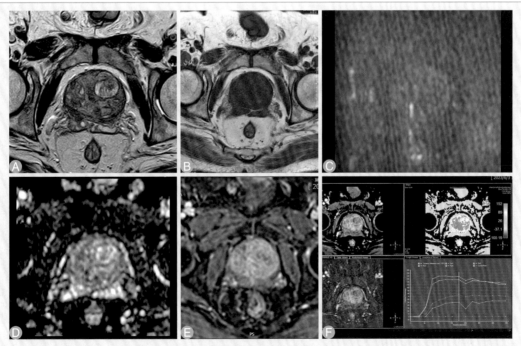

A.横断位 T_2WI；B.横断位 T_1WI；C.横断位 DWI；D.横断位 ADC 图；E.横断位 T_1WI增强；F.动态增强曲线。文后彩图5-3-2F。

图5-3-2 前列腺MRI平扫+增强

【诊断要点】

1.前列腺增大、增生结节，T_2WI呈高信号、高低混杂信号，DWI呈低或稍高信号，ADC图呈高或稍低信号，增强扫描时间信号曲线呈平台型。

2.50岁以上男性，排尿困难。

—— 参考文献 ——

[1] WEINREB J C，BARENTSZ J O，CHOYKE P L，et al.PI-RADS Prostate Imaging-Reporting and Data System：2015，Version 2[J].European association of urology，2016，69（1）：16-40.

[2] BARENTSZ J O，WEINREB J C，VERMA S，et al. Synopsis of the PI-RADS V2 Guidelines for Multiparametric Prostate Magnetic Resonance Imaging and Recommendations for Use[J]. European association of urology，2016，69（1）：41-49.

（郝金钢　欧鸿儒）

病例4　前列腺脓肿

【临床资料】

● 患者男性，60岁，无发热、腰痛，无尿频、尿急、尿痛等不适。

● 实验室检查：总前列腺特异性抗原10.37 ng/mL↑；尿液分析（含尿沉渣定量）：红细胞837/μL↑；白细胞14 030.4/μL↑；上皮细胞53.1/μL↑；细菌17 896.6/μL↑；隐血（+++）↑；白细胞酯酶（+++）↑；尿蛋白（++）↑；亚硝酸盐：阳性。

【影像学检查】

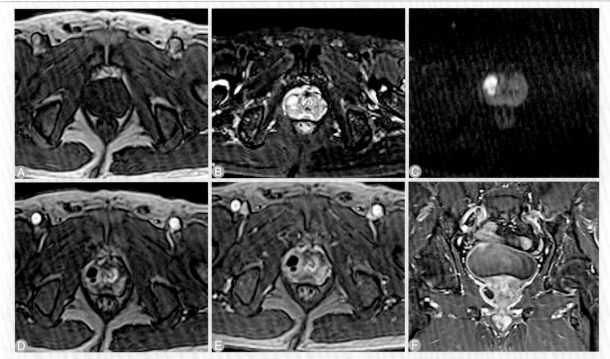

A. 横断位 T₁WI；B. 横断位 T₂WI 压脂；C. 横断位 DWI；D、E. 横断位 T₁WI 增强；F. 冠状位 T₁WI 增强。

图5-4-1　盆腔MRI平扫+增强

【分析思路】

老年男性，前列腺DWI高信号病变，增强边缘环形强化，内壁光滑，常规考虑前列腺癌、慢性前列腺炎、前列腺增生、前列腺脓肿。

■ 前列腺癌

本例支持点：老年男性，肿块DWI呈高信号，ADC图信号减低。

不支持点：T₂WI上肿块在高信号腺体组织背景下的外周带中呈低信号，增强呈快进快出，本例边缘环形强化，先不考虑。

■ 慢性前列腺炎

本例支持点：ADC图呈低信号，早期明显强化。

不支持点：扩散受限程度，炎症不及脓肿明显，增强方式不同。

■ 前列腺增生

本例支持点：T_2WI呈高信号结节影。

不支持点：增强环形强化。

■ 前列腺脓肿

本例支持点：DWI呈高信号，ADC图低信号，增强壁及分隔明显强化，分隔可不完整，脓肿壁厚薄均匀，边缘光滑脓腔不强化。

【病理诊断】

病理结果：前列腺脓肿。

【讨论】

■ 临床概述

前列腺脓肿（prostatic abscess）临床少见，多由于急性前列腺未得到及时治疗或治疗不当，逐渐发展成前列腺脓肿，好发于40岁以上男性，多表现为排尿困难、尿频、发热、会阴区疼痛、尿潴留、血尿、下腹部疼痛等症状。因伴发其他器官疾病，或因下尿路症状不明显而误诊，延误治疗，导致重症脓毒症，甚至死亡。

■ 病理特征

前列腺脓肿早期局部腺体充血、水肿，继而坏死、液化形成脓腔，脓腔可单发或多发，脓肿壁早期由炎症充血带构成，晚期由纤维肉芽组织构成完整脓肿壁。

■ 影像学表现

1.脓肿壁：早期由炎症及充血带构成，T_1WI呈等或稍高信号，T_2WI呈高信号，壁多较厚，边缘模糊；晚期由纤维肉芽组织构成，T_1WI呈等或稍低信号，T_2WI呈低信号，边界清楚，壁相对较薄；分隔完整或不完整，T_1WI、T_2WI呈低信号。

2.脓腔：典型的前列腺脓腔是坏死液化组织，脓肿壁是纤维肉芽组织，脓肿常呈类圆形，所以脓腔T_1WI呈低信号，T_2WI呈高信号；当脓腔内没有液化完全，有炎性细胞和纤维素碎屑时，T_1WI可出现斑片状高信号，T_2WI可出现不规则稍低信号区。发现气体为可靠征象。

3.因为脓肿主要的成分是炎性细胞、微生物及蛋白质，这些对水分子有着很强的吸附作用，使水分子的弥散受限，故在DWI上呈高信号，ADC图呈低信号。

4.增强：脓肿壁及分隔明显强化，脓肿壁强化程度及边界反映了脓肿形成不同时期，中央无强化，周围环形强化，构成"环征"；"双环"代表脓肿壁及周围水肿带；"三环"代表脓肿壁内侧坏死无强化、外侧纤维肉芽组织、周围水肿带。脓腔不强化。

【拓展病例一】

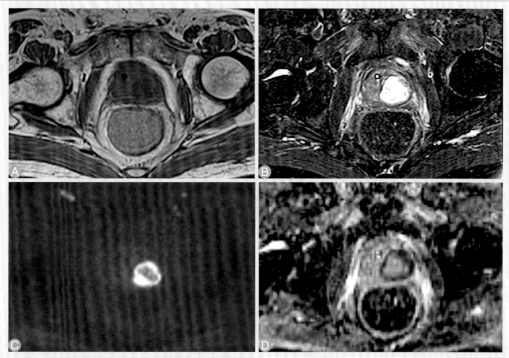

A. 横断位 T₁WI 示腺体左侧叶见圆形低信号；B. 横断位 T₂WI 示病变呈高信号，边界清晰；C. 横断位 DWI 呈明显高信号；D.ADC 图信号减低。

图5-4-2　前列腺脓肿

【拓展病例二】

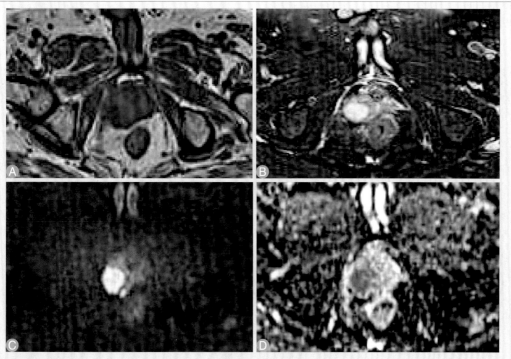

A. 横断位 T₁WI 示前列腺外周带见圆形低信号影；B. 横断位 T₂WI 示病变呈高信号；C. 横断位 DWI 呈明显高信号；D. 横断位 ADC 图信号减低。

图5-4-3　前列腺脓肿

【诊断要点】

1.脓腔T_2WI呈高信号，DWI呈明显高信号，ADC值减低。

2.延迟强化，边界清楚，壁及分隔强化，脓腔不强化。

3.脓肿后期液化坏死彻底，脓腔内可出现气体，典型者呈气液平面。

—— 参考文献 ——

[1] 刘万樟，方立，杨斌斌，等.前列腺多发脓肿1例 [J].临床泌尿外科杂志，2019，34（7）：585-586.

[2] 张伟强，朱翔，王立章.前列腺脓肿的MRI诊断 [J].医学影像学杂志，2010，20（4）：542-544.

[3] 裘佳玉.前列腺脓肿的MR影像特点探讨 [J].中国医药指南，2018，16（19）：215-216.

（贾云生　陈　雷）

病例5　睾丸表皮样囊肿

【临床资料】

● 患者男性，30岁，体检发现右侧睾丸肿大。

【影像学检查】

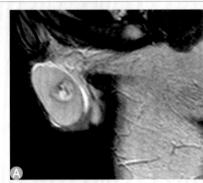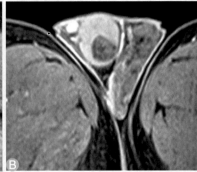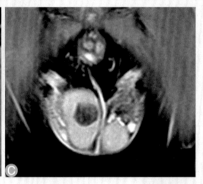

A. 冠状位 T₂WI 平扫；B. 横断位 T₁WI 平扫；C. 横断位 T₁WI 增强。

图5-5-1　睾丸MRI平扫+增强

【分析思路】

患者男性，30岁。右侧睾丸囊性占位，T_2WI不均匀高信号，T_1WI不均匀低信号，边界清楚，可见边缘低信号环，增强扫描未见强化，考虑睾丸表皮样囊肿、成熟性畸胎瘤。

■ **睾丸表皮样囊肿**

本例支持点：囊性，T_2WI不均匀高信号，T_1WI不均匀低信号，边缘低信号环，增强扫描未见强化。

■ **成熟性畸胎瘤**

本例支持点：增强扫描未见强化。

不支持点：未见脂肪。

【病理诊断】

病理结果：右侧睾丸表皮样囊肿。

【讨论】

■ **临床概述**

睾丸表皮样囊肿（testicular epidermoid cyst，TEC）罕见，占所有睾丸肿瘤的1%。任何年龄均可发生，以20~40岁常见。单侧多见，亦可双侧。可累及睾丸实质、白膜或附睾。

■ **病理特征**

组织学大体呈卵圆形、分叶状或不规则形囊肿。镜下：囊壁为层状鳞状上皮组织，囊液为层状角化蛋白、胆固醇结晶及坏死组织。

■ 影像学表现

T_1WI呈高信号、等信号或低信号，T_2WI呈高及稍高信号。典型者可表现为"牛眼征""靶征"，或者"洋葱皮样"外观。囊壁T_2WI、T_1WI呈低信号。没有纤维包囊或钙化时，亦可没有低信号环。增强无强化。

【拓展病例】

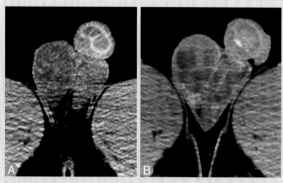

A. 横断位 CT 平扫示右侧睾丸囊性病变，可见少许分隔样高密度钙化；B. 横断位 CT 增强未见强化。
图5-5-2　患者男性，20岁，右侧睾丸表皮样囊肿

【诊断要点】

1.20～40岁成人男性常见。

2.类圆形病变，典型者呈"牛眼征""靶征"，或者"洋葱皮样"外观。

3.CT呈低或稍低密度，壁及内部可见钙化，T_1WI呈高信号、等信号或低信号，T_2WI呈高及稍高信号。

—— 参考文献 ——

[1] CHEN S T, CHIOU H J, PAN C C, et al. Epidermoid cyst of the testis: an atypical sonographic appearance[J]. J Clin Ultrasound, 2016, 44（7）: 448-451.

[2] ANHEUSER P, KRANZ J, STOLLE E, et al. Testicular epidermoid cysts: a reevaluation[J]. BMC Urol, 2019, 19（1）: 52.

（郝金钢　欧鸿儒）

病例6 睾丸精原细胞瘤

【临床资料】

● 患者男性，31岁。右侧阴囊睾丸不适3年，门诊以附睾炎收入院。

【影像学检查】

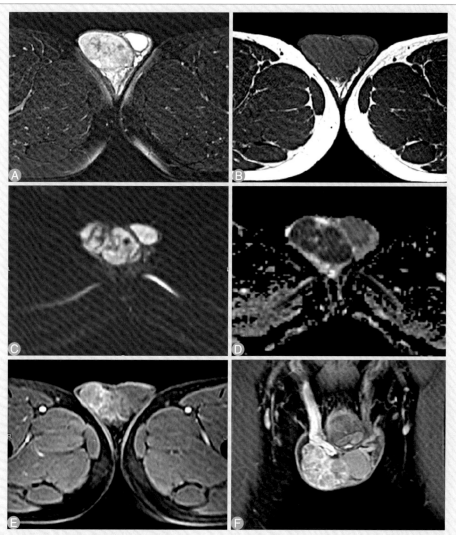

A. 横断位 T$_2$WI 压脂；B. 横断位 T$_1$WI；C. 横断位 DWI；D. 横断位 ADC 图；E. 横断位 T$_1$WI 增强；F. 冠状位 T$_1$WI 增强。

图5-6-1 睾丸MRI平扫+增强

【分析思路】

青年男性，右侧睾丸占位，T$_2$WI呈低信号，T$_1$WI呈等信号，弥散受限，延迟期分隔明显强化，右侧精索静脉增粗，考虑精原细胞瘤、胚胎性癌、睾丸表皮样囊肿、淋巴瘤。

■ 精原细胞瘤

本例支持点：青壮年，睾丸占位，T$_2$WI呈低信号，弥散受限，增强扫描延时期分隔样强化。

■ 胚胎性癌

本例支持点：青壮年，睾丸占位，T₁WI呈等信号，弥散受限；增强扫描延时期分隔样强化。

不支持点：胚胎性癌T₂WI多呈不均匀稍高信号，信号混杂。

■ 睾丸表皮样囊肿

本例支持点：青壮年，T₁WI呈均匀等信号，弥散受限。

不支持点：表皮样囊肿T₂WI呈不均匀高信号，并可见环形低信号影，增强多无强化。

■ 淋巴瘤

本例支持点：扩散受限，增强中度强化。

不支持点：多为老年男性，本例为青年人，扩散受限较精原细胞瘤明显。

【病理诊断】

病理结果：睾丸精原细胞瘤。

【讨论】

■ 临床概述

睾丸精原细胞瘤（testis seminoma）是睾丸最常见的恶性肿瘤，起源于胚胎发育过程中残留生殖细胞，发病率占男性肿瘤的1%～1.5%。常单侧发病，以右侧发病多见，常见于20～40岁男性。隐睾是精原细胞瘤最主要的诱发因素。临床常表现为无痛性睾丸肿大或无意中发现睾丸肿块、睾丸酸胀或下坠感，HCG可轻度升高或不升高，AFP不升高。

■ 病理特征

睾丸白膜比较韧厚，不容易被肿瘤破坏，故睾丸轮廓存在。肿瘤切面呈淡黄或灰黄色，实体性，均匀一致如鱼肉，其内可见不规则坏死区。

镜下见肿瘤细胞单一，胞质丰富，被纤维性分隔成巢状排列。

睾丸精原细胞瘤根据组织病理学特征可分为以下3类：经典型精原细胞瘤（80%～90%）；②精母细胞型精原细胞瘤（10%～20%）；③间变型精原细胞瘤（5%～15%），瘤细胞较大，细胞异型性明显，核分裂象增多，间质淋巴细胞少。

■ 影像学表现

1.形态：结节状或分叶状，与肿瘤细胞排列成小巢状或不规则腺泡状，各个肿瘤组织趋向于融合有关。

2.CT平扫：CT平扫密度稍高于正常睾丸，与肌肉密度相似，可有囊变、坏死及钙化。

3.MRI：实性成分T₁WI呈等或稍低信号，T₂WI呈均匀性低信号，囊变坏死T₁WI呈低信号，T₂WI呈高信号，出血信号混杂，与出血时期有关。实性成分DWI呈高信号，ADC图呈低信号。

4.增强：实性成分呈轻中度强化，增强后期可见纤维血管间隔较明显强化。

5.包膜：当肿瘤在睾丸内生长时并无包膜，当肿瘤增大占据并超越整个睾丸时，肿瘤与睾丸共用一被膜。

【拓展病例一】

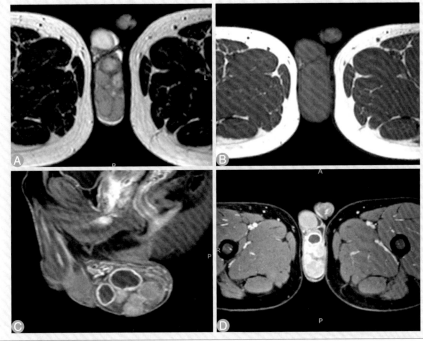

A. 横断位 T_2WI 平扫示右侧睾丸多发结节，呈低信号，可见高信号结节；B. 横断位 T_1WI 平扫示多发结节呈等信号，可见更低信号结节；C. 矢状位 T_1WI 增强早期多发结节轻度强化，不强化结节周边呈环形强化；D. 冠状位 T_1WI 增强延迟期结节进一步强化。

图5-6-2　患者男性，28岁，左侧睾丸精原细胞瘤

【拓展病例二】

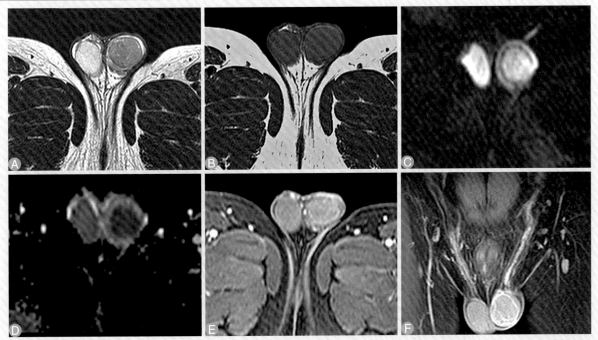

A. 横断位 T_2WI 示左侧睾丸肿块，呈低信号；B. 横断位 T_1WI 示病灶呈等信号；C、D. 横断位 DWI、ADC 图示病灶扩散受限；E. 横断位 T_1WI 增强示病灶轻度强化，较均质，未见明显囊变坏死；F. 冠状位 T_1WI 增强示病灶内见较明显强化的纤维血管间隔，左侧精索静脉增粗。

图5-6-3　男性，40岁，左侧睾丸精原细胞瘤

【诊断要点】

1.年轻男性，常发生于20~40岁，常伴隐睾病史。

2.结节分叶状肿物，边界清楚，T_2WI呈均匀低信号，T_1WI呈等/稍低信号，DWI呈高信号。

3.增强轻中度强化，后期见纤维间隔强化。

—— 参考文献 ——

[1] 杜小峰，何广友，金中高，等.睾丸精原细胞瘤的MRI诊断[J].中国医学计算机成像杂志，2018，24（1）：53-56.

[2] 王岸飞，张焱，程敬亮.睾丸精原细胞瘤MRI表现[J].实用放射学杂志，2016，32（9）：1402-1403，1442.

（郝金钢　欧鸿儒）

病例7　睾丸胚胎性癌

【临床资料】

● 患者男性，29岁。3个月前无明显诱因出现右侧睾丸较增大，伴轻微疼痛。

【影像学检查】

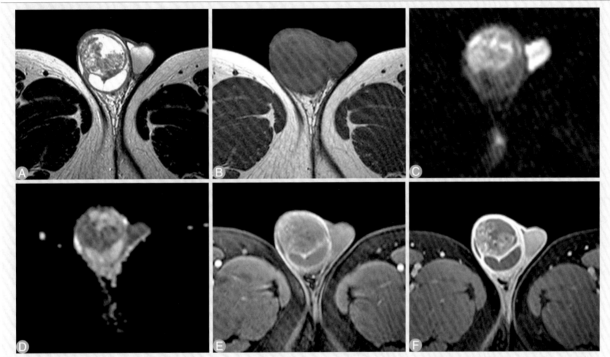

A. 横断位 T$_2$WI 平扫；B. 横断位 T$_1$WI 平扫；C. 横断位 DWI；D. 横断位 ADC 图；E. 横断位 T$_1$WI 增强动脉期；F. 横断位 T$_1$WI 增强静脉期。

图5-7-1　睾丸MRI平扫+增强

【分析思路】

青壮年男性，右侧睾丸呈囊实性信号，实性成分T$_2$WI呈稍低信号，T$_1$WI呈等信号，DWI呈不均匀高信号，ADC图呈不均匀低信号，增强扫描中度进行性强化，分隔后期强化明显。疾病谱有睾丸精原细胞瘤、胚胎性癌、内胚窦瘤。

■ 精原细胞瘤

本例支持点：青壮年男性，睾丸占位，弥散受限，T$_1$WI呈等信号；分隔后期强化明显。

不支持点：精原细胞瘤T$_2$WI呈均匀低信号。

■ 胚胎性癌

本例支持点：青壮年男性，病灶囊实性，实性成分T$_2$WI呈稍低信号，T$_1$WI呈等信号；弥散受限；分隔后期强化明显。

■ 内胚窦瘤

本例支持点：青壮年男性，病灶囊实性，弥散受限。

不支持点：乏血供病变。

【病理诊断】

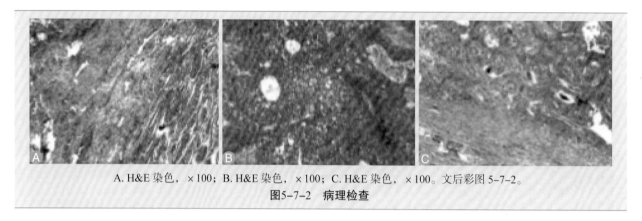

A. H&E 染色，×100；B. H&E 染色，×100；C. H&E 染色，×100。文后彩图 5-7-2。

图5-7-2　病理检查

病理结果：右侧睾丸恶性生殖细胞肿瘤，考虑胚胎性癌。

【讨论】

■ 临床概述

胚胎性癌（embryonal carcinoma，EC）是高度恶性的生殖细胞瘤（germ cell tumors，GCT），主要由完全未分化细胞组成，其内含有滋养层、内胚层、中胚层等早期不同的胚胎性结构，占生殖细胞瘤的13%～35%，多见于20～40岁，也可发生于婴儿及儿童。比精原细胞肿瘤小，部分或全部取代睾丸。转移早，可直接侵犯精索、附睾和白膜。临床表现为睾丸肿块，快速增长时伴有疼痛，易误诊为睾丸扭转，AFP及HCG显著增高。

■ 病理特征

大体标本：实性，边界不清，无包膜，常有出血、坏死、钙化、纤维化。胚胎性癌细胞类似于胚胎早期的被覆上皮，大多呈实性，乳头状或腺管状排列，常伴坏死；细胞排列拥挤，核仁大具有多形性，胞质嗜酸或嗜碱性，核分裂象常见。

■ 影像学表现

CT为等、低密度影，部分病灶内可见少许高密度出血灶或钙化。MRI平扫T_1WI呈高、低信号为主的混杂信号影，T_2WI呈低信号；增强扫描呈不均匀轻中度强化，纤维间隔后期强化。

【拓展病例】

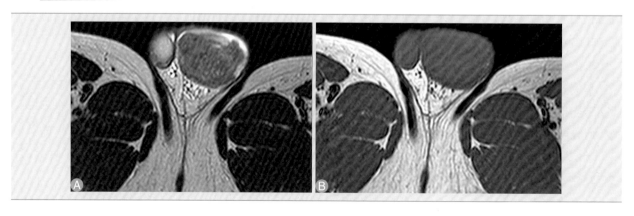

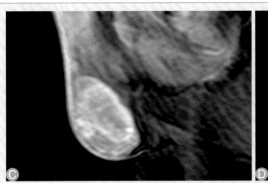 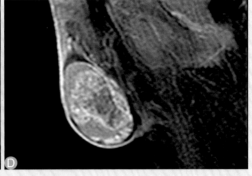

A. 横断位 T$_2$WI 平扫示睾丸占位呈低信号，其内少许小片样高信号；B. 横断位 T$_1$WI 平扫示左侧睾丸占位呈低信号；C. 矢状位 T$_1$WI 增强动脉期早期轻度不均匀强化；D. 矢状位 T$_1$WI 增强静脉期进行性轻度不均匀强化。

图5-7-3 患者男性，19岁，左侧睾丸胚胎性癌

【诊断要点】

1.常见于20～40岁男性，转移早，可直接侵犯精索、附睾和白膜。

2.肿瘤标志物AFP及HCG显著增高。

3.CT为等、低密度影，T$_1$WI呈等、低信号，T$_2$WI呈稍高、高信号影，信号混杂。

4.不均匀轻中度强化。

—— 参考文献 ——

[1] 朱黎，郝金钢.睾丸生殖细胞肿瘤影像学表现[J].实用放射学杂志，2017，33（11）：1714-1716，1727.

[2] 龙德云，潘建伟，高芙蓉，等.原发性睾丸胚胎癌的MRI/CT诊断价值[J].临床放射学杂志，2015，34（4）：652-655.

（郝金钢　欧鸿儒）

病例8　睾丸卵黄囊瘤

【临床资料】

● 患者男性，27岁，5个月前无明显诱因出现睾丸肿大，血清肿瘤标志物AFP 12 501 ng/mL，余未见明确异常。

【影像学检查】

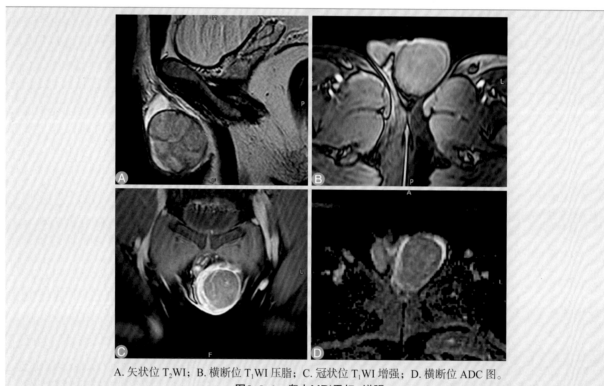

A. 矢状位 T_2WI；B. 横断位 T_1WI 压脂；C. 冠状位 T_1WI 增强；D. 横断位 ADC 图。

图5-8-1　睾丸MRI平扫+增强

【分析思路】

年轻男性，睾丸占位，T_2WI呈不均匀稍高信号，内可见条形低信号间隔影，边缘可见环形低信号；T_1WI呈等信号；增强呈轻度强化，内可见迂曲血管影；AFP明显升高。疾病谱有精原细胞瘤、胚胎性癌、睾丸卵黄囊瘤。

■ 精原细胞瘤

本例支持点：青年男性，T_1WI等信号，内可见条形低信号间隔影，ADC图呈低信号。

不支持点：精原细胞瘤间隔强化，并且AFP不升高。

■ 胚胎性癌

本例支持点：青壮年男性，ADC图呈低信号，AFP明显升高。

不支持点：易发生出血、坏死，增强后不均匀轻中度强化；易出现转移。

■ 卵黄囊瘤

本例支持点：肿块T₁WI呈等信号，T₂WI呈不均匀稍高信号，ADC图呈低信号，AFP明显升高，可见包膜，增强可见迂曲血管影。

不支持点：好发于小儿，本例患者年龄偏高。

【病理诊断】

病理结果：睾丸卵黄囊瘤。

【讨论】

■ 临床概述

卵黄囊瘤（yolk sac tumor，YST）又名内胚窦瘤（endodermal sinus tumors，EST），起源于原始胚胎层组织，是一种少见的高度恶性生殖细胞瘤。好发于小儿，是小儿睾丸肿瘤中最常见的恶性肿瘤；成人少见，常以混合性GCT出现；AFP升高，10%的儿童不高，通常大于100 mg/L（正常小于20 mg/L），HCG不升高。

■ 病理特征

睾丸卵黄囊瘤大体上多呈圆形或卵圆形，包膜完整，表面光滑，切面多呈实性，灰黄色，质脆。组织学类型表现多样，最常见的是网状或微囊结构，其他常见结构包括实性结构、迷路结构、腺样结构、乳头结构和多囊性结构等。

■ 影像学表现

1.CT平扫：密度不均匀，常见囊变坏死、出血，钙化少见，无脂肪成分。

2.MRI：实性T₁WI以等、稍低信号为主，T₂WI以等、稍高信号为主；囊变坏死T₁WI呈低信号，T₂WI呈高信号，出血信号混杂与出血时间有关；部分见包膜；DWI实性成分呈高信号。

3.增强动脉期明显片状、结节状或团块状不均匀强化，静脉期及延迟期持续强化，部分可见迂曲血管影，与镜下S-D小体有关，有特异性。

【拓展病例】

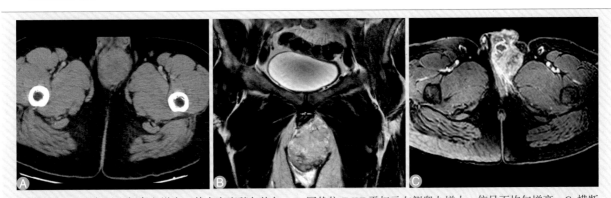

A.横断位CT平扫示左侧睾丸增大，其内密度稍欠均匀；B.冠状位T₂WI平扫示左侧睾丸增大，信号不均匀增高；C.横断位T₁WI增强示左侧睾丸肿块不均匀明显强化。

图5-8-2　患者男性，17岁，左侧睾丸内胚窦瘤

【诊断要点】

1.好发于小儿。

2.肿瘤标志物AFP升高，10%的儿童不高；HCG不高。

3.T_1WI以等、稍低信号为主，T_2WI以等、稍高信号为主。坏死、囊变常见，钙化、脂肪少见。增强扫描持续强化，部分可见迂曲血管影。

—— 参考文献 ——

[1] 李旭，李庚武，胡克非，等．儿童睾丸卵黄囊瘤的 MRI 表现与病理结果对照 [J]．实用放射学杂志，2020，36（3）：448-451.

[2] 罗是是，王振平，刘富金，等．原发性卵黄囊瘤 CT 表现 [J]．中国医学影像技术，2018，34（6）：893-896.

（郝金钢　欧鸿儒）

病例9 睾丸畸胎瘤

【临床资料】

● 患者男性，23岁。1个月前无明显诱因出现阴囊肿痛，超声示不均匀稍高回声结节，门诊以睾丸结核收入院。

【影像学检查】

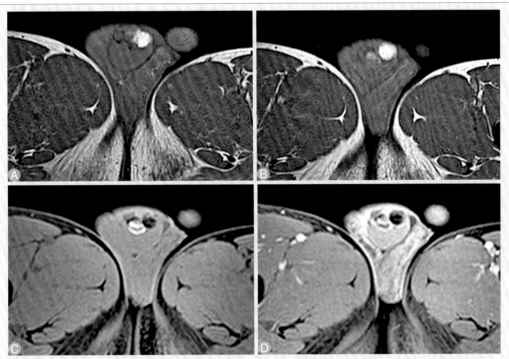

A. 横断位 T_2WI 平扫；B. 横断位 T_1WI 平扫；C. 横断位 T_1WI 压脂平扫；D. 横断位 T_1WI 压脂增强。

图5-9-1 睾丸MRI平扫+增强

【分析思路】

患者男性，23岁，右侧睾丸占位。病变在T_2WI和T_1WI呈高低混杂信号，其中高信号在T_1WI压脂上明显降低，考虑成熟脂肪；T_1WI压脂高信号，在T_1WI呈低信号，在T_2WI呈稍高信号，考虑钙化；增强扫描不均匀明显强化，DWI未见明确弥散受限。首先考虑睾丸畸胎瘤，其次睾丸结核。

■ 睾丸畸胎瘤

本例支持点：年轻男性，提示含有成熟脂肪组织和钙化。病灶壁光滑。

■ 睾丸结核

本例支持点：年轻男性，病变在T_2WI和T_1WI上呈高低混杂信号，边界清楚，增强不均匀强化。

不支持点：单纯的睾丸结核少见，常为附睾结核侵犯睾丸，本例附睾无病变。

【病理诊断】

病理结果：睾丸成熟畸胎瘤。

【讨论】

■ 临床概述

睾丸畸胎瘤（mature teratoma of testis）是儿童最常见的良性肿瘤，约占儿童良性睾丸肿瘤的50%，发病年龄有2个高峰：第一个高峰在4岁之前，第二个高峰为20岁~40岁。临床表现无特异性，多数表现为睾丸无痛性肿块。

睾丸畸胎瘤根据分化程度分2类如下。①成熟性畸胎瘤：包含类似正常出生后分化良好的组织，包括3个胚层的结构。②未成熟性畸胎瘤：可见未成熟的神经上皮、骨骼肌、软骨和细胞基质。无特异性血清学标志物，部分AFP和HCG升高。

■ 病理特征

组织学其内容物主要有：毛发、脂肪、软骨、神经及其他类型上皮细胞。

■ 影像学表现

1.CT平扫：密度不均匀的囊实性肿块，囊壁厚薄不均匀，可见脂肪成分及钙化。

2.MRI：大部分T_1WI呈低信号，T_2WI呈高信号，脂肪成分T_1WI、T_2WI呈高信号，压脂呈低信号。

3.增强扫描：轻度不均匀强化。

4.有实性成分及周围结构浸润，提示恶性，恶性畸胎瘤主要成分为卵黄囊瘤、无性细胞瘤或胚胎性癌，不成熟畸胎瘤是在分化成熟的组织中，混有未成熟的组织。

【拓展病例】

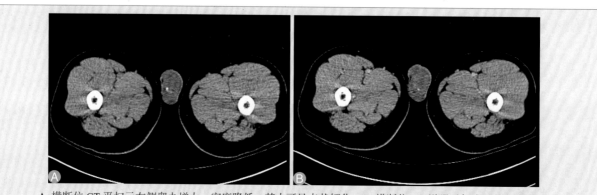

A. 横断位CT平扫示左侧睾丸增大，密度降低，其内可见点状钙化；B. 横断位CT增强示轻度不均匀强化。

图5-9-2 患者男性，12岁，左侧睾丸成熟性畸胎瘤

【诊断要点】

1.病灶内含有：毛发、脂肪、软骨、神经及其他类型上皮细胞。

2.CT呈稍低密度，其内常见脂肪、钙化；T_1WI呈高、低信号，T_2WI呈高、稍高信号，增强扫描呈轻度不均匀强化。

3.有实性成分及周围结构浸润，提示恶性。

—— 参考文献 ——

[1] 刘艳丽，魏新华，邓义，等.成人睾丸良性肿瘤的影像学特点[J].临床放射学杂志，2020，39（8）：
    1563-1567.

[2] 蔡雪梅，杨秀军，李婷婷，等.儿童睾丸肿瘤的 MRI 和 B 超诊断的对照分析[J].临床放射学杂志，
    2019，38（2）：313-317.

[3] 王斌，唐康，郝金钢.MRI 对睾丸良性病变诊断价值[J].临床放射学杂志，2023，42（5）：795-799.

（郝金钢　欧鸿儒）

病例10　睾丸淋巴瘤

【临床资料】

● 患者男性，60岁，2个月前发现左侧睾丸肿大，无疼痛，自行服用左氧氟沙星片，阴囊增大消退。

【影像学检查】

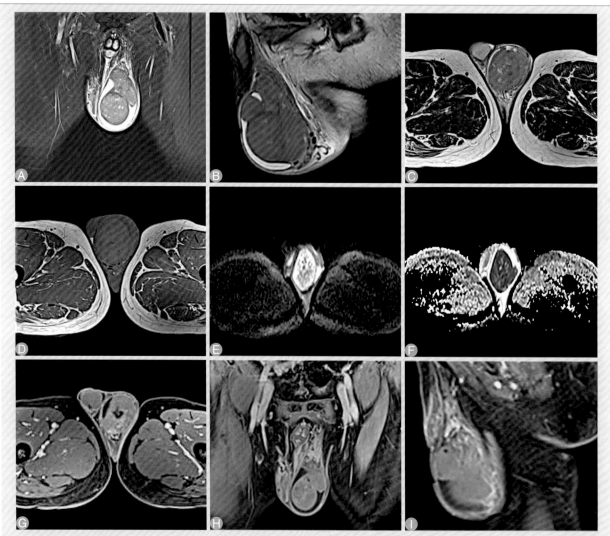

A. 冠状位 T$_2$WI 压脂；B. 矢状位 T$_2$WI；C. 横断位 T$_2$WI；D. 横断位 T$_1$WI；E. 横断位 DWI；F. 横断位 ADC 图；G. 横断位 T$_1$WI 增强；H. 冠状位 T$_1$WI 增强；I. 矢状位 T$_1$WI 增强。

图5-10-1　睾丸MRI平扫+增强

（病例由赤峰松山医院刘占军老师提供）

【分析思路】

老年男性，左侧附睾、左侧睾丸肿块，附睾及睾丸轮廓尚存，肿块实性成分T$_1$WI呈等信号，T$_2$WI呈稍低信号，其内可见小囊变坏死区，T$_1$WI呈低信号，T$_2$WI呈高信号，扩散明显受限，增强轻度强化，囊变坏死区未见强化，左侧精索静脉增粗。疾病谱有精原细胞瘤、淋巴瘤、睾丸附睾结核、转移瘤。

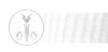

■ 精原细胞瘤

本例支持点：实性成分T₁WI呈等信号，T₂WI呈稍低信号，扩散受限，轻度强化。

不支持点：多见于青壮年，本例为老年男性，多无附睾受累，形态为结节状、分叶状，增强后期可见纤维血管间隔强化，故不支持。

■ 淋巴瘤

本例支持点：老年男性，附睾及睾丸轮廓尚存，实性成分T₁WI呈等信号，T₂WI呈稍低信号，扩散受限，轻度强化。

不支持点：囊变坏死较少见。

■ 睾丸附睾结核

本例支持点：睾丸附睾受累，有坏死。

不支持点：强化较明显，常有结核毒血症状。

■ 转移瘤

本例支持点：睾丸附睾受累。

不支持点：多双侧受累，有原发肿瘤病史，故暂不考虑。

【病理诊断】

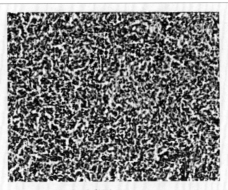

文后彩图 5-10-2。

图5-10-2　病理检查（H&E染色，×200）

大体：睾丸及附睾，大小10 cm×5 cm×5 cm，精索长8 cm，直径3 cm，切面灰白间红实性，质软韧。

免疫组化：PLAP（−），vimentin（+），CK（−），LCA（+），CD3（少部分细胞+），CD20（弥漫+++），Bcl-6（+），CD10（−），SAL4（−），Ki-67（60%）。

病理结果：结合免疫组化考虑为非霍奇金淋巴瘤，B细胞来源。

【讨论】

■ 临床概述

原发性睾丸淋巴瘤（primary testicular lymphoma，PTL）临床上较为罕见，占睾丸肿瘤的3%～9%，多见于60岁以上男性，临床主要表现为单侧睾丸无痛性肿块，部分有阴囊疼痛、下坠感，少部分可双侧同时受累，约35%的患者在病程中发生对侧睾丸受侵。

■ 病理特征

PTL由具有多向潜能的原始间叶细胞肿瘤分化而来，以弥漫大B细胞最为多见。

■ 影像学表现

1.单侧，或者双侧（双侧睾丸肿瘤中最常见），可累及附睾及精索静脉，可有腹股沟、腹膜后肿大淋巴结。

2.CT平扫：均匀等或稍低密度，囊变坏死少见。

3.MRI：T_1WI呈等或稍低信号，T_2WI呈等或稍低信号，DWI呈明显高信号，ADC图呈低信号。

4.增强扫描：多数呈轻至中度渐进性强化，多较均匀，少部分可见囊变坏死。

5.多数睾丸轮廓存在，病灶周围水肿不明显。

【拓展病例】

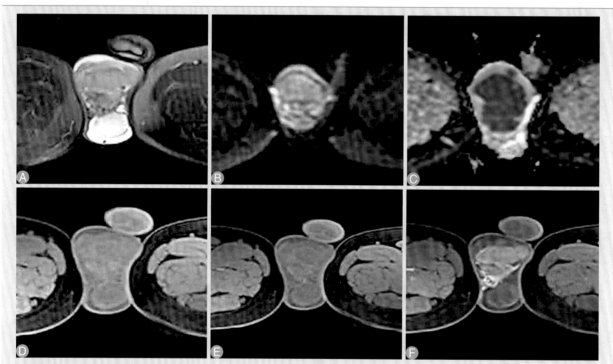

A. 横断位 T_2WI 示右侧睾丸肿块，呈稍低信号；B、C.横断位 DWI、ADC 图示病灶扩散明显受限；D. 横断位 T_1WI 平扫示病灶呈等信号；E、F. 横断位 T_1WI 增强示病灶呈中度强化，较均匀。

图5-10-3　患者男性，49岁，右侧睾丸淋巴瘤

【诊断要点】

1.老年男性。

2.睾丸较均质肿块，T_1WI呈等或稍低，T_2WI呈等或稍低信号，扩散明显受限。

3.增强轻至中度强化。

—— 参考文献 ——

[1] 张在鹏，梅列军，龚晓明，等 . 原发睾丸淋巴瘤 MRI 表现 [J]. 实用放射学杂志，2020，36（2）：247-250.

[2] 刘伟 . 原发性睾丸淋巴瘤的 MRI 表现 [J]. 中国中西医结合影像学杂志，2021，19（1）：69-71，77.

[3] 张仙海，马锦城，张丽丽 . 9 例原发性睾丸淋巴瘤的 CT 表现分析 [J]. 中国 CT 和 MRI 杂志，2022，20（12）：129-131.

[4] 黄新明，陈智勇，孙斌，等 . 原发性睾丸淋巴瘤 9 例磁共振成像分析 [J]. 福建医药杂志，2020，42（5）：98-101.

（庞泠然　张文坦）

彩 插

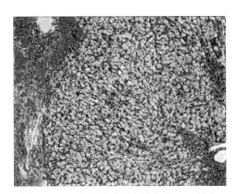

图1-2-3 病理检查（HE染色，×10）

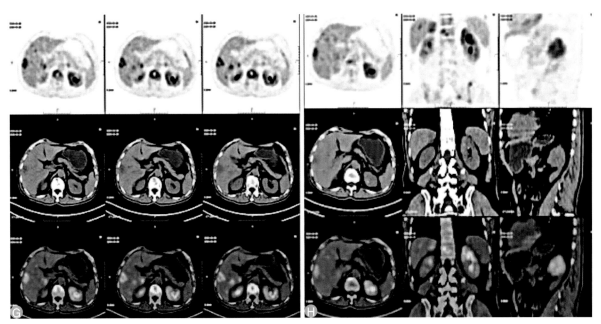

G、H. 横断位、冠状位、矢状位 PET-CT 示左肾病灶、肝内多发病灶、全身多处骨呈高浓聚。

图1-7-3 患者男性，69岁，左肾集合管癌并肝脏、全身多发骨转移

（病例由丽水市中心医院杨伟斌老师提供）

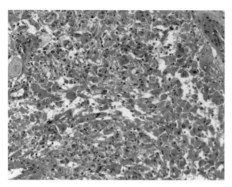

图1-12-2　病理检查（HE染色，×10）

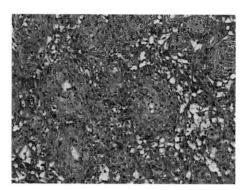

图1-13-3　病理检查（HE染色，×10）

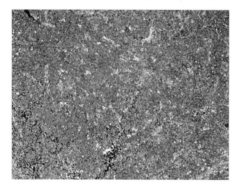

图1-14-3　病理检查（H&E染色，×100）

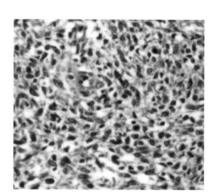

图1-16-2　病理检查（H&E染色，×200）

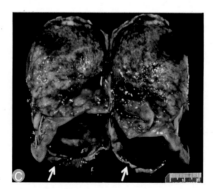

C. 切成两半的肿瘤大体标本，显示了肿瘤实体成分和代表出血性坏死区域的包膜下积液（箭头）。

图1-17-2　患者女性，2个月，右肾横纹肌样瘤

［病例来源：J COMPUT ASSIST TOMO. 2015-01-01；39（1）：44-6.］

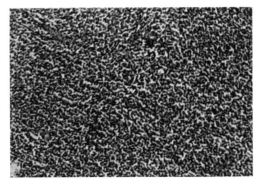

图1-18-3　病理检查（H&E染色，×40）

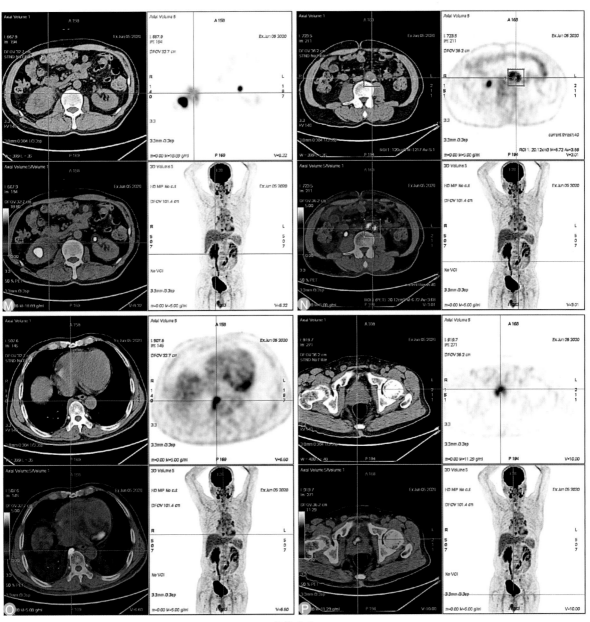

M ~ P.PET-CT，SUV 值依次为8.32、6.72、10、6.6。

图1-21-1　腹部CT增强、PET-CT

（病例由抚顺市中心医院姜超老师提供）

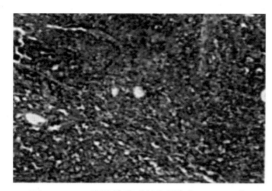

图1-21-2　病理检查（H&E染色，×100）

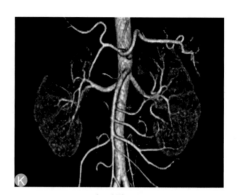

K. 肾动脉 VR。

图1-22-1　肾脏CT平扫+增强

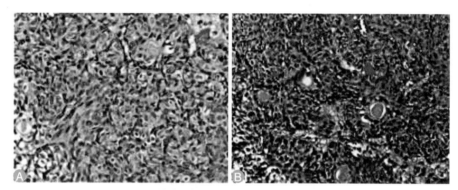

A.H&E 染色，×400；B.H&E 染色，×200。

图1-34-3　病理结果

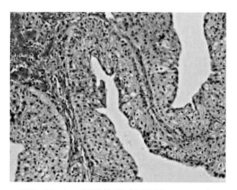

图1-35-2　病理检查（H&E，×200）

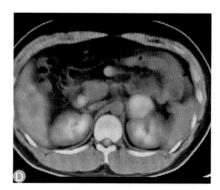

D.^{18}F-FDG PET-CT。

图2-10-1　上腹部增强CT+^{18}F-FDG PET-CT

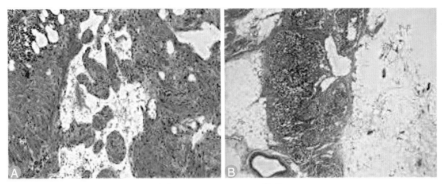

A.H&E 染色，×100；B.H&E 染色，×40。

图4-7-2　病理检查

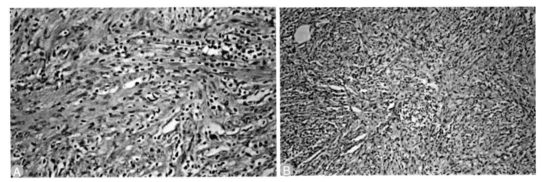

A.H&E 染色，×200；B.H&E 染色，×100。

图4-8-2　病理检查

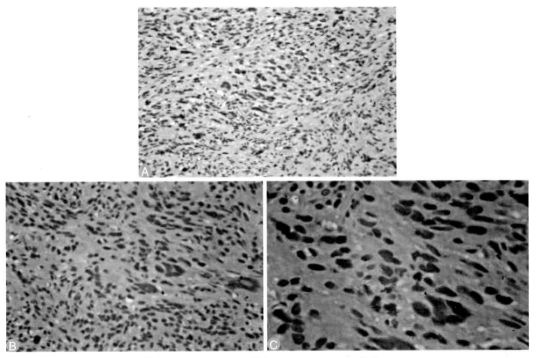

A.H&E 染色，×100；B.H&E 染色，×200；C.H&E 染色，×400。

图4-9-2　病理检查

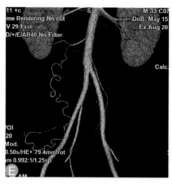

E.CTA 示右侧睾丸动脉迂曲、增粗。

图4-14-2 患者男性，33岁，右侧腹内型精原细胞瘤

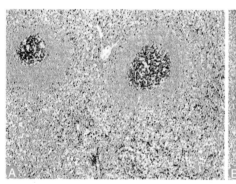 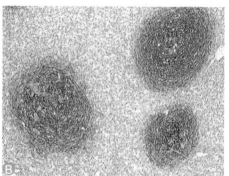

A.Ki 67，×40；B.CD23，×100。

图4-16-3 病理检查

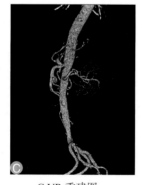 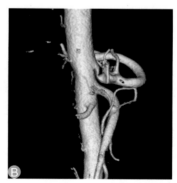

C.VR 重建图。

图4-22-1 腹主动脉CTA检查

B. 腹主动脉 VR 示腹腔干起始处钩状重度狭窄。

图4-22-2 患者男性，64岁，正中弓状韧带
综合症

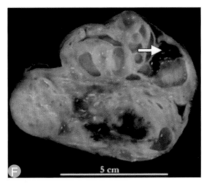

F. 大体标本巨大肿块内有大小不等的囊腔，周围有纤维间质，部分囊腔内有出血内容物（箭头）。

图5-1-2 患者男性，55岁，前列腺囊腺瘤

[病例来源：RADIOGRAPHICS. 2015-01-01；35（4）：1051-5.]

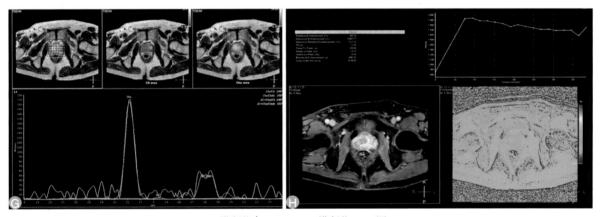

G. 横断位 ¹H-MRS；H. 横断位 PWI 图。

图5-2-1 前列腺MRI平扫+增强、MRS

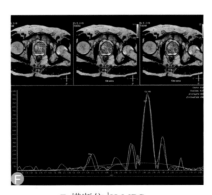

F. 横断位 ¹H-MRS。

图5-3-1 前列腺MRI平扫+增强

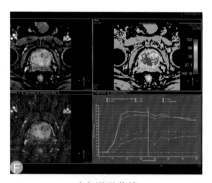

F. 动态增强曲线。

图5-3-2 前列腺MRI平扫+增强

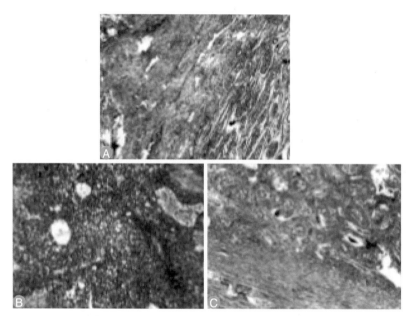

A.H&E 染色，×100；B.H&E 染色，×100；C.H&E 染色，×100。

图5-7-2 病理检查

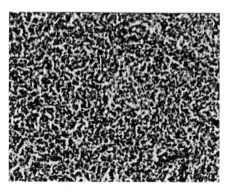

图5-10-2 病理检查（H&E染色，×200）